콘택트 렌즈 처방

The CONTACT LENS MANUAL

A PRACTICAL GUIDE TO FITTING

콘택트 렌즈 처방

The CONTACT LENS MANUAL

A PRACTICAL GUIDE TO FITTING

3rd edition

역 자
최경서

저 자
Andrew Gasson FCOptom, DCLP, FAAO
Contact Lens Practitioner, London, UK

Judith Morris MSc, PCOptom, FAAO, FIACLE
Institute of Optometry, London, UK

BUTTERWORTH HEINEMANN

도서출판 대학서림

This edition of **Contact Lens Manual: A Practical Fitting Guide 3e** by **Gasson** is published by arrangement with Elsevier Limited, Oxford, United Kingdom

Translated by Daihak Publishing Company
Translated Edition ISBN : 9812594353
Printed in Korea

차 례 (Contents)

Preface to the third edition

This new revision of *The Contact Lens Manual* brings it up date with the numerous changes which have occurred in the contact lens field since the second edition was published in 1998. The basic format of the text remains the same with a deliberately concise, pragmatic approach to fitting and aftercare. This is assisted by the newly designed layout and the contents summaries for each chapter. The use of colour also more effectively highlights key practical points.

Disposable lenses now dominate current contact lens practice and Chapter 19 has been considerably enlarged to indicate the extensive range now available in the UK for both simple and complex lens forms. Perhaps the most important clinical development during the last five years is explored in the new chapter on silicone hydrogels. Lenses made from these materials are already used widely for both daily and continuous wear and Chapter 22 now reflects their preferred use as the first choice in many circumstances. The chapter on orthokeratology has also been greatly enlarged since there are now several different fitting approaches for corneal reshaping. For simplicity, the previous sections on therapeutic fitting have now been combined into a single new Chapter 32. The Glossary has been expanded and another addition is the list of commonly used abbreviations in contact lens practice. Terminology has been brought into line with accepted practice in respect of the classification of ocular infections and inflammatory responses.

Lenses continue to be described in accordance with European and international standards and advice is offered on the current thinking for the use of trial and diagnostic lenses.

The content of CD-ROM which accompanies *The Manual* has also been enlarged to work and the tear layer thickness diagrams have been enhanced in full colour. There are also more than 100 photographic images in colour. These show a variety of contact lens fluorescein fittings and complement the text by illustrating numerous conditions and aftercare problems encountered in routine clinical practice.

There are many people who have helped us with the production of this new edition. Our thanks are due in particular to Tony Hough whose digital expertise and passion for lens design make the CD-ROM such a valuable working tool and for permission to use his work on European standards. We are also grateful to Ken Pullum for his help with updating the chapter on scleral lens fitting. As ever, it proves impossible to give examples of every contact lens and related product but we are indebted to all the laboratories which have been so helpful in providing current and in many cases advance information on their products.

역자 서언

'콘택트 렌즈'

안경과 함께 시력 교정의 한 축을 이루고 있는 콘택트 렌즈는 의학적, 미용적, 직업적 목적으로 착용이 계속 증가하고 사용범위도 넓어지고 있다. 또한 디자인과 재질의 발전으로 점차 착용자의 만족도도 높아가고 있는 현실에서 시력 보호와 눈 질환 예방은 정확한 처방과 착용관리가 절대적임은 주지의 사실이다.

이 원서는 1992년에 초판발간 이후 '92, '93, '94년 재 인쇄 발행함과 1998년에 둘째판을 발간하였으며, '99와 2000년에 재발행되어 그간의 발전된 콘택트렌즈의 재질과 디자인 및 처방법과 관련하여 2003년에 제 3 판을 발간하였다.

많은 이들에게 콘택트 렌즈에 관한 입문과 처방 그리고 사용 관리의 교본서로 호응도 높은 인식과 인정을 받는 책으로 콘택트 렌즈와 관련된 연구실, 기업, 강의실 등 여러 곳에서 참조되고 소개되는 내용의 적절성에 유관하여 저자의 동의를 구하여 번역서로 출간한다.

보다 과학적인 자세로 콘택트 렌즈를 다루어 눈의 건강과 보건의 일익을 담당하는 모든 이에게 도움이 되길 바라면서 독자 여러분의 지속적인 관심과 조언을 부탁드린다. 그리고 이 자리를 빌어 출간에 이르기까지 도움을 주신 대학서림 윤진영 회장님 이하 여러분에게 다시 한 번 감사의 말을 전합니다.

2005. 5.

Colour plates

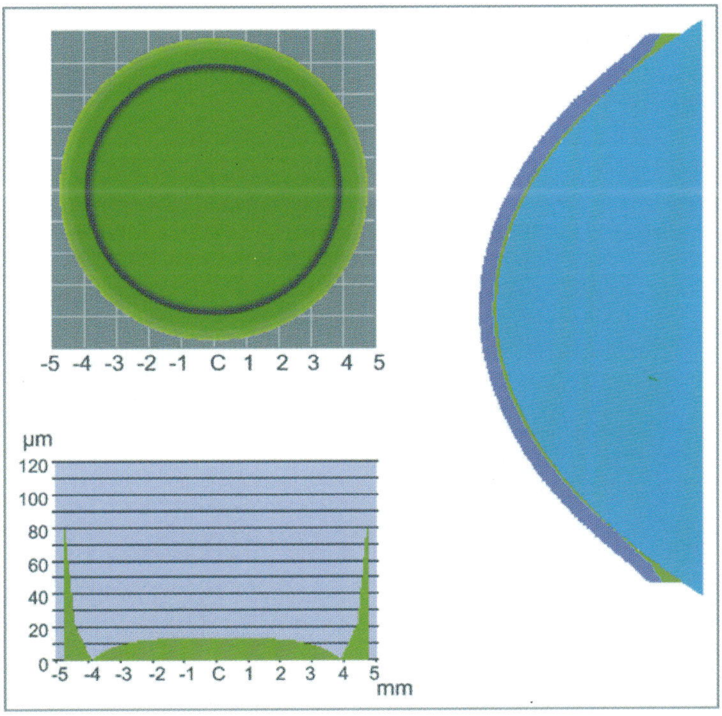

Plate 1 Tear layer profile

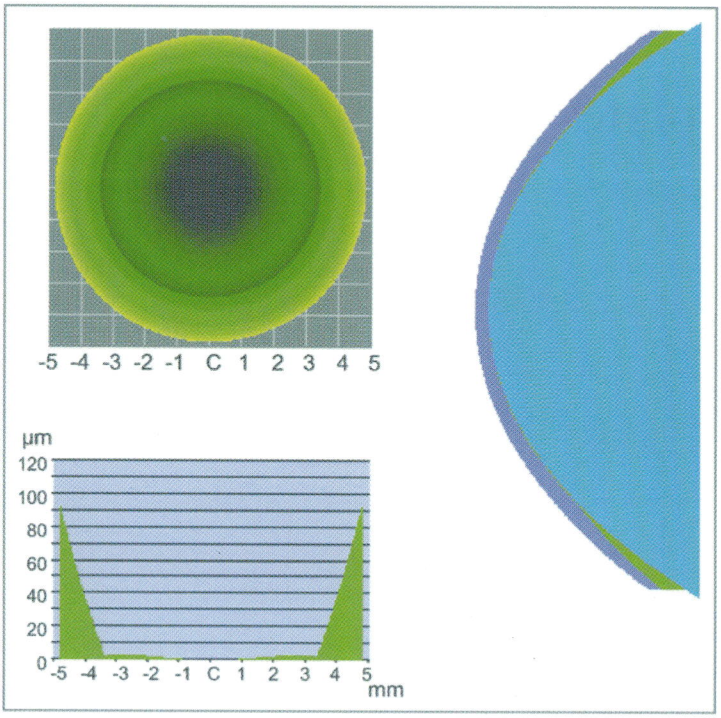

Plate 2 Tear layer profile / Bier contour technique

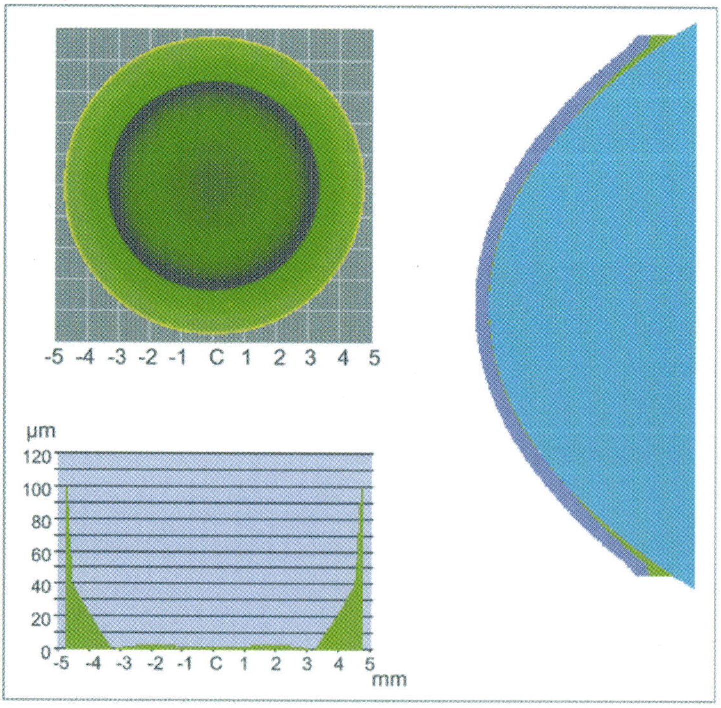

Plate 3 Tear layer profile / modified contour technique

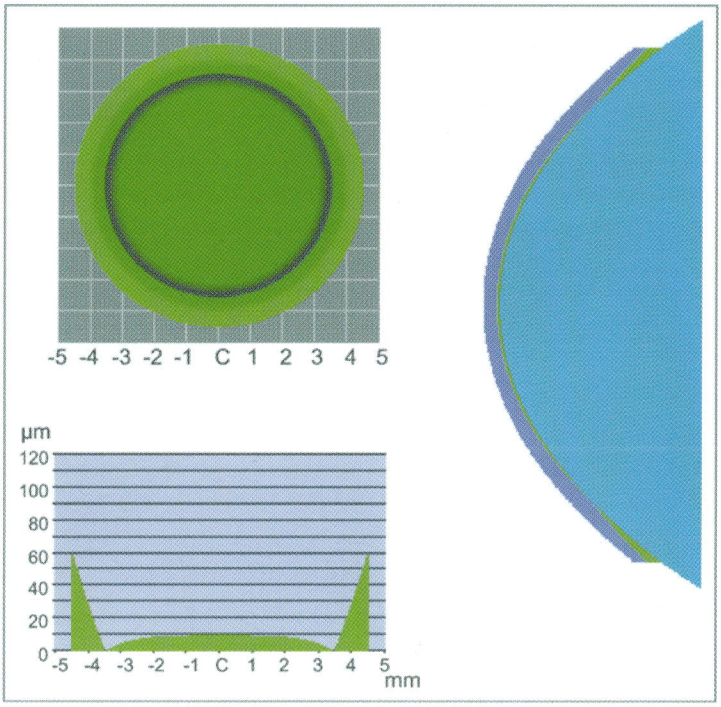

Plate 4 Tear layer profile / bicurve (C2)

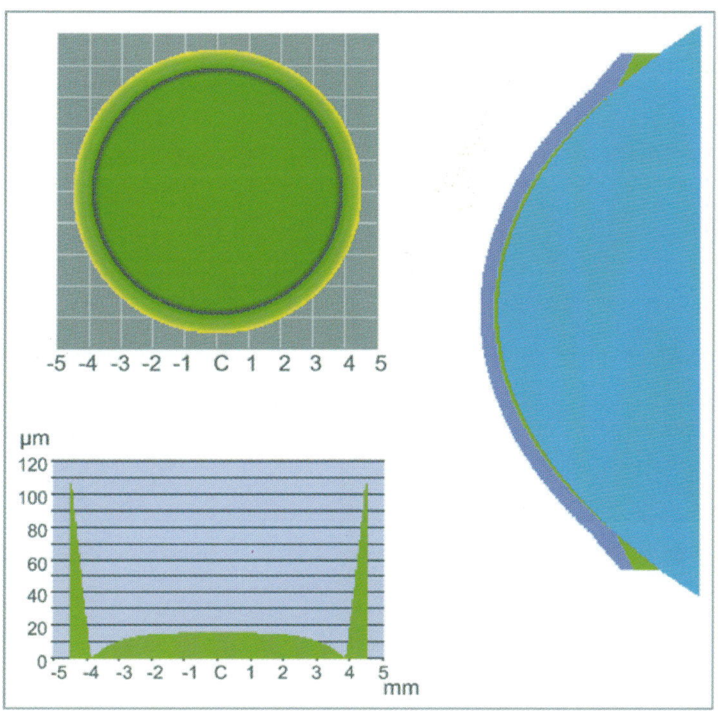

Plate 5 Tear layer profile / bicurve (C2)

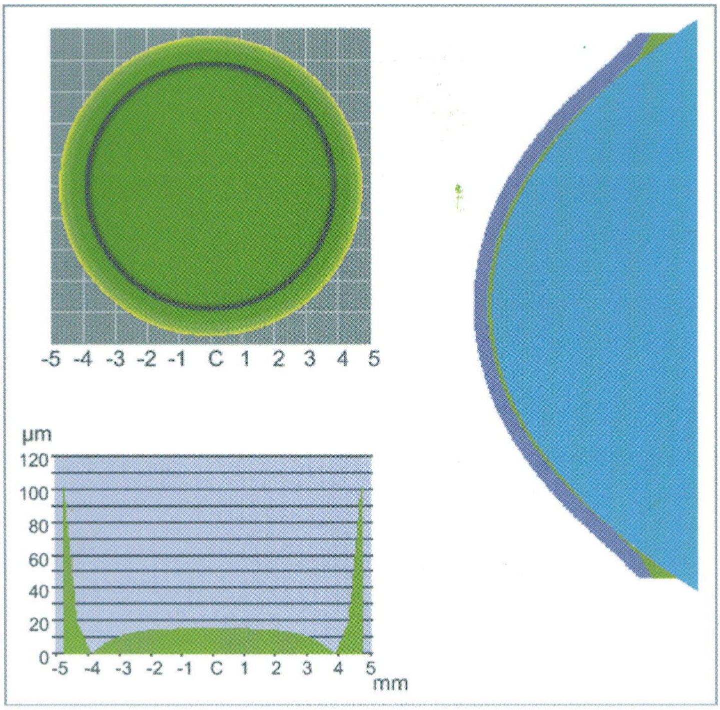

Plate 6 Tear layer profile / tricurve (C3)

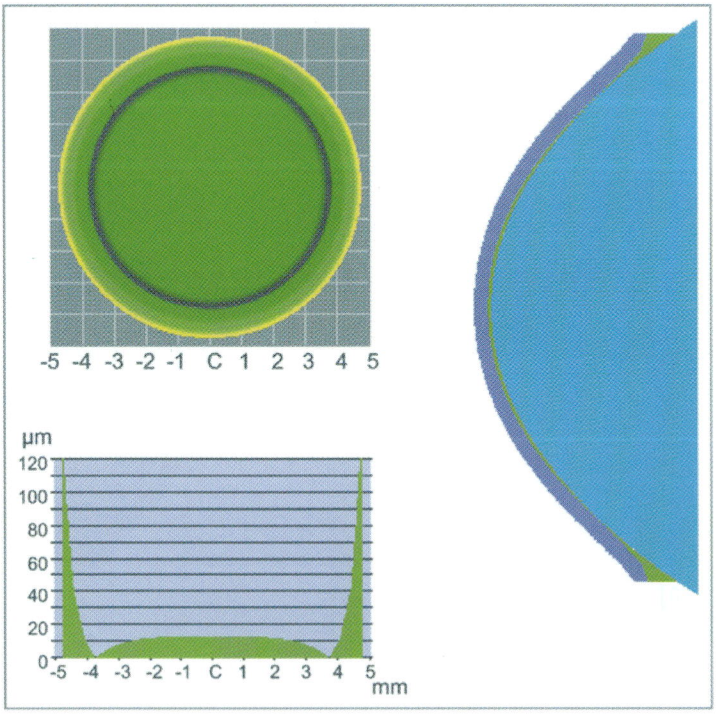

Plate 7 Tear layer profile / multicurve

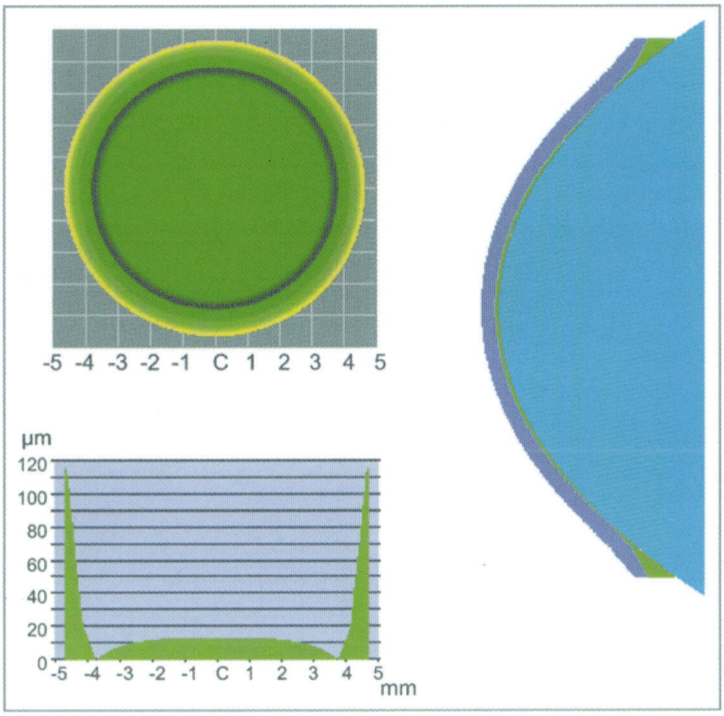

Plate 8 Tear layer profile / BOZD

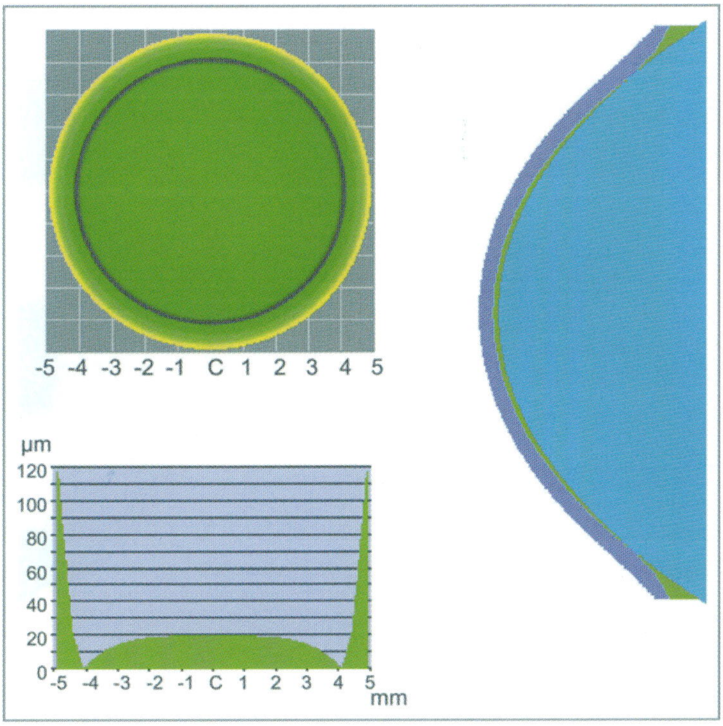

Plate 9 Tear layer profile / BOZD

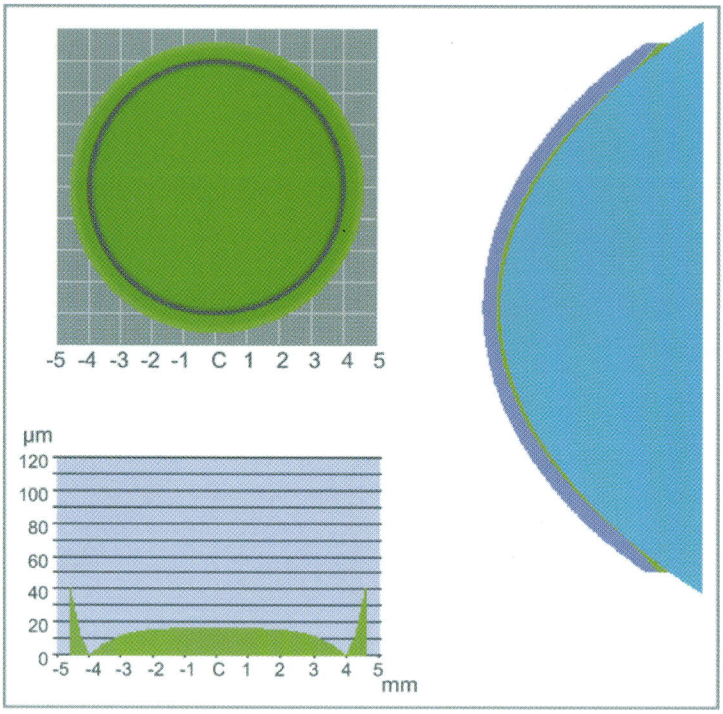

Plate 10 Tear layer profile / tight periphery

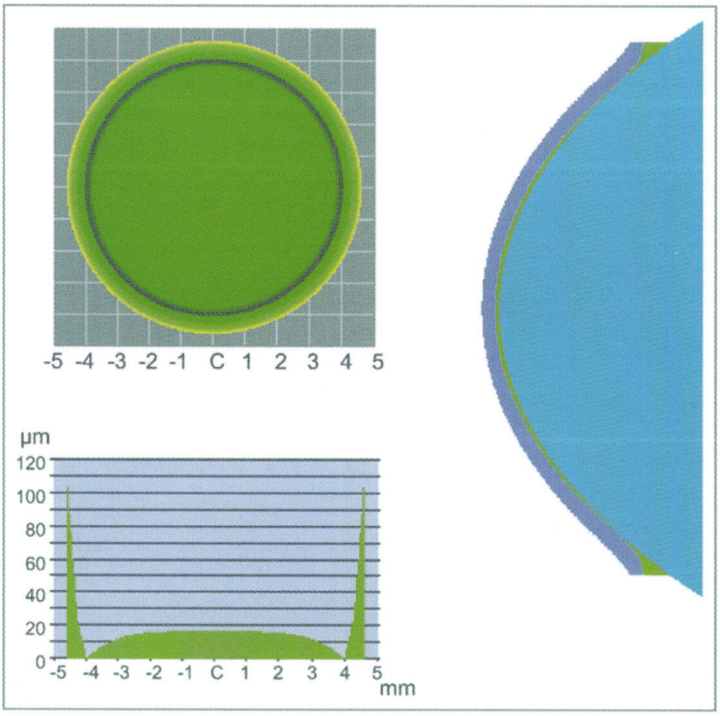

Plate 11 Tear layer profile / average periphery

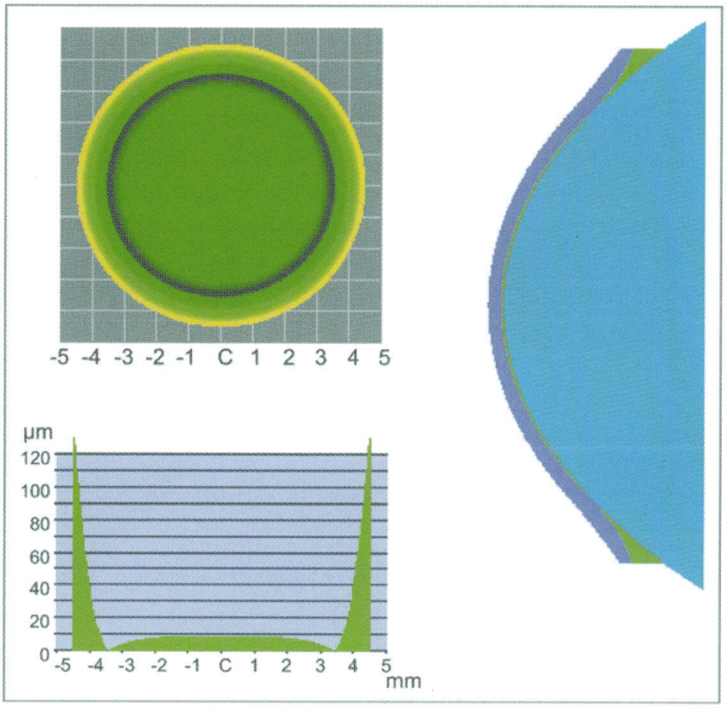

Plate 12 Tear layer profile / loose periphery

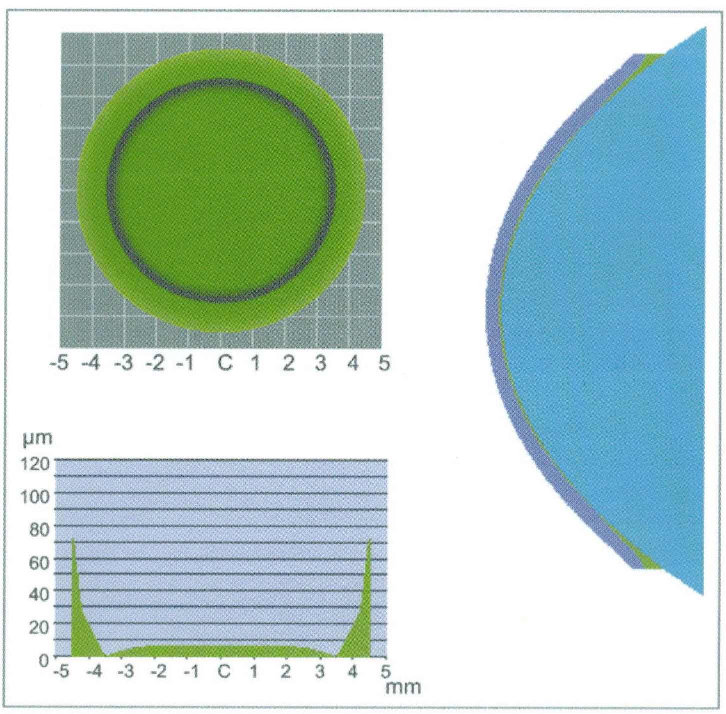

Plate 13 Alignment fitting

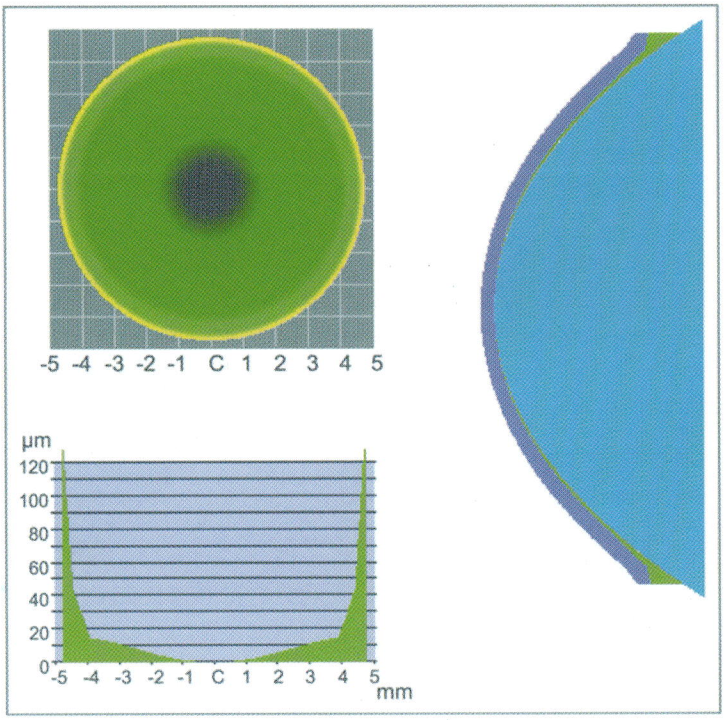

Plate 14 Tear layer profile / flat fit

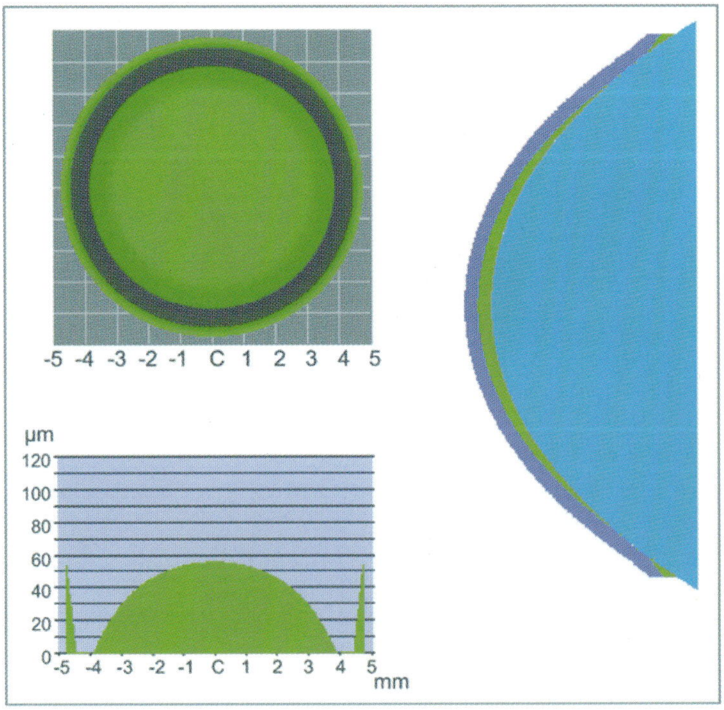

Plate 15 Tear layer profile / steep fit

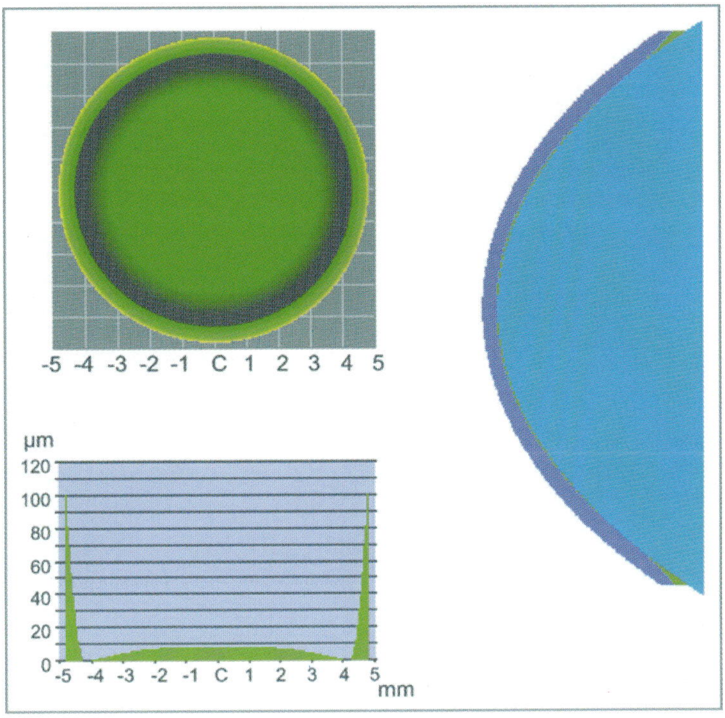

Plate 16 Difference map showing bull's eye topographical plot

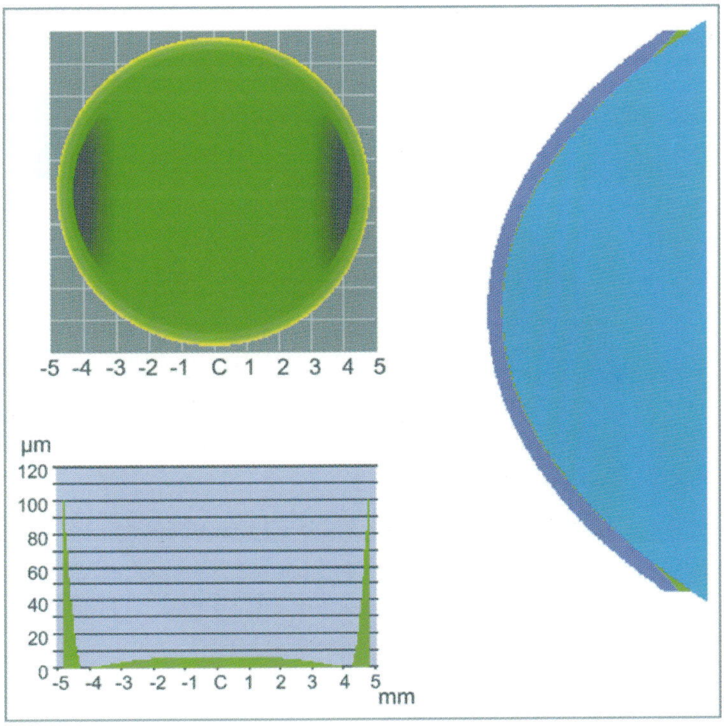

Plate 17 Tear layer profile / Quasar

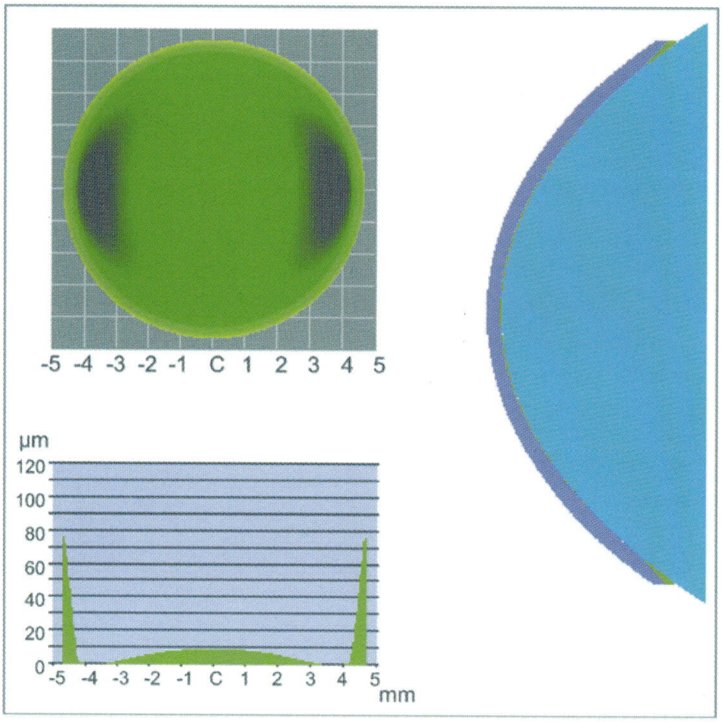

Plate 18 Tear layer profile / Asphericon

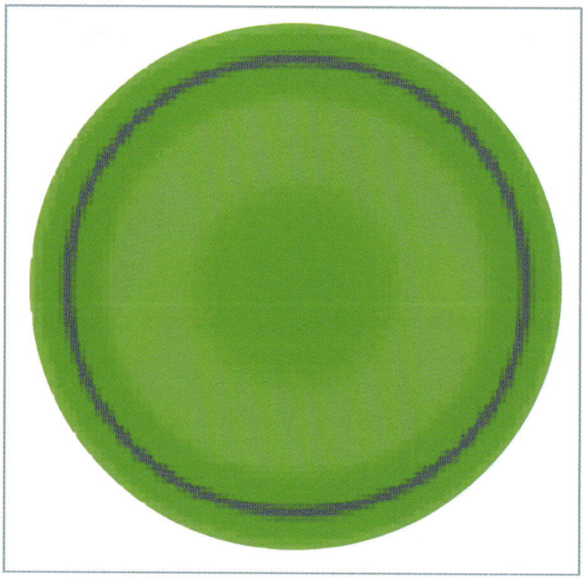

Plate 19 Fluorescein pattern of reverse geometry lens

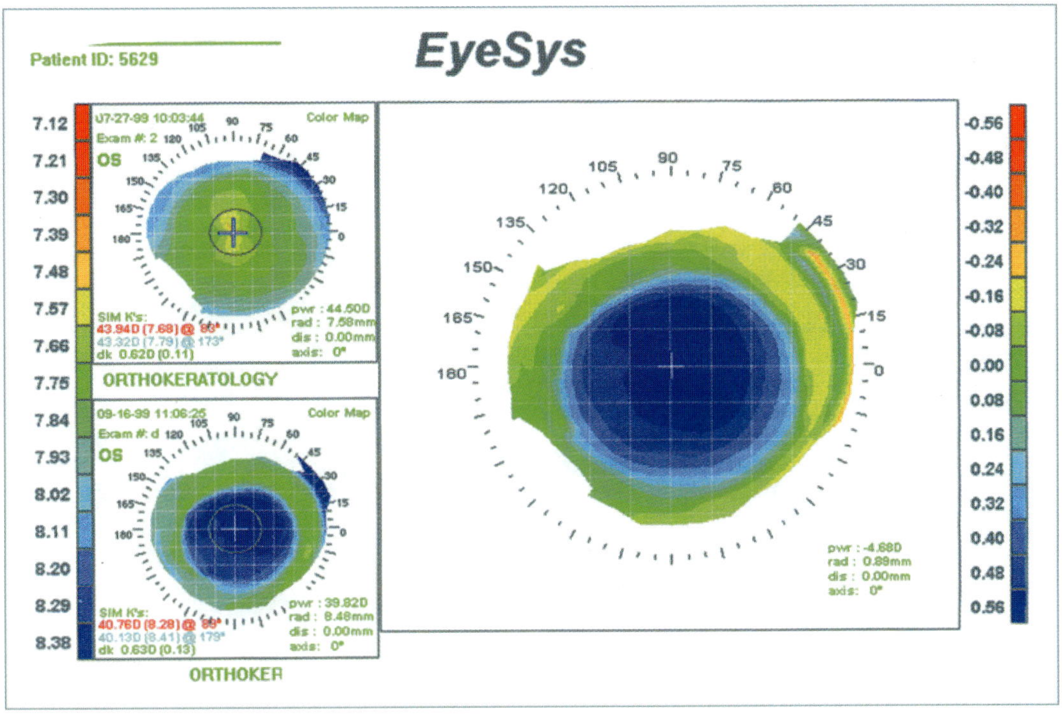

Plate 20 Difference map showing bull's eye topographical plot

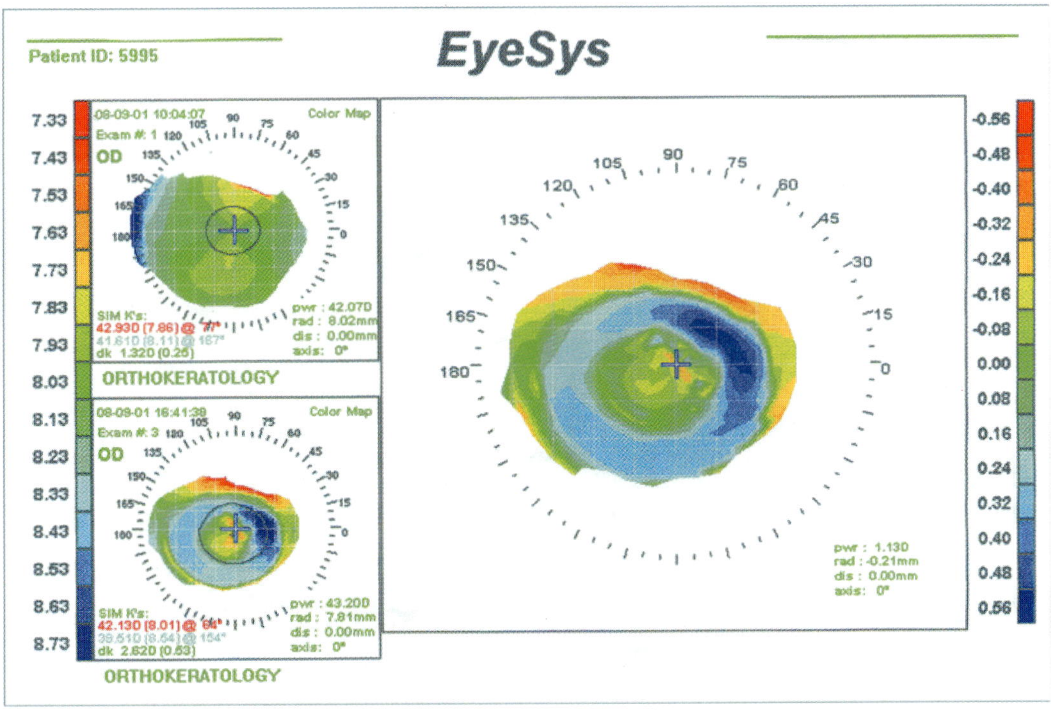

Plate 21 Difference map showing central islands with a steep fitting

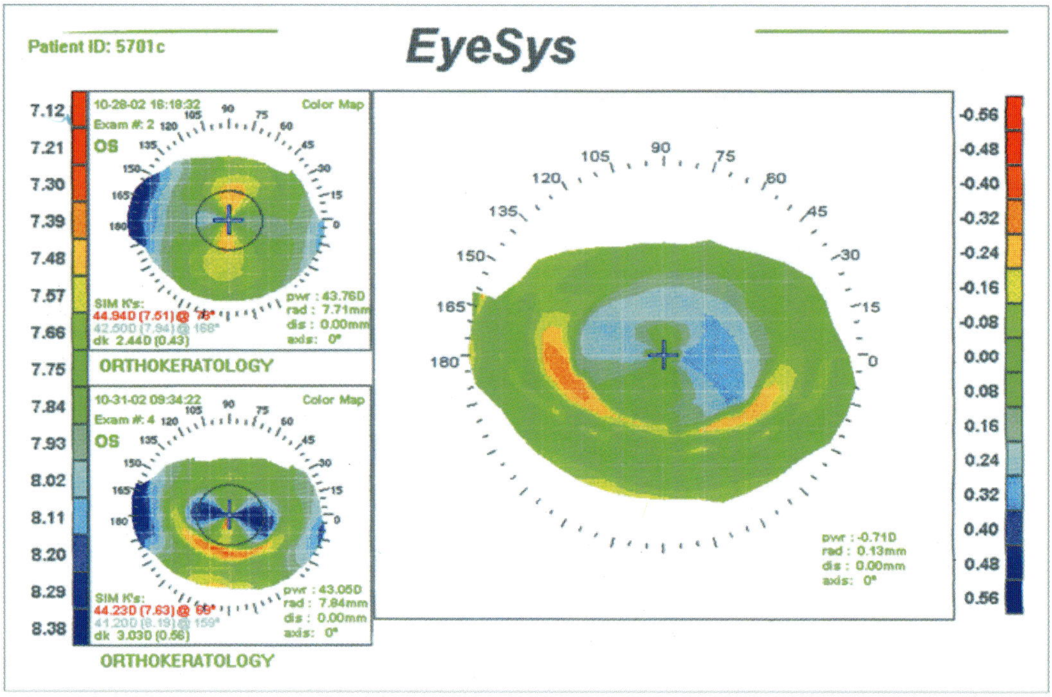

Plate 22 Differnce map showing a 'smiley face' with a flat fitting on a toric cornea

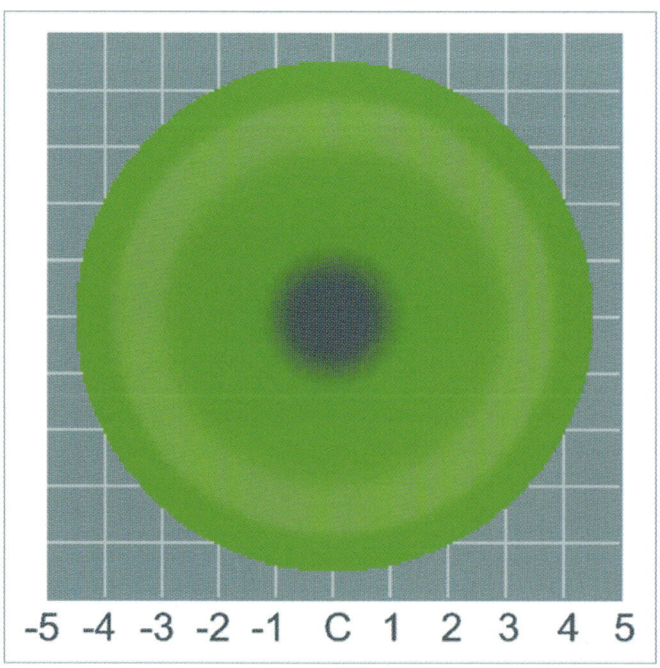

Plate 23 Typical 'bull's-eye' fluorescein pattern (dark shading represents corneal touch)

CHAPTER 1

배경 (background)

1.1 해부학(anatomy)

1.1.1 각막(cornea)

각막 조직은 투명한 무혈관 조직으로 세 개의 층과 두 개의 막으로 구성되어 있다. 이는 눈의 내부 구조를 보호하고 눈의 굴절력의 70%를 담당한다. 각막의 평균 크기는 다음과 같다.

각막전면의 곡률반경	7.86 mm
수평 직경	11.8 mm
중심부 두께	0.52 mm
주변부 두께	1.00 mm

상피세포(epithelium)

보호 역할을 하는 한 층의 세포이며 미세융모(microvilli)가 있어 표면적을 넓히고 각막 전면에 눈물층이 잘 형성되도록 표면을 울퉁불퉁하게 한다.

각막에 경미한 상처가 났을 때에는 주변 세포들에 의해 약 3시간 내에 복구된다. 손상 부위가 더 큰 경우 주변 상피 세포 모든 층에서 세포들이 이동하여 상처를 복구한다. 각막 윤부(limbus) 근처에 손상이 일어난 경우 각막 세포들이 이동하는 것이 관찰된다.

Practical advice

새로 재생된 상피세포는 매우 약하다. 그러므로 렌즈 착용자는 오랜 시간 동안 렌즈를 착용하거나 심하게 문지르는 것과 같이 각막에 상당한 손상을 줄 수 있는 행동은 며칠동안 피해야 한다.

보우만 막(bowman's membrane)

각막의 앞 경계막으로 상대적으로 거칠며, 매우 미세하고 불규칙한 배열의 섬유망(fibrillar meshwork)으로 구성되어 있다. 보우만 막이 손상되면 섬유 조직의 상처가 생겨 각막을 영구적인 불투명 상태를 만들 수 있다.

실질(stroma)

무혈관의 규칙적인 구조로 각막의 기계적인 강도와 광학적인 투명성을 유지한다. 약 78%가 수분으로 구성되어 있으며 각막 두께의 약 90%정도를 차지한다.

데스메 막(descemet's membrane)

각막의 뒤쪽 경계막으로 내피세포의 기저막이며 탄성을 지니고 있다.

내피세포(endothelium)

방수와 직접 접촉하는 한 층의 세포 구조이다. 내피세포의 펌프 기전에 의해 각막의 수분 균형이 유지되며 이를 통해 투명성이 유지된다. 세포분열이 일어나지 않으나 기존의 세포들이 확장되고 퍼져나간다. 내피세포의 크기가 다양해지는 것을 폴리메가티즘(polymegathism)이라 한다.

각막 민감도(corneal sensitivity)

신경 분포는 상피세포로 들어가는 70~80개의 감각신경에 의해 이루어지는데 보통 각막윤부 0.5 mm 이내에서 감각 신경 수초가 감소한다. 각막은 중심부와 수평 경선(meridian)에서 가장 민감하다. 민감도는 수직 방향을 향할수록 감소되고 주변부에서 가장 낮다. 결막의 민감도는 윤부에서 최소이며 원개와 눈꺼풀테에서 최대이다.

민감도는 연령과 콘택트 렌즈 착용에 따라 약해진다. 각막에서 산소부족의 첫째 징후는 각막의 민감도가 떨어지는 것이나 임상적으로는 민감도가 상당히 감소하여 측정할 수 있을 정도가 되기 전까지는 분명히 나타나지 않을 수 있다. 여성들에서는 각막의 민감도는 생리

주기에 따라 변하게 되며 또한 하루 동안에도 변화하며 저녁이 되면 민감도가 최고가 된다.

1.1.2 결막(conjunctiva)

각막의 상피세포와 연결되는 점막으로 공막의 앞쪽을 덮는 구결막(bulbar portion)과 눈꺼풀의 안검연골판(tarsal plate)을 덮고 있는 검결막(palpebral portion)으로 나뉘어 진다. 결막샘이나 배상세포(goblet cell)는 눈물의 점액단백질(mucoprotein)을 분비한다.

1.1.3 눈꺼풀(eyelid)

눈의 괄약근이 눈꺼풀 두께의 대략 1/3을 차지한다. 뒤에는 치밀한 섬유 조직으로 이루어진 안검연골판이 있다. 피지샘인 마이봄 샘(sebaceous meibomian glands)의 개구부는 위 눈꺼풀에 약 25개, 아래 눈꺼풀에 20개가 눈꺼풀 테를 따라 일렬로 놓여있으며 눈꺼풀 뒤집기(eversion)를 하면 잘 볼 수 있다.

1.1.4 눈물층(tear film)

기능

- 각막을 부드러운 광학 표면으로 유지한다.
- 각막 표면을 촉촉하게 유지한다.
- 눈을 깜박일 때 눈과 눈꺼풀의 윤활제 기능을 한다.
- 각막 상피세포를 보호하기 위한 항균작용을 한다.
- 이물질을 제거한다.

Practical advice

- 여러 가지의 콘택트 렌즈 문제들은 눈꺼풀과 연관이 있으므로 눈꺼풀 뒤집기와 철저한 검사가 피팅(fitting)에 앞서 필요하다.
- 눈꺼풀뒤집기는 임상의가 갖추어야 할 기술이다.
- 마이봄 샘에 기능 장애가 있거나 막히면 건조안 증상을 나타낼 수 있다. 환자가 건조 증상을 나타내면 이러한 샘들을 항상 검사해야 한다.
- 마이봄샘이 감염되면 다래끼나 낭포가 생긴다.
- 눈 깜박임은 평균적으로 약 5초마다 한 번씩 일어난다.

구성

- 가장 바깥쪽에 있는 기름 성분의 지방층은 마이봄샘의 분비물로 이루어지며 눈물이 증발되는 것을 막는데 도움이 된다.
- 중간층인 수분층은 눈물샘(lacrimal gland)과 보조눈물샘(accessory gland)인 크라우제샘과 볼프링샘에서 분비되어 생성된다.
- 점액층은 상피세포를 덮고 있으며 결막의 배상세포가 분비한다.

눈물층은 두께가 약 0.7 ㎛이며 대략 90%의 부피가 눈꺼풀테를 따라 눈물프리즘을 이루고 있다. 콘택트 렌즈를 착용하면 눈앞의 눈물층은 방해를 받는다.

1.2 생리학(physiology)

콘택트 렌즈는 각막앞에 놓여 정상적인 산소, 눈물, 눈의 분비물과 같은 각막환경을 차단시키는 영향력을 갖는다. 이러한 영향력은 렌즈 두께, 크기, 피팅 방법과 재질에 따라 다르다.

이 단원에서 사용하는 용어의 정의는 다음과 같다 :

- 에넉시아(anoxia)는 산소가 없는 상태를 말한다.
- 하이포시아(hypoxia)는 눈 조직에 산소 공급이 감소한 것을 말한다.
- 하이퍼케피니어(hypercapnia)는 탄산과잉증으로 CO_2가 축적된 것이다.

1.2.1 각막 대사(corneal metabolism)

각막은 일정한 대사 활동으로 투명성, 온도, 세포 재생, 조직 물질의 이동이 유지된다. 이러한 기능을 위해 필요한 주요 영양소는 포도당과 아미노산, 산소이다. 포도당과 아미노산은 방수에서 제공되며 산소는 주로 눈물을 통해 대기로부터 얻는다.

각막의 각 층마다 고유한 비율로 산소를 소비한다.

상피세포	40%
실질	39%
내피세포	21%

산소는 각막 양쪽면 모두에서 각막에 들어가기 때문에 실질에서 압력이 최소가 된다. 산

소 압력(oxygen tension)은 산소를 각막으로 들어가게 하는 원동력이다. 해수면 높이에서 눈을 뜨고 있을 때 155 mmHg가 된다. 눈을 감고 있을 때 산소는 주로 검결막을 통해 공급되며 이때의 압력은 약 55 mmHg가 된다.

anoxia의 결과로 생기는 각막 부종은 생화학적 이론으로 설명될 수 있다[1]. 즉, 해당과정을 통하여 포도당을 충분한 에너지로 전환시키는데 산소가 충분하지 않으면 노폐물인 젖산이 빠르게 조직에서 확산된다. 세포 활동에 이용할 수 있는 에너지가 적어질수록 젖산이 더 많이 생성되고 이것이 실질 내에 축적되어 높은 삼투압이 형성된다. 이를 통해 내피세포의 펌프가 제거할 수 있는 것보다 빠른 속도로 물이 실질 내로 끌어들여지면 각막 부종이 생기는 것이다.

1.2.2 산소 소비(oxygen consumption)

산소 소비율은 다양하여 여러 환자들에게서 1에서 10 $ml/h/cm^2$ 범위로 산소필요량이 다양하게 나타난다.

1.2.3 각막 온도(corneal temperature)

각막의 정상온도는 33~36℃로 콘택트 렌즈 착용 중에 변할 수 있다. 이런 효과는 눈을 감고 있을 때 더 크다. 온도 변화는 단지 3℃라도 대사율은 주변 온도에 따라 달라지므로 눈을 감고 있는 상황에서 사용할 수 있는 산소와 각막의 필요량 사이에 정교하게 균형을 이루는 것은 온도변화가 작아도 어려울 수 있다. 각막 온도는 thermography로 측정할 수 있다(2.6 참조).

1.2.4 실질 산과다증(stromal acidosis)

실질의 pH가 낮아지면 콘택트 렌즈 착용자는 각막의 hypoxia와 hypercapnia를 일으켜 그 결과 산증(acidosis)상태를 만들 수 있다. hypercapnia는 pH가 낮아지게 하는데 약 30%정도 기여하며 이는 각막 두께의 변화가 없이도 일어날 수 있다[2]. 산증이 만성적이면 콘택트 렌즈 착용에 의해 각막 구조와 기능에 변화를 일으키게 된다.

1.2.5 눈물 삼투압(tear osmolarity)

각막 두께는 눈물의 삼투압에 의해서도 영향을 받는다. 정상인에서 눈을 뜨고 있으면 눈물층의 염분 함량은 증발에 의해 새로 생성된 눈물의 삼투압 보다 약 10% 높아진다. 잠자는 동안 눈을 감고 있으면 눈물의 tonicity에 변화가 생겨 눈을 뜨고 있을 때 약 0.97%

NaCl이던 것이 6시간 수면 후에는 0.89% NaCl로 바뀌게 된다. 이렇게 수면 중에 일어나는 저장성 변화는 눈물의 증발이 줄어드는 것 때문으로 설명된다. 각막은 이렇게 저 농도의 용액이 형성되면 내피세포가 펌프로 내보내는 양보다 더 빠르게 실질 안으로 물을 끌어들이는 것으로 반응한다. 그러므로 아침에 일어나면 각막 두께가 약 5% 정도 증가하는 것을 발견할 수 있다[3]. 부종이 가라앉는 것은 눈을 뜨고 처음 두 시간 동안 빠르게 일어난다.

1.2.6 조직 약화(fragility)

콘택트 렌즈를 착용하게 되면 상피세포의 부착이 감소하는 것이 관찰된다. 이는 콘택트 렌즈의 착용에 의해 기저세포(basal cell)의 모양이 손실되고 만성적으로 각막의 hypoxia가 일어나는 것 때문에 반접착판(hemidesmosome)의 수가 감소하는 것과 직접적인 관련성이 있는 것으로 보인다. hypoxia는 세포 분열 속도를 포함하여 대사 활동 수준을 감소시킨다. 세포의 생존기간이 증가하고 이러한 일이 상피세포의 앞 표면에서도 일어나면 정상적인 저항성을 유지하지 못하게 될 수도 있다. 이러한 변화의 결과로 상피세포의 전체적인 저항성이 낮아지고 감염의 위험이 증가하게 된다. 상피세포의 두께는 세포의 생성과 소모가 새로운 평형을 이루게 되면서 감소하는 것으로 나타났다. 이렇게 두께가 얇아지는 것은 계속 착용 콘택트 렌즈를 착용하는 사람들에게서 관찰된다.

1.2.7 각막 민감도(corneal sensitivity)

환자들이 알지 못하는 hypoxia에 의한 중요한 효과 중에 하나는 각막 민감도가 떨어지는 것이다[5]. 각막 민감도가 감소하는 것은 PMMA를 오랫동안 착용했던 사람이 산소-투과 하드 제품으로 바꿀 때 분명히 알 수 있다. 부작용 중의 하나로 전에는 없었던 이물감을 느끼게 되고 렌즈 교체주기를 인식하게 될 수 있다. 이것은 각막 민감도가 증가했다는 것을 의미하며 이용 가능한 산소를 증가시켜 주면 나아진다.

1.2.8 수면 중 감은 눈의 상태

다음과 같은 변화가 일어난다 :

- 온도가 올라간다.
- 증발이 감소하여 눈물 삼투압이 저장성으로 변한다.
- 각막에서 이산화탄소의 배출이 지연되어 눈물 pH가 약간 산성화된다.
- 각막의 산소압력이 155 mmHg(눈을 떴을 때)에서 55 mmHg(눈을 감았을 때)로 감소한다.

1.3 제품의 물리적 성질(physical properties of materials)

1.3.1 산소 침투성, 산소 투과성, 당량 산소 백분율(oxygen permeability, oxygen transmissibility and equivalent oxygen percentage)

산소 침투성(oxygen permeability)

한 제품의 산소침투성은 일반적으로 *Dk*로 표시된다. 이 명명법에서 *D*는 확산 상수 –제품 안으로 용해된 산소 분자가 얼마나 빨리 이동하는가의 지표– 이며 *k*는 용해도 상수 또는 제품에 용해된 산소 분자의 수를 나타낸다.

Dk 값은 콘택트 렌즈 제품의 물리적인 성질이며 산소를 운반하는 능력을 설명한다. 이것은 '규정 조건에서 단위 두께의 콘택트 렌즈의 단위 면적을 통해 단위 압력 차이가 주어질 때 이동하는 산소 흐름의 속도'로 정의한다[6]. 이것은 제품의 모양이나 두께에 영향 받는 것이 아니라 온도에 따라서 변하는 값이다. 온도가 높을수록 *Dk* 값이 커진다[7]. 전통적인 단위는 10^{-11} cm^2/s $mlO_2/ml \times mmHg$(보통 Fatt 단위라고 부름)이나 지금은 barrers로도 알려져 있으며 종종 편의상 생략되기도 한다. 압력의 국제 표준단위(ISO)인 hectopascal이 mmHg 대신에 사용되면 *Dk*의 단위는 10^{-11} cm^2/s mlO_2/ml hPa이 된다. ISO단위로 변환시키려면 0.75를 곱하면 된다[8](표 1.1 참조) : hPa에서 mmHg로 바꾸려면 1.33322를 곱한다.

표 1.1 Fatt와 ISO 단위에서 *Dk*와 *Dk/t* 값의 비교

Material	*Dk*		*t*	*Dk/t*	
	Fatt units	ISO units	mm	Fatt units	ISO units
38%WC	9.5	7.13	0.06	15.83	11.88
55%WC	20	15	0.08	25.00	18.75
70%WC	35	26.25	0.15	23.33	17.50
Generic HGP	60	45	0.15	40.00	30.00

WC = water content

산소 투과성(oxygen transmissibility)

산소 투과성은 10^{-9} cm/s $mlO_2/ml \times mmHg$의 Fatt 단위와 cm/s mlO_2/ml hPa의 ISO 단위로 *Dk/t*라고 표시된다. 여기에서 *t*는 렌즈의 두께이며 *D*와 *k*는 위에서 말한 것과 같다.

규정 조건에서 렌즈의 *Dk/t* 값은 렌즈가 앞 표면에서 뒷 표면으로 산소를 이동시키는 능력을 말한다. *t* 값은 일반적으로 ±3.00디옵터 사이의 굴절력에서 평균적인 렌즈의 두께이다. 이 범위 밖에서는 계산 도표(nomogram)를 적용시켜야 한다[9]. 산소 투과성은 콘택트렌즈 제품의 물리적인 특성이 아니라 두께와 연관된 특징이다.

산소 투과성을 측정하는데 사용되는 방법은 다음과 같다:

polarographic method: Fatt에 의해 1970년대에 rigid 제품과 hydrogel 제품을 위해 고안된 방법-ISO 9913-1(1996).

coulometric method: ISO에서 1990년대에 고투과성 non-hydrogel 제품에 사용하기 위해 고안된 방법-ISO 9913-2(2000).

표면효과 (surface effect)

Dk 값이 높은 제품이라고 실험실 결과로 예상되는 정도로 언제나 눈에서 산소 투과가 실행되는 것은 아니다. 각막 부종이 있으면 렌즈의 *Dk* 값의 55% 정도로 낮아진다.[10] 이러한 방해 효과(barrier effect)는 측정할 때 중간에 물 층(water layer)이 포함되기 때문이다(표 1.2).

표 1.2 표면효과, 가장자리 효과, 경계층 효과를 고려하여 교정된 *Dk* 값 (after Benjamin and Capelli)

렌즈 종류	교정된 Dk값(Fatt units)	교정전 Dk값
Boston Ⅳ	20.8	26.7
Boston 7	60.4	73
Boston ES	27.3	31
Fluoroperm 30	30.3	30
Fluoroperm 60	42.7	65
Fluoroperm 90	64.0	95

가장자리 효과 (edge effect)

또한 실험실에서는 곡선의 제품과는 달리 평면의 것이 일반적으로 사용되기 때문에 샘플의 주변으로 산소 흐름이 생겨 가장자리 효과가 나타난다[11].

경계 효과 (boundary effect)

경계 효과(또는 경계층 효과 boundary layer effect)는 물/물 상태에서 측정할 때 눈물과 중합체(polymer) 표면 사이의 경계면에서 산소투과에 저항이 생기게 되는 gas-permeable 하드 제품에서 중요하다. 깨끗한 렌즈에서는 렌즈가 두껍거나 얇건 간에 경계층 효과는 일정하게 나타난다. 그러므로 얇은 렌즈에는 상대적으로 더 큰 영향을 미치게 된다. 예를 들어 두께 0.35 mm인 렌즈가 어떤 *Dk/t* 값을 가진다고 해도 이것은 얇은 0.10 mm 렌즈와 비교하면 상당히 좋은 값이 아닐 수 있다는 것이다. 얇은 렌즈에서는 *Dk* 값이 올라가면 용해된 산소 투과성을 결정하는데 경계층 효과가 더 큰 영향을 준다. polymethyl methacrylate(PMMA)와 *Dk* 값이 낮은 제품에서는 사실상 경계층 효과의 관련성이 거의 없다.

당량 산소백분율(equivalent oxygen percentage)

당량 산소백분율(EOP)은 콘택트 렌즈 밑의 각막 표면의 산소 함량을 의미한다. 아무것도 덮여 있지 않은 각막은 대기에 노출되어 해수면 높이에서 이용 가능한 산소의 양은 20.9%인 반면 눈을 감고 있으면 각막은 8%만 받게 된다. EOP는 분명히 고도에 따라 변한다. 제품마다 0에서 21까지의 크기로 산소 퍼센트를 갖게 되며 이것은 고글 실험에서 평형상태에 도달한 후에 '산소갈증(oxygen thirst)'를 형성하는 값으로 같은 시간동안 검사용 콘택트 렌즈를 착용해서 나온 값에 해당하는 산소 퍼센트이다. 렌즈를 착용하면 부종을 피하기 위해 EOP 값이 10% 이상은 되어야 하며[13](*Dk/t* = 24.1) 수면 중 부종을 피하기 위해서는 18%(*Dk/t* = 87) 정도로 높아야 한다. 모든 EOP 값은 렌즈 두께에 따라 달라진다. 재질과 두께를 알고 있는 렌즈의 EOP의 profile(그림 1.1)는 각막 부종을 피할 만큼의 충분한 산소를 공급할 수 있는지를 보여주고 있다.

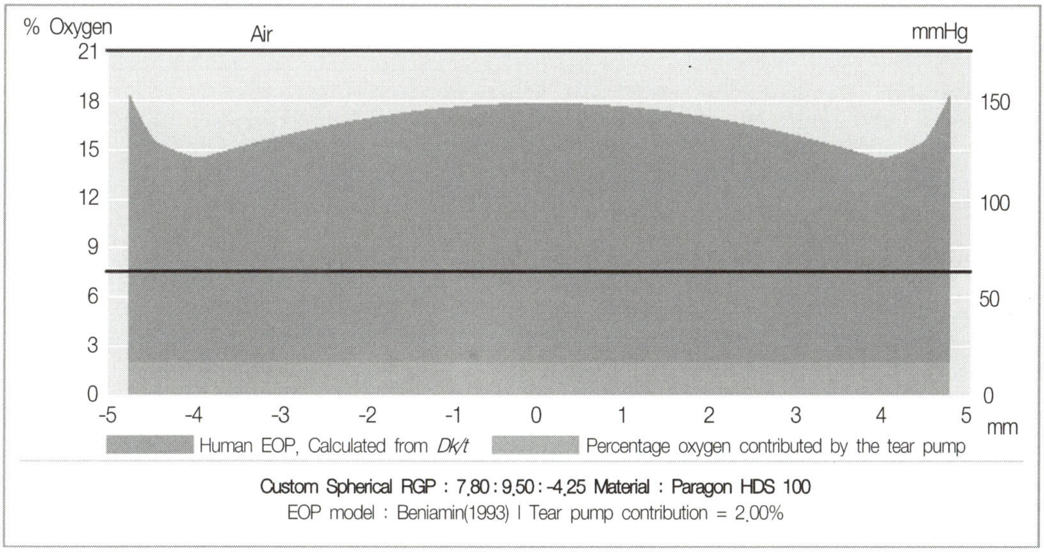

그림 1.1 산소 일당량 퍼센트 profile

산소 유출(oxygen flux)

- 각막 상피 세포가 사용할 수 있는 산소의 실제 양을 측정한 것이다.
- $\mu l O_2/cm^2/h$로 표시된다.
- 콘택트 렌즈 두께와 수분 함량이 증가할수록 감소한다.
- 손실이 생기면 그것을 채우기 위해 눈물의 펌프 기전이 필요하다.

Practical advice

다양한 제품에 대해 일관성 있게 신뢰할 수 있는 비교를 하려면 동일한 조건하에서 같은 기구를 사용하여 같은 사람이 검사하여야만 한다. 그러므로 다른 제품에 대해 *Dk* 측정값을 비교할 때는 주의하여야 한다.

1.3.2 수분 함량과 수분 흡수(water content and water uptake)

수분 함량은 규정 조건에서 렌즈 재질이 흡수한 수분의 양을 전체에 대한 퍼센트로 나타낸 것이다:

$$\text{수분 함량(water content, \%)} = \frac{\text{수분을 가득 포함한 렌즈의 무게} - \text{수분을 완전히 제거한 렌즈의 무게}}{\text{수분을 가득 포함한 렌즈의 무게}} \times 100$$

$$\text{수분 흡수(water uptake, \%)} = \frac{\text{수분을 가득 포함한 렌즈의 무게} - \text{수분을 완전히 제거한 렌즈의 무게}}{\text{수분을 완전히 제거한 렌즈의 무게}} \times 100$$

하이드로젤 렌즈를 착용하면 증발에 의해 수분이 제거된다. 온도 상승에 의해 일부 일어나고 피팅을 타이트하게 할 때 나타난다(17.3 참조).

수분 균형 비율(water balance ratio)

렌즈 재질의 수분 보유 능력을 나타낸다.

$$\text{수분 균형 비율} = \frac{\text{10\% 탈수 되는데 걸리는 시간}}{\text{90\% 포화 상태에서 다시 수분을 포함하는데 걸리는 시간}}$$

비율이 높을수록 재질이 안정된 수분 포함 능력을 가지고 있다는 것을 의미한다(표 1.3).

표 1.3 수분 균형 비율의 비교(Mark'ennovy에서 자료 제공)

Material	Water content	Water balance ratio
Polymacon p-hema	38	1.0
Crofilcon PMMA/CMA	38	0.9
Omnafilcon p-hema/PC	58	1.5
Hioxifilcon A	59	5.5

1.3.3 습윤성(wettability)

습윤성은 액체 한 방울이 고체 표면에 부착하는 능력이다. 액체 내의 응집력이 낮을수록 액체와 표면사이의 인력이 커진다. 그래서 습윤성이 크면 액체가 표면위로 펼쳐지게 된다.

접촉각(contact angle)은 표면의 친수성을 나타내는 지표이다. 접촉각은 여러 가지 방법으로 측정할 수 있다:

- **Sessile drop method**: 샘플 표면에 액체 한 방울을 떨어뜨리고 그의 접선값을 측정한다(그림 1.2).
- **Captive bubble method**: 액체 속에 담근 샘플 표면에 생긴 공기방울의 접선값을 측정한다.
- **Wihelmy balance method**: 샘플을 액체에 담거나 액체에서 수직으로 꺼낸다[15].
- **Direct meniscus method**[15].

처음각과 나중각을 모두 측정한다. 이는 측정에 사용되는 대조군 액체 방울에 액체를 더하거나 제거할 때 형성된다(그림 1.2).

접촉각이 작을수록 습윤될 수 있는 표면은 더 넓어진다(그림 1.3). 재질에 따른 값들은 표 1.4에 나와 있으며 여기에서 방법이 달라지면 값의 많은 차이가 생긴다는 것을 볼 수 있다. 그러므로 같은 방법으로 측정했을 때에만 그 값들을 비교할 수 있다.

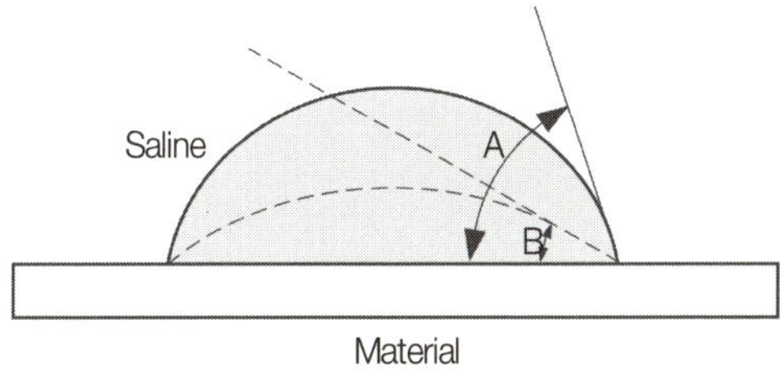

그림 1.2 Sessile drop method
A. 처음각(advancing angle)
B. 나중각(receding angle)

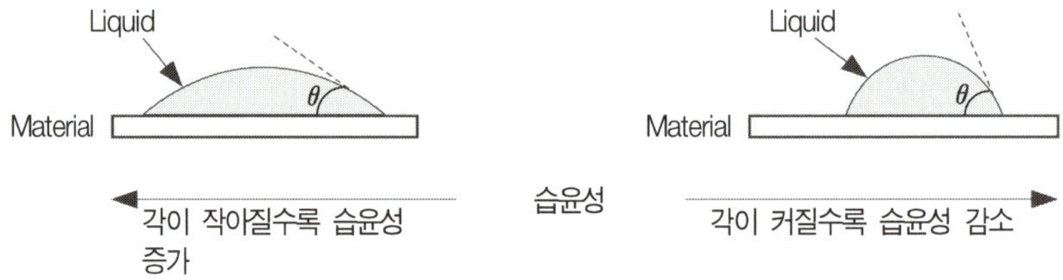
Liquid
Material
Liquid
Material
각이 작아질수록 습윤성 증가
습윤성
각이 커질수록 습윤성 감소

그림 1.3 표면 습윤성

1.4 렌즈 제조 방법(methods of manufacture)

요즘의 경향은 원가가 상대적으로 낮은 소프트 렌즈를 대량 생산으로 더 싸게 더 많이 생산하게 되었다. 반면 하드렌즈는 원가가 비싸 제조 공장에서 원료를 버리지 않도록 신경을 쓰기 때문에 주의하여 압력 없이 제조하는 것을 우선으로 삼는다.

규정(regulation)

CE 마크는 1990년대 콘택트 렌즈 제조에 가장 중요한 영향을 끼친 요인 중의 하나였다. 유럽의료설비령European Medical Device Directive(MDD)에서는 콘택트 렌즈를 의료 기기로 취급하고 렌즈 관리 용품들을 그 부속품으로 다루었다. 규정에 따르는 제품들은 유럽의 표준 CE 마크를 표시해야 하며 1998년 6월부터 'Notified Body'에서 CE 마크를 붙이지

표 1.4 습윤각

Material	Captive bubble[a]	Captive bubble[b]	Sessile[b]	Wilhelmy[b]		Direct[c]	
				Adv.	Rec.	Adv.	Rec.
PMMA	–	59.3	67.3	76.2	34.0	20	11
CAB	20	–	–	–	–	–	–
Boston Ⅱ	21.5	36.5	82.7	74.0	27.4	46	14
Paraperm O_2	23.1	44.4	83.3	77.4	30.6	–	–
Polycon Ⅱ	15	–	–	–	–	–	–
	receding	–	–	–	–	–	–
Boston Equalens	30	–	–	–	–	–	–
Fluoromethacrylate (Quantum)	24	–	–	–	–	–	–

[a]From manufacturers' details.
[b]After Sarver *et al*[16].
[c]After Madigan, Holden and Fonn[17].
PMMA, polymethyl methacrylate; CAB, cellulose acetate butyrate.

않은 콘택트 렌즈를 사고 파는 것은 불법이 되었다. 여기에서 CE 마크를 받으려면 제조사들은 품질 평가를 위한 형식을 갖추어야 하며 ISO 9001/2000이나 ISO 13485에 해당하는 유럽식의 정해진 품질 관리 제도를 갖추어야 한다.

1.4.1 하드 렌즈 제조(hard lens manufacture)

- 버튼에서 렌즈의 앞면과 뒷면을 잘라주는 전통적인 선반절삭방법
- 컴퓨터로 수치를 조절하는(computer numerically controlled, CNC) 선반 자동화 방식에 따라 네 가지 타입이 가능하여 구면과 비구면으로 자를 수 있다[18].

다듬기(Polishing)

polishing하는 시간과 속도는 광택제의 습도와 조성만큼이나 매우 중요하다. 마찰열이 생기거나 렌즈 표면을 과도하게 polishing하게 되면 렌즈의 습윤성이 떨어진다.

1.4.2 소프트 렌즈 제조

- rod(봉 형태)에서 잘라내는 버튼을 이용하여 하드렌즈에서처럼 절삭한다. 렌즈가 완성되면 수화(hydrate)과정을 행한다.
- spin-casting 과정에서는 단량체(monomer)와 용매를 이용한 중합과정이 열려 있는 회전틀(spinning moulds) 안에서 일어난다(17.6 참조).
- cast moulding은 전면과 후면의 두 가지 성분을 갖는 닫혀진 일회용 틀을 사용한다. 중합과정은 열을 이용하여 이루어진다. 두 가지 방법이 있는데 건조 상태에서 렌즈의 형태를 만들고 가장자리는 완충작용으로 완성하는 건조 모울딩과 제품이 이미 수화되어 있는(예를 들어, 일회용 렌즈처럼) 수화 모울딩이 있다.
- 액체 가장자리 모울딩에서는 렌즈를 폴리프로필렌 주형안에서 만들어낸다. 콘택트 렌즈 가장자리는 주형에 가해지는 압력과 사용하는 중합체의 부피를 정확하게 조절하여 얻어지는데 중합체의 부피가 과다(flash라 부른다)하면 쥐어짜져 나오게 되어 가장자리가 완전해진다[19]. 이렇게 되면 가장자리를 다듬을 필요가 없다.
- 광선 기술을 이용하면 용매와 독성 잔여물을 추출할 필요가 없어진다. 예를 들어 CIBA Vision's PVA based nelfilcon A가 그러하다. 단단한 수정(quartz)주형을 이용하지만 front curve와 base curve mould는 실제로 건드리지 않는다. 기계적인 시스템을 통해 마이크론들이 떨어져 있게 된다. 원형의 마스크가 주형의 가장자리에 UV

자외선이 닿는 것을 차단해주어 자외선과 렌즈 가장자리의 액체 물질과의 상호작용을 막아준다. 이 액체는 광석판술(photo-lithographic process) 과정에 의해 가장자리가 형성될 동안 씻겨진다.

1.4.3 토릭 렌즈 제조(toric lens manufacture)

소프트 렌즈

- 기존의(일회용이 아닌) 토릭 렌즈를 제조하는 우선적인 방법은 CNC 절삭으로 렌즈의 후면을 만들고 의도된 주름을 잡도록 하면 일정 압력 하에서 토릭 후면이 형성되도록 하는 것이다. 전면은 프리즘 밸러스트(ballast)를 만들 수 있는 수공 렌즈 절삭 가공이 필요하다. 완성된 렌즈는 수화시키기 전에 polishing해야 한다.
- 일회용 토릭 렌즈는 좀더 단순한 디자인을 갖도록 하여 주형으로 떠낸다.
- 최근 개발된 선반 파동 생성기(lathe waveform generator)는 표면에 복잡하고 비대칭적인 기하학적 형태를 생성하는 것이 가능하기 때문에 축을 회전시킬 수도 있다.

하드 산소-투과 렌즈(hard gas-permeable lens)

- 기존의 선반절삭 방법에 주름 잡는(crimping) 장치를 접합시켜 토릭 주변부(toric periphery)와 후면 토릭, 이중 토릭, 전면 토릭을 제조하는데 사용할 수 있다[20]. 기존의 방식으로 절삭한 렌즈는 원하는 가파른 경선(steeper meridian)과 편평한 경선(flatter meridian) 사이의 중간의 반경을 갖게 된다. 그러면 주름잡는 장치 내에서 특수한 장력으로 잡고 있는 동안 두 번째로 절삭하게 된다. 그 후 주변부 커브를 잘라내고 렌즈를 polishing 한다.
- toric lathe는 특수한 토릭 후면을 만들어낼 수 있다.

References

1. Fatt, I. and Weissman, B.A. (1992) *Physiology of the Eye. An Introduction to the Vegetative Functions,* 2nd edn. Butterworth-Heinemann, Boston
2. Rivera, R.K. and Polse, K.A. (1996) Effects of hypoxia and hypercapnia on contact lens-induced corneal acidosis. *Optometry and Vision Science,* **73**(3), 178-183
3. Mandell, R. and Fatt, I. (1965) Thinning of the human cornea on awakening.

Nature, **208**, 292

4. Madigan, M.C. and Holden, B.A. (1992) Reduced epithelial adhesion after extended contact lens wear correlated with reduced hemidesmosome density in cat cornea. *Investigative Ophthalmology and Visual Science,* **33**, 314–232
5. Millodot, M. and O'Leary, D.J. (1980) Effect of oxygen deprivation on corneal sensitivity. *Acta Ophthalmologica,* **58**, 434
6. Fatt, I. and St Helen, R. (1971) Oxygen tension under and oxygen permeable contact lens. *American Journal of Optometry,* **48**, 545
7. Morris, J.A. (1985) An overview of the hard gas permeable oxygen race. *Optometry Today* (March), 168–172
8. Hough, D.A. (2000) *A Guide to Contact Lens Standards.* British Contact Lens Association, London
9. Brennan, N.A. (1984) Average thickness of a hydrogel lens for gas transmissibility calculations. *American Journal of Optometry,* **61**, 627
10. Brennan, N., Efron, N. and Holden, B.A. (1986) Further developments in the RGP *Dk* controversy. *International Eyecare,* **2**, 508–509
11. Fatt, I., Rasson, J.E. and Melpolder, J.B. (1987) Measuring oxygen permeability of gas permeable hard and hydrogel lenses and flat samples in air. *International Contact Lens Clinic,* **14**, 389–391
12. Benjamin, W.J. and Cappelli, Q.A. (2002) Oxygen permeability (*Dk*) of thirty-seven rigid contact lens materials. *Optometry and vision Science,* **79**, 103–111
13. Holden, B.A. and Mertz, G.W. (1984) Critical oxygen levels to avoid corneal oedema for daily and extended wear contact lenses. *Investigative Ophthalmology and Visual Science,* **25**, 1161–1167
14. Holden, B.A., Newton-Howes, J., Winterton, L., Fatt, I., Hamano, H. and La Hood, D. *et al.* (1990) The *Dk* project: an interlaboratory comparision of *Dk/L* measurements. *Optometry and Vision Science,* **67**, 476–481
15. Pearson, R.M. (1987) Rigid gas permeable wettability and maintenance. *Contax* (Sept), 8–16
16. Sarver, M., Bowman, L., Bauman, E., Dimartino, R. and Umeda, W. (1984) Wettability of some gas permeable hard contact lenses. *International Contact Lens Clinic,* **11**, 479–490
17. Madigan, M., Holden, B.A. and Fonn, D. (1986) A new method for wetting angle measurement. *International Eyecare,* **2**, 45–48

18. Hough, A. (1997) Rigid lens manufacture in the 1990s. *Optician,* **214** (5612), 24–28

19. Hough, A. (1997) Soft lens manufacture in the 1990s: managing unit costs to compete effectively. *Optician,* **213** (5599), 35–41

20. Meyler, J. and Ruston, D. (1995) Toric RGP contact lesnses made easy. *Optician,* **209** (5504), 30–35

CHAPTER 2

기구 (instrumentation)

2.1 세극등(slit lamp)

세극등은 안구 조직 절편을 고배율에서 관찰할 수 있는 가장 좋은 방법이다.

2.1.1 기구 조절과 초점

기구를 조절하다 보면 높이, 측면 이동, 초점 잡기 등에서 차이가 생기게 된다. 조명이나 측정 시스템이 서로 맞지 않아 따로 움직이게 되는 것을 막으려면 동일한 점에 초점을 맞추어야 한다.

광학 시스템은 보통 3에서 3.5 배율의 *대물렌즈*와 배율이 가변적이거나 호환 가능한 *접안렌즈*를 포함하고 있다. 정상적으로 ×6, ×10, ×16, ×25, ×40배율이 총 확대 배율이 되지만 추가 접안렌즈를 이용하면 ×70배까지 가능하다.

조명은 세극등의 너비와 높이가 14 mm까지 가능하며 세극등 모델에 따라 다양한 필터를 포함하고 있다. 가능한 범위에는 다음이 포함된다:

- 백색등(white light)
- 중간 밀도 필터나 열 흡수 필터 - 빛의 세기를 감소시키기 위해

- 코발트 블루(cobalt blue) 필터 – 플루레신(fluorescein)사용을 위해
- 노란색 필터(wratten 12) – 시각 시스템의 앞에 두는 방어 필터이다. 이는 코발트 블루 필터와 함께 사용하여 플루레신이 더욱 잘 보이도록 한다. 이 필터는 플루레신의 녹색 빛을 투과시키지만 각막 표면에서 반사되는 파란색 빛은 차단한다.
- 녹색 '적색투과(red-free)' 필터 – 각막 혈관을 볼 때 명암 차를 크게 하여 준다. 또한 이 필터를 이용하면 rose bengal staining을 잘 볼 수 있다.
- 확산 필터(보통 외부에)
- 편광 필터 – 원치 않는 경면 반사(specular reflection)를 줄여 미세한 변화를 잘 볼 수 있게 한다.

램프 틀을 회전시켜 세극 광선을 어느 경선 범위로 사용할 수 있는데 이렇게 하면 측정(예를 들어, 눈물 프리즘 높이)하거나 계수선을 이용하여 축 위치를 알아보는데(예로 소프트 toric marking을 위해) 유용하다.

세극 광선을 받침점(fulcrum)을 중심으로 회전시키면 초점을 맞출 수 있다(그림 2.1).

- 빛을 비춘 부위가 팔이 움직이는 방향으로 움직이면 투사된 슬릿이 초점 위치 앞에 있는 것이다.
- 빛을 비춘 부위가 팔이 움직이는 방향과 반대 방향으로 움직이면 투사된 슬릿은 초점 위치 뒤에 있는 것이다.
- 빛을 비춘 부위가 팔이 움직여도 움직이지 않고 있다면 슬릿은 정확하게 초점에 있는 것이다.

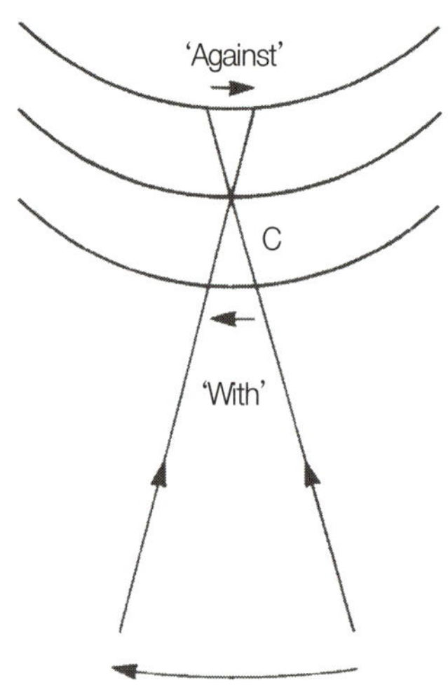

그림 2.1 세극 광선 초점 잡기(C, 초점 위치)

2.1.2 조명 방법(methods of illumination)

직접적 방법(direct methods)

세극 광선과 현미경이 같은 곳에 초점을 맺으며 관찰하는 방법이다:

- 확산 조명(diffuse illumination)
- 직접 초점 조명(direct focal illumination)
- 간접 조명(indirect illumination)
- 경면 반사(specular reflection)
- 공막 산란(sclerotic scatter)

간접적 방법(indirect methods)

광선과 현미경이 분리되어 같은 곳에 초점을 맺지 않고 관찰하는 방법이다:

- 간접 고유 조명(indirect proper illumination)
- 공막 산란(sclerotic scatter)
- 역조명(retro-illumination)

2.1.3 세극등 사용(recommended slit lamp routine)

- 기구 높이가 그 주행 범위의 반 정도에 맞게 설치한다. 접안 렌즈는 관찰자의 처방전과 동공 거리(PD, pupillary distance)에 맞게 조정한다.
- 머리 받침과 기구 테이블의 높이에 환자가 편안하도록 맞춘다.
- 환자는 눈을 감게 하고 세극 광선의 초점을 눈꺼풀 위에 맞춘다. 기구를 초점 범위 밖으로 이동시키지 않으면서 광선을 바깥쪽 안각(canthus)으로 움직인 후 환자에게 눈을 뜨라고 한다.
- 안구 조직을 전체적으로 관찰할 때에는 저배율에서 확산 조명을 이용한다.
- 혼탁이나 부종의 징후를 보려면 어두운 방에서 현미경이나 맨눈으로 공막산란조명을 이용해 각막을 검사한다(그림 2.2).
- 직접 초점 조명과 적어도 2 mm 너비의 평행육면체를 이용하여 측두 윤부에서부터 각막 조직을 검사한다. 세극 광선은 중앙에 놓인 현미경의 측두부 쪽으로 40° 에서 60° 사이에 둔다. 배율은 약 ×20배율이 되어야 한다. 각막 첨부에서 코쪽 윤부까지 조명 시스템은 현미경의 비측으로 움직일 수 있다(그림 2.3).

- 눈의 절편에 같은 방식으로 검사한 각막에 닿는 광선을 줄여가면서, 넓은 광선으로 발견한 이상 부위가 어디인지 알아낼 수 있다.
- 환자에게 위와 아래를 보게 하여 윤부의 윗 부위와 아랫 부위를 볼 수 있다.

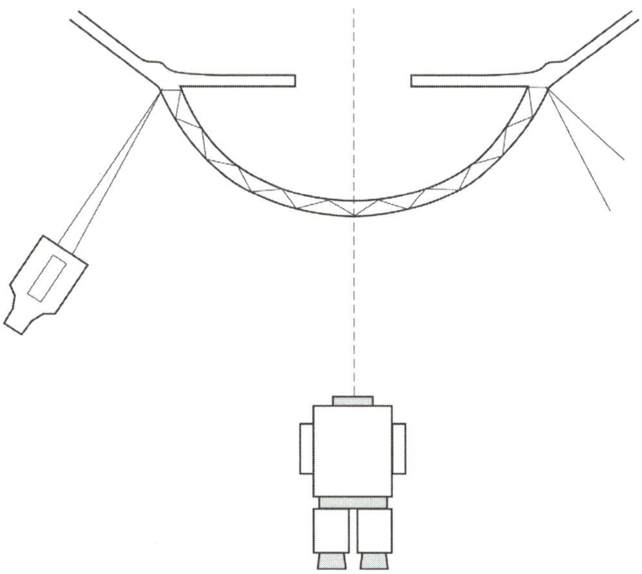

그림 2.2 간접적 방법에 의한 공막산란조명

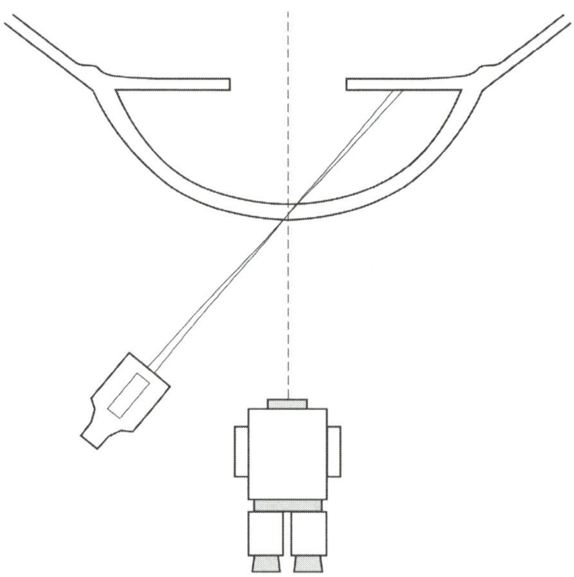

그림 2.3 직접 초점 조명

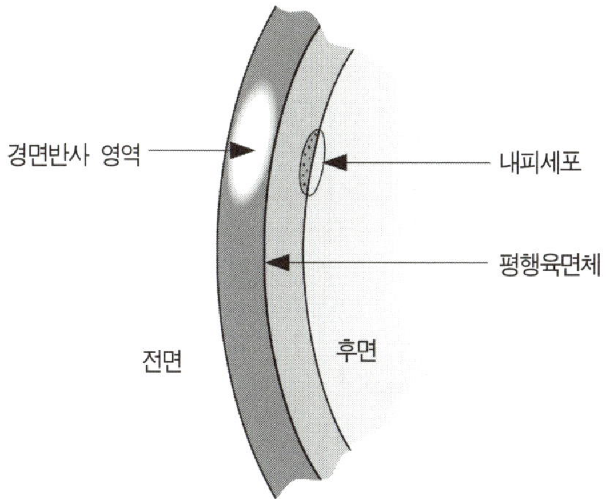

그림 2.4 내피세포를 보여주는 경면반사

- 직접 세극 광선은 각막을 가로지르면서 진동한다. 이상 부위가 있으면 빛이 조직에서 흩어지는 변화가 생겨 확인하는데 도움이 된다. 광선으로 보여지는 모든 범위와 그 주변부는 직접 조명과 간접 조명을 조합하여 연속적으로 관찰된다.
- 직접 광선이 각막을 통과하여 이동함에 따라 눈물층에서 정반사가 일어난다. 이 밝은 부위에 찌꺼기나 기름기의 유무를 찾아보면서 검사하면 눈물층의 상태를 평가할 수 있다. 광선 절편의 뒤로 초점을 옮겨보면 내피세포 부위를 볼 수 있다(그림 2.4). 이같은 방법은 특수 세포의 세부 사항을 알아보기 위한 것보다 내피세포의 규칙성에 대해 전체적으로 파악하게 된다. 이 방법을 이용하면 반사 빛이 한번에 하나의 접안렌즈에만 들어가게 되어 각 영역이 둘로 보인다.

N.B. 내피세포는 훨씬 더 밝은 경면반사 영역 옆에 금박 조각처럼 보인다.

- 역조명으로 각막을 검사하려면 세극등을 떼어놓아야 한다. 직접과 간접 역조명은 이상 부위가 주변 조직보다 더 치밀한지 아닌지를 확인시켜 준다. 이상 부위 주변으로 빛이 모여들거나 빛이 퍼져나가는 방식으로 나타나 확인하는데 도움이 된다(그림 2.5)[2].
- 플루레신을 작은 한 방울씩 각 눈에 떨어뜨린다.
- 그리고 양쪽 각막과 결막을 검사하여 광범위 검사 광선과 코발트 블루 필터를 이용하여 상피세포가 염색되는지 알아본다. 관측 시스템에 노란색 필터(Kodak Wratten 12)를 사용하면 명암차가 뚜렷하게 되어 어떤 염색이 나타나는지 검사하는데 도움이 된다. 사용되는 다른 염색방법으로는 로즈뱅갈염색과 흔하게 사용하지는 않는 알시안 블루(alcian blue)염색이 있다.

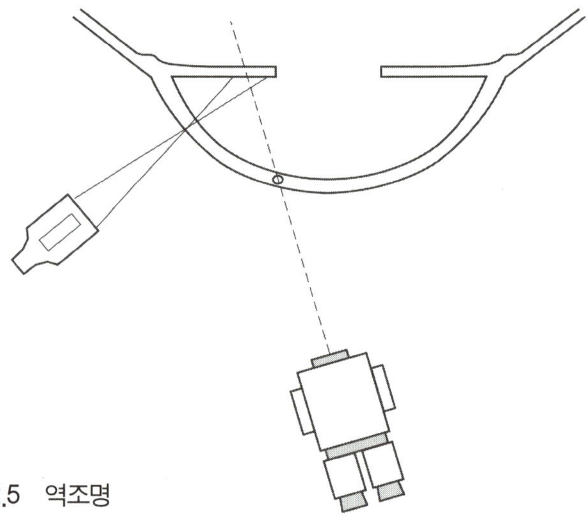

그림 2.5 역조명

Practical advice

- 세극등을 정확하게 사용하려면 양손을 함께 조화시켜야 할 필요가 있다– 한 손은 조이스틱을 조절하고 다른 손은 세극등을 조절한다.
- 치료 후 방문에서는 일상적으로 하는 세극등 검사를 다른 목적으로 수행할 수가 있다. 환자가 하드 산소–투과 렌즈를 착용하고 있다면 피팅검사 시 플루레신을 이미 넣었을 것이므로 blue light 검사를 먼저 수행하고 white light 검사와 눈꺼풀 뒤집기eversion을 후에 수행할 수 있다.

2.2 고배율을 위한 특수 기구 (specialist instrument for higher magnification)

경면 현미경(specular microscope)

경면 현미경은 각막 상피세포와 특히 내피세포의 고배율 상(예, Tomey, ×200)을 얻기 위해 사용한다. 그렇지 않으면 이 두 구조는 모두 정상적으로 투명하여 관찰하기 매우 어렵다. 빛은 반사 지점에 가까운 대물렌즈의 초점 면 근처에서 초점을 맺는다. 이를 통해 거울상(specular image)으로 세포 밀도나 polymegathism, 각막 두께 등의 특징을 검사할 수 있다.

공초점 현미경(confocal microscope)

confocal microscope은 현매경 대물 렌즈의 초점 면과 정확히 같은 지점에 초점을 맺는다. 관찰하고자 하는 구조를 다른 깊이에서 검사하여 상을 보여주므로 3차원적으로 관찰할 수 있으나 해상도와 확대 정도를 위해 시야와 시야의 깊이는 무시하게 된다. 이 기기는 보통 680×의 배율과 300×220 ㎛의 시야를 얻을 수 있으나 시야의 깊이는 10 ㎛이며 측면 해상도(lateral resolution)는 1 ㎛이다.

2.3 각막 곡률계와 자동 각막 곡률계 (keratometer and autokeratometer)

각막곡률계는 직경약 3~6 mm 영역의 중심부 각막의 곡률을 측정하여 다음을 알아낸다:

- 곡률 반경
- 주요경선(principal meridian)의 방향
- 각막의 난시 정도
- 각막 뒤틀림(corneal distortion) 여부

2.3.1 각막 곡률계의 종류

이 기기는 가늠자 상(mire images)의 간격 정도를 측정하는데 이용되는 더블링 시스템(doubling system)에 따라 두 종류가 있다. doubling은 측정 해석에 도움을 주는데 그렇지 않으면 빠른 동공 운동 때문에 측정이 아주 어려워질 것이다.

Practical advice

하나 이상의 기구로 같은 각막을 측정하면 해석이 다양하게 나올 수 있는데 이는 다른 각막 곡률계를 사용했기 때문이다 :

- mire 분리 정도가 다르면 반사되는 각막 부위도 다양해진다.
- 눈금 조절을 위해 다른 굴절률을 사용하면 같은 반경일지라도 다양한 표면 굴절률을 나타낼 수 있게 된다.

가변 더블링(variable doubling)

마이어 분리 정도가 정해져 있으면 doubling 배율을 다양하게 해도 mire image가 분리되어 보인다. Bausch & Lomb 각막 곡률계에는 두 개의 가변 doubling 장치와 두 세트의 고정된 마이어가 있다(그림 2.6). 그러므로 두 주요 경선을 동시에 측정할 수 있어 이것을 *한 위치(one position)* 기기라 부른다.

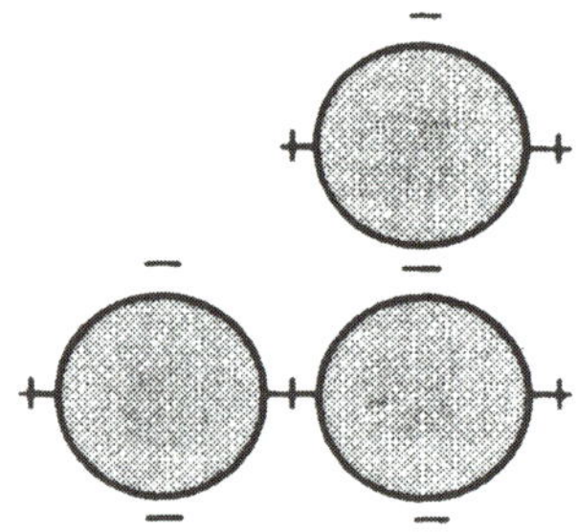

그림 2.6 Bausch & Lomb mire

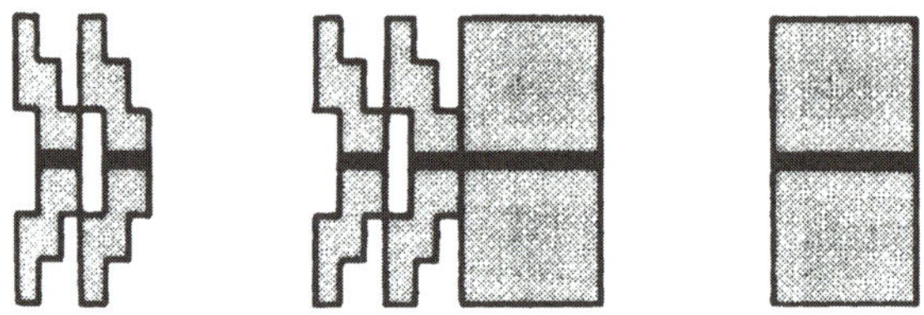

그림 2.7 Javal-Shiötz mire

고정 더블링(fixed doubling)

mire image가 어느 간격으로 분리되어 있도록 doubling이 고정되어 있다. 여기에서는 mire의 분리 정도 자체만 바꾸면 검사 결과를 얻을 수 있다. 이러한 각막 곡률계를 두 위치(two position) 기기라 부르고 이는 Javal-Shiötz design에 기초한 것이다(그림 2.7).

2.3.2 접안렌즈의 초점 맞추기

대부분의 각막 곡률계는 접안렌즈에 계수선이 설정되어 있다. 이렇게 하면 결과를 읽기 전에 초점을 먼저 맞추게 되어 조절작용(accommodation)으로 부정확한 결과가 나오는 것을 막을 수 있다.

2.3.3 측정하기

환자는 이마를 머리 받침에 고정시킨 채 편안히 앉도록 해야 한다. 고정은 정확해야 하며 측정 않는 눈은 감도록 한다. 광학 시스템을 정렬하고 환자의 각막이 자리를 잡는데 도움이 되도록 다음을 사용하라:

- 기기에 시선을 맞춘다.
- 펜 라이트의 빛을 접안렌즈를 통과하도록 방향을 잡고 각막의 반사를 관찰한다.

처음에는 기기를 각막에서 필요 거리 이상으로 떨어뜨렸다가 서서히 mire images가 시

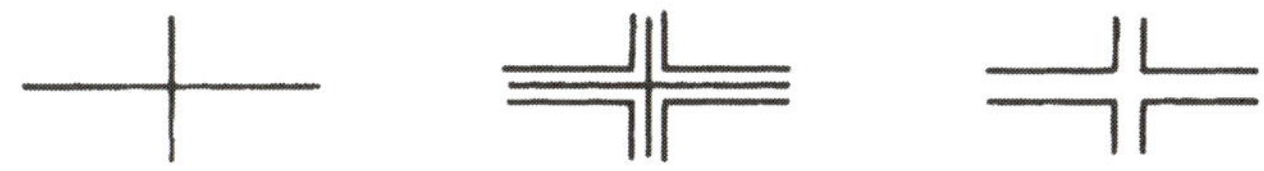

그림 2.8 포개진 상 - Zeiss (Oberkochen) mires

야에 잡힐 때까지 움직이면 정확하게 초점이 맺힌다. 4개의 상이 있어야 하며 각 mire의 2개의 상이 중심의 같은 쪽에 있어야 한다. 결과를 얻으려면 가운데 한 쌍의 점들이 정확한 위치에 정렬할 때까지 함께 움직여오도록 한다(그림 2.7).

비슷한 상들은 서로 포개져야 하지만(그림 2.8), 서로 다른 상들은 서로 닿아 있어야 한다(그림 2.7). 각 경우에서 첫 주경선을 향하도록 기기를 회전시킨다. 측정값을 기록하고 기기를 90° 회전시켜 두 번째 주경선을 찾는다.

Practical advice

- 각막이 불규칙하면 양주경선은 90° 간격에 있지 않다.
- 각막곡률 반경을 밀리미터와 디옵터로 알 수 있다.
- 굴절력과 반경 값은 반대편 끝에서 최대와 최소 값이 된다.
- 경선의 축은 보통 외부 각도기 눈금(external protractor scale)으로 구하게 된다.
- 각막 곡률 값은 경선을 따라 표현된다.

2.3.4 범위 확대하기(extending the range)

기기의 측정 범위보다 더 가파른(steeper) 반경(예, 원추 각막(keratoconus))은 +1.25D 시험용 렌즈를 각막 곡률계 대물렌즈 앞에 놓아 측정할 수 있다. 더 편평한(flatter) 끝에서는 마찬가지 방식으로 −1.00D 렌즈로 범위를 확대할 수 있다. 반경을 알고 있는 철공(steel balls)을 이용하여 먼저 눈금측정을 하는 것이 필요하다[3].

Practical advice

- 원추 각막(keratoconus)에서는 Javal-Shiötz 기기를 사용하는 것이 특히 유용한데 가파른 쪽의 범위가 5.50 mm까지 확대되기 때문이다.
- 원형 마이어가 있는 각막 곡률계(예, Bausch & Lomb)를 사용하면 각막 뒤틀림이 어떤 상태인지 검사할 수 있다.
- 원형 마이어가 있는 각막 곡률계는 NIBUT를 측정하는데 사용될 수 있다(5.6.2 참조).

2.3.5 지형 각막 곡률계(topographical keratometer)

각막 곡률계에 눈금을 새긴 고정물을 부착하면 각막의 중심부 주변과 주변부를 살펴보는 데에도 사용될 수 있다[4].

2.3.6 자동 각막 곡률계(autokeratometer)

자동 각막 곡률계는 시축을 따라 반경과 주경선을 구한다[5]. 또한 각막 첨부(Nikon Speedy K로 23° 와 30° 에 있는)에서 미리 정해진 위치만큼 떨어진 주변부의 반경을 측정할 수도 있다. 어떤 기기는 가장 플랫하고 가장 가파른 각막 반경과 그에 따른 경선과 굴절력을 알기 위해 컴퓨터화된 이미지 처리과정을 이용한다.

자동 각막 곡률계는 발광 다이오드에서 반사된 상들 사이의 거리를 계산하여 측정한다. mires는 보통 원형으로 각막에 뒤틀림이 있는지 나타내도록 설계되었다. 또한 거리 표시기(distance indicator)를 가지고 있어 해석하는 것이 가능하다. 측정속도에도 불구하고 환자가 한 곳을 주시하고 있는 것은 필수적이다. 발광 다이오드가 도와주기도 하지만 검사자가 측정 중에 환자의 눈을 관찰하는 것뿐만 아니라 환자가 눈을 크게 뜨고 있는지도 주의깊게 보고 있어야 한다.

손으로 잡고 사용하는 모델들(예, Nidek KM-500, Alcon Renaissance)은 한 손으로 조작하므로 어린이들이나 영아들을 다루는데 장점이 된다[3]. 시범 조작이나 보통 사용하는 기기를 사용할 수 없는 어려움이 있는 곳에 사용할 수 있다. 일부 모델들이 축에서 15° 까지 벗어나도 자동으로 측정된 축을 교정해주는 교정 장치를 갖추고 있긴 하지만 검사자는 환자와 같은 높이에 있어야 한다.

2.4 각막 지형해석(corneal topographers)

videokeratoscopy

videokeratoscopy(예, EyeSys, Tomey Technology, Zeiss Humphrey Systems)는 현대적인 컴퓨터 분석을 이용하여 전체적인 각막 해부구조를 보다 세밀하게 검사할 수 있다. 오늘날 이런 기구들은 더 일반적으로 사용되고 있으며 주로 플라시도 디스크(Placido disc)를 기본으로 하는 컴퓨터화된 각막 해부 구조 시스템(corneal topography system)이다. 눈물층이 원형의 상을 반사시키면 디지털 비디오 카메라가 그 이미지를 찍는다. 알고리즘 처리 과정을 통해 원형 상의 위치를 감지하고 확인한다. keratography의 축 경계를 확인하는 것은 시스템에 따라 다르며 이는 디지털 이미지에 적용되어 각막의 곡면을 재구성하게 된다[7]. 그 결과 값은 분석중인 부위의 곡면과 굴절력 분포를 색깔로 나타낸 각막지형지도로 표현된다.

곡면 지도의 선택사항은 다양하나 콘택트 렌즈 임상에서 가장 흔히 사용되는 것은 곡면의 접선 반경과 축의 위치이며 이러한 지표들이 임상적으로 중요한 차이를 나타내려면 각막의 바깥쪽 주변부 보다 중간부에서 더욱 다르게 나타나는 경향이 있다. 이런 색깔 단계는 정상적으로 가파른 말단(steep end)에서 붉은 색이며 플랫한 말단(flat end)으로 갈수록 푸른색이 된다. 이 선택사항은 변하지 않는 '절대' 값이며 각 눈 사이를 직접 비교할 수 있다. 이와 다른 '표준화된' 값('normalized' scale)은 map이 훨씬 더 자세히 나타나도록 자동으로 더 작은 색깔 간격으로 조정한 것으로 각막에 따라 다양한 값을 가질 수 있다. 상승 지형도는 상대적인 높이 차이를 보여주어 하드렌즈의 플루레신 패턴을 보는데 유용하다. 높은 붉은 영역은 플루레신이 밀린 곳이고 낮은 푸른 영역은 플루레신이 쌓인 곳이다. 차이(difference) 지형도는 두 선택된 지형도의 수학적 차이를 나타내므로 각막 변화나 뒤틀림을 모니터링 하는데 특히 유용하다.

topographer는 또한 각막 정점의 반경 값 r_o을 알려준다. 이 기구는 정점 주변으로 약 3 mm 둘레의 영역 위의 각막을 측정한 것이므로 같은 눈에서 각막 곡률계로 얻은 결과와는 다르다는 것을 알아두는 것이 중요하다(그림 2.9).

콘택트 렌즈 임상에서 videokeratoscopy는 각막 이심성(eccentricity)(e-value, 8.4 참

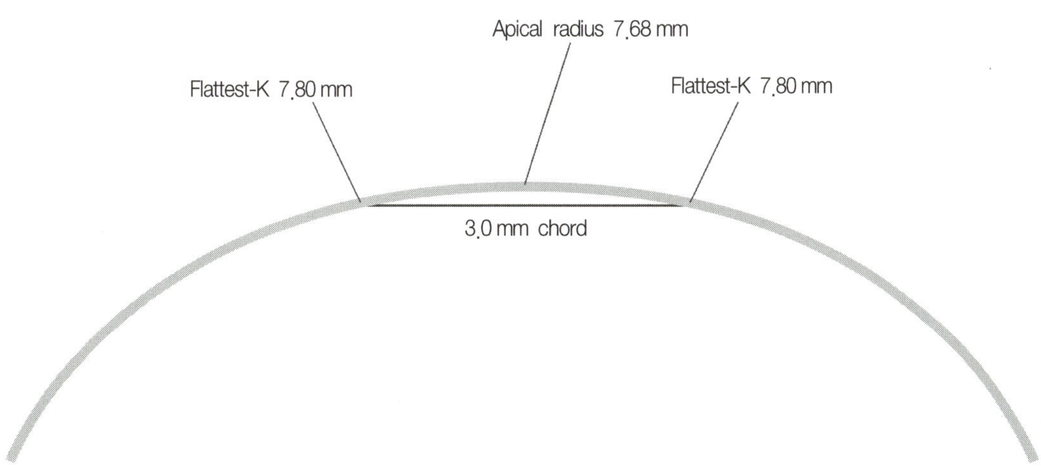

그림 2.9 각막 곡률과 비교한 topographical 정점 반경

조), 표면 불규칙성, 불규칙 난시를 평가하는데 특히 유용하다. orthokeratology로 각막 변화를 모니터링(14장 참조)하거나 PMMA 착용을 중단할 때 추적구성을 이용할 수 있다. 어떤 기구는 시뮬레이션 플루레신 패턴과 함께 각막 지형도에 기초하여 최적의 콘택트 렌즈를 디자인하는 프로그램을 포함하기도 한다. 측정 중에 시축(visual axis)이 잘못 놓이면 잘못된 결과를 나타낼 수 있다.

심한 비대칭이나 뒤틀림은 다음에서 자주 나타난다 :

- 각막 지형도에서 대칭적인 '나비넥타이(bow tie)' 패턴이 없어 규칙 난시와 구별되는 불규칙 난시. 그러나 잔여 난시가 videokeratoscopy에 반드시 나타나는 것은 아니다.
- 원추 각막
- 투과성 각막 성형술
- 콘택트 렌즈에 의한 각막 뒤틀림
- 굴절 수술
- 외상

각막 지형의 더 최근 버전은 각막 표면, 홍채, 수정체에서 넓게 반사되는 빛을 이용한 세극등 기술에 기초하여 이루어졌다(예, Orbscan). 이미지는 비디오 카메라로 얻는다. 세극 광선은 7,000개의 점 데이터들을 독립적으로 직접 측정하여 검사한다. Ray trace triangulation은 윤부에서 윤부 데이터를 측정하며 앞, 뒤 각막 표면의 상승정도를 결정한다. 생성된 각막 지형도에서는 보는 중에 각막에 대한 모든 분석을 하는데 여기에는 다양한 굴절률 지형도 ; 콘택트 렌즈 피팅을 위한 중심부(광학 축 확인)와 주변부 데이터 측정 ; 완전한 각막 두께측정(예, Pacscan module) ; 삼차원 시각 현실 모델 등이 포함된다.

광전자 각막경(photo-electric keratoscope)

과거에는 전통적인 광전자 각막경(PEK, photo-electric keratoscope)을 통해 각막 topography의 사진 기록을 만들었고 각막의 중심부와 주변부 영역을 검사했다. 이 정보를 통해 컴퓨터 디자인된 콘택트 렌즈를 만들었다(예, Wesley-Jessen system).

2.5 이미지 얻기(image capture)

비디오와 디지털 사진술은 현재 콘택트 렌즈와 관련된 이미지를 얻는데 사용되는 두 가지 방법이다. 최적의 기록을 위해서는 세극등이 무단줌(zoom)이나 다양한 조명과 연결되어 있어야 한다.

비디오 이미지는 세극등에 부착된 CCD(charge coupled device) 카메라를 사용하여 얻어지며 광선 분리기를 통해서도 가능하다. 이것은 비디오 녹화기나 컴퓨터에 연결되어 있다. 카메라는 *칩-한 개(one-chip)* 또는 *칩-세 개(three-chip)* 모두 가능하며 후자가 상당히 광학 해상도가 높다.

디지털 사진을 이용하면 픽셀을 통해 얻어진 진짜 디지털 이미지를 얻을 수 있다. 이미지는 저장하기 쉽고 손상 없이 복사할 수 있으며 컴퓨터 기술을 이용해 조작할 수 있다. 그러나 고화질의 스크린과 색 해상도 때문에 컴퓨터 저장 능력이 커야하므로 이런 문제를 다루려면 CD-ROM이나 다른 파일 보관 기술이 종종 사용된다[8].

2.5.1 보통 사진에 대한 이미지 캡처의 장점

- 이미지는 실시간으로 얻어지므로 확실히 원하는 영상을 기록할 수 있다.
- 만족할 만한 영상이 아니라면 삭제하고 다시 찍을 수 있다.
- 필요하다면 결과를 환자에게 즉시 보여줄 수 있다.
- 디지털 영상은 모뎀을 통해 다른 지역으로 전송할 수 있다.
- 시간이 지나도 디지털 이미지는 손상되지 않는다.
- 이미지에 시간이나 날짜를 기록할 수 있어 법적인 방어를 위해 검사 기록을 남길 수 있다.

2.6 다른 기구

버튼 램프(burton lamp)

버튼 램프는 약 400 nm 정도의 안전한 파장을 갖는 자외선을 사용한다. 이 램프는 또한 *푸른 등(blue light)* 또는 *검은 등(black light)*으로 불리고 플루레신과 함께 사용될 수도 있다(10.2.1 참조).

대부분의 버튼 램프는 양 눈으로 볼 수 있을 정도로 큰, 저배율 확대경이 부착되어 있다. 많은 모델들이 백색등(white light) 튜브와 조합되어 있으며 일부는 플루레신을 강화시키기 위해 노란색 필터가 포함되어 있기도 하다.

플라시도 디스크(placido disc)

placido disc는 검은 동심원과 흰색 동심원이 교대로 있는 플랫한 원반형 디스크로 원의 너비와 떨어진 정도가 주변부로 갈수록 커져 평균적인 각막에서 반사될 때 같은 너비로 나타나도록 반사되도록 설계되었다. 각막 자체의 규칙성 상태를 검사하여 준다. 눈은 디스크의 중심에 있는 볼록 렌즈를 통해 보게 되어 있다. Klein 각막경은 Placido disc가 내부에 조명을 비추는 버전이다.

파코미터(pachometer)

pachometer는 각막 두께를 측정한다. 세극등에 부착하여 사용되며 기기 기둥에 접안렌즈를 분리시키는 구별 영상으로 맞춰진다.

서머그래피(thermography)

각막 온도는 광범위 색 코드 적외선 이미지 장치, thermography-visual system으로 측정할 수 있다. thermography는 각막의 해부학적 중심에서 약간 아래에서 나타나는 온도 첨점(가장 온도가 낮은 부위) 주위로 거의 동심원에 가까운 타원형 등온선 패턴을 나타낸다.

References

1. Morris, J. and Hirji, N. (1992) The slit lamp biomicroscope in optometric practice. *Optometry Today,* 2nd edn. Fleet
2. Phelps Brown, N. (1989) Mini pathology of the eye. *Optician,* **197** (5200), 22-29
3. Sampson, W.G. and Soper, J.W. (1970) Keratometry. In: *Corneal Contact Lenses,* 2nd edn, L.J. Girard (ed.). Mosby, St. Louis
4. Wilms, K.H. and Rabbetts, R.B. (1977) Practical concepts of corneal topometry. *Optician,* **174** (4502), 7-13
5. Kon, Y.P. (1992) The keratometer and corneal measurement - part Ⅱ: autokeratometers and peripheral keratometry. *Contact Lens Journal,* **20** (8), 11-12
6. Edwards, M.H. and Cho, P. (1996) A new, hand-held keratometer: comparison of the Nidek KM-500 auto keratometer with the B & L keratometer and the Topcon RK-3000A keratometer. *Journal of the British Contact Lens Association,* **19** (2), 45-48

7. Szczotka, L. (2002) Computerised corneal topography applications in RGP contact lens fitting. *Optometry Today* (Feb 22), 32–34

8. Cox, I. (1995) Digital imaging in contact lens practice. *International Contact Lens Clinic,* **22** (3&4), 62–66

CHAPTER 3

기록 보관(record keeping)

1948년 NHS 법률 이래로 안과의(안경사)들은 '의무 기록을 충분히 해야 할' 공통의 법적 의무를 갖게 되었다. 환자들에 의한 소송이 점차 증가하고 있다는 사실과 콘택트 렌즈나 용액들을 잘못 사용하여 나타날 수 있는 심각한 결과에 대비하기 위해 임상의들이 이해할 수 있는 의무 기록을 남기는 것은 필수적이다. 이전의 법률 사건에서처럼 완벽하고 적절한 기록은 임상에서 만날 수 있는 대부분의 법률적 문제해결을 위한 최선의 방법이다.

3.1 법적 관련성(legal implications)

스스로의 방어를 위해 임상의(practitioner)들은 안과적 과거력과 전신적인 과거력 모두에 대해 완전한 병력청취를 해야만 한다. 이상이 없는 항목도 기록해야 하며 의심이 가는 증상에서는 원인이 될 만한 질환에 대한 의견도 적어야 한다.

사전 동의(informed consent)

사전 동의 원칙은 콘택트 렌즈를 착용할 가능성이 있는 모든 사람들에게 사전에 논의하는 것이 타당하며 다음에 대해 알려야 한다 :

- '환자는 검사에서 어떤 이상이 나타나면 그에 대해 알아야 하며 그뿐 아니라 어떤 치

료를 받기 전에도 마찬가지로 그 위험과 이익에 대해 알고 이해할 권리가 있다.'

- 환자들은 또한 질문을 할 수 있는 기회를 가져야 하며 피팅이나 치료 과정 중 언제라도 중단할 수 있어야 한다. 많은 임상의들은 나타날 수 있는 부정적인 결과에 대해 이야기하기를 피하려고 하는 경향이 있으나 환자에게 사전 동의를 받지 않는다면 중대한 법적 문제가 일어날 수 있으므로 주의해야 한다.
- 영국의 Department of Health(DoH)에서는 임상의들이 환자들에게 사용할 수 있는 *Contact lenses and You(콘택트 렌즈와 당신)*라는 제목의 소책자를 출판하였다. 여기에는 먼저 임상의들이 사전 진료에서 환자들에게 물어보아야 하는 질문들이 실려 있으며 두 번째로 환자들이 콘택트 렌즈 처방을 받을 때 얻어야 하는 정보들에 관련된 주제들도 담겨 있다. 마지막 페이지는 환자들이 선택한 렌즈 종류와 관리 방법에 관한 모든 정보와 지시 사항에 대해 들었다는 것을 확인하기 위해 서명하는 양식이 들어있으며 문제가 생겼을 때 해결할 수 있는 조언들도 포함되어 있다. DoH는 심각한 응급 상황에서 근무 외 시간에 연락할 수 있는 전화번호를 알려주도록 권장하고 있다.
- 오해가 생기는 것을 피하기 위해 환자들에게 지시사항을 따르지 않았을 때 나타날 수 있는 부작용들에 대해 알려주는 것이 중요하다. 임상의는 성공을 장담해서는 안되며 렌즈 처방을 위한 방문에서 환자들에게 충분한 정보 사항을 서면으로 알려 주어야 한다. 특히 신기술이나 실험적인 기술을 사용하게 되는 경우에는 적절하다면 확인이나 동의를 받는 형식을 갖추어 사용하는 것도 좋다.

기록 보관(record keeping)

과거력, 증상, 증후에 대한 세부 사항을 물어볼 때에는 *열린 질문(open question)*을 사용해야 한다. 이것은 환자들이 증상을 설명하거나 지시사항을 어떻게 실천하고 있는지를 환자들이 설명하게 해야 한다는 것을 의미한다. 렌즈의 추후 경과검사에서 열린 질문의 기술을 사용하면 대립적인 분위기를 줄일 수 있고 '네'나 '아니오' 대답에서 들을 수 있는 것보다 훨씬 더 많은 정보를 얻을 수 있다. 게다가 닫힌 질문을 사용하면 환자들이 느끼는 것을 임상의가 원하는 대답으로 해주게 될 수 있다.

예 :
밤에 세척제 사용에 대해 물으면:
닫힌 질문: 매일 밤 계면 활성제 성분의 세척제를 사용하십니까?
열린 질문: 매일 밤 어떻게 하십니까?

열린 질문은 훨씬 더 진실을 많이 얻을 수 있지만, 닫힌 질문은 그렇지 않을 수 있다.

환자들이 치료에 따르지 않았다는 것을 나타낼 환자들의 모든 말과 이전에 받았던 조언이나 주의사항을 모두 기록한다. 렌즈의 피팅과 표면 상태를 모두 기록하는 것은 유용하고 필요한 일이다. 각막의 변화나 다른 이상도 등급(grading)을 매기고(3.3 참조) 그림을 그려 기록하는 것이 중요하며 또한 변화가 없는 것도 기록해야 한다. 그래서 '염색된 것 없음'('no staining')이라면 검사에서 플루레신을 해왔다는 것을 나타낸다. 어떤 문제를 해결하기 위해 환자에게 했던 최종적인 치료 지침과 다음 예약 날짜를 적어두는 것도 잊어서는 안 된다.

다음과 같이 일반적인 용어로 말하는 것은 법적으로 방어할 수 없다:

'나는 항상... 합니다'
'정상이기 때문에 쓰지 않았습니다'
'내가 그 환자에게 ...라고 이야기했던 것을 기억합니다'
'우리는 항상 환자들에게 ...라고 이야기합니다'

법적인 행동은 알레르기 반응이 나타나고 수년이 지난 후에 일어날 수도 있으므로 서면 기록 없이 기억만 가지고 있는 임상의는 매우 곤란한 위치에 처하게 될 수 있다. 의무기록은 적어도 10년 동안 보관해야 하며 전문적인 보상금을 위한 보험도 은퇴 후 최소 5년 동안 유지한다.

만약 잘못 기재한 사항이 있으면 그것을 지우지 말고 줄을 그어 지운다. 방문 당시에 작성한 것처럼 보이기 위해 날짜가 지난 후 의무기록에 추가하여 기재하여서는 안 된다. 신뢰할 수 없는 기록들은 사건을 둘러싼 진실이 무엇이건 항상 당연히 비난받을 것이다.

전화 대화

특히 문제가 될 측면이 있다면 전화 대화도 항상 주의 깊게 기록해야 한다. 이 기록들은 환자 기록 카드에 날짜와 함께 기록하고 환자가 받은 조언의 세부사항도 기록한다. 임상의는 자격을 갖추지 못한 직원이 한 조언에도 최종적인 책임을 져야하므로 마찬가지 방식으로 기록해야 한다.

불만사항(complaints)

환자들이 불만사항과 반응을 보이면 그 세부사항을 날짜와 함께 주의 깊게 기록해야 한다. 세부사항에는 대화 중에 임상의와 환자 모두가 나눈 이야기도 포함되어야 한다.

기록에 대한 환자 접근

1990 Access to Health Records Acts(건강 기록 접근에 관한 법률)에서는 환자들이 의무 기록을 요구할 때에는 복사본을 얻을 수 있도록 규정하였다. 그러므로 경멸하는 말이나 환자들이 읽지 않기를 원하는 다른 것들을 기록해서는 안 된다. 그들은 또한 정해진 약자의 의미를 알 권리가 있다. 임상의는 기록 사본에 대해 요금을 부과할 수 있다.

또한 안전한 장소에 기록을 보관하고 환자의 비밀 유지를 지켜야 할 의무도 있다. 환자가 다른 곳으로 이동할 때 기록을 요구하면 복사본이나 요약본을 보내주어야 한다. 의무 기록은 임상의의 소유이며 원본은 앞으로 법적 문제가 일어날 경우에 대비하여 참고 자료로 보관해야 한다.

설명서와 복제(specification and replication)

General Optical Council에서는 '피팅이 완성된 콘택트 렌즈 포장지를 가진 환자를 피팅한 임상의들은 렌즈의 복사가 가능할 정도의 세부 사항에 대한 서면 정보를 주어야 한다'(콘택트 렌즈(Specification) 규칙, 1989)고 규정함으로써 임상의들이 환자에게 콘택트 렌즈 설명서에 대한 세부사항을 제공할 의무가 있다고 정했다. 임상의는 피팅을 마칠 때 임상적인 판단에 근거하여 결정을 내려야 한다. 현재까지는 검사를 위한 충분한 시간이 지나면 콘택트 렌즈 처방이 남아 있지 않다고 말할 수 있다. 렌즈 설명서에 날짜를 표시해야 하며 이는 1년까지 유용하다.

환자가 어디서든 콘택트 렌즈를 맞추기 위해 처방을 원했을 때 임상의의 생각에 피팅이 완성되지 않았다면 이 사실을 분명하게 설명서에 써 넣어야 한다.

만약 대체 렌즈를 원하고 마지막 검사 이후 1년이 지났으면 환자는 렌즈를 주문하기 전에는 계속해서 이전의 렌즈 관리를 받아야 한다고 조언 받아야 한다. 거절하면 그 사실을 환자기록에 포함시켜 두는 것이 현명하다.

렌즈 처방은 렌즈를 정확히 복제할 수 있을 정도여야 한다. 반대로 말하면 임상의는 다른 임상의의 처방이 불명확하고 완성되지 않거나 애매하고 더 이상 유효하지 않다면 그 처방으로 렌즈를 주문하는 것을 거절해야 한다. 처방을 수정하면 렌즈를 만드는 임상의가 책임을 져야 한다.

렌즈 관리에서는 다른 곳에서 처방된 렌즈라도 재다듬기(repolisch)하거나 세척하는 것이 포함되어야 한다. 시력을 포함해서 완전한 과거력을 얻지 않으면 결과적으로 환자가 안과적 문제나 렌즈 문제에 관해 환자가 불평을 하게 되었을 때 임상의는 불리한 위치에 처하게 된다.

책임(responsibility)

환자를 받게 되면 그 환자에 대한 책임을 진다는 것이 내포되어 있다. 검사는 콘택트 렌즈에 관련된 측면에만 국한되어서는 안되고 현재의 법 Duty of Care에 따라 환자의 안과적 건강 상태가 어떤지 결정하기 위한 표준 기술을 포함하여 검사해야 한다. 예를 들어 각막에 문제가 있는 사람의 경우 검사 당시에는 분명하게 나타났었더라도 이후에 관찰할 수 없었다면 부주의로 놓친 것은 아닌가를 고려해야 한다.

the College of Optometrist와 the Association of British Dispensing Opticians는 모두 콘택트 렌즈 임상에 관련된 나름의 지침들을 가지고 있다. 이는 임상의와 처방자들이 콘택트 렌즈 임상에 관한 모든 측면에서 책임을 지도록 지도하기 위한 목적에서 만들어졌다. 이러한 지침들은 법적 문제가 발생했을 때 관련 분야 전문가들의 관점으로 잘 사용될 수 있었으며 현재에도 환자가 불만을 호소하면 General Optical Council에서 마찬가지로 사용되고 있다. 훈련 정도를 따져 볼 때 검안사(optometrist)와 안과의사들은 처방만 하는 안경사(optician)보다 더 많은 치료 의무를 갖는다.

근무 시간 외의 책임 범위(out-of-hours cover)

두 전문 집단 모두에서 발간한 연속 착용이나 렌즈를 과도하게 착용하는 사람들에게 일어날 수 있는 부작용에 대한 지침서에는 근무 외 시간에 연락하는 것에 대해 참고할만한 사항이 실려 있다. 연락할 수 있는 전화번호를 주어야 하는 법적 책임은 없지만 많은 임상의들은 응급상황에서 조언해 줄 수 있는 전화번호를 알려 주거나 적절한 자택 번호나 응급시 전화번호를 주기도 한다.

의료 안전에 관한 위원회(Committee on the Safety of Medicines)

콘택트 렌즈 환자를 다룰 때 원인을 알고 있는 어떤 부작용이 나타나면 Committee on the Safety of Medicines에서 제공한 Yellow Card를 사용하여 보고하여야 한다. 그러나 이 체계는 콘택트 렌즈, 약물 또는 optometrist들이 직접 제공한 제품에 대한 부작용에만 관련되어 있다. 이러한 보고 사항을 통해 제품과 세척제에 대한 부작용을 통계적으로 모니터링 할 수 있다.

제품 책임(product liability)

임상의들은 모든 처방한 제품에 대해 정확성과 무균성이 포함된 책임을 진다. 모든 제품은 안전하고 적절한 검사를 받아야 하며 the Committee on the Safety of Medicines,

European directives 그리고 미국의 the Food and Drugs Administration(FDA)에서 나온 인증 규칙도 따라야 한다.

General advice

- 환자기록의 황금률은 서면기록으로 남기는 것이다.
- 서면으로 기록되어있지 않으면 그것을 보고, 행하고 말하지 않은 것이 된다.
- 항상 전문적인 배상금을 위한 포괄적인 대책을 마련하라.
- 임상 범위나 전문적인 책임을 질 수 있는 범위에서 벗어나는 상태는 치료하지 말라.

Medical Device Directive

The Medical Device Directive는 콘택트 렌즈와 렌즈 관리 제품 제조사들이 모든 장치와 포장에 대한 정보를 출판하여 제품들이 안전하게 사용될 수 있게 하도록 하고 있다. 콘택트 렌즈는 eye-care practitioner들이 사서 처방하지만 환자들에게 넘겨진다. 그러므로 제조사에서 정보를 제공할 때는 그 두 집단 모두를 고려하여야 한다.

- 유리병, 투명한 포장 또는 우편 운송지에 렌즈 제품과 굴절력같은 렌즈 사항들에 관한 정보를 적어야 한다.
- 소프트 콘택트 렌즈는 반드시 무균성과 사용 방법, batch code, 렌즈 사용 목적(예, 매일 착용, 연속 착용 또는 일회용)을 표시해야 한다.
- 고객에 따라 맞춘 렌즈 역시 이와 같이 표시해야 한다.
- 렌즈 세부사항에 제조사의 품질 보증 기간과 CE marking을 표시해야 한다.
- 제조사의 이름과 주소를 렌즈의 권장 사용 용법과 함께 포장에 표시하도록 되어있다.

제조사에서는 세균 오염 ; 안과적 부작용 ; 콘택트 렌즈 사용을 중단해야 하는 경우(예, 눈의 충혈 또는 통증) ; 수돗물을 사용하지 말 것 ; 사용 전에 손을 씻을 것 ; 제품이 미리 개봉되어 있었는지 알아볼 수 있도록 개봉 금지 딱지가 훼손되어 있지 않아야 한다는 것에 대한 경고 문구가 인쇄된 용지를 동봉해야 한다.

임상의가 주는 서면화된 지시사항에는 다음이 포함되어야 한다 : 손세척을 위한 올바른 절차 ; 콘택트 렌즈를 어떻게 넣고 빼는지 ; 렌즈를 어떻게 세척하고 유지하는지 ; 렌즈 착용 시간 ; 착용 후 관리 ; 부작용이 나타나는 증상, 증후와 이에 대한 대책 ; 수중 스포츠를 할 때 주의할 점(28.4 참조)

위험이 일어날 가능성이 있음에도 눈의 색깔만 바꿔주는 도수 없는 색깔 렌즈를 처방하는 것은 최근 medical devices에서 고려하기 전까지는 금지되었다.

3.2 기록 카드(record cards)

표준화된 기록 카드를 사용하면 확실하게 모든 절차를 행하고 언급했는지 확인할 수 있어 도움이 된다. 또한 이 카드를 사용하면 상담 도중 일상적인 절차나 질문을 빠뜨리지 않도록 즉각적으로 사용하면 된다. 그림을 사용하면 설명하는데 도움이 되고 어떤 변화를 모니터링 할 때도 이상적으로 사용할 수 있다. 그러나 사진이나 이미지 캡쳐한 것이 있으면 더욱 좋다(2.5 참조).

모든 정보를 기록할 수 있는 진료에서는 치료 전, 피팅, 처방, 사후 관리에 주문 정보나 렌즈 처방 이후에 생긴 변화를 기록할 충분한 공간이 필요하다.

3.3 임상 등급(clinical grading)

Clinical grading을 간단하게 정의하자면 '말 대신 숫자로 표시하는 것'이라 말할 수 있다. 기록에 있어 중요한 측면은 전문가 동료가 보아도 쉽게 이해할 수 있으면서 반복 가능한 방식으로 환자의 상태를 기록하고 환자가 진료를 받을 때마다 변화를 비교해 주는 것이다. 현재 다양한 등급이 사용되고 있지만 일부 임상의들은 그들 자체의 시스템을 고안하였다[2]. 좋은 grading은 단순하고 일관성이 있어야 하며 환자의 상태를 구별하는데 필요한 임상적 판단을 이해할 수 있어야 한다[3].

등급은 보통 0에서 4까지의 숫자나 구별하는 기호로 표시된다. 사진이나 선으로 그린 그림이 있으면 정의하는데 도움이 될 수 있다.

공표된 등급 표(publised grading scales)

현재 사용되는 두 가지 주요 출판된 grading scales이 있다 :

CCLRU grading scale

오스트레일리아의 the Cornea and Contact Lense Research Unit(CCLRU)에서 고안하고 Johnson & Johnson Vision Care에서 생산하였다. 이 grading scale은 사진으로 설명

되고 다음이 포함된다. 각막 염색, 깊이와 범위 ; 결막 염색 ; 구결막과 윤부 충혈 ; 눈꺼풀 충혈과 울퉁불퉁해짐 ; 내피세포의 polymegathism. CCLRU 체계에서는 다섯 단계가 사용된다 :

0 = 정상

1 = 매우 약간

2 = 약간

3 = 중등도

4 = 심함

콘택트 렌즈 합병증에 관한 the Efron grading scale

University of Manchester Institute of Science and Technology(UMIST)의 Efron 교수가 고안하고 CooperVision에서 생산하였다[4].

이 scale은 모든 다른 요인이 일정할 때 변화 정도가 정확하게 나타날 수 있다는데 근거하여 Tarrant가 그린 그림으로 설명된다. 8가지 합병증이 포함되며 결막, 각막 상피세포, 실질, 내피 세포 각각에서 두 가지씩 나타난다. UMIST 체계에서도 역시 0에서 4까지 다섯 단계가 사용된다 :

0 = 정상

1 = 매우 약간

2 = 약간

3 = 중등도

4 = 심함

the Institute of Optometry grading scale

숫자 대신에 +와 − 부호를 도입하여 일관성 있는 약자로 사용할 수 있다. 이 방식에 따르면 여러 다른 특징들도 등급을 매길 수 있다. 이런 시스템은 Institute of Optometry에서 사용하기 위해 고안되었으며 다음과 같은 항목들을 포함한다 :

Fitting :	하드 렌즈와 소프트 렌즈
렌즈 표면의 오염, 손상 :	축적물, 건조, 기름기, 긁힘
눈물 :	부유물, 기름, 눈물 프리즘, break up
각막과 결막 :	염색, 부종, 혈관, 이상(abnormalities), 내피세포

눈꺼풀 :	충혈(hyperemia), 소포(follicle), 유두(papillae), cobblestone, 울퉁불퉁함

수량의 grade를 밀리미터로 측정하면 대부분의 문제들을 정량화 시킬 수 있다. 거기에 각막 변화는 scale 그림을 덧붙인다. 위치, 깊이, 범위를 주의깊게 그림으로 그려 넣을 수 있다.

Fitting

Hard lenses

Central pattern :	Apical clearance	= Al+, Al++, Al+++
	Alignment	= Al
	Apical touch	= Al−, Al−−, Al−−−
Peripheral pattern :	No edge clearance	= Ec−−
	Minimum edge clearance	= Ec−
	Optimal edge clearance	= Ec
	Excessive edge clearance	= Ec+

Soft lenses

Centration :

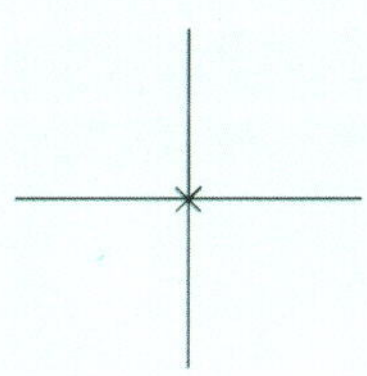

Soft

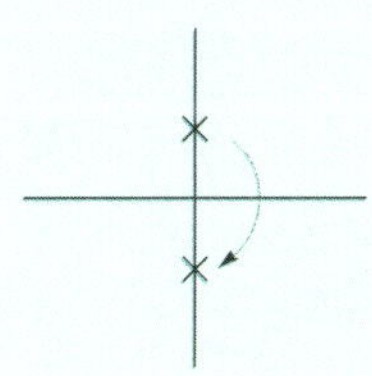

Hard

Movement :	None	= Mov−−
	Only on upwards gaze	= Mov−
	Optimal	= Mov
	Monile	= Mov+
	Excessively mobile	= Mov++

Surface spoliation

Deposits :	None	= 0
	1 or 2 small deposits	= +
	Moderate deposits	= ++
	Heavy deposits	= +++
Drying :	None	= 0
	Small area	= +
	Moderate area	= ++
	Complete dryness	= +++

Greasiness :	None	= 0
	Light greasiness	= +
	Moderate greasiness	= ++
	Heavy greasiness	= +++
Scratches :	None	= 0
	Light	= +
	Moderate	= ++
	Deep	= +++

Tears

Debris :	None	= 0
	Minimal	= +
	Moderate	= ++
	Severe	= +++
Greasiness :	None	= 0
	Minimal	= +
	Moderate	= ++
	Severe	= +++
Tear prism :	Minimal	= +
	Moderate, ≤0.50 mm	= ++
	Full, 〉0.50 mm	= +++

Cornea and conjunctiva

Staining :	No stain	= 0
	Superficial	= +
	Moderate	= ++
	Dense	= +++

(extent and depth by drawing and comment)

Oedema :	Possible	= −
	None	= 0
	Definite	= +
	Unacceptable	= ++

Vessels :

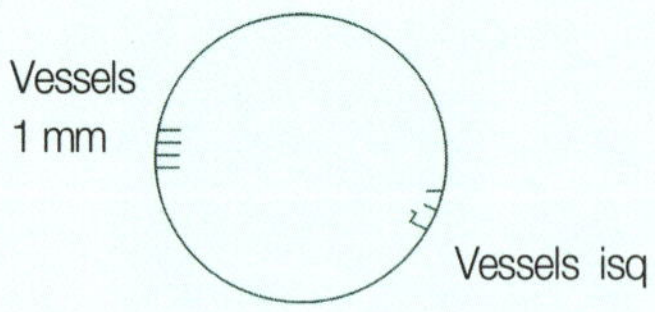

Abnormalities :

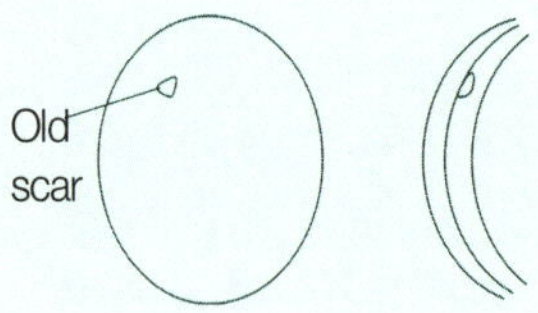

Endothelium :	Regular	= 0
		= +
		= ++
	Irregular	= +++
Lids		
Hyperaemia	Absent	= H0
	Minimal	= H+
	Moderate	= H++
	Severe	= H+++
Papillae :	Absent	= P0
	Micro, 〈0.3 mm	= P+
	Macro, 0.3~1.0 mm	= P++
	Giant, 〉1.0 mm	= P+++
Cobblestone	= C	
Follicles	= F	

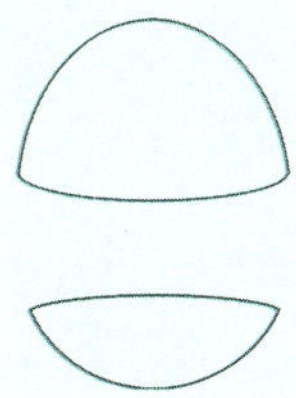

간단한 0에서 4까지의 단계를 빠르고 쉽게 기록 카드에 기록함으로써 검사로 찾을 수 있는 대부분의 중요한 특징들을 쉽고 빠르게 기록할 수 있다. 이러한 특징들은 ONIST라고 외울 수 있다 :

O = Oedema, 부종

N = Neovascularization, 신생혈관

I = Injection, 충혈

S = Staining, 염색

T = Tarsal plate anomalies, 눈꺼풀판 이상

R	0	1	0	1	2
	O	**N**	**I**	**S**	**T**
L	0	0	1	0	0

이 기록에는 오른 눈에 약간의 신생혈관과 염색 그리고 약간의 CLIPC가 있으며 왼쪽눈에는 약간의 결막 충혈이 있다고 기록되어 있다. 그러나 어떤 그림을 해석할 때에는 항상 의학적-법적 측면에서 이상 없는 결과도 함께 표시해야 한다.

3.4 환자 기록의 컴퓨터화

Data Protection Act

임상의들은 점차 병원 경영과 환자 임상 기록 보관을 위해 컴퓨터를 많이 사용하게 되었다. 환자 기록에 대해 비밀 유지에 대한 의무와 계속되는 등록의 측면에서 Data Protection Act의 법령을 따르는 것은 필수적이다. 그러므로 기록에 권한 없이 접근하는 것을 막기 위한 안전장치가 필요하다.

임상을 위한 등록된 계정에는 기존의 자료 항목들도 포함되어야 하지만 이런 자료를 필요로 하는 목적 또한 밝혀야 한다. 이는 숫자로 200가지의 선택사항으로 분류될 수 있으며 적절한 분류 숫자를 표시해야 한다. 순전히 환자에만 관련된 선택사항은 평균적으로 여섯 개가 있다.

자료 이용자들이 반드시 따라야 하는 자료 보호 원칙은 8가지가 있다.

1 자료는 공정하고 합법적으로 수집하고 처리되어야 한다.
2 자료는 오직 등록된 사용 목적을 위해서만 보관될 수 있다.
3 자료는 등록된 목적에 반하여서 노출되어서는 안된다.
4 각 환자에게 필요한 정보 중 최소한의 정보만 보관할 수 있다.
5 자료는 정확해야 하며 필요하면 업데이트 될 수 있다.
6 자료는 필요 이상으로 보관되어서는 안되며 필요하다면 적절하게 삭제해야한다.
7 적절한 보안은 필수적이다. 자료가 사고로 손실되거나 부적절하게 노출되는 것을 막기 위하여 합리적인 단계를 거치도록 한다.
8 환자들은 자신의 이름으로 어떤 자료가 보관되고 있는지 알 권리가 있으며 이 자료의 복사본을 요구할 수 있다. 적절하다면 부정확한 자료는 교정되거나 삭제되어야 한다.

어떤 조건에서는 컴퓨터 생성 기록이 법정에서 증거로 채택되기도 한다. 시스템은 반드시 외부 접근을 차단해야 하며 날짜와 시간 등을 덧붙여 감사 흔적을 남길 필요가 있다. 또한 신원을 확인한 것 뿐 아니라 파일에 있었던 모든 변화를 기록해야 한다.

글로 쓰는 것과 비교하여 컴퓨터 기록은 사고로 손실될 위험이 더 크다. 그러므로 정기적으로 완전한 백업을 만들고 안전하게 보관해야 한다. 환자 기록은 적어도 10년 동안 보관해야하며 컴퓨터 시스템에 업그레이드를 할 경우에는 자료를 전송해야 한다. 실수를 막으려면 임상의는 반드시 자료 입력에 대한 감독이 이루어지도록 하여야 하며 이것이 비록 자주 자격 없는 사람에게 위임된다고 할지라도 유지되어야 한다.

References

1. Edwards, K. (2002) How to cover the legal aspects of CL practice. *Optician,* **224** (5871), 16–18
2. Lloyd, M. (1992) Lies, statistics, and clinical significance. *Journal of the British Contact Lens Association,* **15** (2), 67–70
3. Hurst, M.A., Mitchell, S.E. and Douthwaite, W.A. (1994) Contact lens opacity grading system (CLOGS). *Journal of the British Contact Lens Association,* **17** (1), 19–24
4. Efron, N. (1997) Clinical application of grading scales for contact lens complications. *Optician,* **213** (5604), 26–35

Further reading

Rosenwasser, H.M. (1991) *Malpractice and Contact Lenses. A Guide to Limiting Liability in Contact lens Practive.* Butterworth–Heinemann, Oxford

General Optical Council (*Contact Lens Qualification etc: Rules*), Order of Council 1988

General Optical Council, *The Contact Lens (Specification) Rules* 1989

College of Optometrists, *Code of Ethics & Guidance for the Protession* 2001

Association of Optometrists Members' Handbook. 'Computerised records', current issue

CHAPTER 4

진찰실 절차와 장비
(consulting room procedures and equipment)

4.1 교차 감염을 막기 위한 위생 절차 (hygienic procedures to avoid cross-infection)

진찰실 내에서의 위생 절차는 환자와 임상의 사이뿐 아니라 환자 사이의 교차 감염의 위험성을 피하기 위해 매우 중요하다[1]. 표준 방법으로 다음 사항을 따라야 한다:

환자 사이 손 세척(hand washing between patients)

- 일상적인 세척에서는 클로로헥시딘글루코네이트 4% (chlorhexidinegluconate)용액과(예, Hibiscrub) 같은 무균(antiseptic) 손 세척제를 사용한다.
- 감염원과 접촉한 것을 알았을 때에는 70% 아이조프로필알코올(isopropyl alcohol)에 5% 클로로헥시딘을 섞은(예, Hibisol) 항균(antibacterial) 손 세척제를 사용해야 한다.

시험 렌즈 오염제거와 소독(decontamination and disinfection of trial lens)

사실상 하드렌즈만을 의미하는 모든 진단용 렌즈는 사용 후에는 반드시 일상적으로 오염을 제거하고 소독해야 한다(4.3 참조).

기구 소독

턱 받침대, 이마 받침대, 시험용 안경과 같은 안과 기구의 표면은 환자와 직접적으로 접촉하게 되므로 이는 일상적으로 소독해야 한다(예, 70% isopropyl alcohol을 포함한 거즈로 닦아내기). 치료시작에도 같은 방식으로 한다.

일회용 렌즈 용기(temporary lens containers)

검사 중에 일시적으로 환자의 렌즈를 담는 통은 깨끗하고 무균 상태여야 한다. 일회용 렌즈의 사용이 늘어감에 따라 일회용 렌즈를 담는 플라스틱 투명 용기를 보관하여 환자에게 한번 사용하고 버릴 수 있다. 유리병을 반복 사용하려면 사용 후 고온, 고압 살균(autoclave)하여야 한다.

4.2 세척 수용액과 약물(solutions and drugs)

Water

무균수는 하드렌즈를 헹구고 적절한 습윤 용액에 담그기 전에 사용될 수 있다. 이는 저장성으로 각막에 붙게 할 수 있으므로(hypotonic adhesion) 소프트 렌즈에는 사용할 수 없다(17.8 참조).

수돗물은 미생물, 특히 *Pseudomonas*와 *Acanthamoeba*에 오염될 위험이 있으므로 소프트 렌즈에 사용해서는 안된다(30.1.1 참조). 같은 이유로 렌즈 케이스를 헹구는데 사용되어서도 안되며 끓인 물로 헹구고 공기 중에 건조시키는 것은 괜찮다.

식염수(0.9% 염화 나트륨 BP)

생리 식염수는 다양한 용도로 콘택트 렌즈를 다루는데 광범위하게 사용될 수 있다 :

- 눈 세척
- 렌즈 삽입전 헹구기
- 피팅 후 렌즈를 헹구고 세척하기
- 소프트 렌즈의 열소독과 이후 보관
- 소프트 렌즈 인증 검사를 위한 도구의 채움액으로
- fluorescein strip 적시기
- 소프트 렌즈를 재습윤

Practical advice

- 소프트렌즈는 방부제 없는 식염수를 사용한다.
- 하드 렌즈는 방부제 넣은 식염수나 방부제 없는 식염수 모두를 사용한다. 그러나 렌즈 착용시 공기 방울이 함께 들어가는 것을 피하기 위해서 에어졸 식염수는 사용하지 않는다.

상품용 세척 용액(proprietary solution)

습윤, 세척을 위한 상품 용액은 소프트 렌즈와 하드 렌즈 모두에 사용된다(27장 참조).

염색 약제

Fluorescein sodium BP

1% 또는 2% 용액으로 사용되며 보통은 종이 strip에 스며들게 한 채로 사용되며 건조 상태라면 무기한으로 저장할 수 있다. 환자마다 스트립을 다른 것으로 바꾸고 필요하다면 양쪽 눈에도 각각의 스트립을 사용하여 교차 감염이 생기지 않도록 한다.

플루레신은 하드 렌즈 피팅을 검사하는 주요 방법이다. 버튼 램프로 자외선 형광(ultra-violet fluorescence)을 사용하거나 세극등으로 코발트 필터를 사용하면 눈물의 패턴을 볼 수 있다. 플루레신은 한 시간이면 눈에서 거의 다 씻겨 나가지만 소프트 렌즈를 다시 끼울 때에는 변색이 일어날 수도 있으므로 식염수로 헹구도록 한다. 이는 손상 받은, 살아있는 각막 조직을 초록색으로 결막은 노란색으로 염색시키기 때문에 중요한 진단 도구가 된다. 세극등 검사는 필터와 조합하면 대조가 선명해질 수 있다. Wratten yellow(6 또는 12)는 광원 앞에 놓인 Wratten 47A blue나 표준 코발트 필터와 함께 사용하여 관찰에 이용될 수 있다.

플루레신은 또한 눈물막 파괴 시간(break-up time)과 눈물의 프리즘 높이를 평가하여 건조안인지 검사하는데 사용될 수도 있다(5.6 참조).

고분자량 플루레신(high molecular weight fluorescein) (예, Fluoresoft와 Fluorexon)

분자량이 충분히 커서 대부분의 소프트 렌즈 제품에 즉시 투과되는 것을 막을 수 있다. 그러나 어느 정도 착색이 일어나거나 변색이 있을 수 있기에 고함수 렌즈에는 주의한다.

(N.B. 이후에 과산화 수소로 소독하지 않는다. 산화로 염색약 분자가 렌즈에 결합하게 될 수 있다) 형광성(fluorescene)의 정도가 표준 플루레신 염색보다 덜 나타나면 관찰을 위해 노란색 필터를 사용하는 것이 권장된다. 고분자량 플루레신은 다음을 위해 사용할 수 있다 :

- 각막 흠없음(integrity)을 평가할 때
- 소프트 렌즈나 소프트/하드 조합 렌즈의 피팅을 검사할 때(32.8 참조)
- 눈물막 파괴 시간(break-up time, BUT)과 눈물 프리즘을 소프트렌즈를 피팅하기 전에 즉시 알고 싶을 때
- 소프트 렌즈가 제 위치에 있을 때 BUT와 눈물 프리즘을 평가하기 위해
- 토릭 소프트 렌즈의 축 마크 위치를 알고자 할 때

Rose bengal 1%

약화된 각막과 결막의 상피세포는 밝은 빨간색으로 염색되어 눈의 이상 상태나 피부 질환을 나타낸다. Rose bengal은 또한 점액을 염색시킨다. 이는 눈에 직접 떨어뜨리면 약간의 불편함을 일으킬 수 있으며 흡수되는데 수 시간이 걸린다. 면봉이나 종이 스트립에 적셔서 사용하는 것이 더 낫다.

Lissamine green

rose bengal과 동급이나 훨씬 덜 아프다. 이는 각막과 결막의 이상을 검사하는데 쓰이는 진단적 용액이다.

Alcian blue

점액을 파랗게 염색시킨다. 미량이 눈에 오랫동안 남아 있어 콘택트 렌즈에 일반적으로 사용되는 것은 아니며 같은 목적으로 rose bengal을 사용할 수 있다.

국소 마취제(topical anaesthetics)

Benoxinate(oxybuprocaine) 0.4% ; amethocaine(tetracaine) 0.5%와 1.0%

공막렌즈에서 눈의 주형을 뜨기 전에 주로 사용된다. 때로 피팅이 매우 어려운 눈(e.g. 원추 각막, keratoconus)에서 하드렌즈를 착용할 때 눈꺼풀 경련으로 렌즈가 빠질 위험을 예방하고 특히 각막교정술(orthokeratology)과 같은 특수 기술을 위해(14장 참조) 사용된다. 마취제는 각막 상피가 치유되는 것을 지연시키는 경향이 있으며 외상이 있거나 과착용에서 통증이 심할 때만 사용한다.

항균제(antimicrobial agents)

Chloramphenicol BP 0.5%

처방전으로만 살 수 있는 광범위 항생제로 예방적으로 안과적 감염 방지를 위해 정상적으로 사용된다.

Brolene(0.1% propamidine isetionate)

Acanthamoeba에 대항하기 위한 항균제[3]. 약국에서 바로 구입이 가능하다.

다른 약품(other drugs)

크로몰 나트륨 2%(e.g. Opticrom, Broleze, Vividrin)(sodium cromoglicate 2%)

항알레르기성, 항히스타민제로 염증이나 점액 분비물을 줄이기 위해 사용되며 약국에서 구입할 수 있다. 일반적으로 CLIPC 치료에서 불편감, 점액 생성, 유두(papillae) 성장을 멈추게 하기 위해 28일 동안 사용한다. 일반적으로 증상을 완화시키는데 효과적이지만 유두의 크기를 항상 줄이는 것은 아니다. 기술적으로 건초열치료법이지만 안과 치료법으로 사용되는 것은 엄격하게 제한한다. 아토피성 환자들에게 유두를 감소시키기 위해 사용하면 더 나은 결과를 얻을 수 있다.

Adrenaline (epinephrine) 1%

결막 충혈 제거제로 눈에 증상이 생긴 후에 종종 사용된다.

중탄산 나트륨 2% (sodium bicarbonate 2%)

공막 렌즈 착용시 밀폐된 공막 렌즈를 채우는데 사용하거나 눈을 헹굴 때 쓴다.

4.3 시험 렌즈의 오염제거와 소독

간단히 말하면 하드와 소프트를 포함한 모든 시험렌즈는 사용한 후에 깨끗하게 닦아야 하고 착용 후에는 적절하게 소독해야 한다는 것이 일반적으로 사용되는 조언이다. 1999년 Spongiform Encephalopathy Advisory Committee(SEAC)에서는 UK Department of Health(DoH)에 콘택트 렌즈를 통해 이상 단백질(abnormal prion protein)이 한 환자에서 다른 환자에게로 전염되는 것이 희박하지만 이론적으로 가능한 위험성을 갖고 있다고 전했다. 지금까지 DoH와 전문가 집단에서는 특수하게 복잡한 경우를 제외하고 시험 렌즈의 재사용을 효과적으로 금지시켜 왔다[4].

다음은 시험 렌즈와 특수 복합 진단 렌즈를 구분하기 위해 현재 사용되는 정의들이다 :

시험 콘택트 렌즈는 환자에게 렌즈를 처방한 후에 피팅을 평가하기 위해 사용된다. 이러한 렌즈는 재사용될 수 없다.

특수 복합 진단 렌즈는 그 눈에 디자인 된 것이 효과가 좋은지를 평가하는데 사용된다. 어떤 종류도 다 가능하지만 거의 항상 하드 렌즈이다. 이런 렌즈는 다음과 같은 엄격한 조

건을 지킬 때에는 재사용이 가능하다:

- 렌즈는 반드시 임상의가 결정한 범위 내에서 그가 감독하는 가운데에만 사용되어야 한다.
- 임상의는 반드시 가능한 가장 엄격한 수준으로 렌즈의 오염 제거가 되었는지를 확인해야 한다.
- 임상의는 각 렌즈의 사용을 보여줄 수 있는 모든 기록을 보관해야 한다.
- 임상의는 환자에게 콘택트 렌즈 피팅과 관련된 모든 가능한 위험성과 장점을 알려야 한다.

이러한 점 때문에 사실상 소프트 시험 렌즈는 현재 거의 사용되지 않으며 일회용 렌즈로 대체되고 있다. 하드렌즈는 여러 실험실에서 'K' 값과 굴절검사에 따라 렌즈를 공급받아 소위 '경험적 피팅'이라 부르는 단순화된 디자인을 도입하고 있다. 그러나 실제로 눈에 맞는 진단용 렌즈를 검사하는데 만족할 만한 대체 방법은 아니며 심한 원추 각막이나 각막 이식, 불규칙 난시, 각막 뒤틀림, 굴절 수술 후 관리와 같은 복잡한 경우에서 피팅하는 것은 진단용 렌즈를 사용하지 않고는 불가능하다. 그러므로 하드 렌즈는 여전히 제한된 범위에서만 사용된다. 진단용 렌즈를 완전히 금지하는 것은 불가능하므로 그 대안으로 안전한 오염 제거와 소독 방법이 필요하다. 다음은 현재 사용되는 지침이다:

하드 산소투과렌즈와 PMMA 렌즈의 오염제거와 소독

- 하드 렌즈를 눈에서 꺼낸 후 오염제거를 하기 전에 마르게 두어서는 안된다.
- 보통의 방식대로 렌즈를 닦고 한 시간 동안 차아염소산 나트륨(sodium hypochlorite) 2% 용액에 담가둔다.
- 그리고 용액에서 꺼내 남아있는 용액을 흔들어 떨어뜨린다.
- 렌즈는 반드시 무균 생리 식염수나 방금 끓인 실온의 물로 아주 깨끗하게 헹궈야 한다.
- 그리고 미생물의 포자나 포낭에 대한 sodium hypochlorite의 효과가 사라질 때까지 상품용 세척 용액에 담가 정상적인 방식으로 소독한다.
- 저굴절력의 PMMA 렌즈는 건조하게 보관할 수 있지만 착용하기 전에는 주의 깊게 세척하고 다시 습윤해야 한다.

렌즈 오염 제거에 관한 Practical advice

- 렌즈의 오염을 제거해야 할 '격리' 구역을 둔다.
- 2% 차아염소산 나트륨 용액은 아무나 만지지 못하도록 하여 안전하게 보관해야 한다.

- 2% 차아염소산 나트륨은 환자의 세척이나 소독을 위한 용액을 판매하는 Menicon에서 나온 상품용 세척 용액인 Menilab으로 얻을 수 있다. 이는 Progent A(0.4% 차아염소산 나트륨)와 Progent B(potassium bromide)의 혼합물로 구성된다.
- 차아염소산 나트륨은 또한 약국에서 얻을 수 있는 Milton으로도 구할 수 있다.

General advice

- 렌즈를 잃어버리거나 손상된 환자에게 대체 렌즈를 구하는 동안 오래되었거나 마모된 시험 렌즈를 빌려 주는 것은 이제 금지되었다.
- 저장용으로 점도가 높은 용액은 피한다. 어느 시간 이상 렌즈를 넣어두면 병에서 렌즈를 꺼내기가 매우 어려울 수 있다.

소프트 렌즈

위의 조언들을 따르는 데에는 환자에게 소프트 렌즈를 잘 맞게 처방하고 착용시키는 것이 필수적이다. 특수 복합 진단 렌즈가 사용된다면 다른 환자에게 사용하기 전에 먼저 오염제거를 하고 소독해야 한다.

다양한 소독 방법이 가능하다 :

- 열. 밀폐된 병에 든 0.9% 식염수에 담가 고온 고압 살균(autoclave)하는 것이 가장 안전한 방법이다. 그러나 고온의 환경은 일부 수분 함량이 높은 콘택트 렌즈의 수명을 단축시킬 수 있다.
- 보존 용액은 가장 편리한 방법이지만 *Acanthamoeba*, 곰팡이, 효모 등에 대해서는 신뢰할 수 없다. 렌즈를 다시 사용하기 전에 최소 4~6시간이 필요하며 어떤 환자들은 보존액에 과민 반응을 보이기도 한다.
- 주로 사용되는 두 단계 과산화수소 소독이 더 효과적이며 시간을 절약할 수 있다. 그러나 일상적인 시험 렌즈 보관에는 절차가 복잡하다.

지금까지 염소(chlorine)알약이나 극초단파 방사선 같은 다른 방법도 사용되었으나 더 이상 사용할 수 없다[5,6].

Warning

2% 차아염소산 나트륨(sodium hypochlorite)은 매우 독성이 강하며 이보다 훨씬 낮은 용액에서도 눈 조직에 심각한 손상을 줄 수 있다. 렌즈의 오염 제거 후에는 매우 철저하게 헹궈내는 것이 절대적으로 중요하며 소량이라도 렌즈 표면에 남아있지 않은지 확인해야 한다. 이런 이유로 소프트 렌즈에는 사용되지 않는다.

사고 발생시

- 눈을 즉시 식염수로 세척해야 한다.
- 상피 세포의 손상을 알아보기 위해 안구 표면을 플루레신으로 검사한다.
- 미세한 증상이라도 나타나면 24시간 후에 환자를 다시 검사하도록 해야 한다.
- 심각한 증상이 나타나면 안과 검사를 받아야 한다.
- 임상 사고 기록부에 세부사항을 기록한다.

4.4 다른 절차(other procedures)

4.4.1 전문적인 세척과 회복(professional cleaning and rejuvention)

하드 산소-투과 렌즈와 PMMA 렌즈

변경범위 내에서 하드 렌즈를 재연마하고 렌즈 표면 상태를 다시 바로 잡으며 다른 조정을 할 수 있다(30.6 참조). 또한 실험실이나 임상의가 사용할 수 있는 Boston에서 나온 전문 세척제도 있다.

소프트 렌즈

핫플레이트(전열기)에 마그네틱 바를 넣으면 과붕산나트륨(sodium perborate)같은 산화제를 사용하여 대부분의 소프트 렌즈를 효과적으로 세척할 수 있다(27.4.5 참조). 지금은 일회용 렌즈와 잦은 교체 시스템이 발달하여 전문적인 세척은 덜 필요하게 되었다.

초음파 기구를 소프트와 하드 렌즈 모두의 세척 소독에 사용하자고 주장하고 있지만 일상적으로는 사용되지 않는다. 마찬가지로 자외선 조사를 활용하는 방법도 적용하고 있다.

4.4.2 렌즈 검사

하드와 소프트 렌즈를 검사하는 기구는 각각 12.3과와 21.3과에서 다룬다.

4.4.3 부속 기구

다음의 부속 기구가 피팅시 자주 사용된다 :

- 소프트 렌즈를 통에서 꺼내기 위한 끝이 부드러운 핀셋, 렌즈 들개(lift) 또는 유리 막대

- 렌즈가 윈개결막 위쪽에 잘못 놓였을 때 제거하는데 유용한 유리 막내나 근육 걸개 (muscle hook)
- 하드렌즈 사용시 흡착기(suction holder)
- 검사 중에 렌즈를 눈에서 제거하여 일시적으로 보관하기 위한 깨끗한 렌즈통이나 일회용 렌즈 트레이
- 렌즈의 전문 세척을 위해 보관하기 위한 유리병이나 렌즈 케이스
- 약국용 렌즈 통을 다시 밀폐하기 위한 crimping 장치
- 표시가 없는 병에 임시로 렌즈를 구별하기 위해 붙일 수 있는 작은 부착식 라벨
- 안면용 자(facial rule), 유성펜(grease pencil), 동공 거즈, 펜라이트 등의 잡다한 물품

Practical advice

- 진찰실에서 확대 영사기를 이용하면 렌즈를 검사하는 것과 환자에게 렌즈 상태를 보여주는 것 모두에 사용할 수 있다.
- 보관케이스는 정기적으로 세척하고 소독하여 그것이 오염원이 되지 않도록 한다. 과산화수소는 일반적으로 가장 좋은 방법이나 어떤 기구는 손상될 위험이 없는지 제조사에 문의해야 한다.

4.5 임상의에 의한 렌즈 삽입과 제거

4.5.1 하드 산소-투과 렌즈와 PMMA 렌즈

Practical advice

- 환자가 가장 편안하게 있도록 한다.
- 환자에게 렌즈를 접근시키는 것을 보지 않도록 한다.
- Bell's 현상이 있을 수 있으므로 환자가 양쪽 눈을 모두 뜨고 있는지 확인한다.
- 눈높이 아래의 고정된 물체를 보도록 하여 눈은 약간 아래로 향하여 고정하고 있도록 한다.
- 머리와 목은 잘 위치시킨 머리받침에 단단히 기대어 있도록 한다.
- 환자의 옆에 서라.
- 눈꺼풀은 선택하는 방법에 영향을 미칠 수 있으니 타이트한가 느슨한가를 결정한다.
- 하드렌즈에서 반응이 좋지 않아 빨리 제거해야 하는 경우 흡착기(suction holder)를 이용할 수 있다.
- 같은 상황에서 응급으로 국소 마취제를 사용할 수 있다.

렌즈 삽입

- 환자는 수평면 바로 아래의 고정된 물체나 바닥을 양쪽 눈으로 본다.
- 위 눈꺼풀을 들어올린다.
- 검지손가락이나 흡착기를 사용하여 렌즈를 위부터 각막에 놓는다.

눈꺼풀이 매우 단단한 환자나 한곳을 고정하여 볼 수 없는 환자는:

- 환자가 극도로 코 쪽을 바라보도록 한다.
- 렌즈를 측두부 공막에 놓고 부드럽게 각막으로 밀어 놓는다.

렌즈가 일단 제 자리에 들어가면 환자에게 위를 보지 말고 아래를 보면서 눈을 반 정도 감도록 한다. 이렇게 하면 눈꺼풀의 감각을 최소화할 수 있다.

렌즈 제거

- 머리는 머리 받침에 다시 단단히 기댄다.
- 환자는 앞 쪽을 보며 시선을 고정시킨다.
- 눈꺼풀 테의 위와 아래에 또는 바깥쪽 안각에 압력을 가해 렌즈를 제거한다.
- 다른 방법으로 렌즈를 수분이 있는 흡착기로 각막에서 제거할 수 있다.

4.5.2 소프트 렌즈

렌즈 삽입

소프트 렌즈는 측두부 공막에 넣고 각막으로 밀거나 하드렌즈에서처럼 각막에 직접 넣을 수 있다.

일단 렌즈가 정확하게 중심에 위치하게 되면 환자는 눈꺼풀에서 약간의 느낌만 느끼게 된다. 심하게 불편감이 느껴지면 이는 렌즈와 함께 이물질이 들어갔거나 아니면 이미 눈물층 위에 있던 이물질이 이후에 렌즈에 갇혀졌기 때문이다. 렌즈를 빼서 헹구고 다시 넣는다. 환자가 톡 쏘는 듯한 약간의 불편감이 있다고 할 때는 렌즈를 원형 운동으로 측두부 공막에 밀었다가 다시 중심으로 오도록 하면 나아지는 경우가 많다. 그 외에 약간 더 효과적인 방법은: (1) 렌즈를 불편한 쪽의 반대 방향으로 밀어 두는 것과

(2) 렌즈를 먼저 측두부에 두고 다음에 코쪽으로 위치를 바꾸게 하여 각막 위로 완전히 왕복하게 하는 것이다[7].

Practical advice

- 공기방울이 함께 각막에 들어가면 렌즈를 넣을 때 렌즈가 불안정하여 무의식적으로 눈을 깜박거리면 빠져나올 수 있다.
- 대부분의 렌즈들(일부 극히 얇은(ultrathin) 제품 제외)은 스스로 각막 위에서 중심을 찾아 간다.
- 일부 일회용 매일 착용 렌즈를 포함한 ultrathin 디자인이라면, 이런 렌즈들은 공막에서 중심으로 가는 것이 더 어려우므로 바로 각막에 놓는다.
- 어려운 경우에는 렌즈를 손가락 위에서 15~30초 가량 건조시켜 렌즈가 뒤집히는 것을 막고 각막 위의 눈물층이 렌즈를 더 쉽게 끌어당기도록 할 수 있다.
- 눈꺼풀이 단단하여 어려운 환자는 왼쪽 렌즈를 먼저 넣는 것이 더 쉬울 수 있다. 이것은 오른손잡이 임상의가 접근하기에 각도가 더 낫기 때문이다.

렌즈 제거

렌즈를 눈에서 제거할 때는 렌즈를 측두부나 아래쪽 공막으로 이동시킨 뒤 렌즈를 집어내면 된다. 또는 하드 렌즈에서와 마찬가지 방식으로 눈꺼풀에 압력을 가해서 제거할 수도 있다.

Practical advice

- 하드 렌즈에서 눈꺼풀을 이용하는 '가위 방법'은 소프트 렌즈에서도 시도할 수 있지만 렌즈가 부드럽고 크기도 다르기 때문에 항상 효과적이지는 않다고 나타났다.
- 삼투압 불균형으로 렌즈가 때로 각막에 달라붙어 있는 것처럼 보일 때가 있다. 이때에는 눈에 0.9% 생리 식염수를 넣어 세척하고 잠시 후 렌즈를 공막으로 부드럽게 밀어 낸 뒤 제거할 수 있다.

References

1. Sheridan, M. (1987) Aids virus in tears. *Optician,* **193** (5083), 15
2. Seal, D.V. and Kirkness, C.M. *et al.* (1999) Population-based cohort study of microbial keratitis in Scotland: Incidence and Features. *Contact Lens and Anterior Eye,* **22** (2), 49-57
3. Ficker, L. (1988) Acanthamoeba keratitis – the quest for a better prognosis. *Eye,* **2** (Suppl), s37-s45
4. *Guidance on the Re-use of Contact Lenses and Ophthalmic Devices,* The College of Optometrists and the Association of British Dispensing Opticians. September 2001
5. Cullen, A. (2002) Contact Lens Care, Part 12 – Industrial contact lens

sterilisation, in practice disinfection and daily disposables. *Optician,* **223** (5840), 22–27

6. Cullen, A. (2002) Contact Lens Care, Part 13 – Alternative methods of contact lens disinfection. *Optician,* **223** (5845), 22–27
7. McMonnies, C.W. (1997) the critical initial comfort of soft contact lenses. *Clinical and Experimental Optometry,* **80**, 53–58

Further reading

College of Optometrists Guidelines – *Cross–Infection Control in Optometric*

CHAPTER 5

사전 검사
(preliminary consideration and examination)

5.1 환자와 대화하기(discussion with the patient)

첫 검사에서 콘택트 렌즈의 다양한 면에 대해 토론하고 환자의 경험, 안경 도수, 'K' 값 및 세극등 검사 등과 연관해서 렌즈착용의 적합성을 평가하는 것은 매우 중요하다. 이러한 토론 과정 동안 환자용 안내서를 덧붙여서 렌즈 착용과 피팅에 관련된 많은 측면들을 이야기해야 한다.

- 알레르기, 건초열, 전신 약물 등을 포함한 전신적인 건강 상태
- 안과적 건강상태, 이전의 감염이나 수술, 가족력 등
- 시력, *Rx* 특성, 약시
- 이전의 콘택트 렌즈 착용 경험, 성공이나 실패 여부
- 콘택트 렌즈를 착용하려는 이유
- 현재 사용할 수 있는 렌즈의 종류
- 사전에 갖고 있던 생각이나 잘못된 개념들
- 피팅과정에 대한 대략적 설명
- 사후 검사, 위생, 세척 보관 용액의 적절한 사용 등 환자에게 필요한 내용
- 초기 피팅과 이후 검사에 필요한 금액

5.2 적응증과 금기증

5.2.1 안경에 비해 콘택트 렌즈가 갖는 장점과 단점

장점

- 시야가 더 넓다.
- 굴절 부동을 교정하기에 더 낫다.
- 굴절 이상(예, 무수정체안, 고도 근시)이 있어도 망막 상 크기가 거의 정상이다.
- 안구 운동시 불필요한 프리즘 효과가 없다.
- 근거리를 볼 때 원시안에 폭주(convergence)가 적다.
- 표면 반사를 피할 수 있다.
- 기울림 비점 수차가 최소이다.
- 미용적인 측면에서 더 낫다.
- 운동하기에 더 편리하다.
- 날씨 문제(비, 눈, 김 서림)가 적다.
- 불규칙 각막(원추 각막, 외상, 굴절 수술 후)에도 시력 교정을 잘 할 수 있다.
- 치료적 목적
- 직업적 목적

단점

- 피팅과 적응에 시간이 필요하다.
- 환자가 렌즈 다루는 방법을 배워야 한다.
- 위생 관리와 렌즈 소독이 필요하다.
- 착용 시간에 제한이 있을 수 있다.
- 색깔있는 렌즈의 범위가 적다. 특히 복합 렌즈에서
- 양안시 문제 해결을 위해서, 단지 제한적인 수직 프리즘(vertical prism)만 가능하다.
- 근거리를 볼 때 근시에서는 눈모음이 더 크다.
- 렌즈가 부서지거나 분실될 수 있다.
- 이물질에 의한 문제가 생길 수 있다.
- 주변부 플레어(특히 밤에)
- 오랜 사용과 기간이 지날수록 렌즈 질이 저하된다.

- 축성부동시에서 망막 상의 크기가 다르다.
- 유지비용이 든다.
- 총비용이 더 많이 든다.
- 일회용 렌즈 제공을 위한 관리절차가 필요하다.

5.2.2 적응증과 금기증

적응증

환자들 중에는 단순히 미용적인 측면 때문이 아니라 시력 교정을 위해 더 나은 수단이기 때문에 콘택트 렌즈를 선택하는 사람들이 많다.

안과적

- 부동시
- 심한 근시
- 무수정체안
- 불규칙한 각막, 상처, 원추 각막, 이식 각막
- 굴절 교정 수술이 실패했을 때

직업적

- 연극 배우, 영화 배우 등 무대 연기자
- 군인
- 스포츠 선수

미용적

- 안경을 쓰지 않으려고
- 눈동자 색깔변화를 주려고
- 인공 보철 렌즈(prosthetic lens) 또는 덮개 렌즈(shell)

의학적

- 치료적(therapeutic lens)
- 붕대 역할(bandage lens)

심리적

- 환자가 안경 착용을 받아들이지 않을 때

기타

- 스포츠
- 안경을 착용하지 못하는 신체적 상황(예, 안경테 재질에 알레르기, 코의 문제)

금기증

금기라고 생각될 수 있는 많은 요인들이 있다. 하지만 그러한 요인 중에 절대적인 것은 거의 없으나 피팅하기 전에 모든 요인을 주의 깊게 평가해야 한다.

안과적

- 굴절 이상이 적을 때(예, +1.00/−0.75, −0.25/−0.50)
- 근용시력 교정만 필요할 때
- 렌즈로 교정한 시력이 안경보다 좋지 않을 때
- 수평프리즘이나 수직 3△ 이상이 필요할 때

직업적

- 법적 제한이 있는 직업(예, 직업적 파일럿, 소방대원)

미용적

- 각이 큰 사시로 안경이 더 나을 때
- 안경으로 얼굴의 결함을 가릴 수 있을 때
- 환자가 이전에 눈에 생긴 오래된 상처를 감수하고 살았던 경우

의학적

- 현재 감염이나 병변이 있을 때
- 각막 미란이 반복적으로 생길 때(일부의 경우에서)
- 부비동이나 카타르(catarrh점막염증) 문제가 있을 경우
- 알레르기
- 봄철 카타르
- 당뇨(상피세포의 손상이 쉽다)
- 해부학적 문제(예, 눈꺼풀 기형)
- 흡연

심리적

- 렌즈 착용방식을 수용하지 못하는 경우

- 어느 정도의 불편함조차 참지 못하는 경우
- 렌즈 삽입과 제거를 수행할 수 없는 경우
- 심한 완벽주의자

민감도

- 각막이 너무 민감한 경우
- 눈꺼풀이나 눈꺼풀 테가 너무 민감한 경우

건조

- 눈물의 양과 질이 떨어지는 경우
- 깜박거림이 적은 경우
- 건조한 환경
- 약물 원인의 건조함(예, 항히스타민제)
- 직업 원인의 건조함(예, VDU)

환경적

- 먼지
- 화염
- 건조(중앙 난방, 중앙식 에어컨, 비행기내)
- 고도(EOP가 낮은 경우)

다른 요인들

금기가 되는 것은 아니지만 주의 깊게 고려해야 할 다른 요인들이 있다 :

나이

환자들 중에는 고령의 무수정체안을 가진 환자도 성공적으로 피팅하는 경우는 많으나 다음 사항을 살펴보아야 한다 :

- 렌즈를 다룰 수 있는 능력
- 동공 크기 감소
- 눈꺼풀 긴장도의 감소
- 눈꺼풀 처짐(ptosis)이나 눈꺼풀 틈새(palpebral aperture 눈구멍)가 감소하는 경향이 있는 경우
- 눈물의 흐름이 감소하는 경우

안색

환자가 투명한 피부와 파란 눈을 가지고 있다면 각막은 더 민감할 수 있으므로 적응하기가 더 어려울 수 있다.

동기부여

환자들에게 콘택트 렌즈를 착용하면 성공적일 것이라고 충분히 동기부여를 해주어야 한다. 예를 들어, 친구나 친척에 의해 피팅을 하게 된 환자들이 렌즈 착용하는 것을 정말 원하지 않으면 대체로 잘 착용하지 못한다.

순응도

어떤 환자들이 지시사항에 잘 따르지 않을 것 같다는 것은 처음부터 분명히 나타난다. 임상의가 보기에 환자들이 다음에 관한 조언을 잘 따를 것이라고 확신하지 못하면 피팅을 시작하지 않는 것이 낫다 :

- 렌즈 세척과 소독
- 일회용 렌즈 제품의 정확한 사용
- 일반적인 위생상태

5.3 렌즈 종류에 따른 장점과 단점

5.3.1 소프트 렌즈

장점

- 초기 착용감이 좋다.
- 적응하기 쉽다.
- 얼굴 표정과 머리 자세가 자연스럽다.
- 착용시간이 길다.
- 부종이 일어나는 경우가 적다.
- 과착용 증후군(overwear syndrome)이 드물다.
- 안경의 흐릿함(spectacle blur)이 없다.
- 각막 민감도를 유지한다.
- 간헐적으로 착용하기에 좋다.
- 눈부심(photophobia)과 눈물이 나오는 경우가 적다(lacrimation).

- flare가 동공이 큰 경우에도 적게 나타난다.
- 이물질에 의한 문제가 거의 없다.
- 잃어버릴 위험이 적다.
- 스포츠를 할 때 착용하기 좋다.

단점

- 난시는 구면 렌즈로 교정되지 않는다.
- 시력이 고르지 않다.
- 근거리 시력에 문제가 있다.
- 렌즈 건조
- 손상되기 쉽다.
- 일반 렌즈의 침전물과 노화
- 소독과 위생 관리가 필수적이다.
- 관리용액 알레르기가 있을 수 있다.
- 렌즈 세척이 더 어렵다.
- 렌즈 오염
- 수명이 정해져 있다.
- 수정을 할 수가 없다.
- 검사하기 어렵다.
- 보통의 시험 렌즈는 더 이상 사용할 수 없다.
- 두껍거나 저함수 콘택트 렌즈에서 각막 혈관화가 일어난다.
- 콘택트 렌즈 유발 유두결막염(contact lens-induced papillary conjunctivitis, CLIPC)
- 유지하는데 비용이 들고 정기적으로 교체해야 한다.

5.3.2 하드 산소-투과 렌즈

장점

- 시력 교정이 뛰어나다.
- 각막 난시도 교정한다.
- 다양한 복합 디자인이 가능하다.
- 유지하기가 쉽다.

- 관리용액 알레르기가 적다.
- 적절하게 렌즈를 세척하면 침전물이 적게 생성된다.
- 산소 투과도가 높다(*Dk*).
- 전체 각막을 덮지 않는다.
- 깜박거릴 때 눈물 펌프가 된다.
- 오랜 세월 착용에도 눈의 반응이 좋다.
- 검사하기 쉽다.
- 수정이 가능하다.
- 어느 정도 색깔 렌즈도 가능하다.

단점

- 초기 착용감이 나쁘다.
- 정확한 피팅이 필요하다.
- 진단용 렌즈의 사용과 소독에 엄격한 관리가 필요하다.
- 이물질 문제
- 잃어버릴 위험성이 크다.
- flare
- 3시와 9시 염색
- 렌즈 고착
- 부서지고 굵힐 수 있다.
- 어떤 환자에게는 기름기가 낀다.
- 일부 재질의 불안정

5.3.3 polymethyl methacrylate (PMMA) 렌즈

PMMA 렌즈는 과거에는 중요하였으나 지금은 첫 번째 선택으로는 거의 사용되지 않는다. 이는 하드 렌즈의 전체 분류 중에서 일부 소수의 사람들에게 피팅하는 것으로 인식될 수 있으나 오랫동안 렌즈를 착용하던 환자들 중 상당수가 여전히 이 렌즈를 착용하고 있다.

장점

- 재질의 화학반응이 없다.
- 재질의 안정성

- 재생하기 쉽다.
- 표면 습윤성
- 질 높은 시력을 제공한다.
- 근시 조절
- 생산이 쉽다.
- 수정이 쉽다.
- 렌즈의 색깔 범위가 넓다.
- 비싸지 않다.

단점

- 적응이 느리다.
- 부종이 잘 나타난다.
- 각막 변형
- 스펙타클 블러(spetacle blur)
- 과착용 증후군(overwear syndrome)의 위험성이 높다.
- 내피세포 polymegathism
- 각막 민감도의 심한 감소

5.4 안과적 고려 사항

각막 난시와 잔여 난시

난시가 있는 환자가 렌즈로 원하는 시력을 얻을 수 있을지를 평가하기 위해서는 두 가지의 기본적인 전제가 필요하다:

1 전체 안구 난시 = 각막 난시 + 수정체 난시
2 대부분의 각막 난시는 소프트 렌즈의 전면으로 전이된다.

그러므로 환자들을 처음 검사할 때 그들의 안경 교정값과 'K' 결과값에 따라 네 그룹으로 분류할 수 있다.

구면교정도수의 구형 각막

Rx: −3.00DS

'K' :	180° 에서 7.85 mm (43.00D)
	90° 에서 7.85 mm (43.00D)

이는 콘택트 렌즈 피팅에 이상적인 최적의 예이다. 시력은 하드 렌즈나 소프트 렌즈 모두로 똑같이 좋게 나온다.

난시 교정도수의 구형 각막

Rx :	−2.00/−1.75×90
'K' :	180° 에서 7.85 mm (43.00D)
	90° 에서 7.90 mm (42.75D)

난시는 거의 수정체에 있으며 그래서 시력은 하드렌즈나 소프트 렌즈에서 같다. 각각의 경우에서 잔여 난시의 1.50D를 교정하기 위해 앞 표면에 toric 렌즈를 착용한다. 편안함을 생각할 때 소프트 렌즈를 먼저 선택한다.

난시 교정도수의 toric 각막

Rx :	−2.00/−1.75×180
'K' :	180° 에서 7.80 mm (43.25D)
	90° 에서 7.50 mm (45.00D)

모든 난시가 각막 난시이다. 각막 난시의 90%를 중화시키는 구면 하드렌즈나 또는 토릭 소프트렌즈로 피팅한다.

구면 교정도수의 토릭형 각막

Rx :	−3.00D
'K' :	180° 에서 7.80 mm (43.25D)
	90° 에서 7.50 mm (45.00D)

각막의 1.75D 직난시가 같은 정도의 수정체의 도난시와 합쳐져 있어 결과적으로 구형 굴절을 나타낸다. 하드 렌즈를 이용하면 각막은 교정되지만 수정체 난시는 교정되지 않는다. 그러므로 −1.75×90의 잔여 난시가 남는다. *그러므로* 소프트 렌즈를 사용하여 각막 난시가 광학적으로 교정되지 않고 앞 표면으로 전달되도록 한다.

i General advice

toric 하드 렌즈나 toric 소프트 렌즈로 처방할 수 있다면 편안함이 좋은 이유로 일반적으로 소프트 렌즈를 처방한다.

근거리 시력(near vision)

원거리 시력이 좋아도 근거리 시력이 종종 문제가 될 수 있다. 여러 원인이 있지만[1] 주요한 것은 다음과 같다:

- 조절/눈모음 비율(accommodation/convergence ratio)이 변한다.
- 안경을 착용하지 않았던 약한 근시
- 초기 노안에서 안경에 비해 렌즈 착용 시 더 많은 조절이 필요하다.
- 반대로 원시안에서는 일반적으로 근거리 시력이 좋아진다.

중간 거리 시력(intermediate vision)

VDU 조작이나 그림 그리기 등의 중간거리 시력이 필요한 일들도 문제를 일으킬 수 있다. 어두운 조명에서 악보를 볼 때는 특히 어렵다.

대조 민감도와 '시야의 질'

모든 종류의 콘택트 렌즈가 안경으로 볼 때처럼 시야의 절대적인 안정성을 항상 주지는 않는다[2]. 시력에 차이가 생기는 것은 렌즈 요인과 환경 요인이 모두 작용할 수 있다. '시야의 질'이란 매우 주관적인 해석이며 언제나 Snellen 시력과 연관되는 것은 아니다. 시력이 같아도 대조 민감도를 검사하면 뚜렷한 차이가 나타나는 것으로 확인할 수 있다[3].

외눈 환자(monocular patient)

외눈 환자를 피팅할 때에는 특별한 관리가 필요하다. 이런 사람들은 toric 렌즈와 이중초점 렌즈의 움직임, 흐릿함, 불안정한 시력과 같은 요인에 훨씬 더 많이 불편함을 느낀다. 우세안에 복합 렌즈를 피팅할 때에도 비슷한 방식으로 적용된다.

Practical advice

시야의 안정성은 보통 시력만큼이나 중요하다.

- Snellen 시력은 환자가 성공적으로 렌즈를 착용하는가에 대한 지표로 항상 믿을 수 있는 것은 아니다. 어떤 상황에서는 좋은 6/9라도 나쁜 6/6보다 더 나을 수 있다.
- 직업과 시력 필요 정도에 따라 근거리 시력, 중간 거리 시력, 원거리 시력을 각각 평가한다.
- 외눈 환자는 더욱 주의를 기울일 필요가 있다.

5.5 외안부 검안

피팅에 앞서 외안부 검안은 다음과 같은 사항을 알아보기 위해 필수적이다 :

- 눈 조직이 정상인지 확인한다.
- 콘택트 렌즈 착용을 방해할만한 다른 조건은 없는지 확인한다.
- 나중을 위해 이상이 있으면 기록한다.
- 콘택트 렌즈와 관련이 없더라도 다른 질환이 있으면 그에 대한 치료를 어떻게 받고 있는지 참고한다.
- 나중에 참고하기 위해 다른 이상이나 특이한 사항들을 기록한다.

환자 검사의 대부분은 세극등 검사를 통해 이루어지며 다음 상태가 있는지 찾아본다 :

각막과 윤부

- 혈관화 또는 혈관신생(vascularization, neovascularization)
- 염색
- 건조
- 이전 감염의 침범 여부와 다른 증상
- 상처나 혼탁
- 다른 손상 증상
- 중심부 얇아짐
- 주변부 얇아짐(dellen)
- 익상편(pterygium)

구결막(bulbar conjunctiva)

- 충혈
- 뚜렷해진 표면 혈관
- 건조
- 검열반(pinguecula)
- 울퉁불퉁함

눈꺼풀

- 눈꺼풀 구멍의 위치와 크기, 눈꺼풀 처짐(ptosis)의 경향이 있는지

- 눈꺼풀 긴장도
- 눈꺼풀 테의 불규칙성
- 다래끼나 낭포
- 눈꺼풀염
- 피부의 전체적인 상태
- 눈꺼풀 테의 수포
- 마이봄 샘이 막히지 않았는지
- 눈꺼풀 결막(palpebral conjunctiva)과 눈꺼풀 판(tarsal plate)의 전체적인 상태
- 이전에 렌즈를 착용했던 사람은 콘택트 렌즈에 의한 유두성 결막염이 있었는지
- 결석
- 눈꺼풀 결막에 화장 여부

깜박거림

- 빈도
- 완전도

Practical advice

- 눈꺼풀 판과 눈꺼풀 결막을 검사하기 위해서는 먼저 눈꺼풀 뒤집기(eversion)를 해보는 것이 필수이다.
- 대부분의 환자들은 이것을 별로 좋아하지 않는다.
- eversion을 통해 환자의 민감도와 눈 검사시 어떻게 환자들이 반응할 것인지에 대한 단서를 얻을 수 있다.
- eversion이 매우 어려우면 환자에게 머리를 가능한 아주 뒤로 고개를 젖힌 상태에서 아래를 쳐다보도록 하여 눈꺼풀 결막을 검사할 수 있다. 윗눈꺼풀을 부드럽게 안구에서 끌어당기고 펜라이트 빛을 상부 원개구(fornix)를 향해 비춘다.

5.6 눈물 검사

사전 검사에서 눈물을 검사하는 것은 다음을 위해 매우 중요하다:

- 성공을 예측한다.
- 실패할 가능성을 제거한다.
- 콘택트 렌즈에 의해 나빠질 수 있는 경계성 안구 건조를 찾아낸다.
- 가장 적절한 렌즈 종류를 결정한다.

눈물을 검사하는 방법은 여러 가지가 있다. 각 방법들은 온도, 습도나 그 방법의 운용에서 요인에 따라 각각 나름의 한계점이 있다[4].

5.6.1 눈물 양 검사(assessment of the tear volume)

눈물 프리즘 관찰(the prism observation)

위와 아래의 눈물 프리즘은 90%의 눈물을 가지고 있어 그 높이와 너비를 검사하면 눈물의 부피를 평가할 수 있다. 세극 광선의 높이를 줄이고 이것을 수평 위치에 맞춘다. 그리고 너비 값을 눈물 프리즘의 높이를 측정하기 위한 지표로 사용할 수 있다.

- 플루레신 이용 유무에 상관없이 세극등으로 관찰하면 전체 프리즘을 전체적으로 볼 수 있다.
- 정상 눈물층에서 프리즘의 대략 높이는 중심에서 0.2~0.4 mm이고 주변부에서 0.1~0.2 mm이다[5].
- 높이가 감소하면 눈물 부피가 감소한 것을 나타낸다.
- 높이가 증가하면 눈물점이 막혀 눈물의 배출이 안되거나 수분층이 과다하여 수분성 눈물막이 된 것으로 볼 수 있다.
- 눈꺼풀 테를 따라 프리즘이 규칙적인 것은 눈물막이 일정하게 눈을 적셔주고 있다는 것을 의미한다. 이것은 나이 들음에 따라 감소한다.
- 프리즘 내의 눈물에 거품이 섞여 있으면 눈물이 오염된 것을 뜻한다. 아마도 마이봄샘의 기능부전에 의한 것일 수 있다.

Practical advice

- 프리즘을 측정하는 것은 대부분 경험에 근거하여 추정하는 것이다.
- 이러한 경험을 쌓기 위해서는 모든 환자들을 일상적으로 검사하여 정상에 익숙해지도록 해야 한다. 처음에는 정상 높이의 반 정도가 되는 분명한 이상이 있는 프리즘을 식별하는 것을 목표로 한 후 이후에 정상의 3/4까지 세밀하게 관찰하도록 목표를 높인다. mm값을 분별하는 것보다 비정상적임을 알아내는 것이 중요하다.
- 플루레신을 넣으면 눈물막이 불안정해져 프리즘 높이가 증가할 수 있다.

쉬르머 테스트(schirmer test)

눈물 생성을 알아보는 정량적인 검사로 5 mm 너비의 끝이 구부러진 Whatman no.1 필터 종이 스트립을 사용한다(그림 5.1).

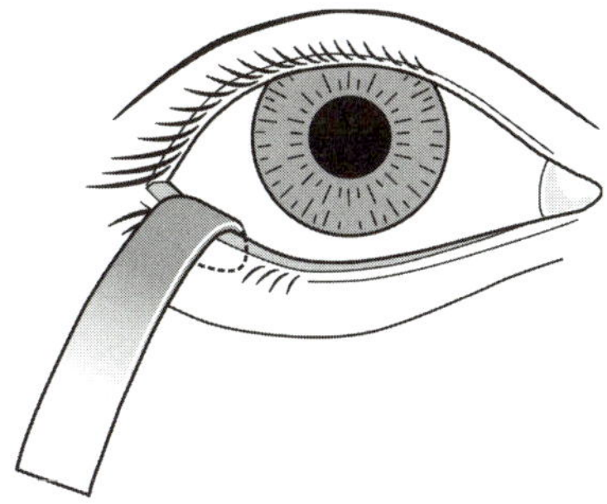

그림 5.1 Schirmer 눈물 생성 검사

구부러진 끝을 아래 눈꺼풀에서 균형을 잘 잡도록 두 번 접고 바깥 안각 근처의 안구 결막에 넣는다. 각막에 닿는 것을 피하도록 눈은 위, 안쪽을 본다. 아래 눈꺼풀로 접힌 부분을 잡고 있도록 놓아둔다. 남은 종이는 눈꺼풀과 직각이 되도록 둔다.

5분 동안 젖은 종이의 길이(정상 = 15 mm)나 10 mm를 적실 동안의 시간(정상 = 3분)으로 결과를 표시한다.

Practical advice

- strip으로 인해 반사적 눈물 생성을 일으킨다.
- 결과 값은 반드시 환자가 정상이라고 말하는 것이 아니라 반사적인 눈물 생성이 있는지 없는지를 나타내는 것이다.
- 결과는 정량적이며 나중에 비교할 수 있도록 기록해 둔다.

페놀 레드 실(phenol red thread)

이 검사는 페놀 레드(ZoneQuick – phenolsulphonphthalein)에 적신 두 가닥의 면사를 이용한다. 실은 pH에 민감하며 눈물에 젖으면 노랑에서 빨강으로 변한다[6]. 실에서 3 mm 되는 부분을 접고 Schirmer 검사처럼 넣는다(그림 5.2). 정상 값은 15초 동안 10~20 mm 범위를 적시게 된다. 측정할 때에는 접은 부분까지 포함하여 실제 적신 전체 길이를 측정해야 한다.

5.6.2 눈물막 안정성(tear film stability)

침습적 눈물막 파괴 시간(invasive tear break-up time)

눈물막 파괴 시간((invasive break-up time, BUT or TBUT)은 눈을 깜박이지 않을 때

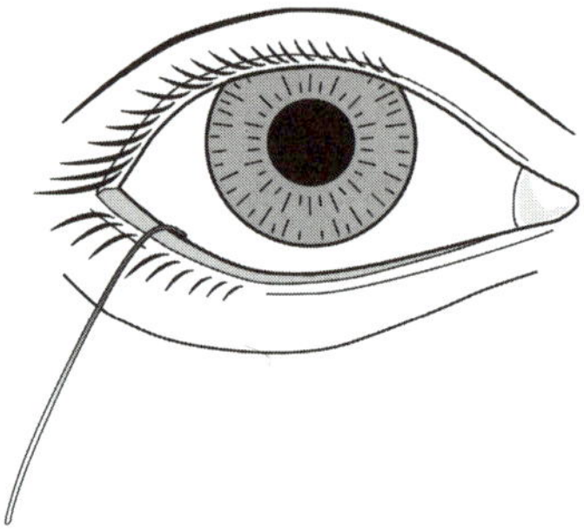

그림 5.2 페놀 레드 실

각막 앞의 눈물막이 파괴되는 시간을 초로 표현한 것이다. 수행하기 편리하고 간단한 검사이지만 침습적이어서 결과 해석에 주의를 요한다.

플루레신 한 방울을 눈에 떨어뜨린다. 환자가 눈을 몇 번 깜박여서 플루레신이 완전히 눈물막에 혼합되도록 한 후 푸른 빛의 세극등으로 관찰한다. 환자는 넓은 푸른 광선이 각막에 초점을 맺는 동안 주시하고 있도록 한다. 어두운 파란색 조각이 플루레신의 녹색 배경위에 나타나면 눈물막이 처음 파괴된 시간으로 기록한다.

정상 BUT는 15초 이상이다.

Practical advice

- 15초가 지나도 눈물막이 파괴되지 않으면 눈물막은 정상 범위이며 20초 이상 검사가 진행되면 불편할 수 있으므로 환자에게 긴장을 풀도록 한다.
- 처음 파괴되는 위치가 보통 중요한데 특히 이것이 염색 부위를 따라 나타나거나 아래 윤부에서 나타나면 그러하다. 이런 부위에서 처음 눈물이 파괴되면 안구 건조 문제가 있을 수 있음을 나타내는 것이다.
- 추가 검사는 훨씬 더 큰 의미가 있을 수 있으며 환자가 편안하게 정상적으로 눈을 깜박일 때 눈물 막이 깜박임 사이에 파괴되었는지 다음 번 깜박일 때까지 파괴되지 않은 채로 남아있는지를 관찰하는 것이다.
- fluorescein을 사용하면 눈물막의 안정성이 깨져 잘못된 결과를 나타낼 수 있다.
- 진찰실의 온도와 습도도 결과 값에 영향을 줄 수 있다.
- 결과 값에 변화가 클 때에만(5~10초) 의미가 있다.

비침습적 눈물막 파괴 시간

비침습적인 눈물막 파괴 시간(Non-invasive break-up time, NIBUT)방법은 염색제를 사용하지 않고 눈물막의 안정성을 측정한다. 대부분 눈물막에서는 실제로 파괴되지 않고 얇아지기만 한다.

- 원형의 마이어가 달린 한 위치 각막경(예, Bausch & Lomb). 마이어 패턴에서 뒤틀림

이 처음 보이기 시작할 때의 시간을 기록한다. 세 개의 마이어는 각막 표면의 중심부 3.00 mm 정도의 매우 제한된 부분만 덮고 있어 다소 부정확한 방법이라 할 수 있다.

- Hir-Cal 격자. 원형 격자를 사용하는 위의 기술은 Bausch & Lomb 각막경으로 활용할 수 있다[7]. 그러나 여전히 각막의 중심부만 관찰할 수 있어 파괴가 주변부에서 처음으로 나타나면 놓칠 수 있다.
- Loveridge 격자. Klein 각막경(2.6 참조)을 가는 격자 패턴과 +22.00D의 관찰용 렌즈으로 수정한 것이다. 스톱 워치가 내장된 편안한 수동 방식이다.
- 눈물경(tearscope). 차가운 원형 음극을 광원으로 사용한다[9](5.6.3 참조). 반사광을 관찰하면 실제 NIBUT를 측정할 수 있으며 정상은 약 40초이다.

5.6.3 눈물막 분석(tear film analysis)

세극등(slit lamp techniques)

- 경면 반사(specular reflection). 세극등으로 반사가 가장 밝은 부위를 관찰한다(2.1.3 참조). 눈물안에 부유물이 깜박일 때 움직이는 어두운 점으로 나타난다.
- 좁은-영역 반사(narrow field specular reflection). 처음의 Purkinje 이미지는 세극등 조명을 줄이면 보이며 이는 평범하거나 색깔 있는 테두리가 강조되어 나타난다. 이를 통해 지방층 두께를 상대적으로 추정할 수 있으며 지방층이 오염된 것을 나타낼 수도 있다. 색깔 있는 테두리만으로는 검사하기 어려우나 눈물 프리즘의 불규칙성이 함께 관찰되면 눈물막이 좋지 않은 것을 강하게 의심할 수 있다.

Keeler 눈물경-플러스(keeler tearscope-plus)

본래의 눈물경은 전체 각막 위에서의 눈물막의 반사 관찰을 이용하기 위해 고안되었다. tearscope-plus는 더 확장된 눈물막과 눈 표면의 이미지를 일정 범위 삽입하여 재설계한 모델이다[10]. 여기에는 다음이 포함 된다 :

- Placido disc 형태 관찰을 위한 동심원
- 둥근원(ring)의 수동식 관찰을 위한 성긴 격자. 더 성긴 격자는 각막 표면에 국소적인 손상이 있는 것을 보는 일에도 사용된다.
- 가는 격자는 세극등을 이용한 눈물막 관찰과 NIBUT 측정을 위해 삽입한다.
- 파란 필터와 노란 필터는 플루레신 관찰을 위한 것이다(2.1.1 참조).

- 콘택트 렌즈의 어두운 부위 관찰은 tearscope-plus의 뒷면에서 렌즈 위치 관찰로 가능하다.

현재 생산되는 눈물경-플러스의 광원은 동심원 모양의 차가운 음극 두 개이다. 이 설계로 빛은 각막 표면에서 멀어지게 위치하며 열전달을 제거하여 눈물의 증발을 막는다.

안구 앞 눈물막(pre-ocular tear film, POFT)을 위해 다음 사항도 관찰할 수 있다 :

- 지방층 오염과 분류
- 깜박임 동안 지방층이 퍼져나가는 것
- 규칙성과 높이로 눈물 프리즘 분류
- 각막과 결막 부위에서 눈물 프리즘의 연속성
- 격자를 이용하거나 또는 격자없이 NIBUT 측정
- 마이봄 샘의 촉진과 눈물 표면위로 지방 분비물이 퍼져나가는 것으로 관찰

지방층은 반사로만 볼 수 있다. 지방층이 두꺼워지면 지방이 흐르는 패턴으로 나타난다. 무정형 패턴(즉, 세부 사항이 없는)은 두께가 증가하면 보인다. 이상적인 그림은 색깔있는 패턴 없이 나타나며 이는 간섭으로 생성되고 지방층의 두께에서 이상한 덩어리나 불규칙성과 관련있다. 수용성 층이 관찰되면 이는 지방층이 깨진 곳에 어두운 회색 표면으로 보일 것이다(표 5.1)[11].

렌즈 앞 눈물막(pre-lens tear film, PLTF)을 보려면 콘택트 렌즈 위를 유사하게 관찰할 수 있다.

- 지방층이 나타나는지
- 수용성 층에 색깔 있는 간섭 테두리
- NIBUT
- 표면 오염

소프트 렌즈 착용자에게는 눈물경-플러스를 가장 흔히 사용하면 안구 건조를 조기에 검사할 수 있다. 이것은 일회용 렌즈 교체를 최적의 빈도로 하고 있는지 알아보는데 사용될 수도 있다. 건조안에서 지방층은 없을 수 있으며 표면 오염과 NIBUT의 감소가 있으면 얇은 수용성 층이 색깔 있는 테두리를 나타낼 것이다.

하드 산소투과 렌즈는 지방층이 빠르게 사라진다. 결과적으로 렌즈 표면 위에 수용성 층은 얇아지고 색깔있는 테두리 분포가 나타난다. NIBUT는 눈물막 파괴가 보일 때 전형적으로 약 5초로 기록된다.

표 5.1 눈물경 플러스로 반사를 이용해 관찰하는 지방층 패턴(약자 포함)에 대한 설명과 그 추정 두께

지방층 패턴	코드	형 태	추정두께 (nm)
Abscent	Abs	보이는 지방층이 없다.	〈 10
Open marmoreal meshwork	M(o)	뚜렷하지 않은, 회색의, 구슬 같은 패턴, 자주 깜박임 뒤에 움직일 때만 보이기도 함	10~20
Closed marmoreal meshwork	M(c)	경계가 명확한, 회색의 구슬 같은 패턴으로 치밀한 망상구조	20~40
Flow	F	항상 변하고, 물결 같은 패턴	30~90
Amorphous	A	blue-whitish 모습으로 뚜렷한 특징이 없다.	80~90
Normal coloured fringes	CF(n)	색깔있는 간섭 테두리 모양	〉 100
Abnormal coloured fringes	CF(ab)	분산된 영역에 매우 다양한 색깔있는 테두리가 나타남. 여기에서 작은 부위에 걸쳐 빠른 색깔 변화가 나타남	다양

비침습적 건조 시간(non-invasive drying-up time, NIDUT)은 색깔 있는 테두리가 모두 사라지면 기록한다. 평균 약 20초이다. 이 시점에서 표면에는 눈물이 없어질 것이다.

염색제 (4.2 참조)

플루레신

플루레신 염색이 각막의 수평 또는 아래 영역에서 나타나면 눈물막 탈수를 나타낸다. 결막이 염색되면 비측과 측두부 부위와 조직이 상승된 부분에서 나타난다.

정상에서 플루레신은 눈물막과 즉시 섞인다. 제대로 섞이지 않으면 눈물 프리즘과 다른 결막 염색은 모두 탁한 오렌지 빛깔을 나타낼 수 있다. 이런 효과는 종종 한쪽에서 나타나며 시간이 지나면 보통의 더 밝은 플루레신 녹색으로 색깔이 변한다. 플루레신을 떨어뜨리면 환자는 처음에 눈을 깜박이면 안된다. 탁한 오렌지 빛이 보이면 이는 일시적이거나 또는 습관성으로 눈물막 기능이상이 나타난 것을 의미한다. 종종 양쪽 눈에서 색깔 차이가 뚜렷하게 나타난다. 깜박이면 지방층이 뚫려 있으므로 정상적으로 눈물과 섞이게 될 것이다.

Rose bengal

Rose bengal은 염색의 심한 정도를 평가하고 환자가 앞으로 치료를 받아야 할지를 결정

하는데 도움을 주기 위해 시행될 수 있다. 피팅전에 염색제가 상당히 사용되었으면 콘택트 렌즈를 처방을 계속하는 것이 현명하지 않다. 백색등으로 rose bengal염색 관찰하고 이후에 일상적인 검사에서 플루레신 관찰한다.

안구 건조에 관한 환자 설문지

콘택트 렌즈 피팅에 앞서 설문지로 조사하면 안구 건조의 경계에 있는 환자를 평가하는데 중요한 정보를 얻을 수 있다. 설문지는 McMonnies에서 나온 것이 있으며[12] Cooper Vision과 다른 곳에서 수정판을 출판하였다[13]. 여기에서 다루는 주제는 다음과 같다 :

- 환자가 경험하는 증상과 문제의 정도
- 눈을 민감하게 만드는 대기 조건
- 술의 효과
- 복용중인 약물(예, 호르몬 치료, 항히스타민제, 안정제)
- 안구건조의 부작용을 일으키는 전신적인 상태가 있는지
- 신체의 다른 부위에 건조 상태가 있는지
- 수면에 의한 문제인지

5.7 렌즈 종류에 따른 환자의 적합성

요즘은 많은 환자들에게 하드 산소-투과 렌즈나 소프트 렌즈를 모두 피팅하지만 편안함 때문에 소프트 렌즈가 가장 많이 선택된다. PMMA, 공막 렌즈나 다른 형태의 렌즈도 가끔은 필요하다. 어떤 종류의 렌즈가 더 적합한지는 사전 검사와 토론을 통해 현장에서 분명하게 알 수 있다. 많은 환자들은 하드 렌즈나 소프트 렌즈로 모두 성공할 수 있지만 눈에 착용했을 때 렌즈의 상태검사는 종류별 진단용 렌즈를 모두 사용해 보아야 하는 것이 이상적이다.

5.7.1 하드 산소-투과 렌즈

하드 산소-투과 렌즈는 다음의 경우에 사용 한다 :

처음 착용 환자

- 소프트 시험 렌즈로 시력이 만족스럽지 못한 경우

- 상당한 각막 난시가 있는 경우(〉1.00D)
- 각막 불균형이 있을 때(예, 원추 각막, 이식 각막)
- 안구 건조를 진단 받은 경우
- 매우 높은 *Dk* 값이 필요한 경우
- VDU를 full-time으로 사용하는 경우
- 지역이나 직업 환경이 건조한 경우
- 피팅 전에 건초열(hay fever), 봄철 결막염(vernal conjunctivitis) 또는 거대 유두성 결막염(giant papillary conjunctivitis)에 걸렸던 병력이 있는 경우
- 피팅 전에 윤부 혈관이 보이는 것은 소프트 렌즈를 착용한 결과 혈관이 형성된 것을 의미한다.
- 환자가 소프트 렌즈 소독과 일회용 렌즈를 정확하게 사용하지 않을 것 같을 때
- 소프트 렌즈를 다루는데 어려움이 있는 사람(예, ultrathin 렌즈를 사용해야 하는 낮은 근시 ; 눈구멍(palpebral aperture)이 매우 작을 때)

다시 맞추거나 이전에 실패했던 사람

소프트 렌즈를 다음과 같은 원인으로 실패했던 사람 :

- 잘 안보여서
- 불편해서
- 안구 건조
- 중심 위치나 피팅이 나쁜 경우
- 다루기가 어렵고 반복해서 찢어트린 경우
- 각막 혈관화
- CLIPC
- 반복 감염
- 보통 렌즈가 유난히 수명이 짧을 때
- 자주 축적물이 쌓일 때
- 세척제 알레르기
- 제품 알레르기

5.7.2 소프트 렌즈

소프트 렌즈는 다음의 경우에서 우선 선택하는 경우가 많다 :

처음 착용 환자

- 눈꺼풀이나 각막이 너무 민감해서 진단용 하드 렌즈로 만족할 만큼 편안하지 않을 때
- 진단용 하드 렌즈가 중심에 위치하지 않을 때
- *Rx*가 구면이고 원시일 때
- *Rx* 값이 난시의 'K' 값을 갖는 구형일 때(5.4 참조)
- 동공이 매우 크거나 중심에서 벗어나 있을 때
- 빨리 적응해야 할 때
- 착용스케줄이 불규칙할 때
- 깜박임이 잘 안될 때
- 노인
- 하드렌즈가 제대로 위치하지 못할만한 힘든 해부학적 구조가 있을 때(예, 아래 눈꺼풀이 낮다 ; 돌출된 안구 ; 각막 정점이 중심에서 벗어남)
- 먼지가 많은 지역이나 작업환경에 있을 때
- 눈에서 빠지는 것이 거의 불가능한 렌즈라고 안심할 필요가 있을 때(운동선수 또는 직업적 사용)

다시 맞추거나 이전에 실패했던 사람

하드 렌즈를 다음과 같은 이유로 실패한 경우 :

- 불편해서
- 잘 보이지 않아서
- 플레어와 반사
- 중심에 위치하지 못해서
- 부종(silicone hydrogel을 고려한다)
- 눈 깜박임이 잘 안될 때
- 3시와 9시 방향으로 염색이나 혈관화가 나타날 때
- 결막 충혈이 지속될 때
- 다루기가 어렵거나 반복적으로 잃어버릴 때

References

1. Stone, J. (1967) Near vision difficulties in non-presbyopic corneal lens

wearers. *Contact Lens Journal,* **1**, 14–16

2. Woodward, G. (1999) The effects of contact lens wear on the ocular environment. *Optometry Today* (July 2), 27–33
3. Applegate, R.A. and Massof, R.W. (1975) Changes in the contrast sensitivity function induced by contact lens wear. American Journal of Optometry, **52**, 840–846
4. Craig, J and Blades, K. (1997) Preocular tear film assessment. *Optician,* Part Ⅰ **213** (5588), 15–21, Part Ⅱ **213** (5596), 20–27
5. Osbourne, G., Zantos, S., Robboy, M,, *et al.* (1989) Evaluation of tear meniscus heights on marginal dry eye soft lens wearers. *Investigative Opthtalmology and Visual Science,* **30** (Suppl), 501
6. Hamano, H. and Kaufman, H.E. (1987) *The Physiology of the Cornea and Contact Lens Applications.* Churchill Livingstone, New York
7. Hirji, N., Patel, S., and Callender, M. (1989) Human tear film preurpture phase time (TP–RPT) – A non–invasive technique for evaluating the pre–corneal tear film using a novel keratometer mire. *Ophthalmic and Physiological Optics,* **9**, 139–142
8. Loveridge, R. (1993) Breaking up is hard to do? *Optometry Today* (Nov 15), 18–24
9. Guillon, J.–P. (1986) Observing and photographing the pre corneal and pre lens tear film. *Contax* (Nov), 15–22
10. Guillon, J.–P. (1997) The Keeler Tearscope–Plus – an improved device for assessing the tear film. *Optician,* **213** (5594), 66–72
11. Craig, J.P. and Tomlinson, A. (1997) Importance of the lipid layer in human tear film stability and evaporation. *Optometry and Vision Science.* **74** (1), 8–13
12. McMonnies, C.W. and Ho, A. (1987) Patient history in screening for dry eye conditions. *Journal of the American Optometric Association,* **58**, 296–301
13. Guillon, M., Allary, J.–C., Guillon, J.–P. and Osborne, G. (1992) Clinical management of regular replacement: Part Ⅰ. Selection of replacement frequency. *International Contact Lens Clinic,* **19**, 104–120

CHAPTER 6

렌즈 종류와 제품
(lens types and materials)

하드 렌즈와 소프트 렌즈 제품을 모두 분류하는 국제적인 표준 방식은 BS EN ISO 11539:1999이다. 이는 유럽의 표준(European Standard)으로 인정되었고 그리하여 이전에 사용되던 영국 기준(British Standard)의 위상을 갖게 되고 이전의 영국 기준을 대체하게 되었다.

각 제품은 6가지 부분의 코드로 분류된다(표 6.1)[1]:

- Prefix(표제어)
- Stem(계통)
- Series suffix(시리즈접미어)
- Group suffix(그룹접미어)
- *Dk* range(*Dk* 범위)
- Surface modification code(표면 변경 코드)

코드의 산소 투과도(*Dk* range)부분은 숫자로 고안되어 산소 투과도를 ISO *Dk* 단위로 분류하며 그 간격은 콘택트 렌즈 착용에서 중요하게 여겨진다. 렌즈와 제품 모두에서 산소 투과도는 ISO 9913-1이나 ISO 9913-2로 측정되며 *Dk* 범위는 표 6.2에 나타난 것처럼 숫자로 표시된다.

표 6.1 제품 분류(after Hough[1])

Prefix	이는 United States Adopted Names(USAN)에서 인정한 코드의 두 부분 중 하나이다. prefix를 사용하는 것은 미국 외에서는 선택 사항이다. 예를 들어, etafilconA는 USAN 코드가 'eta'이며; 이 코드를 사용하는 것은 미국 외에서는 선택사항이 된다.	
Stem	소프트 렌즈는 filcon(hydrogel 포함 렌즈로 질량의 적어도 10%가 수분이다)이며 하드 렌즈는 focon이다.	
Series suffix	USAN에서 인정한 것으로 stem에 대문자를 추가하여 화학식을 개선한 정도를 나타낸다: A가 원래의(처음의) 조성이라면 B는 두 번째 조성을 나타내며 이런 방식으로 계속된다. 하나의 조성밖에 없다면 생략될 수 있다.	
Group suffix	**하드 렌즈**	**소프트 렌즈**
I	silicon이나 fluorine을 모두 포함하지 않음	수분함량 〈 50%, non-ionic
II	silicon은 있으나 fluorine은 없다.	수분함량 ≥ 50%, non-ionic
III	silicon과 fluorine을 모두 포함	수분함량 〈 50%, ionic
IV	fluorine은 있으나 silicon은 없다.	수분함량 ≥ 50%, ionic
Dk 범위	숫자 코드로 투과도가 어느 범위인지 나타내며 이는 콘택트 렌즈 착용에서 중요하게 여겨진다. *Dk* 값은 ISO 단위로 표시된다: $(cm^2/s) \cdot [mlO_2/(ml \cdot hPa)]$	
변경 코드	소문자 m으로 렌즈 표면을 변경했다는 것을 표현하며 대량생산 제품과는 다른 화학적 특성을 갖게 된다.	

예 1. 하드 산소투과 제품, Paragon HDS에 ISO 분류 적용:

paflufocon B Ⅲ 3

Paflu:	USAN prefix
focon:	Stem, 하드 렌즈 제품을 나타냄
B:	USAN series suffix, 이 중합체의 두 번째 조성임을 나타냄
Ⅲ:	Group suffix, silicon과 fluorine을 포함한 제품을 나타냄
3:	*Dk* 값이 ISO단위로 31~60 범위임

표 6.2 산소투과(*Dk* 범위) *Dk* unit: $(cm^2/s) \cdot [mlO_2/(ml \cdot hPa)]$

0	〈 1 *Dk* unit
1	1~15 *Dk* units
2	16~30 *Dk* units
3	31~60 *Dk* units
4	61~100 *Dk* units
5	101~150 *Dk* units
6	151~200 *Dk* units
7...	이하 50 *Dk* units로 증가

예 2. 소프트 렌즈 Acuvue 2에 ISO 분류 적용 : Acuvue 2

Etafilcon A Ⅳ 1

Eta :	USAN prefix
filcon :	Stem, 소프트 렌즈 제품의 수분함량이 질량의 ≥10%임을 나타냄
A :	USAN series suffix, 중합체의 첫 조성
Ⅳ :	수분함량 ≥50%이며 제품은 ionic하다.
1 :	*Dk*는 ISO 단위로 1~15 범위임

6.1 하드 산소 투과 렌즈(hard gas-permeable lenses)

하드 산소-투과 렌즈는 사용 가능한 제품과 *Dk* 값의 범위가 넓다. 그러나 반드시 산소에 대한 고려가 필요하다 :

- 장벽 효과(barrier effect)는 눈에서의 *Dk* 값이 기체/기체 상황인 공기(in air in the gas/gas situation)에서 측정한 것의 거의 55%까지도 낮추게 된다[2].
- 중심 두께와 렌즈의 평균 두께[3,4]

실제로 너무 얇으면 변형이 잘 일어나 굴절률이 일정 범위 내에서 변하고 부서지기 쉬워 비생산적으로 되긴 하지만 생리적인 측면에서 보면 렌즈는 가능한 한 얇아야 한다. 대부분의 경우 현실적인 최소 중심 두께는 높은 마이너스 굴절력에서도 0.14 mm이다.

Dk 값이 중요하지만 편안함, 시력, 사용기한에 영향을 미치는 여러 다른 요인들이 있다. 다음이 그 예이다 :

- 표면 습윤성
- 렌즈 디자인
- 피팅 방법
- 제조 기술
- 기계적인 안정성
- 광학적 질

6.1.1 셀룰로우즈 아세테이트 뷰틸레이트(cellulose acetate butyrate)

Cellulose acetate butyrate(CAB)는 1977년에 소개된 최초로 PMMA가 아닌 재질 중의

하나였다. 현대 기준에서 보면 그 *Dk* 값은(4에서 8×10^{-11} Fatt 단위) 낮아 지금은 아주 드물게 피팅되고 있다. 이 렌즈는 전통적인 lathing 방법에 의해 제조되면 치수 불안정성을 갖게 된다. 그러나 moulding 생산에서 이 문제는 대부분 극복되어 Conflex와 Persecon E 같은 렌즈들은 임상에서 효과가 매우 좋다. 그래서 여전히 콘택트 렌즈 피팅의 문제 해결을 위한 경우에서 이러한 렌즈들을 사용한다.

CAB의 장점

- 습윤성이 좋다.
- 상대적으로 활성이 적다.
- 단백질을 끌어들이지 않는다.
- 부서짐이 적다.
- CLIPC가 일어날 가능성이 매우 낮다.
- 3시와 9시 염색이 상대적으로 적다.

CAB의 단점

- *Dk* 값이 낮다.
- 치수 안정성을 얻으려면 moulding이 필요하다.
- 렌즈 디자인의 범위가 제한되어 있다.
- 쉽게 긁힌다.
- 눈물에서 지방을 잘 끌어들인다.
- 각막에 고착되기도 한다.
- 눈꺼풀이 타이트한 토릭각막에서 렌즈가 접히거나 휘어짐이 생긴다.

6.1.2 실리콘 아크릴레이트(silicon acrylates(siloxanes))

Silicon acrylate는 렌즈의 견고성을 제공하는 acrylate와 산소 투과도 정도를 조절하는 silicon이 다양한 비율로 섞여 있는 혼성중합체이다. 또한 제품의 강도를 증가시켜주는 교차결합 제제와 silicon 자체가 가진 친수성을 향상시켜 주는 methacrylic acid 같은 습윤제도 포함되어 있다. 다양한 물리적 성질과 *Dk* 값을 가진 제품이 사용가능하여 선택의 범위가 넓다(표 6.3). CAB와 비교하여 산소 투과도와 생리적인 수행능력이 우수하며 대부분 치수 안정성, 광학적, 기계적 결과들에 대한 검사에서 잘 견디는 것으로 나타났다. 이 재질은 매일 착용 렌즈로 보통 피팅되며 이전에 제한 정도까지는 연속 착용렌즈에도 사용되었다.

표 6.3 실리콘 아크릴레이트

Lens	*Dk* at 35℃
Polycon Ⅱ	14.2
Paraperm O2	16
Boston Ⅳ	20.8
Vistacryl 18	18
Vistacryl	32
SGP2	43
Paraperm EW	54

Dk in Fatt units

silicon acrylate의 장점

- 사용할 수 있는 제품의 범위가 넓다.
- 임상의가 선택할 수 있는 디자인의 범위가 넓다.
- 낮은 *Dk* 값에서 중간 *Dk* 값까지 사용할 수 있다.
- 치수 안정성이 좋다.
- 렌즈 휘어짐의 한계로 인해 시력이 좋다.
- 긁힘에 대한 저항성이 좋다.

silicon acrlyate의 단점

- 눈물에서 단백질을 고착시킨다.
- 어떤 제품은 약해서 손상되는 문제가 있다.
- 3시와 9시 염색의 빈도가 높다.
- CLIPC가 일부에서 일어난다.

6.1.3 플루오로실리콘 아크릴레이트(fluorosilicon acrylate)

fluorosilicon acrylate(보통 fluorocarbons로 설명되기도 한다)는 fluoromonomer와 siloxy acrylate monomer로 구성된다. methacrylate monomer에 있는 hydrogen의 일부를 대체하기 위해 fluorine 원자를 첨가하면 표면 습윤성, 눈물막 안정성, 침전물 저항성[6]이 향상되는 것 뿐 아니라 산소 투과도도 높아진다. fluoro제품에서 산소 용해도가 증강되며 더 높은 *Dk* 값을 얻을 수 있다(표 6.4). 다른 방법으로 siloxy acrylate 함량을 낮추면 중등도의 *Dk* 값을 얻을 수 있어 습윤성이 향상된다. silicon 함량범위는 Boston 7의 5~7%에서 Fluoroperm 90의 16~18%까지이다.

표 6.4 플루오로실리콘 아크릴레이트

Lens	*Dk* at 35℃
Fluoroperm 30 (Fluorocon 30)	30.3
Boston ES	27.3
Paragon HDS	58
Fluoroperm 60 (Fluorocon 60)	42.7
Equalens Ⅰ	58
Fluoroperm 90	64
Quantrum	55
Boston 7	60.4
Boston XO	100
Aquila	143
Fluoroperm 151	99.3
Paragon HDS 100	145
Optacryl F	160
Quantum 2	130
Z-Alpha	163

Dk in Fatt units

Fluorosilicon acrylate의 장점

- 매우 높은 *Dk* 값이 가능하다.
- 연속 착용(extended wear)에 적합하다.
- 습윤성이 더 좋다.
- 침전물 문제가 덜하다.
- CLIPC 발생률이 더 낮다.
- 변경이 가능하다.

Fluorosilicon acrylates의 단점

- 너무 얇으면 손상이 쉽다.
- 주의해서 제조해야 한다.
- 제품과 제조 방식에 따라 치수 안정성이 결정된다.
- 각막 고착이 일어나는 경우도 있다.

i General advice

- Fluorosilicon acrylate는 거의 모든 단순 환자들에게 적당하며 *Dk* 값이 낮은 제품에서 나타나는 많은 문제들이 해결된다. 이 제품들은 또한 유연성 있는 연속 착용으로 적합한 것으로 증명되었다.
- Silicon acrylate는 또한 대부분의 단순 환자들에게 적당하며 치수 안정성이 좋다. 이 제품들은 정상적인 일일착용에 적합하며 CLIPC를 제외하고는 대부분의 문제를 해결할 수 있다. 이 제품들은 유연성 있는 연속 착용의 렌즈로 가능하긴 하지만 적당하지는 않다.
- CAB 렌즈는 *Dk* 값이 낮을 때 고려할 수 있다. CLIPC와 3시와 9시 염색이 다른 제품에서 문제가 될 때에도 생각할 수 있다.

6.1.4 fluoropolymers

Fluoropolymer에는 silicon이 들어있지 않으며 무게의 50%까지가 fluorine으로 이것은 fluorosilicon acrylate에 포함된 양의 수배에 달한다. 이 제품은 *Dk* 값이 높고 표면 습윤성이 좋으며 침전물 저항성의 우수, 손상되지 않음에도 지금까지 제한되어 사용되어 왔다. 이러한 장점들보다 렌즈 휘어짐, 높은 비중, 비용에 관련된 상대적 단점의 문제들이 부각되어 왔다.

6.1.5 친수성 산소-투과 하드렌즈(hydrophilic gas-permeable hard lens)

표면의 친수성이 향상된 silicon acrylate 렌즈는 때때로 초기의 편안함과 표면 습윤성, 침전물 저항성을 돕도록 사용되어 왔다.

Novalens(Ocutec)는 55×10^{-11}의 *Dk* 값을 갖으며 OH기로 표면이 친수성을 갖도록 '소프트' 코팅이 되어 있다. 이 렌즈 자체는 물을 흡수하지 못하지만 습윤성이 좋고 편안함이 뛰어나다.

Aquasil(No.7)은 *Dk* 값이 50이며 HEMA와 유사하게 OH기를 표면에 포함하고 있다. 굴절률은 1.463이고 수분 흡수는 2% 미만이다. 기존의 방법 이후로 렌즈를 10.6%의 sulphuric acid 용액에 120분간 담가 표면에 OH기가 포함된 층을 생성하는 방법이 나왔다. 이런 수산기는 중합체에 영구적으로 결합하여 반응성을 갖지 않는다.

Aquasil RSP와 Contamac의 Hybrid FS, FS 플러스에서 채택한 다른 접근 방법은 나중 방법인 '액체 표면 기술'로 fluorosilicon acrylate 제품에 친수성 성분을 조합하는 것이다. 수화 전에 친수성 분자가 중합체 기질을 통해 분산되어야 렌즈 제조 후에 표면에 많은 친수성 부위가 생기게 된다. 수화된 후에는 친수성 성분은 물분자를 끌어당겨 편안함과 산소투과도 모두에서 향상된 결과를 가져오게 된다. 부가적인 처치는 필요하지 않으며 렌즈는 모든 기존의 세척제 용액을 사용하여도 괜찮다. Hybrid FS는 건조상태와 습윤 상태 모두에서 1.4465의 굴절률, *Dk* 23을 갖게 되며 0.94% 이하의 수분 흡수를 갖게 된다. Hybrid FS 플러스는 같은 굴절률을 갖지만 *Dk*는 60이며 수분 흡수도 0.85% 이하이다.

Millennium Lens(Vista)는 다르게 생산되는데 표면을 fluorosilicon acrylate 제품에 친수성 중합체를 중합시켜 전체 렌즈 표면에 공유 결합시켜 만들어진다.

표면-처리된 렌즈는 하드 렌즈 기준에 따라 피팅되고 fluorescein으로 정상적인 방식으로 평가된다. 거의 모든 보통의 하드 렌즈 시스템으로 세척, 보관이 가능하다. Miraflow는 알콜을 포함하고 있으며 입자로 되어있는 강한 세척 용액(예, Boston cleaner)은 피해야 한다.

6.1.6 carbosilfocon

Carbosilfocon은 원추 각막을 위한 EpiCon렌즈를 제조하는데 사용된다(32.8.3 참조). 제품의 *Dk* 값은 52이며 PMMA의 그물망을 차단 혼성중합체 bisphenol A carbonate와 polydialkylsiloxane로 상호 침투하게 하여 만들게 된다. 제품은 유연성이 있으며 직경이 큰 렌즈는 Gelflow moulding 기술로 생산한다.

6.2 polymethyl methacrylate

polymethyl methacrylate(PMMA)는 초기의 유리 공막 렌즈를 대체하는데 처음으로 사용된 1940년대 이래로 사용되어 왔으며 이후 각막 렌즈가 발달함에 따라 선택 제품으로 이용되었다. 요즘은 현대적인 하드 렌즈가 발달하게 됨에 따라 산소투과도가 거의 없다는 점을 비교하여 대체로 사용이 줄고 있긴 하지만 지난 40년 동안 PMMA를 성공적으로 착용해온 환자들도 많이 있다. 그러나 반응이 적고 안정성이 있다는 원래의 장점들 때문에 기존에 착용했던 소수의 사람들 뿐 아니라 아주 드물게 새로운 환자들에게도 사용할 여지는 있다. 증상이나 징후를 보이지 않으며 오랫동안 착용해온 많은 환자들에게서는 각막을 주의 깊게 관찰해야 하지만 다시 피팅하지 않고도 아주 잘 지내고 있다(13장 참조).

6.2.1 보완한 PMMA

PMMA가 많은 현대 제품과 비교하여 상대적으로 표면 습윤성이 좋기는 하지만 표면 성질을 수용한 다양한 제품들(예, BPflex)이 1970년대 중반에 소개되었다. 습윤성을 향상시키면 훨씬 편안해지고 렌즈 아래로 눈물 흐름이 늘어, PMMA같은 비투과성 제품을 사용하면 거의 피할 수 없게 나타나는 부종 문제를 어느 정도 줄이는데 도움이 되는 것으로 밝혀졌다.

6.3 소프트 렌즈

소프트 렌즈는 표 6.1[1]에 표시된 시스템을 따라 분류되며 85쪽에 나타난 예 2에서 Acuvue 2에 적용시켜 보았다. 렌즈는 일반적으로 수분함량, *Dk*, 제품 종류와 같은 상호 연관된 특성에 따라 논의된다.

함수율과 흡수(water content and uptake)

함수율과 흡수에 대한 정의는 1.3.2에 나와 있다. 숫자로 된 suffix를 포함한 상품명을 해석할 때 이것이 언제나 정확하게 실제 함수율을 반영하는 것은 아니라는 것을 주의하여야 한다.

Ionic과 non-ionic 중합체

함수율과 ionic 성질은 관련되어 있으며 이러한 중합체는 네 그룹으로 분류된다. 이 분류는 임상적인 고려 사항보다는 재질과 관련되어 있으며 여기에서 함수율이 높다는 것은 50% 이상으로 정의된다. ionic 중합체는 0.2% 이상의 메타크릴산을 포함하며, 이러한 함수율이 높은 렌즈는 음전하를 띤 카르복실산(carboxylic acid)을 포함한다. 이 중합체는 온도와 구성물의 조합에 민감하므로 환경 요인에 따른 렌즈 변수들이 훨씬 다양하다. 제품들은 눈물에서 침전물, 특히 단백질을 더욱 많이 끌어들이고 이는 일반적으로 사용 기한이 중요하지 않은 일회용 렌즈에 적합하다.

네 그룹은 다음과 같다 :

1 저함수, 비이온성 폴리머, 예, crofilcon(CSI 38.5%), polymacon(Bausch & Lomb HEMA 렌즈), phemfilcon A(Durasoft 55), lotrafilcon A(Night & Day 24%). 제품들은 보통 단백질 침전물이 적게 나타난다.

2 고함수, 비이온성 폴리머, 예, Lidofilcon A(Bausch & Lomb 70%), surfilcon A (Permaflex 74%), 열과 방부제인 소르브산(sorbic acid)은 렌즈 변색의 위험이 있으므로 소독을 위해 사용하는 것을 피해야 한다.

3 저함수, 이온성 폴리머, 예, balafilcon A(Purevision 36%)

4 고함수, 이온성 폴리머, 예, etafilcon A(Acuvue 58%), perfilcon(Permalens 71%), vifilcon A(Focus 55%). 이러한 polymer들은 가장 높은 수준으로 단백질이 침전되어 있으며 2그룹에서처럼 렌즈 소독에 열과 소르브산을 피해야 한다.

6.3.1 소프트 렌즈 함수율과 임상적 연관성

친수성 렌즈는 18%에서 85%의 수분함량을 갖도록 만들어진다. 그러나 현재 사용되는 많은 렌즈들은 여전히 HEMA를 기본으로 하여 38~46%의 범위를 갖는다.

저함수 렌즈의 장점

- 장력이 크다.
- 부서짐이 적다.
- 사용기한이 길다.
- 제조시 팽창 인자가 적다.
- 재생산성이 좋다.
- 제조하기 쉽다.
- 더 얇게 만들 수 있다.
- 눈에서 탈수가 적다.
- 오래되어도 변색이 덜하다.
- 관리용액과 관련된 문제가 적다.

저함수 렌즈의 단점

저함수 렌즈의 단점은 주로 *Dk* 값이 상대적으로 낮다는 것과 연관이 있다.

- 각막 부종을 일으키는 경향이 크다.
- 두께가 더 두꺼운 렌즈(예, 고굴절력 렌즈)를 오랫동안 사용시 혈관화를 일으킨다.

고함수 렌즈의 장점

대부분 고함수 렌즈는 *Dk* 값이 HEMA의 3~5배 사이이다. 부종이 있는 경우에 분명히 사용할 수 있다는 점외에 다른 여러 장점들은 다음과 같다 :

- 재질이 부드러워 착용감이 좋다.

- 적응기간이 빠르다.
- 착용시간이 더 길다.
- 연속 착용
- 두께가 두꺼워 다루기 쉽다.
- 두께가 두꺼워 시력안정이 좋다.
- 간헐적인 착용에 더 낫다.

고함수 렌즈의 단점

이런 좋은 특징들에도 불구하고 어떤 경우에는 전통적인 고함수 렌즈를 사용하지 못하게 하는 단점들이 있다. 이러한 문제들은 일회용 렌즈에서는 심각하지 않다.

- 사용기한이 더 짧다.
- 손상되기 쉽다.
- 침전물, 특히 흰 점이 더 많이 생긴다.
- 변색이 더 많다.
- 재생에 대한 신뢰도가 떨어진다.
- lathing으로 제조하기가 더 어렵다.
- 환경에 따라 변이가 크다.
- 시력에도 변화가 크다.
- 관리용액 문제가 더 많다.
- 렌즈 탈수
- 각막 건조

6.3.2 소프트 렌즈 두께의 임상적 연관성

굴절력이 −3.00D이고 '표준' 각막 직경의 HEMA 렌즈에서 전형적인 중심두께는 0.10~0.14 mm 범위 내에 있다. 0.10 mm 이하의 렌즈는 얇은 렌즈(thin)로 여겨지며 ; 0.07 mm 이하를 ultrathin이라 하고; 0.05 mm보다 얇은 것을 superthin 또는 hyperthin이라 부른다. 이는 산소투과성(*Dk/t*)이 증가하고 생리적 반응도 향상되며 뿐만 아니라 환자가 렌즈를 착용한 채로 우연히 잠이 들었을 때를 위해 고유의 안전성도 지니게 된다. 낮은 플러스와 무수정체 용 렌즈는 중심 두께가 두꺼운 것이 필수적이므로 실제로 ultrathin을 생각할 수 없다. 그럼에도 불구하고 'thin' 플러스 렌즈를 사용하면 전체적으로 더욱 만족할만한 결과를 나타낸다.

렌즈의 산소 투과도는 특히 중심 두께와 관련해서만 판단하는 것이 아니라 전체 렌즈를 보고 고려하여야 한다. '평균두께', '중간 두께'를 사용한다면, 실수를 피하고 타당성을 갖도록 이것을 정의해서 피팅에 사용해야 한다.

얇은(thin) 렌즈의 장점

- 부종 발생이 더 적다.
- edge가 얇아서 눈꺼풀 느낌이 더 적다.
- edge가 더 얇고 전체 직경이 더 크기 때문에 각막 윤부의 자극이 덜하다.
- 다른 피팅 특징을 이용하면 표준 렌즈보다도 중심화(centration)가 좋다.
- 피팅 단계가 더 적으므로 피팅이 쉽다.
- 환자가 우연히 잠들 경우 더 안전하다.

얇은(thin) 렌즈의 단점

- 다루기가 어렵다. 특히 약 -2.00D 이하의 낮은 마이너스 굴절력에서는 더욱 그렇다.
- 표준 두께 렌즈보다 손상률이 더 높다.
- 특히 열소독을 하면, 사용기한이 더 짧다.
- toric 각막에서는 시력이 떨어진다.
- 눈에서 탈수의 경향이 커 각막 앞의 눈물막을 파괴한다.

6.3.3 소프트 렌즈의 탈수(dehydration of soft lens)

눈에서 특정 렌즈가 임상적으로 성공하느냐 실패하느냐를 결정하는 주요 요인 중 하나는 렌즈의 탈수 특징과 연관이 있다.

렌즈 탈수의 효과

- parameter와 피팅에 변화를 가져온다.
- 편안함이 줄어든다.
- *Dk* 값 감소
- 눈물막 파괴
- 각막 건조와 염색

- 침전물 증가
- 시력 감소

렌즈 탈수에 영향을 미치는 요인

안과적 요인

- 눈물의 양
- 눈물막의 질과 안정성
- 눈물의 삼투압
- 눈 깜박임 습관
- 눈구멍(palpebral aperture)의 크기

다른 요인

- 렌즈 재질
- 렌즈 두께
- 온도 변화
- 상대 습도
- 통풍과 바람
- 전신 약물
- 술

중합체 내에 포함된 수분함량은 수소 결합의 반데르발스 힘에 의해 친수성 부위에 결합되어 있는 bound water와 증발에 의해 쉽게 손실되는 free water가 있다. bound water가 많을수록(예, 조직 친화성 중합체) 재질이 안구를 건조하게 만드는 정도가 약하다[8].

일반적으로 대부분의 수분 손실은 처음 몇 분 내에 일어나며 수분 함량이 높은 제품일수록 탈수가 심하다. 눈물막 안정성은 두꺼운 렌즈와 저함수 렌즈를 사용할수록 좋으며 ultrathin과 고함수 렌즈에서는 악화된다.

6.4 실리콘 하이드로젤(silicone hydrogels)

silicone hydrogel은 1999년에 UK에 소개되었고 silicone rubber(6.6 참조)와 hydrogel monomer를 조합함으로써 재질 기술에 중요한 진전을 가져왔다. 이런 재질은 분류접미어로 filcon을 사용한다. silicone 성분으로 산소 침투성(oxygen permeable)이 매우 높아지고 hydrogel 성분으로 렌즈가 부드럽고 편안하고 게다가 렌즈를 통해 액체를 이동시킨다는 것이 확인된다. silicone을 기본으로 한 재질은 본래 소수성이어서 완성된 렌즈를 친수성으로 만들고 편안하게 하기 위한 표면 처리가 필요하다. 표면 처리방식은 첫째, 산소 투과도에 아무런 효과를 주어서는 안되고, 둘째, 렌즈 구성 요소가 되어 렌즈를 사용하고 관리하는 동안에 제거되거나 소독 용액과 상호작용을 해서는 안된다.

Dk 값만을 생각할 때, 함수량과 직접적인 연결성을 갖는 *Dk* 값에서 보면 표준에 가까운 hydrogel 렌즈들은 한 가지 큰 차이점이 있다. silicone hydrogel에서 산소 흐름의 대부분이 silicone 성분 내에서 일어나기 때문에 수분 함량이 더 낮은 것이 더 높은 *Dk* 값을 가질 수 있다. 이런 성질을 가진 두 종류의 렌즈가 현재 사용되고 있다.

Bausch & Lomb의 Purevision(balafilcon A)은 친수성 모노머인 N-vinyl pyrrolidone과 실리콘 모노머인 polydimethylsiloxane이 균일하게 혼성 중합되어 있다. 후자는 trimethylsiloxane(TRIS)의 vinyl carbamate 유도물이다. 만들어진 최종 재질은 수분함량이 36%이며 110×10^{-11} Fatt 단위의 *Dk* 값을 갖는다. Purevision 렌즈는 기체 플라즈마 방에서 표면을 '친수성 silicate 복합물'로 변경한다. 이것은 'glassy silicate islands'라 불린다.

CIBA Vision의 Focus Night & Day(lotrafilcon A)는 이형(biphasic) 분자 구조를 갖는다. 이는 TRIS와 N, N dimethylacrylamide(DMA)를 혼성 중합한 fluorether macromer로 구성된다. fluorosiloxane 형태에서는 산소를 저장 및 전달하고 반면 hydrogel 형태는 산소와 수분을 모두 전달한다. Lotrafilcon A는 수분함량이 24%이고 140^{-11} Fatt 단위 *Dk* 값을 갖고 있다.

silicone hydrogel의 장점

- 매우 높은 *Dk* 값을 사용할 수 있다.
- 연속 착용에 적당하다.
- 적응이 빠르다.
- 혈관화가 있는 환자에게 적당하다.
- 탈수 특징이 우수하다.
- 렌즈가 견고하여 다루기 쉽다.
- 침전물 발생이 적다.
- 장력이 커서 손상률이 낮다.
- 사후관리에서 fluorescein 흡수가 낮다.

silicone hydrogels의 단점

- 복잡한 디자인(toric, bifocals)은 사용할 수 없다.
- 오직 일회용으로만 사용할 수 있다.
- 궁형 염색을 더 잘 나타낸다(29.3 참조).
- 뮤신볼(mucin ball)이 자주 나타낸다(29.3 참조).
- 비싸다.

6.5 생체 친화성 렌즈와 생체 모방 렌즈 (biocompatible and biomimetic lenses)

생체 친화성 렌즈(biocompatible lens)

생체 친화성은 '재질이 생물학적 반응을 일으키지 않고 자연물질과 조화되는 능력'으로 정의되어 왔다. 생체 친화성 제품의 장점은 생리적 반응이 좋고 눈물 증발과 각막 건조, 침전물이 감소된다는 것이다. 현재 렌즈와 재질에는 Proclear, Vistagel PLUS, Benz 5f-x가 있다.

Proclear 재질은 적혈구 세포막을 구성하는 자연적 성분인 phosphorylcholine(PC)이 포함되는데 이는 물에 대한 친화도가 높고 단백질 흡수에 저항성이 있다. 유사한 기술을 안구 내 렌즈뿐 아니라 심장, 정형외과, 다른 건강 관리 제품에도 적용할 수 있다. 콘택트 렌즈의 범위에는, lathing으로 제조된 기존의 렌즈와 cast moulding으로 생산한 일회용 렌즈가 모두 포함된다.

생체 모방에서는 복잡한 구조와 자연 화학의 원칙을 훨씬 단순한 과학적 수단으로 모방한 것이지만 그럼에도 불구하고 같은 결과를 얻지는 못했다. Vistagel PLUS 재질은 이러한 생체 모방에 바탕을 두고 있다.

이것의 주요 특징으로, Vistagel PLUS는 각막의 구조에 따라 설계되었으며 그래서 눈물막 환경 내에서는 침전물 형성에 따른 문제를 일으키지 않는다. 이러한 원칙은 렌즈 제품에 적용된다. Vistagel PLUS의 두 종류로 수분 함량이 40%와 55%인 것을 사용할 수 있다.

콜라겐 렌즈(collagen lens)

콜라겐 렌즈 또한 생물학적 중합체로 만들어졌으며 생체 친화성이 좋다. 이 렌즈는 주로 치료용으로 사용되어 왔다. 이 렌즈는 수일이 지나면 용해되므로 절대로 영구적이지 않다.

6.6 실리콘 렌즈(silicone lens)

6.6.1 silicone rubber 렌즈(elastomers)[10,11]

실리콘 렌즈는 여러 가지 면에서 하드 렌즈와 다르다. 이 렌즈는 접히고 굽히며 뒤집힐 수 있다. 이 렌즈는 탄성이 뛰어나며 착용시 부분적으로 각막 모양에 맞게 된다. *Dk* 값이 200×10^{-11} Fatt 단위 범위로 매우 높으며 또한 렌즈의 자연적 상태가 건조하며 매우 질기기 때문에 친수성 렌즈와 다르다. 이 렌즈는 어느 정도까지도 물을 흡수하지 않으므로 피팅시에 fluorescein을 사용할 수 있으며 소프트 렌즈와 같은 소독 방법이 필요 없다.

silicon rubber 원재료가 무형의 성질을 띠므로 렌즈는 moulding과 경화 기술로 생산되는데 이를 통해 재생산성이 좋게 유지될 수 있다. silicone을 사용할 때 가장 어려운 점은 그 자연적 표면이 극도로 소수성이라는 것인데 따라서 렌즈의 광학적 또는 물리적 성질을 방해하지 않으면서 영구적으로 표면에 친수성을 줄 수 있는 방법을 고안하는 것이 필요하다. 그 결과 제조 과정의 최종 단계는 이온 충격으로 표면 처리를 한다.

다음과 같은 장단점 때문에 silicone은 제한된 범위에서만 치료적으로 이용될 수 있는 극소수의 렌즈로 남게 되었고 지금은 구하기 어렵다(32.9 참조).

silicone 렌즈의 장점

- *Dk* 값이 매우 높다.
- 많은 소프트 렌즈보다 더 잘 보이고 안정된 시력을 얻을 수 있다.
- 환경 요인에 의한 편안함이나 피팅 변화가 적다.
- 잃어버리거나 손상될 위험이 적다.

silicone 렌즈의 단점

- 하드 렌즈처럼 매우 정확한 피팅을 필요로 하여 피팅하기 어렵다.
- 부정적인 압력 효과로 렌즈 고착이 일어나는데, 특히 렌즈가 정확하게 피팅되지 않았

을 때 나타난다.

- 표면 코팅이 파괴되고 습윤이 어렵다.
- 침전물 생성
- 특히 느슨한 피팅에서의 이물질

6.6.2 실리콘 합성수지 렌즈(silicone resin lens)

합성수지 렌즈는 유연하지 않고 하드렌즈의 물리적 특성을 많이 갖고 있기 때문에 silicone elastomer와 다르다. 그러나 *Dk* 값은 elastomer에 비해 상당히 낮으며 이들은 제한적으로만 사용되어 왔다.

References

1. Hough, T. (2000) *A Guide to Contact Lens Standards.* British Contact Lens Association, London
2. Holden, B.A., La Hood, D. and Sweeney, D.F. (1985) Does Dk/L measurement accurately predict overnight edema response? *American Journal of Physiological Optics,* **62**, 95P
3. Fatt, I. (1986) Some comments on methods used for measuring oxygen permeability (*Dk*) of contact lens materials. *Contact Lens Association of Ophthalmologists Journal,* **11**, 221–226
4. Brennan, N., Efron, N.A. and Holden, B.A. (1986) Oxygen lenses. *American Journal of Physiological Optics,* **63**, 4P
5. Benjamin, W.J. and Capelli, Q.A. (2002) Oxygen permeability (Dk) of thirty-seven rigid contact lens materials. *Optometry and Vision Science,* **79** (2), 103–111
6. Fatt, I. (1985) A new look at fluoropolymers. *Optician,* **190** (5015), 25–26
7. Sammons, W.A. (1980) Contact lens thickness and all that. *Optician,* **180** (4467), 11–18
8. Hart, D.E. (1987) Surface interactions on hydrogel contact lenses: scanning electron microscopy (SEM). *Journal of the American Optometric Association,* **58**, 962–974
9. Sweeney, D.F. (ed.) (2000) Silicone hydrogels: the rebirth of continuous wear contact lenses. Butterworth–Heinemann/British Contact Lens Association,

London

10. Hill, R.M. (1966) Effects of a silicone rubber contact lens on corneal respiration. *Journal of the American Optometric Association,* **37**, 1119–1121

11. Roth, H.W., Iwaski, W., Takayama, M. and Wada, C. (1980) Complications caused by silicone elastomer lenses in West Germany and Japan. *Contacto,* **24**, 28–36

CHAPTER 7

하드 렌즈 디자인의 원칙 (principles of hard lens design)

7.1 하드 렌즈 디자인의 기본 원리

- 렌즈는 구면, 비구면 혹은 그 둘의 조합 모두가 가능하다.
- 대부분의 각막 렌즈는 중심부와 주변부로 구성되어 있는데 중심부는 각막중심과 관련하여 어피컬 클리어런스(apical clearance)나 얼라인먼트(alignment) 방식으로 피팅되며 주변부는 각막으로부터 약간 들리도록 디자인된 좀더 플랫한 부위로 구성된다.
- 중심 정렬(central alignment)이 최적의 시력을 제공할 수 있다.
- 눈물 교환이 충분히 이루어지려면 주변부 틈(peripheral clearance)이 필수적이다.
- 중심부에서 주변부로 전환되는 것은 구형의 이중커브 디자인에서는 날카롭기에 접합 부커브(additional curve)를 더해 부드럽게 한다.
- 비구면 렌즈는 훨씬 부드럽게 전환되며 일부 디자인은 매우 매끄럽게 블렌드된 구면의 멀티커브와 비교될 수 있다(11장 참조).

7.2 디자인에 영향을 미치는 힘

모든 제품의 각막 렌즈를 눈에 놓으면 여러 가지 힘의 영향을 받게 된다. 이런 요인에는 안과적 요인과(5장 참조) 자체의 물리적 요인을 모두 들 수 있다[1].

7.2.1 중력의 중심(centre of gravity)

- 렌즈의 중력 중심은 렌즈 후면의 다소 뒤쪽에 놓인다(그림 7.1).
- 반경, 직경, 두께, 굴절력에 영향을 받는다.
- 스티프한 렌즈는 중력의 중심이 플랫한 렌즈보다 뒤에 있으며 그러므로 각막중앙에 더욱 잘 위치한다(그림 7.2a).
- 플랫한 렌즈는 중력의 중심이 앞에 있어 각막중앙에 위치하는 것이 어렵다(그림 7.2b).
- 직경이 큰 렌즈는 중력의 중심이 직경이 작은 렌즈보다 뒤에 있으며 각막중앙에 잘 위치한다.
- 작은 렌즈는 중력의 중심이 앞에 있어 각막중앙에 위치하는 것이 어렵다.

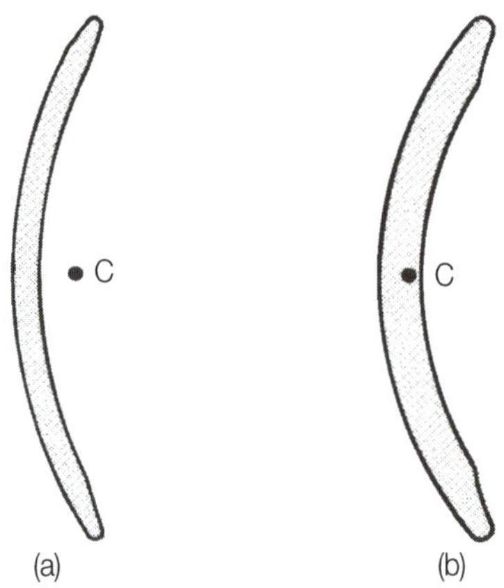

그림 7.1 (a) 마이너스 렌즈와 (b) 플러스 렌즈에서의 중력 중심(C)

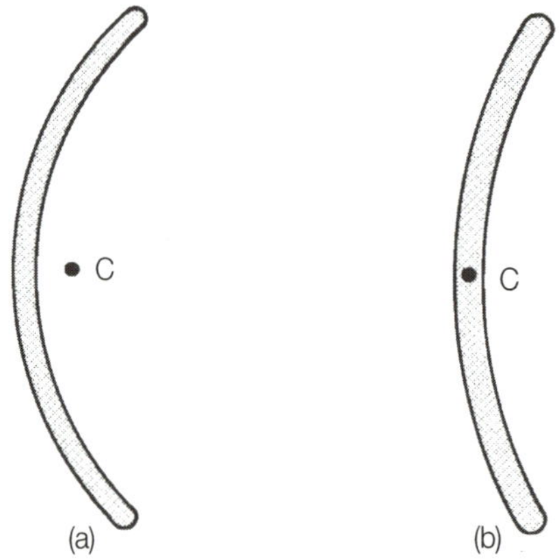

그림 7.2 (a) 스티프한 렌즈와 (b) 플랫한 렌즈에서의 중력 중심(C)

7.2.2 마찰력

눈물막의 점성은 마찰력을 통해 렌즈를 고정된 위치에 있도록 한다. 눈물막이 얇아지거나 눈물막의 수용성 성분이 증가하면(예, 적응 동안에) 이러한 힘들이 중심에 위치하게 하는 능력을 감소시킨다.

7.2.3 모세관 인력(capillary attraction)

- 렌즈가 각막 모양과 일치할수록 모세관 인력과 안정성이 더욱 커진다.
- 하드 렌즈가 각막 모양에 정확하게 맞을 수는 없기 때문에 렌즈 안정성을 위한 충분한 모세관 인력과 눈물 교환을 위한 충분한 움직임이 균형을 이루도록 해야 한다.
- 너무 플랫하게 피팅하면 모세관 인력이 적어져 움직임이 많아진다.
- 스티프하게 피팅하면 좋지 않은 눌림 효과(pressure effect)나 흡인 효과(suction effect)를 일으킬 수 있다.
- 렌즈 가장자리에 있는 눈물 매니스커스(tear meniscus)도 각막중앙에 위치하기 위한 힘을 제공한다. 매니스커스가 클수록 부착이 더 잘된다.

7.2.4 비중(specific gravity)

- 디자인과 부피는 같지만 비중이 다른 두 렌즈는 눈에서 다르게 움직인다는 사실은 임상적으로 중요하다. 비중이 더 낮을 때 렌즈의 무게는 적게 나간다.
- 중력이 액체인력보다 크기 때문에 렌즈가 떨어지는 것으로 비중이 더 낮은 제품을 사용하면 각막중앙에 잘 위치하고 비중이 크면 그 반대이다.
- 프리즘 밸러스트(prism ballast) 디자인의 비중이 높은 재질은 렌즈의 정각과 기저에서 무게 차이가 크다는 장점을 갖는다.

7.2.5 두께와 랜티큘러(thickness and lenticulation)

두께는 back vertex power(BVP), 디자인, 재질에 따라 결정된다. 중심 두께(t_c)와 가장자리 두께(t_e)는 모두 중요하다(표 7.1과 7.2).

- BVP가 −6.00D나 +4.00D보다 크면 과도한 두께와 질량을 줄이도록 렌티큘러 작업을 해야 한다.
- front optic zone diameter(FOZD)를 더 작게 만드는 방식의 렌티큘러 작업은 플러스렌즈에서는 렌즈의 중심 두께를 줄이고 마이너스렌즈에서는 가장자리 두께를 줄인다(그림 7.3).

표 7.1 TD = 9.60과 BOZD = 7.80 mm로 일정하다고 했을 때 전형적인 두께 값

BVP (D)	t_c (mm)	t_e (mm)
−10.00	0.13	0.25
−6.00	0.13	0.22
−3.00	0.15	0.20
−1.00	0.18	0.18
+1.00	0.22	0.12
+3.00	0.26	0.13
+6.00	0.34	0.15
+10.00	0.45	0.16

표 7.2 다른 제품에 대한 최소 두께 (BVP -3.00D)

Material	t_c (mm)	t_e (mm)
PMMA	0.10	0.12
CAB	0.16	0.12
Silicon acrylate	0.15	0.13
Fluorosiliconacrylate	0.14	0.15

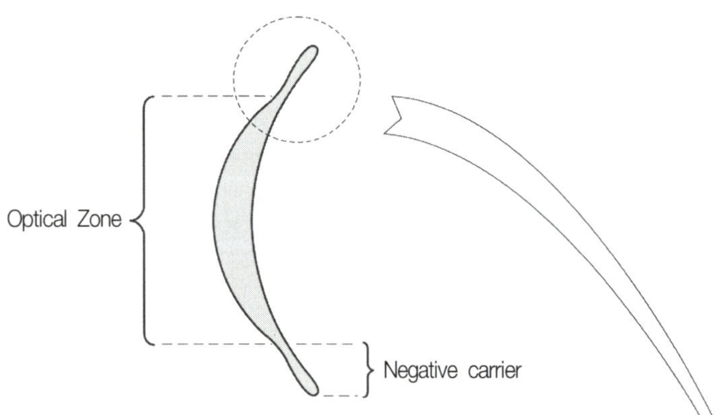

그림 7.3 플러스 렌즈의 렌티큘러 작업

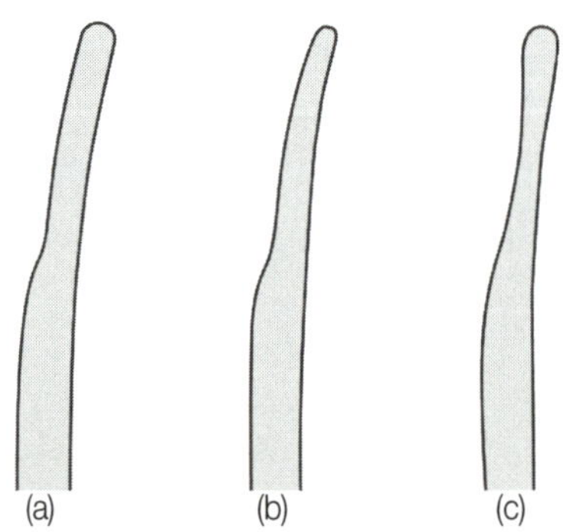

그림 7.4 렌티큘러 렌즈의 carrier 모양 : (a) plano, (b) positive, (c) negative

- FOZD는 back optic zone diameter(BOZD)보다 약 0.5 mm 커야 한다.
- 렌티큘러 렌즈의 carrier부위는 모양이 plano, negative, positive가 될 수 있다(그림 7.4). 의도하는 효과가 어느 것인지에 따라 선택한다(예, 눈꺼풀 부착 기술, 7.5 참조).

7.2.6 재질의 굴절률(refractive index of materials)

다음은 굴절률의 전형적인 예이다:

PMMA	1.49
CAB	1.47
silicon acrylate	1.471~1.48
fluorosiliconacrylate	1.453~1.471
silicone	1.43

- 굴절률이 높을수록 더 얇은 렌즈를 만들 수 있다.
- 현대의 하드 렌즈는 PMMA보다 굴절률이 낮아 더 두껍다.
- 굴절률이 높은 플라스틱은 bifocal 자렌즈 부분에 사용된다. 피팅을 돕기 위해 형광 염색제를 사용할 수 있다.
- 굴절률은 토릭 렌즈를 피팅할 때 중요하다.

7.2.7 가장자리 모양(edge shape)

- 편안함을 위해 매우 중요하다.
- 매끄러워야 하고 잘 마무리되어야 한다.
- 최종 주변부 커브로 블렌드 한다.
- 렌즈 제거시 도움이 될 수 있다.

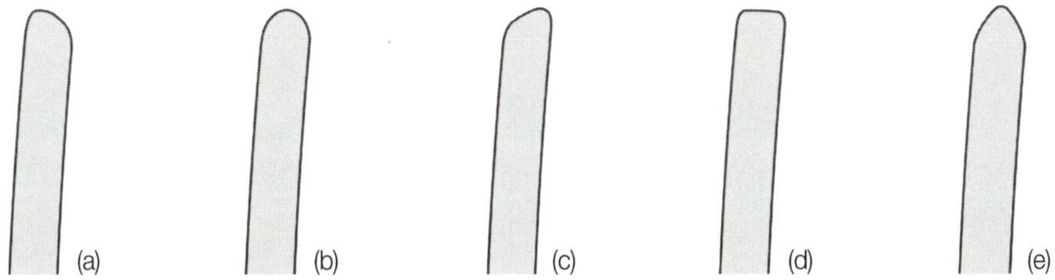

그림 7.5 렌즈의 가장자리 모양:
(a) posterior, (b) central, (c) anterior, (d) blunt, (e) sharp

Practical advice

- 특히 토릭 각막과 단단한 눈꺼풀에서는 렌즈 유연성 때문에 대부분의 현재 재질로는 중심두께를 0.14 mm 이하로 주문하면 안된다.
- 가장자리 두께는 최소 0.12 mm가 되어야 한다. 'knife edge'는 불편함을 일으킬 수 있고 특히 플러스 렌즈에서는 부서지기 쉽다.
- 마이너스 렌즈는 보통 자연스럽게 눈꺼풀로 부착된다.
- negative carrier를 사용하면 low-riding이나 플러스 렌즈에서 눈꺼풀 부착을 돕는다.
- positive carrier는 high-riding 경향을 감소시키는데 도움이 된다.
- 피팅 원리(7.5 참조)와 눈꺼풀의 민감도에 따라 다양하게 가장자리 끝이 가늘어지는 것과 둥근모양의 다양한 형태가 사용된다. 가장자리는 (a) posterior, (b) central, (c) anterior, (d) blunt, (e) sharp[2](그림 7.5)로 표현한다.
- 가장자리 두께는 BVP에 따라 다르다(7.2.5 참조).

7.3 가장자리 들림의 개념(concept of edge lift)

가장자리 들림의 개념은 눈에 넣지 않은 렌즈 디자인과 관련된다. 가장자리 들림이란 가장자리 모양이 될 여러 커브의 구체적인 표현이며 이는 축 방향(axial direction)이나 방사성 방향(radial direction)으로 표현할 수 있다.

축 방향가장자리 들림은 렌즈 직경으로 설정된 렌즈후면의 한 점에서 후면 중심광학부의 연장선에 닿는 거리로 정의하며 이는 렌즈 축에 평행하게 측정 된다[3](그림 7.6). BOZR이 편평할수록 주변부 커브의 플랫한 정도가 커지며 이는 특정한 가장자리 들림을 유지하기 위해 필요하다.

현재의 렌즈 디자인은 보통 축성 가장자리 들림(AEL)으로 정한다. 렌즈는 때로 필요한 AEL을 결정하고 그에 맞는 주변부 곡선을 계산하여 디자인 한다. 렌즈 커브의 가장자리 들림이 전체 모양을 결정한다.

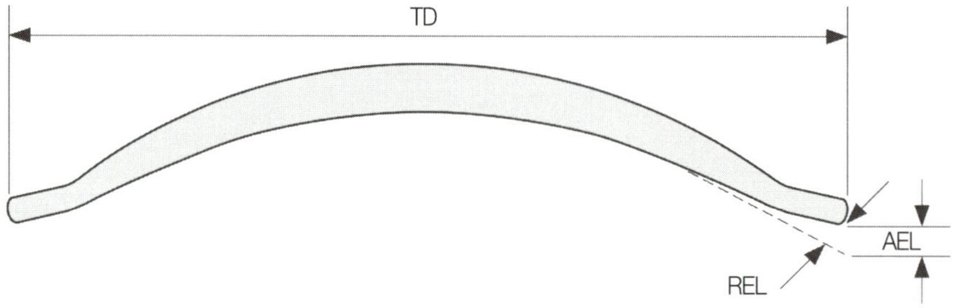

그림 7.6 하드 렌즈 디자인(TD, total diameter)에서 축성 가장자리 들림(Axial edge lift, AEL)과 방사성 가장자리 들림(Radial edge lift, REL)

예전에는 가장자리 들림은 다양한 용어를 사용하였다 :

- Z value, 또는 축성 가장자리 들림
- 일정한 축성 가장자리 들림(Constant axial edge lift, CAEL) (8.3 참조)
- Z factor 또는 방사성 가장자리 들림
- flattening factor

축성 가장자리 들림의 값은 0.09 mm에서 0.15 mm 사이로 다양하다. 스티프한 렌즈와 플랫한 렌즈에서 주변부 커브가 같이 증가하면 스티프한 렌즈가 상대적으로 가장자리 들림이 더 커지게 된다[4].

예 :

r $r+0.5$ $r+2.2$ $r+4.7$

8.40:7.00/8.90:8.00/10.60:8.50/13.10:9.00 AEL = 0.117 mm

7.20:7.00/7.70:8.00/ 9.40:8.50/11.90:9.00 AEL = 0.172 mm

CAEL 렌즈[4]는 반경 범위에서 같은 AEL을 주기 위해 주어진 TD에 디자인 하는 다곡면(multicurve)렌즈이다. 그러므로 임상적인 모습과 작용이 일치한다.

Z factor[5]나 방사성 가장자리 들림(REL)은 렌즈직경으로 설정된 렌즈 뒷면의 한 점에서 후면 중심광학부의 연장선에 닿는 거리로 정의되며 이는 후자의 반경을 따라 측정된다(그림 7.6).

축성 가장자리 들림 대 방사성 가장자리 들림의 비율은 거의 5 : 4 정도이다.

예 :

7.40:7.00/8.10:7.80/9.30:8.60/10.50:9.00

총직경(TD) 9.00 mm의 0.15 mm의 CAEL 시범 세트에서 구해보면[6]

7.80에서 AEL = 0.025 ; 8.60에서 AEL = 0.095 ; 9.00에서 AEL은 0.15

최종 주변부 커브에 디자인된 값

9.00에서 REL = 0.12 REL/AEL 비율 = 0.80

flattening factor(ff)는 주변부 커브가 처음 렌즈의 중심부 반경과 비교하여 플랫해진 범위로 정의한다(8.2 참조).

주어진 렌즈 디자인에서 각 주변부 커브의 분담을 계산하는 방법은 두 가지가 있다.

Band width method

이 방법은 중간 곡선(intermediate curve)의 가장자리에서 가장자리 들림을 계산한다[7].

Step-by-step method

이 방법은 중간커브가 렌즈의 총직경으로 확장되는 것처럼 중간커브의 AEL을 전체의 AEL로 생각하여 계산한다.

Band width method와 비교하여 step-by-step 방법은 mid-peripheral 커브에서는 AEL이 더 커지고 third 커브에서는 AEL이 더 작아진다.

tri커브에서 중간커브가 AEL의 2/3을 나타내고 third 커브가 1/3에 기여한다. tetra커브 렌즈는 처음 주변부 곡선이 AEL의 반과 두 번째 1/3, 네 번째 1/6을 나타낸다. 각 커브가 기여하는 것은 컴퓨터 프로그램을 이용하면 쉽게 계산할 수 있다.

7.3.1 가장자리 틈새의 개념(concept of edge clearance)

가장자리 틈새는 눈에 있는 렌즈와 관련된 용어이며 플루레신 패턴으로 알아볼 수 있다. 렌즈의 주변부는 다음을 위해 각막보다 더 플랫하게 피팅되어야 한다:

- 각막 대사를 유지하기 위해 렌즈 아래의 눈물 교환이 이루어지도록 한다.
- 눈물매니스커스를 형성하여 모세관 인력과 렌즈의 중심력이 작용할 수 있도록 한다 (7.2 참조).
- 눈꺼풀로 렌즈를 제거하는데 도움이 된다.
- 렌즈 가장자리에 압력과 각막 손상이 일어나는 것을 피한다.
- 렌즈 고착을 피한다.

가장자리 틈새가 너무 작으면 다음과 같은 현상이 일어난다:

- 눈물 교환이 불충분함
- 렌즈 움직임이 적다.
- 렌즈 가장자리에 압력이 생기고 궁형 염색(arcuate staining)이 생김
- 렌즈를 제거하기 어려움
- 렌즈 고착

가장자리 틈새가 너무 크면 다음과 같은 현상이 일어난다:

- 과다한 렌즈 움직임

- 렌즈 주변부 아래에 거품이 생기거나 기포가 생긴다.
- 중심에 위치하지 않음
- 각막에서 렌즈 이탈
- 눈물막 파괴로 3시와 9시 염색 발생

Practical advice

- AEL은 눈에서 뺀 렌즈 디자인과 관련이 있다.
- 가장자리 틈새는 눈에 착용한 렌즈와 관련이 있다.

7.4 눈물 층 두께

- 눈물층 두께(Tear layer thickness, TLT)는 렌즈의 뒷면과 각막 사이의 틈새로 보통 중심 부위에서 일어나는 것을 말한다(전형적인 예, 그림 7.7).

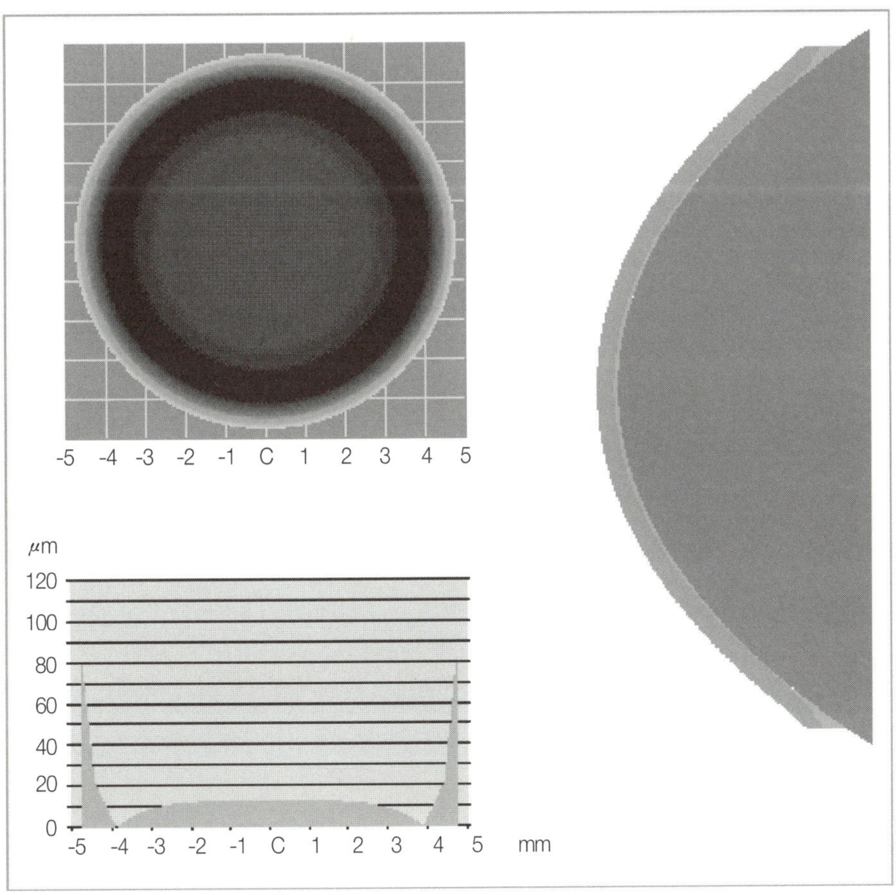

그림 7.7 눈물층 도표 (Plate 1)

- 피팅 기술과 렌즈 디자인에 따라 apical clearance의 값이 결정된다.
- TLT는 밀리미터로 표시되는 가장자리 들림과는 달리 micron(㎛)(1 ㎛ = 0.001 mm)으로 표시되며 렌즈의 물리적 면적에만 관계있다.
- 〈20 ㎛인 TLT의 플루레신 염색은 Burton lamp로 볼 수 없다.

전형적인 값

눈물층 두께 = 5~10 ㎛.

edge clearance(EC) = 75~80 ㎛

7.5 눈꺼풀 부착 렌즈(lid attachment lens)

눈꺼풀 부착(hitch-up)은 눈꺼풀과 렌즈의 부착을 증가시키기 위해 가장자리 형태나 렌즈의 전면 주변부의 모양을 이용한다[9,10].

- 주변부 렌즈 부위가 눈깜박임 후나 눈을 감은 후 윗눈꺼풀과 일정하게 닿아 있을 때 눈꺼풀 부착이 일어난다.
- 그러므로 윗눈꺼풀과 함께 렌즈가 움직이고 눈을 깜박거린 후에는 각막의 윗부분 자리로 돌아온다.
- 대부분의 눈에서 마이너스 렌즈는 그 모양 때문에 자연적으로 눈꺼풀이 붙게 하나 직경이 더 큰 렌즈가 종종 필요하기도 하다(그림 7.8).
- 윗눈꺼풀이 정상 위치에 있을 때 렌즈에 대해 윗방향에 있게 하는 장력은 눈물 meniscus의 중심력이나 중력이 아랫방향으로 당기는 힘보다 크다.
- 플러스 렌즈는 반대 효과를 나타내며 그 가장자리 모양 때문에 눈꺼풀의 윗방향 위치에서 벗어나려는 경향이 생긴다.
- 렌즈 전면 렌티큘러 구조가 필요하다.

장점

- 더욱 편안하다.
- 정상적으로 깜박거리는데 도움이 된다.
- low-riding 렌즈와 반대로 작용한다.
- 깜박일 때 눈물 교환을 돕는다.

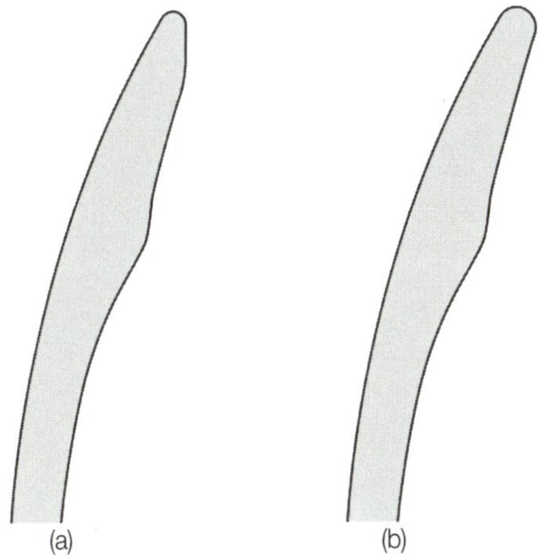

그림 7.8 Korb 가장자리(a)와 표준 가장자리 디자인(b)

- 고굴절력에서 렌즈를 더 얇게 만들 수 있다.
- 3시와 9시 염색이 적다.

단점

- 동공의 아래 경계에서 플래어가 나타난다.
- 주변부 커브를 개인에 맞게 디자인할 필요가 있을 수 있다.
- 앞면에 복잡한 구조가 필요할 수 있다.

7.6 눈꺼풀 안쪽 렌즈(interpalpebral lenses)

총직경이 수직의 눈구멍보다 더 작고 두께가 매우 얇은 렌즈를 사용하는 기술의 목적은 중심에 위치하는 것을 좋게 하기 위함이다. 이는 주로 PMMA에 적용되어 생리적인 작용을 향상시키고 얇은 렌즈를 더 쉽게 제조할 수 있어서 적용되어 왔다.

피팅

TD : 최대 동공 직경보다 적어도 직경이 2.00 mm 이상, 즉 보통 7.50~8.50 mm

BOZR : 가장 플랫한 'K'보다 0.15 mm까지 더 가파르게 하여 alignment 피팅이 되도록 한다.

BOZD : 5.00~7.00 mm

예 1 : 7.80:6.50/8.60:7.50/10.40:8.50t_c = 0.10

예 2 : 7.80:7.00/10.50:8.00t_c = 0.08

장점

- 눈구멍이 좁을 때 더욱 좋다.
- 민감한 눈꺼풀에서 덜 느껴지게 할 수 있다.
- 주변부가 불규칙한 각막에 더욱 좋다.
- 구면 디자인의 작은 렌즈는 중등도 또는 심한 토릭 각막에서도 종종 성공적이다.
- 각막 대사에 장애가 적다.
- 렌즈가 윤부에서 떨어져 위치하기 때문에 3시와 9시 염색이나 윤부의 이상이 적다.

단점

- 렌즈가 더 얇아야 하므로 제조하기 더 어렵다.
- 다루기 어렵다.
- 렌즈 제거가 더 어렵다.
- 가장자리가 손상되기 쉽다.
- 플레어
- 눈깜박임을 억제하여 3시와 9시 염색이 더 증가할 수도 있다.
-

References

1. Hayashi, T.T. and Fatt, I. (1980) Forces retaining a contact lens on the eye between blinks. *American Journal of Optometry and Physiological Optics,* **57**, 485–507
2. La Hood, D. (1988) Edge shape and comfort of rigid lenses. *American Journal of Optometry and Physiological Optics,* **65** (8), 613–618
3. Bennett, A.G. (1986) Aspherical contact lens surfaces. *Ophthalmic Optician,* **8**, 1037–1040, 1297–1300, 1311, **9**, 222–230
4. Stone, J. (1975) Corneal lenses with constant axial edge lift. *Ophthalmic Optician,* **15**, 818–824
5. Hodd, F.A.B. (1966) A design Study of the back surface of corneal contact lenses. *Opthtalmic Optician,* **6**, 1175–1178, 1187–1190, 1203, 1229–1232, 1235–1238, **7**, 14–16, 19–21, 39

6. Douthwaite, W.A. (1995) *Contact Lens Optics and Lens Design,* 2nd edn. Butterworth-Heinemann, Oxford
7. Rabbetts, R.B. (1993) Spreadsheet programs for contact lens back surface geometry. *Journal of the British Contact Lens Association,* **16**, 129-133
8. Atkinson, T.C.O (1987) The development of the back surface design of rigid lenses. *Contax* (Nov), 5-18
9. Korb, D.R. and Korb, J.E. (1970) A new concept in contact lens design. *Journal of the American Optometric Association,* **41**, 1023
10. Mackie, I. (1973) Design compensation in corneal lens fitting. In: *Symposium on Contact Lenses: Transactions of the New Orleans Academy of Ophthalmology.* Mosby, St. Louis

CHAPTER 8

하드 렌즈 디자인 발달 (development of hard lens design)

8.1 도입

최초의 PMMA 각막 렌즈는 1947년에 디자인되었다[1]. 이는 'K' 값보다 거의 0.30 mm 더 플랫한 single curve를 지녔으며 총직경은 약 11.00 mm이었다. 생리적인 이유로 임상적으로는 제한된 경우에서만 성공하였다. 1950년대 초반이 되어서야 Bier와 같은 임상의들이 각막이 단순한 구면보다 더 복잡하다는 것을 깨닫게 되었고 bicurve 구조를 도입하였다. 여기에 더 플랫한, third curve를 추가하여 눈물 순환을 도움으로써 이후의 발전이 이루어졌다. 각막의 복잡한 타원형 구조는 1960년대 후반에야 완전히 이해되어 다곡면 렌즈가 최초의 비구면 구조와 함께 개발되었다[2]. 대부분의 디자인은 다음과 같이 피팅되었다 :

- 중심 정렬(central alignment)이나 주변부 틈새(peripheral clearance)를 가지는 최소의 틈이 있도록.
- 주변부 정렬(peripheral alignment)을 갖는 중심부 틈새(central clearance)가 있도록.

약자와 기호는 다음의 ISO 용어를 이용하여 이루어진다 :

BOZR(r_0) = back optic zone radius 후면 광학부 반경

BOZD($\varnothing_0$) = back optic zone diameter 후면 광학부 직경

r_1	= first back peripheral radius 후면 제1주변부 반경
$\varnothing_1$	= first back peripheral diameter 후면 제1주변부 직경
r_2	= second back peripheral radius 후면 제2주변부 반경
TD($\varnothing_T$)	= 총직경 total diameter

여기에 추가로, 가장 플랫한 케라토미터 측정값인 'K'를 사용된다.

8.2 초기 렌즈 디자인(early lens designs)

Bier 지형윤곽선 방법(Bier contour technique)

1957년 Bier에 의해 영국에서 개발되었다[3]. 구면 이중커브(bicurve) 디자인으로 apical alignment와 peripheral clearance로 피팅되었다. 현재는 그동안 문제점 없이 착용하였던 사람들에게만 예외적으로 드물게 사용된다.

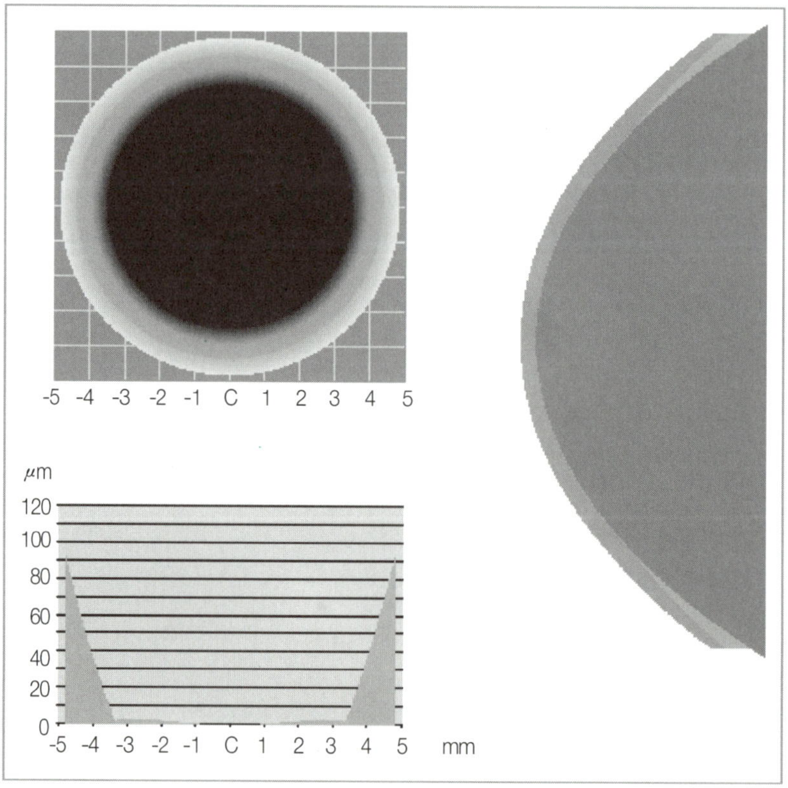

그림 8.1 눈물층 단면/ Bier contour technique (Plate 2)

BOZR = 'K' ± 0.10 mm

r_1 = BOZR + 0.40~0.80 mm

BOZD = 6.50~7.50 mm

TD = 8.50~10.00 mm

예 : 7.80:6.80/8.60:9.65 −3.00 (그림 8.1)

보완된 지형윤곽선 방법(modified contour technique)

Bire의 윤곽선 방법의 수정판으로 삼중 커브를 사용한다. 피팅은 제 1 주변부 커브와 중심부정렬로 되며 어느 정도의 각막 정렬을 준다. 최종 커브는 작고 플랫하다. 다시 피팅할 때나 PMMA로 큰 가장자리 들림이 필요할 때 종종 사용된다.

BOZR = 'K' ± 0.500 mm

r_1 = BOZR + 0.30~0.50 mm

r_2 = 9.50~12.50 mm, 너비 0.20~0.40 mm

BOZD = 6.00~7.50 mm

TD = 8.50~9.50 mm

예 : 7.80:6.50/8.30:9.10/12.25:9.50 −3.00 (그림 8.2)

Bayshore 방법

1962년 Bayshore에 의해 미국에서 개발되었다[4]. 작은 삼중커즈 각막 렌즈로 중심부 틈과 주변부 정렬을 주도록 피팅된다. 때로 타이트한 interpalpebral 피팅에 사용된다.

BOZR = 'K' − 0.30 mm

BOZD = 5.60~6.60 mm

TD = 7.00~8.80 mm (수직 palpebral aperture(눈구멍)보다 0.20 mm 적다)

r_1 = BOZR + 1.00~1.50 mm (각막에 맞춘다)

r_2 = 17.00 mm, 너비 0.10~0.30 mm

Fenestration = central, 직경 0.20~0.25 mm

예 : 7.60:6.00/8.80:7.00/17.00:7.60 −3.00
(Single central fenestration, 0.20 mm)

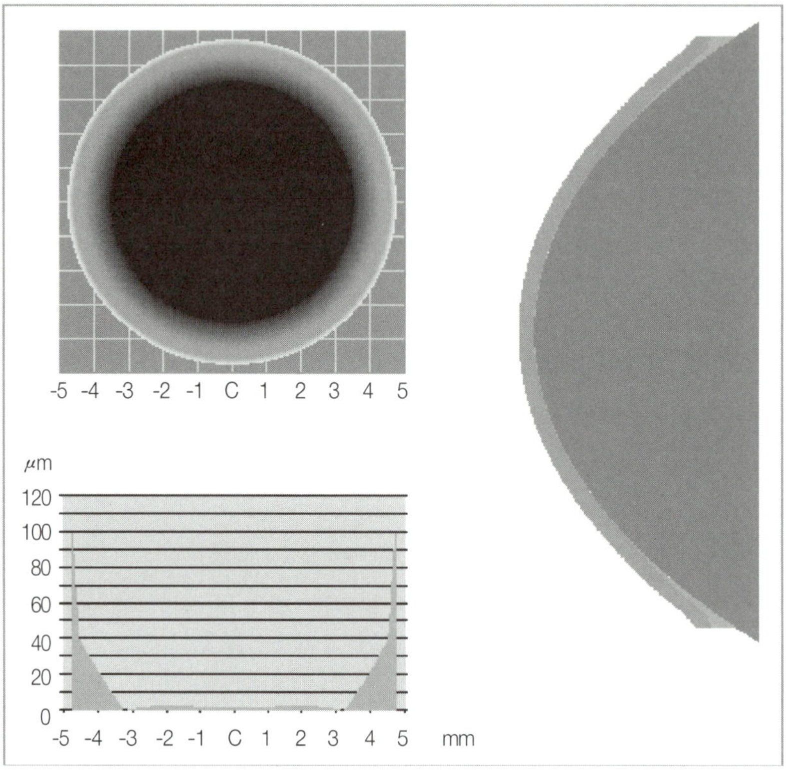

그림 8.2 눈물층 단면/contour 보완 기술 (Plate 3)

원뿔형 렌즈(conoid lens)

1967년 Thomas에 의해 오스트레일리아에서 개발되었다[5]. apical clearance를 주기 위해 BOZR과 공통되는 원뿔형의 주변부 기울기를 갖는 구형의 BOZR을 갖도록 피팅된다.

눈꺼풀 감각을 줄여 편안하지만 전체적인 각막 구조가 가파르게 되고 뒤틀림이 일어난다. 지금은 재피팅하거나 중심에 위치하게 하기 위해 매우 타이트한 렌즈가 필요할 때만 사용된다.

BOZR	= 'K' − 0.30 mm
BOZD	= 6.50 mm
TD	= 9.00 mm
Fenestration	= 직경 0.25 mm, optic zone의 가장자리에서 0.20 mm

Percon 렌즈

1969년 Stek에 의해 네덜란드에서[6] 1970년에 Cantor에 의해 영국에서[7] 개발되었다. 이는 구형의 BOZR과 일정한 축성 들림(axial lift) 0.10 mm를 유지하는 원뿔형의 주변부 영역을 가지고 있다. Cone angle은 거의 정확한 기울기로 실제로 변환이 없다(아래, Offset 렌즈를 보라). 주변부 틈새를 갖는 중심정렬이 되도록 피팅하며 PMMA로 가장자리 들림을 크게 하기 위해 종종 사용된다.

BOZR	= 'K' + 0.50 mm
BOZD	= 6.60~7.20 mm (원뿔 각과 관련)
TD	= 8.60~9.40 mm
Cone angle	= BOZR과 TD에 따라 결정

예 : 7.80:6.80/9.00 Cone angle 130°

Offset 렌즈

1966년 Ruben에 의해 영국에서 개발되었다[8]. 후면주변부 곡률중심은 후면광학부 중심과 중심축의 반대쪽에서 나란히 있게 되어 실제적으로 어떠한 전이부(transition)가 없도록 했다. 이는 연속 bicurve 렌즈[2]나 *contralateral offset*으로 불러왔다(그림 8.3). *homo-lateral offset*도 가능하며 이는 주변부 커브의 곡률 중심이 중심축의 같은 쪽에 놓인 곳에서 나타난다.

플랫한 정도는 축성 가장자리 들림(AEL), Z value 또는 flattening factor로 표현된다. 이는 일반적으로 렌즈 가장자리에서 BOZR의 연장선과 주변부 커브사이의 거리로 말한다. 그 거리는 대칭축에 평행한 선을 따라 밀리미터로 측정한다.

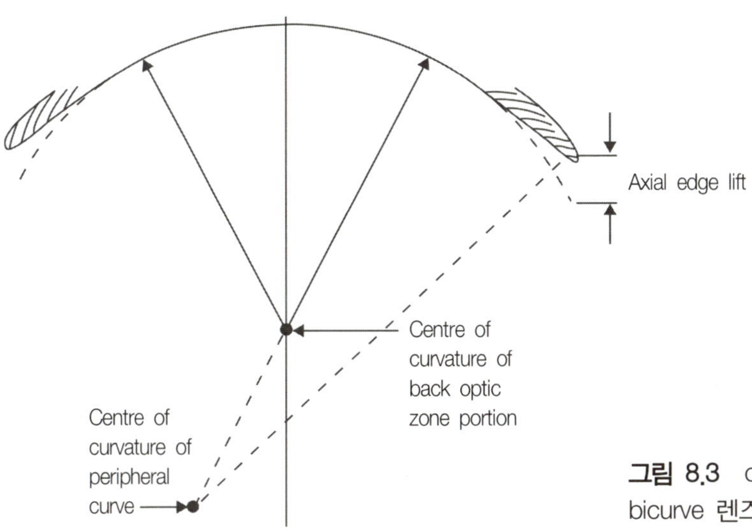

그림 8.3 contralateral offset 또는 연속 bicurve 렌즈

Offset 렌즈는 변환이 적기 때문에 편안하며 원추 각막 초기에 유용하고 PMMA로 큰 가장자리 들림이 필요할 때에도 사용할 수 있다. 그러나 작은 광학부에서는 flare가 나타나며 제조하기 위해서는 특수한 offset lathing이 필요하다.

Offset No 1 BOZD : 6.00 mm TD : 9.00 mm

Offset No 2 BOZD : 6.90 mm TD : 10.00 mm

Offset No 3 BOZD : 5.50 mm TD : 8.50 mm

위의 모든 렌즈는 낮은 마이너스 굴절력에서 플랫요인인 AEL가 0.10 mm이다. 요즘 새로운 컴퓨터 절삭을 이용하면 BOZD와 AEL 모두를 변화시킬 수 있다.

예 : 7.00:6.00 AEL 0.1 at 9.00-5.00

8.3 현재의 디자인 : bicurve, tricurve, multicurve

각막 렌즈는 요즘 각막에서 들려지기 위한 의도로 peripheral zone을 한 두 개 갖도록 디자인된다. 현대의 대부분의 구면 렌즈는 이러한 디자인을 바탕으로 한다.

Bicurve (C2)

이는 중심 반경과 하나의 더 플랫한 주변부 곡선으로 이루어져 있다(그림 8.4). 두 curve 사이는 날카롭게 변환된다.

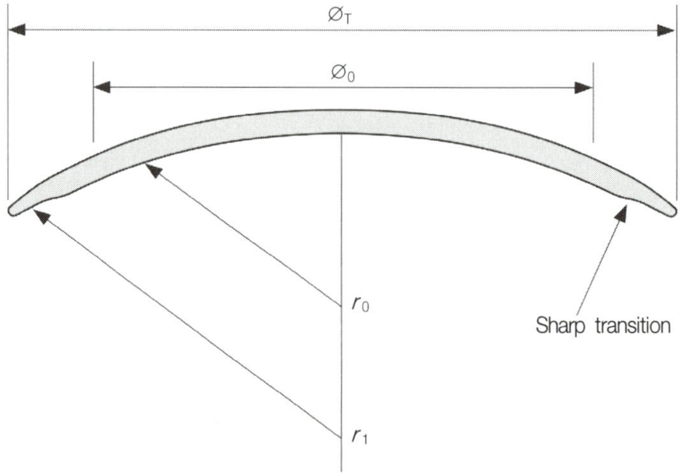

그림 8.4 Bicurve 각막 렌즈 ($\varnothing_T$, total diameter; $\varnothing_0$, back optic zone diameter; r_0, back optic zone radius; r_1, first back peripheral radius)

예 : 7.80:7.00/8.70:9.00 (그림 8.5)

7.80:7.80/10.50:9.00 (그림 8.6)

Tricurve (C3)

이는 중심 반경과 두 개의 더 플랫한 주변부 커브로 이루어져 있다(그림 8.7). 현대의 하드 렌즈 디자인의 대부분을 차지하는 기본적인 디자인으로 최종 커브는 처음의 주변부 커브보다 훨씬 플랫하다.

예 : 7.80:7.80/8.50:8.70/10.50:9.50 (그림 8.8)

Multicurve

중심 반경과 세 개 이상의 주변부 커브로 이루어진다(그림 8.9). 이는 bicurve나 tricurve보다 더 나은 각막의 편평도를 따르게 된다. 그리고 전이부의 변환이 잘 되면 연속 커브 렌즈처럼 작용한다.

예 : 7.80:7.50/8.40:8.20/9.00:8.90/11.50:9.50 (그림 8.10)

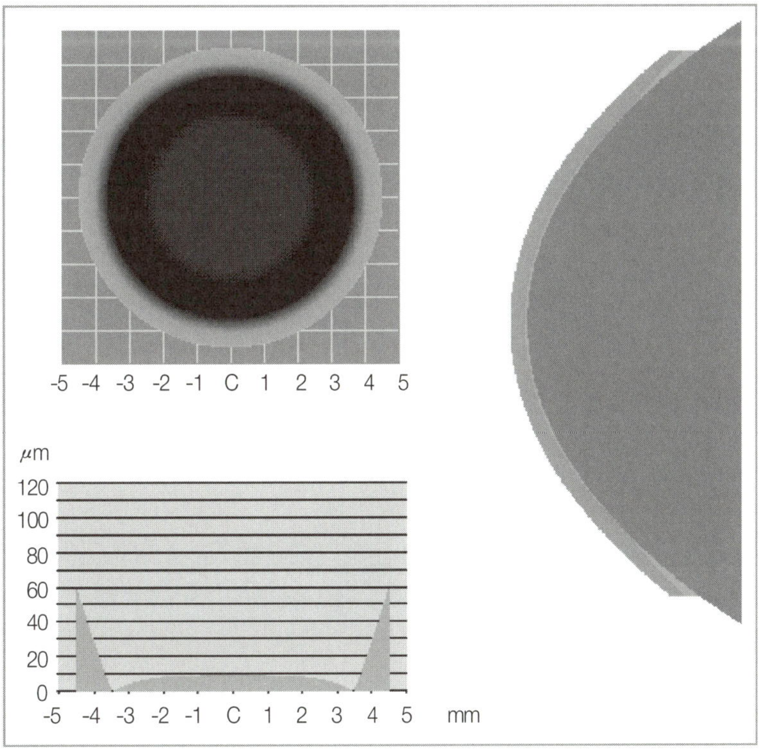

그림 8.5 눈물층 단면 / bicurve(C2) (Plate 4)

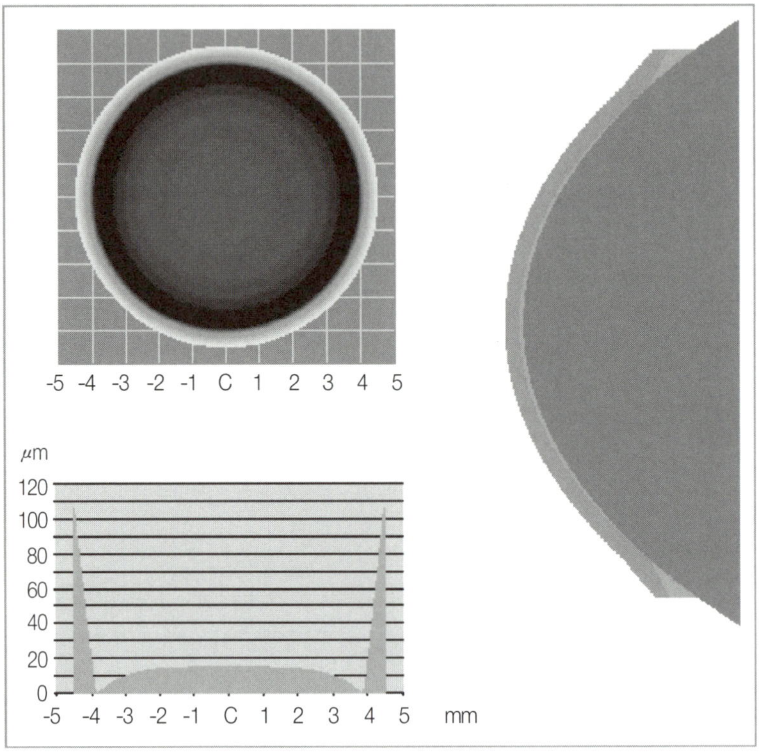

그림 8.6 눈물층 단면 / bicurve(C2) (Plate 5)

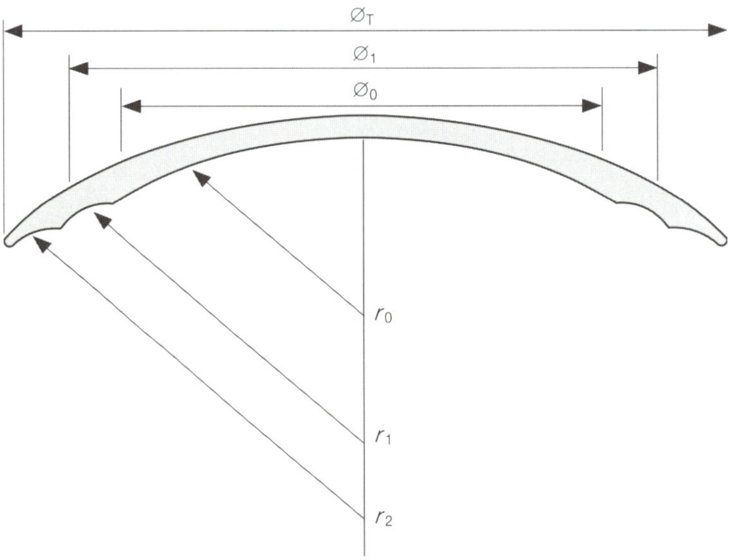

그림 8.7 tricurve 각막 렌즈(($\varnothing_T$, 전체직경 ; $\varnothing_1$, 제1후면주변부 직경; $\varnothing_0$, 후면광학부 직경; r_0, 제 1 광학부 반경; r_1, 후면주변부 반경; r_2, 후면제 2 주변부 반경)

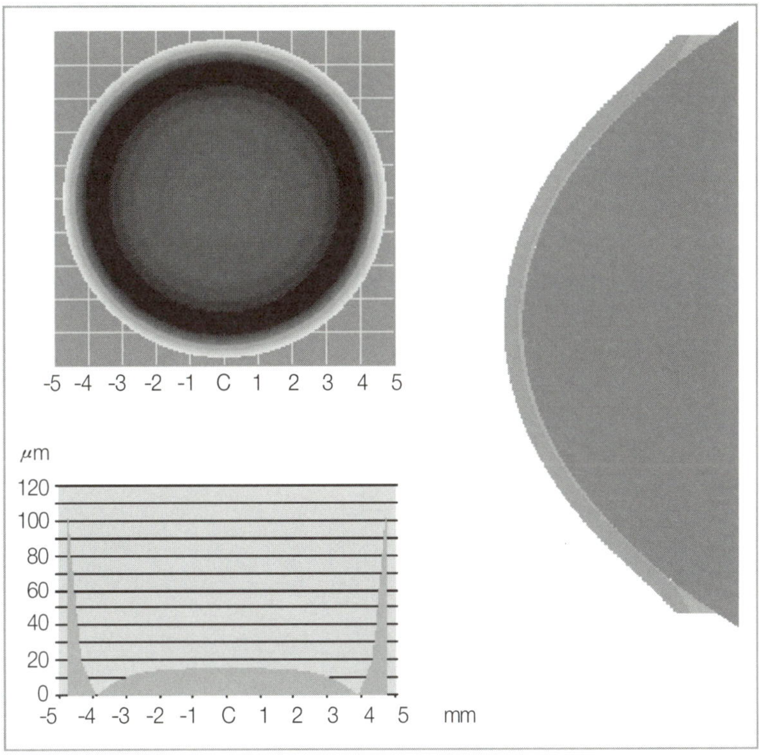

그림 8.8 눈물층 단면 / tricurve(C3) (Plate 6)

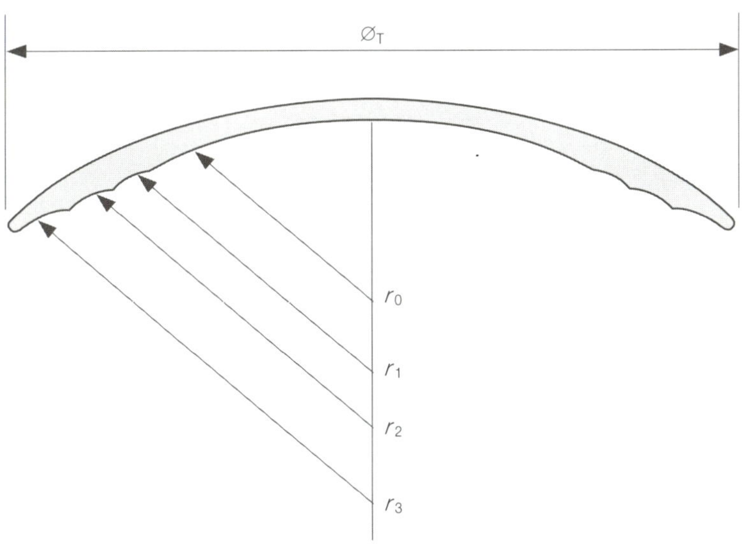

그림 8.9 multicurve 각막 렌즈(r_3, 후면제 3 주변부 반경; 다른 기호는 그림 8.4에서와 같다)

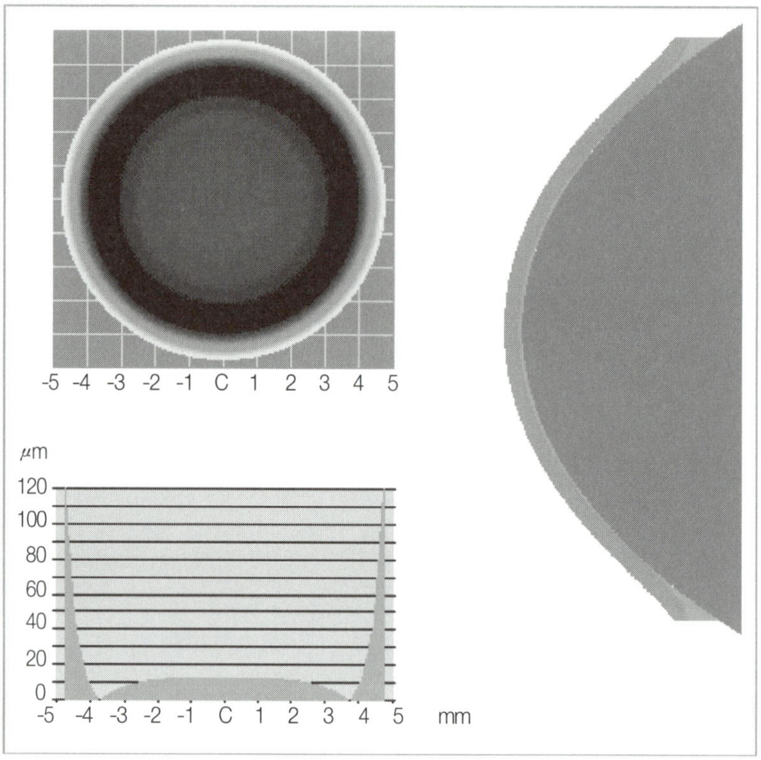

그림 8.10 눈물층 단면 / multicurve (Plate 7)

일정한 축성 가장자리 들림(constant axial edge lift)

CAEL 렌즈[9](7.3 참조)는 정해진 직경을 갖는 모든 범위의 곡률의 렌즈군에서 렌즈와 각막의 가장자리 사이에 일정한 선형 틈새(linear clearance)를 나타내기 위해 multicurve 렌즈 디자인을 더욱 섬세하게 고려하여 개발되었다. 주변부 커브의 축성 가장자리 들림은, AEL이 플랫한 렌즈에서 보다 가파른 렌즈에서 그 값이 크게 계산되는 보통의 렌즈와는 달리 모든 BOZR에서 일정한 값을 갖도록 계산된다.

주의, AEL은 눈 밖에서의 렌즈 디자인과 관련이 있다.

8.60 mm TD의 평균 CAEL ; 0.105 mm

9.20 mm TD의 평균 CAEL ; 0.11 mm

9.60 mm TD의 평균 CAEL ; 0.14 mm

8.4 비구면 렌즈(aspheric lenses)

비구면 렌즈는 한 쪽면 또는 양 쪽면 모두가 구면이 아닌 구조로 되어 있다. 비구면은 보통 포물선, 타원형, 또는 쌍곡선 형태를 가지며 이심률(eccentricity)로 정의한다.

정의(definitions)

이심률(e)(eccentricity) : 수학적으로 원에서 비구면 곡선으로의 이탈이라 정의한다. 렌즈 형태와 각막의 만곡도를 설명하는데 사용된다.

p value : 이심률을 가진 편평도 비율로 정의된다 : $p = 1 - e^2$

사람의 각막 구조를 가장 근접하게 수학적으로 근사화시킨 것이 바로 타원이다.

평균 이심률 = 0.45 ; p = 0.8

원(circle) : 완전한 대칭. 이심률 = 0 ; p = 1

타원(ellipse) : 두 개의 축에 대하여 대칭이나 길고 짧은 두 개의 직경을 갖는다.
이심률 = 0〈 e 〈 1 ; p = 〈1

포물선(parabola) : 한 축에 대하여 대칭. 이심률 = 1 ; p = 0

쌍곡선(hyperbola) : 이심률 〉1 ; p = 〈0

모든 비구면 곡선은 두 개의 주변부 반경 –더 가파른 sagittal 반지름과 더 플랫한 접선 반지름– 으로 정의될 수 있다. 정점 반경(꼭지점에서)과 두 개의 주변부 반경 사이의 관계는 렌즈의 이심률 값과 그 모양으로 결정한다.

콘택트 렌즈에서 흔히 사용되는 비구면의 두 하부 그룹은 (1) conicoid(2차 곡면)와 (2) polynomial이라 부르는 더 높은 차원의 curve이다. conicoid curve는 cone을 자른 단면에서 얻을 수 있다(그림 8.11 a와 b 참조). 단면을 더 비스듬하게 만들면 곡선은 더욱 타원형이 증가하게 되고 포물선이 되었다가 최종적으로는 쌍곡선으로 변해간다. 쌍곡선은 최대의 주변부 편평도를 나타내어 bi-aspheric 디자인의 주변부 영역을 나타내는데 사용된다. polynomial은 꼭지점에서 밖으로 점차 증가하는 이심 곡선이다. 플랫해짐이 다르게 나타나는 비구면 곡선으로 중심에서는 구형에서 약간만 벗어나나 주변부에서는 축성 가장자리 들림이 빠르게 증가하게 된다.

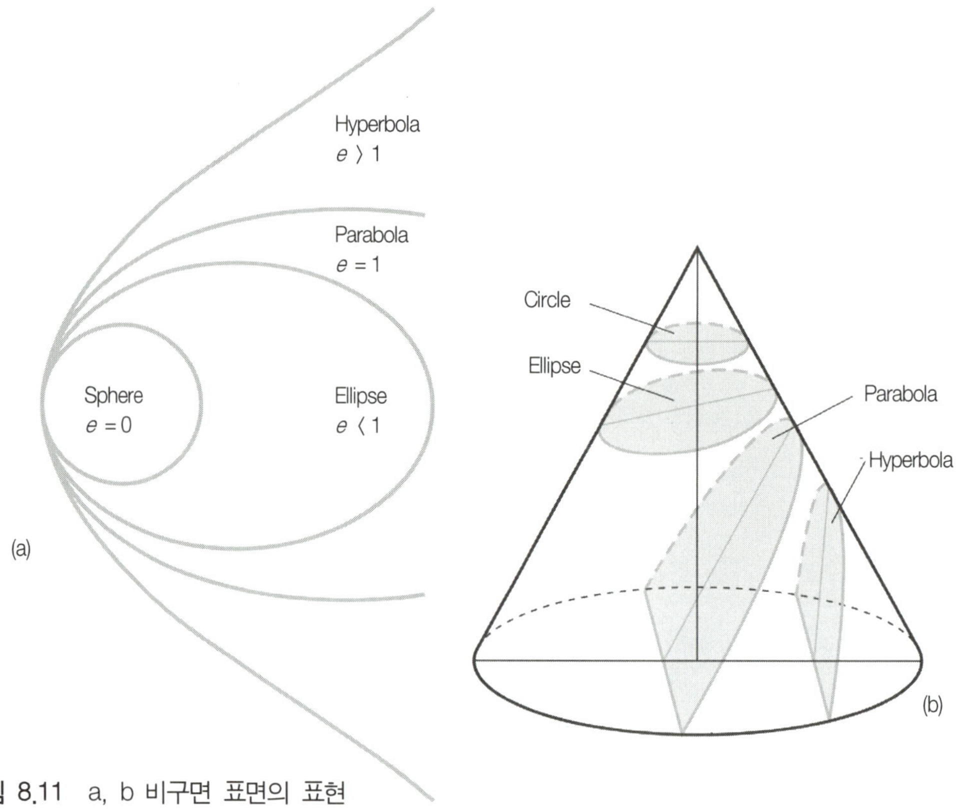

그림 8.11 a, b 비구면 표면의 표현

8.4.1 비구면 디자인(aspheric designs)

Nissel 비구면

지금은 거의 사용되지 않는 Nissel 디자인(1967)[10]은 US Volk 렌즈에 기초하여 만들어졌다. 이것은 중심부 비구면부분의 직경이 7.80 mm, 두 개의 직경 8.40 mm와 8.80 mm의 구면부, 눈물의 흐름을 좋게 하기 위한 곡률 10.00~12.00 mm이고 폭이 0.50 mm인 배벨(bevel)을 가지고 있다. 이것은 multicurve 형태에서 중심 정렬을 위해 'K' 값보다 0.10 mm 더 스티프하게 피팅한다.

Conflex (Wohlk, 1982)

Anduran 재질(CAB + ethyl vinyl acetate)으로 몰딩제조한 이 렌즈[11]는 세 개의 비구면 주변부를 갖는 구면 광학부로 구성된다. 가장자리 모양을 ski-tip이라 부른다. 이 렌즈는 중심 정렬을 위해 수평 가시 홍채 직경(horizontal visible iris diameter, HVID)보다 2.00 mm 작게 피팅되거나 약간 위쪽으로 편심되도록 하기 위해 'K' 값보다 약간 더 플랫하게 피팅한다.

TD = 9.40 mm, 9.90 mm, 10.20 mm

BOZR = 'K' + 0.00~0.10 mm

비구면 주변부 = BOZR보다 0.80 mm, 1.60 mm, 3.50 mm 더 플랫하다.

Conflex air (Wohlk, 1989)

Fluoropolymer 재질의 완전 비구면 디자인으로 중심 정렬로 피팅한다.

TD = 9.30 mm, 9.80 mm, 10.30 mm

BOZR = 7.20~8.60 mm

비구면 주변부 = ($e = 0.4$)

Persecon E (CIBA Vision, 1981)

모두 CAB인 초기 구면 디자인의 비구면 버전이다. 후면은 점차 주변부로 갈수록 $e = 0.40$와 $p = 0.84$로 플랫해진다. 눈물 교환을 돕기 위해 구면 가장자리 커브가 있다. 중심 정렬하며 최소의 가장자리 틈새를 주도록 피팅하거나 적절한 움직임과 눈물 교환을 위해 약간 플랫하게 피팅하기도 한다.

BOZR = 'K' + 0.10 mm

구면 가장자리 폭 = 0.20~0.30 mm

구면 주변부 반경 = 10.00~12.00 mm

TD = 8.80 mm, 9.30 mm, 9.80 mm, 10.30 mm

가장자리 틈새 = 20~60 μm

TD (mm)	*AEL* (mm)
8.80	0.016~0.030
9.30	0.020~0.041
9.80	0.025~0.053
10.30	0.033~0.069

Quasar (No. 7, 1994)

이 렌즈는 $e = 0.458$의 각막 모델에 기초하여 점차 이심 비구면이 되도록 디자인되었다. 렌즈 꼭지점에서 이심률 값은 0이고 중심에서 바깥쪽으로 갈수록 semi-diameter가 증가한다. 후면은 수정된 원뿔형의 단면으로 구성되며 중심의 기울기가 플랫한 비구면 기하구조를 갖는다. 비구면 'ski-bevel'의 주변부 테와 특수하게 절삭된 가장자리 커브가 합해져 가장자리 틈새와 가장자리 형태를 각각 만들어낸다. 중심 렌즈 기하구조는 fluorescein 패턴에서 분명한 방향을 나타내지 않으면서 TLT가 6.5 ㎛가 되는 것이 목표이다. 또한 렌즈 가장자리를 향해 그 강도가 증가하는 약 0.50 mm 폭의 주변부틈새의 편평한 테가 있다[12].

BOZR	= 가장 플랫한 'K', 1.50 DC까지
중심 부위의 직경	= 6.00 mm
FOZD	= 8.00에서 6.80 mm로 BVP에 따라 결정된다.
TD	= 9.20 mm, 9.60 mm, 10.00 mm
가장자리 두께	= 0.10 mm (radial)
중심 두께	= −3.00D에서 0.17 mm

Asphericon (CIBA Vision, 1998)

0.40 mm 너비의 구형 ski-tip 주변부를 가진 점차 진행하는 비구면 후면으로 구성되는 디자인이다. 이 렌즈는 표준 이심률이 $e = 0.55$(p value = 0.7)이며 이는 0.12 mm의 축성 가장자리 들림과 같은 일정한 가장자리 틈새를 갖는다. 더 플랫한($e = 0.70$) 이심률이나 더 가파른($e = 0.40$) 이심률도 가능하다. 앞면은 구형이며 필요하면 lenticulate 한다.

최적의 플루레신 패턴에서는 중심 정렬이나 약간의 어피컬클리어런스를 나타내며 잘 피팅된 multicurve가 나타난다. ski-tip 가장자리는 0.40 mm에서 0.70 mm 너비와 0.10 mm와 0.12 mm 사이의 가장자리 틈새를 가져야 한다. 피팅은 이심률을 더 크게 하거나 더 작게 선택하도록 조정할 수 있다. 각막이 크거나 눈꺼풀이 단단하여 렌즈를 중심에서 벗어나게 하지 않는다면 직경 9.30 mm를 먼저 선택한다.

BOZR	0.1 mm 간격으로 7.00에서 8.60 mm까지에 해당하는 비구면
TD	9.30 mm와 9.80 mm
이심률	0.55(p = 0.70), 0.70(p = 0.50), 0.40(p = 0.84)
중심 두께	−3.00D에서 0.12 mm

Menicon Z-Alpha (Menicon, 2002)

전・후면 모두 비구면 디자인으로 광학적 수차를 없애고 중심잡기나 눈에서의 움직임이 좋도록 한 비구면 디자인이다.

BOZR	0.10 mm 간격으로 6.50에서 9.00 mm까지에 해당하는 비구면

TD	8.00 mm와 11.00 mm
중심 두께	-3.00D에서 0.13 mm

8.5 렌즈 디자인에서 각막 topography의 이용

Videokeratoscopy(2.4 참조)는 개인의 각막 topography에 맞게 콘택트 렌즈를 디자인하는데 이용할 수 있다. 이것은 보통의 피팅 세트를 사용하는 것보다 더 만족할 만 하며 동시에 플루레신 패턴을 얻을 수 있어 렌즈 디자인에 어떤 변화가 생기는지를 살펴볼 수 있다는 부가적인 장점이 있고 진단용 렌즈가 필요하지 않다(9.7 참조).

8.6 역기하 렌즈(reverse geometry lenses)

역기하 렌즈는 기존의 렌즈 디자인과는 달리 중간커브가 베이스커브(base curve)보다 더 가파르다. 이러한 렌즈는 중심에 더 잘 위치하도록 하며(예, 각막교정학의 각막 편평도 교정 절차를 이용하여, 14장 참조) 일부에서는 치료 목적으로 이용하기도 한다(32.4.1 참조).

역기하 렌즈는 각막의 계산된 새그 값과 플루레신 패턴을 주의깊게 검사한 것을 조합하여 피팅한다. 필요한 눈물층 두께(Tear Layer Thickness, TLT)를 새그 값에 더하여 시범 세트에서 가장 근접하게 일치하는 반경을 선택한다(14.3 참조). 교정된 렌즈는 'K'보다 상당히 더 플랫하며(0.30~0.40 mm) 적어도 TLT를 10 ㎛로 유지하도록 렌즈를 선택한다.

fluorescein 패턴은 렌즈 중심 3.5 mm에서 4.5 mm 부분은 닿아 있고 그 닿음부 밖으로 눈물이 모여있는 것(tear reservoir)을 나타내는 플루레신 띠로 둘러싸여 있다. 또 그 눈물 저장 띠(TR) 바깥으로 주변부 닿음을 나타내는 띠가 생기고 마지막으로 가장자리 들림을 표시하는 띠가 나타난다. 이것은 전형적인 '황소 눈(bulls-eye)' 패턴이다.

References

1. Dickenson, F. and Hall, K.G.C. (1946) *An Introduction to the Prescribing and Fitting of Contact Lenses.* Hammond and Hammond, London
2. Bennett, A.G. (1968) Aspherical contact lens surfaces. *Ophthalmic Optician,* **8**, 1037-1040, 1297-1300, **9**, 222-230

3. Bier, N. (1957) The contour lens. *Journal of the American Optometric Association,* **28**, 394–396
4. Bayshore, C.A. (1962) Report on 276 patients fitted with microcorneal lenses apical clearance and central ventilation. *American Journal of Optometry,* **39**, 552–553
5. Thomas, P.E. (1967) *Conoid Contact Lenses.* Corneal Lens Corporation, Australia
6. Stek, A.W. (1969) The Percon contract lens – design and fitting technique. *Contact Lens,* **2**, 12–14
7. Cantor, D. (1970) The Percon lens – design and fitting techniques. In: *Fitting Manual.* Darling and Cantor Ltd, Brackley, Northants
8. Ruben, M. (1966) Use of conoidal curves in corneal contact lenses. *British Journal of Ophthalmology,* **50**, 642–645
9. Stone, J. (1975) Corneal lenses with constant axial edge lift. *Ophthalmic Optician,* **15**, 818–824
10. Nissel, G. (1967) Aspheric contact lenses. *Ophthalmic Optician,* **7**, 1007–1010
11. gasson, A.P. (1982) Conflex, a new gas permeable hard lens. *Optician,* **184**, 25–29
12. Meyler, J. and Ruston, D. (1995) the development of a new aspheric RGP contact lens. *Optician,* **209** (5487), 30–37

CHAPTER 9

하드 렌즈 선택과 피팅
(hard lens selection and fitting)

9.1 도입

하드 렌즈 피팅을 만족스럽게 하려면 무엇이 필요한가에 대한 의견은 다양하지만 각막 곡률에 맞추는 '정렬(alignment)' 방법이 가장 흔히 받아들여지는 개념이다. 정렬이란 렌즈 뒷면의 대부분이 각막곡률과 일치되도록 만들어 그 무게가 가능하면 큰 부위에 분포되도록 하는 것을 뜻한다. 정렬은 렌즈 밑으로 눈물 교환이 잘되는 것이어야 하며 또 만족스런 시력을 갖게 해야 한다. 정확한 피팅을 위해서는 다음과 같은 정보가 필요하다 :

- 정확한 굴절 검사. 눈의 굴절력을 계산하여야 이후에 액체(눈물) 렌즈 굴절력을 검사할 수 있다.
- 정확한 각막곡률측정(keratometry)값. 각막 난시가 있는지 알 수 있으며 BOZR을 선택하는데 결정적이다.
- 수평 가시 홍채 직경(horizontal visible iris diameter, HVID). 거의 각막 직경이며 총 직경(total diameter, TD)을 선택하는데 결정적이다.
- 수직 눈구멍(palpebral aperture)크기. 이것 또한 TD를 결정한다.
- 평균 조명과 낮은 조명에서의 동공 크기. BOZD에 영향을 준다.

Practical advice

최대 동공 크기는 Burton lamp의 푸른 빛을 이용하여 측정할 수 있다.

9.2 Back optic zone radius (BOZR)

- 진단용 렌즈는 보통 0.10 mm 간격으로 사용할 수 있으나 대부분의 처방렌즈는 0.05 mm 간격으로 주문할 수 있다.
- 대부분의 각막 렌즈에는 정렬 피팅을 선호하나 아주 약간 더 플랫하게 피팅하기도 한다.
- 진단용 렌즈는 각막곡률계에 기초하여 선택한다.
- 처음 렌즈는 보통 가장 플랫한 'K' 값에 가까운 BOZR을 갖도록 한다.
- 토릭 각막(난시 1.00~3.00D)은 또한 가장 플랫한 'K' 값이나 그에 가까운 값으로 피팅할 수도 있다. 그렇게 하면 만곡을 최소화하고 구면 렌즈로 좋은 시력을 얻을 수 있다[1].
- 곡률은 BOZD와 연관지어 고려해야 한다. 매우 큰 광학부가 필요한 곳에는 (예, 8.40 mm) 정렬 피팅을 위해 곡률을 더 플랫하게(예, 'K' + 0.10 mm)로 한다.
- 눈꺼풀 장력, BVP, 중력의 중심과 같은 부가적인 요인들도 고려해야 한다(7.2 참조).
- 오른 눈과 왼눈은 부동시(anisometropia)인 경우를 제외하고는 일반적으로 0.05 mm 내의 곡률차이를 갖는다.

Practical advice

각막곡률계로는 중심 각막만 측정되기에 같은 각막 만곡을 갖는 환자들이 같은 BOZR로 피팅하여도 반드시 같은 플루레신 패턴을 나타내는 것은 아니다[2]. 눈꺼풀 장력과 같은 다른 영향이 다를 수 있는 것처럼 주변부 지형(topography)도 다를 수 있다.

예 1 : (정렬) : 'K' 8.00×7.95
선택한 초기 반경 : 8.00 mm

예 2 : (정렬) : 'K' 7.90×7.83
선택한 초기 반경 : 8.00 mm

예 3 : (정렬) : 'K' 8.00×7.50
선택한 초기 반경 : 7.95 mm

9.3 총직경(total diameter, TD)

- TD는 HVID보다 약 2.00 mm 작도록 각막 크기에 기초하여 선택한다.
- TD는 특히 낮은 조명에서는 동공크기에 따라 결정된다.
- TD는 수직 눈구멍 크기에 따라 결정된다.
- TD는 *작다*(〈9.20 mm), *중간*(9.20~9.70 mm), 또는 *크다*(〉9.80 mm)라고 말할 수 있다.
- 언제나 플루레신 패턴에 상당한 영향을 끼치는 것은 아니지만, 일반적으로 직경을 더 크게 하면 피팅이 안정된다.
- 심한 토릭 각막에는 가파른 경선(meridian)에서 과도하게 가장자리가 들리는 것을 막기 위해 작은 렌즈를 사용하거나 또는 눈꺼풀 부착을 위해 큰 렌즈를 사용할 수도 있다.
- TD는 BVP와 연관하여 계산해야 한다. 굴절력이 높으면 렌즈 안정성을 위해 더 큰 직경이 필요하다.
- 직경의 최종 선택은 피팅 방법에 달려있다(예, 눈꺼풀 부착이나 눈꺼풀테 안).
- 오른 눈과 왼쪽 눈은 거의 항상 같은 TD가 필요하다.

9.4 Back optic zone diameter (BOZD)

- 종종 실험실에서 미리 결정된다.
- 특히 낮은 조명에서는 동공 크기에 따라 결정된다.
- 무수정체안(aphakics)에서는 동공 위치를 검사해야 한다.
- BOZD는 동공크기 보다 적어도 1.50 mm 큰 것을 선택해야 한다.
- BOZD는 *작다*(〈7.30 mm), *중간*(7.30~7.90 mm), 또는 *크다*(〉7.90 mm)고 말할 수 있다.
- 특정 반경에서 BOZD를 크게 하면 새그(sag)가 더욱 커지므로 가파른 피팅이 된다.
- 토릭 각막에서 불일치를 줄이기 위해 종종 더 작은 BOZD를 선택한다.
- 토릭 각막에서 휘어짐을 줄이기 위해 BOZR을 더 플랫하게 하려면 BOZD를 더 큰 값으로 선택한다.

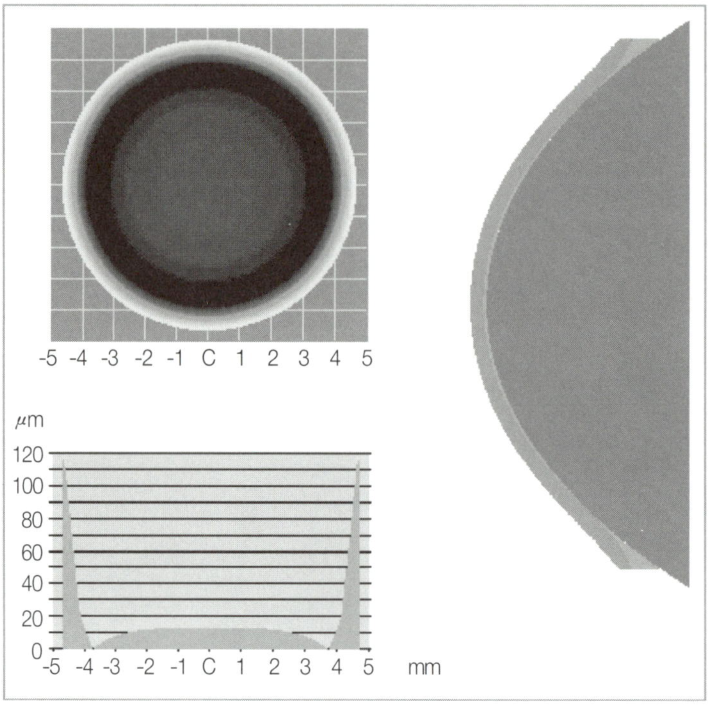

그림 9.1 눈물층 단면 / BOZD (Plate 8)

- 너무 큰 BOZD를 선택하면 주변부가 매우 좁아진다. 그러므로 가장자리 틈새를 충분하게 하려면 주변부 커브를 일반적인 것보다 훨씬 플랫하게 해야 한다. 이렇게 하면 날카로운 전이부가 생긴다.
- BOZD는 BVP, 렌티큘러와 연관지어 생각해야 한다. 마이너스 굴절력이 높은 렌즈는 플레어를 피하기 위해 종종 BOZD를 매우 큰 값으로 필요로 한다.

전형적인 피팅 :

예 1 : 7.80:7.50/8.60:8.30/10.50:9.30 (그림 9.1)

예 2 : 7.80:8.20/8.70:8.90/10.50:9.80 (그림 9.2)

9.5 주변부 커브(peripheral curves)

- 제1주변부 커브는 BOZR보다 적어도 0.70 mm 더 플랫해야 한다.
- tricurve에서는 최종 주변부 커브는 전형적으로 10.50 mm 폭은 0.50~1.00 mm로 선택한다.

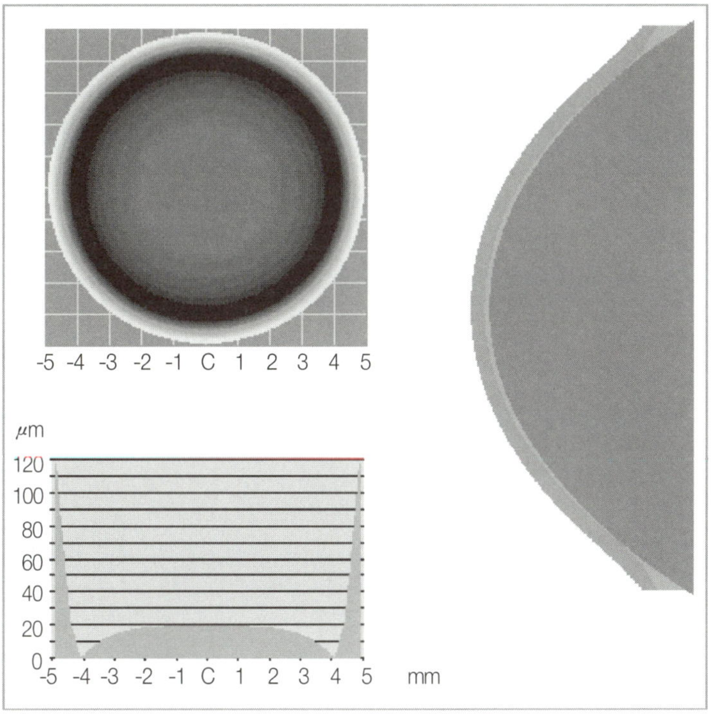

그림 9.2 눈물층 단면 / BOZD (Plate 9)

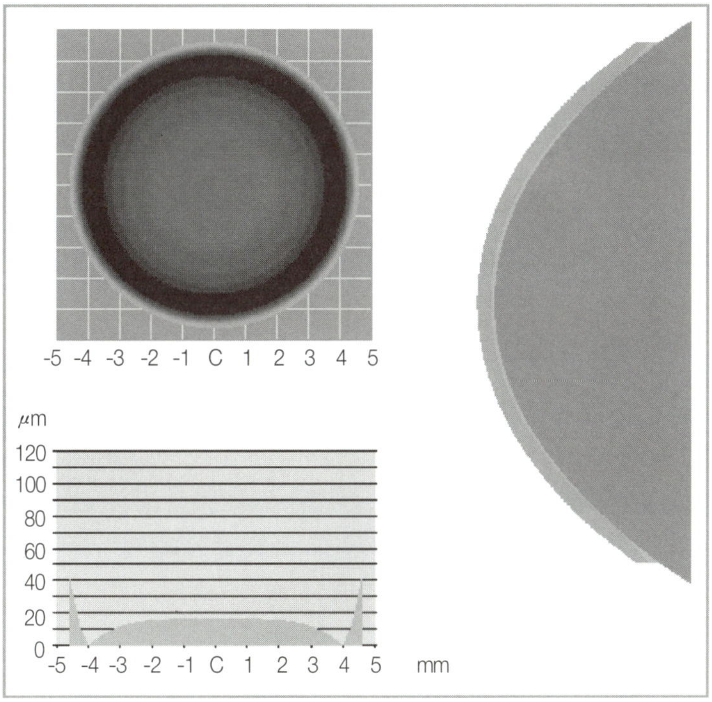

그림 9.3 눈물층 단면 / 단단한 주변부 (Plate 10)

- 플랫한 주변부 커브는 각막자극을 덜하게 하지만 눈꺼풀의 느낌은 더 크다.
- 주변부 틈새가 너무 작으면 눈물 교환이 잘 이루어지지 않는다. 이것은 모세관 인력이 증가하기 때문이다. 궁형 염색(arcuate staining)과 렌즈 고착을 증가시킬 수 있다 (7.3 참조).
- 과도한 틈새는 눈물 매니스커스를 뒤집고 렌즈 고착을 줄이기 때문에 불안정한 피팅을 일으킨다(7.3 참조). 이것은 또한 주변부에 패임(dimple)을 만들고 3시와 9시 염색을 일으킬 수도 있다.

예 :

타이트한 주변부	7.90:8.00/8.60:8.60/9.15:9.20
	AEL = 0.05 mm (그림 9.3)
평균 주변부	7.90:8.00/9.10:8.60/12.30:9.20
	AEL = 0.12 mm (그림 9.4)
느슨한 주변부	7.90:7.00/8.85:7.80/10.40:8.60/11.50:9.00
	AEL = 0.15 mm (그림 9.5)

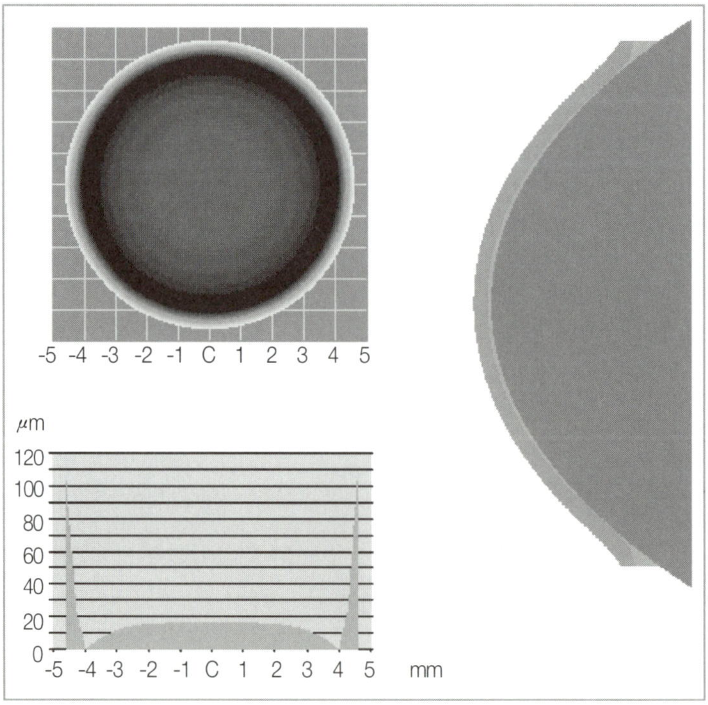

그림 9.4 눈물층 단면 / 평균 주변부 (Plate 11)

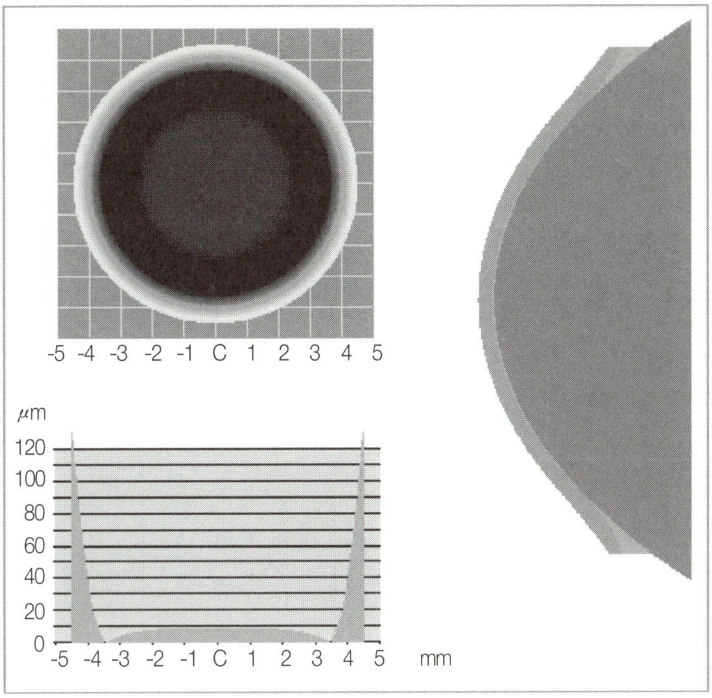

그림 9.5 눈물층 단면 / 느슨한 주변부 (Plate 12)

9.6 back vertex power(BVP)와 over-refraction

- 진단용 렌즈는 가능한 예상하는 BVP에 근접해야 한다. 원시에서 마이너스 진단용 렌즈를 피해야 하며 반대도 마찬가지이다.
- 렌즈를 'K' 값보다 더 가파르게 피팅하면 (+) 눈물 렌즈가 생성되어 over-refraction에서는 더 (−) 굴절력이 필요하다(그림 9.6a).
- 렌즈를 'K' 값보다 더 플랫하게 피팅하면 (−) 눈물 렌즈가 생성되어 over-refraction에서는 더 (+) 굴절력이 필요하다(그림 9.6b).
- 같은 정도의 도난시와 직난시에도 다른 BVP가 맞을 것이다.
- 최종 BVP는 정점간 거리(vertex distance)를 고려한 후에 안경의 *Rx* 값과 상호 연관시켜야 한다.

예 : 안경 *Rx* : −3.00DS 'K' : 8.00 mm @ 180
7.95 mm @ 90

(1) BOZR 8.10 mm over-refraction = −0.50D

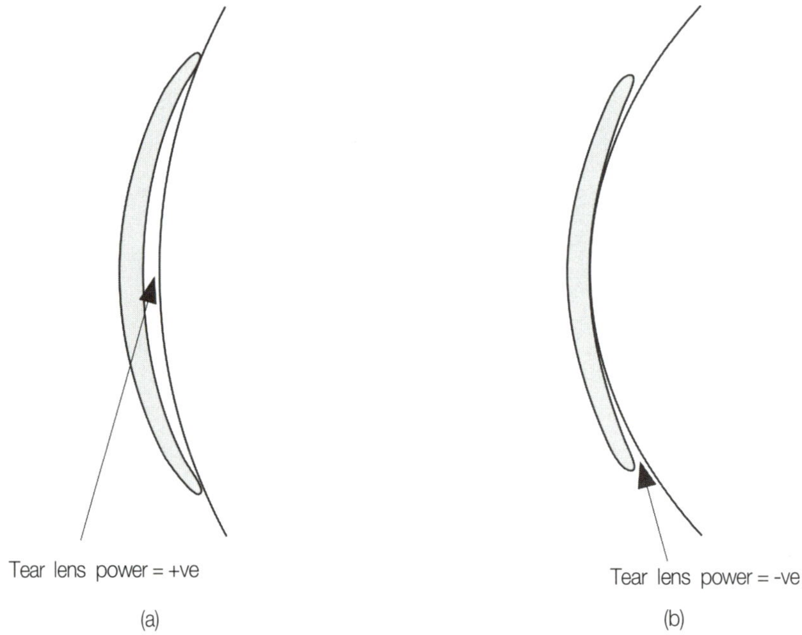

그림 9.6 (a) 가파른 콘택트 렌즈 - 양성(positive) 눈물 렌즈 굴절력; (b) 플랫한 콘택트 렌즈 - 음성(negative) 눈물 렌즈 굴절력

시험 렌즈	−2.00D	눈물 렌즈	= −0.50D
		최종 BVP	= −2.50D
(2) BOZR	8.00 mm	over−refraction	= −1.00D
시험 렌즈	−2.00D	눈물 렌즈	= plano
		최종 BVP	= −3.00D
(3) BOZR	7.90 mm	over−refraction	= −1.50D
시험 렌즈	−2.00D	눈물 렌즈	= +0.50D
		최종 BVP	= −3.50D

Rule of thumb

반경 0.05 mm의 변화 ≡ 굴절력 0.25 D의 변화(반경 7.80 mm 영역일 때)

General advice

- 오른쪽 눈과 왼눈은 거의 항상 TD가 같으므로 동시에 두 번의 피팅을 관찰하고 싶으면 각각의 눈에 다른 직경의 진단용 렌즈를 사용한다.
- 동시에 두 개의 BOZR을 검사할 때도 마찬가지 기술을 이용한다. 왜냐하면 'K' 값이 유사하면 0.05 mm 이상으로 차이 나는 경우가 거의 없기 때문이다.
- over-refraction 과정에서 BVP결정에는 vertex distance를 고려한 후에 안경 *Rx* 값과 난시의 연관성을 검토한다. 의문이 생기면 다른 진단용 렌즈로 다시 해본다.
- 원시에게 마이너스 진단용 렌즈로 over-refraction하지 않는다. 반대의 경우도 마찬가지이다. 그 결과 값은 믿을 수 없다.
- 환자가 이전에 PMMA를 착용하던 사람이라면 더 현대적인 재질이 파손되는 위험을 줄이기 위해 정상보다 0.02 mm 더 두꺼운 렌즈를 주문한다.

Practical advice

하드 렌즈는 다음과 같은 조건에서 가장 잘 보인다.

- BOZD가 상대적으로 크다(〉8.00 mm).
- TD가 상대적으로 크다(〉9.80 mm).
- 주변부가 너무 넓지 않다(〈1.00 mm).
- 주변부가 너무 플랫하지 않다(AEL 〈0.14 mm).
- 중심 두께가 0.14 mm이거나 그 이상이다.
- 가장 플랫한 'K' 값이나 그에 가까운 값으로 피팅 되었다.

9.7 각막 지형기를 이용한 렌즈 디자인

각막 지형을 측정하기 위한 videokeratoscope는 다음을 결정하기 위해 콘택트 렌즈 디자인 프로그램[3,4]을 종종 포함하고 있다 :

- 초기의 BOZR을 위한 측두부 각막곡률 결과 값
- 초기의 BOZR이 수직 렌즈 움직임을 막지 않는가를 살피고 필요하다면 커브를 다시 디자인한다.
- 위쪽, 측두부, 아래쪽 위치를 위한 중간주변부 각막곡률
- 중간주변부 각막 난시 정도와 대칭성, 그리고 토릭 렌즈가 필요한지

이해하기 쉬운 컴퓨터 프로그램을 사용하면 고객들에게 C2에서 C5까지의 하드 산소투과 렌즈의 대부분의 종류의 주문 제작 디자인을 이용할 수 있다. 어떤 프로그램은 자동적으로 최적의 렌즈를 제안하며 반면 다른 것들은 임상의가 BOZR, 직경, AEL을 입력하여 중간커브를 계산할 수 있도록 되어 있다.

videokeratoscopy의 값은 계산된 렌즈 디자인에 대한 모의 플루레신 패턴을 보여주고 각막의 방향 부위를 나타내어 줌으로써 더욱 확실해진다. 또한 다양한 렌즈의 변수들이 변할 때 피팅에 미치는 영향을 보여주는 것도 가능하다. 다른 기구들로 AEL과 가장자리 틈새의 세부사항을 알 수 있다면, TLT 원리를 이용하여 렌즈를 디자인해볼 수 있다. 각막 이심률에 기초한 각막지형 피팅 계산 도표로 다양한 진단용 렌즈를 사용할 필요없이, 원하는 피팅 원리에 따라 초기의 BOZR을 적절하게 선택할 수 있다.

References

1. Stone, J. and Collins, C. (1984) Flexure of gas permeable lenses on toroidal corneas. *Optician,* **188** (951), 8–10
2. Astin, C. (2002) RGP contact lenses – a refresher. Part 1 – Basic aspects of rigid lens fitting. *Optician,* **224** (5862), 26–30
3. Caroline, P.J., Andre, M.P. and Norman, C.W. (1994) Corneal topography and computerized contact lens-fitting modules. *International Contact Lens Clinic,* **21** (9&10), 185–195
4. Szczotka, L.B. (2002) Computerised corneal topography applications in RGP contact lens fitting. *Optometry Today* (Feb), 32–34

CHAPTER 10

플루레신 패턴과 피팅
(fluorescein patterns and fitting)

10.1 플루레신의 이용(use of fluorescein)

10.1.1 플루레신의 점적(instillation of fluorescein)

- 플루레신 스트립(strip)을 식염수로 적신 후 과량이 묻었으면 흔들어서 제거한다.
- 환자에게 윗눈꺼풀을 위로 올린 채 아래를 쳐다보도록 하고 젖은 스트립을 부드럽게 위쪽 윤부위의 결막에 올려놓는다. 이때 과량이 점적되지 않도록 주의한다.
- 두세 번 깜박여 눈물로 플루레신이 렌즈 아래로 흐르도록 한다.
- 2% 플루레신 미량을 사용한다면, 유리 막대로 한 방울만 떨군다. 피팅을 관찰하기 전에 그것의 일부가 씻겨 나가도록 한다.

Practical advice

- 플루레신 스트립을 적시는데 절대로 수돗물을 사용해서는 안된다. *Pseudomonas aeruginosa(녹색균)*는 플루레신에 강한 친화력을 보이며 *Acanthamoeba*같은 다른 미생물들도 함께 있을 수 있다.
- 스트립을 마르게 하면 매우 불편할 수 있으므로 마르게 하지 않는다.
- 눈꺼풀 감각을 줄이기 위해서는 환자에게 아래를 보도록 하면 보통 더욱 편안하게 느낀다. 특히 적응하지 못한 환자에게는 더욱 그렇다.

- 그러나 때로 눈꺼풀이 매우 단단하거나 환자가 까다로운 경우에는 아래쪽 바깥 안각에 대는 것이 더 낫다. 부드럽게 아랫눈꺼풀을 밑으로 당기고 종이를 아래 눈꺼풀 결막에 플랫하게 놓는다.
- 점성있는 관리용액에 있던 콘택트 렌즈에서는 플루레신이 렌즈의 앞면으로 퍼져나가 플루레신 패턴을 관찰하기가 어려울 수 있다. 식염수를 사용하거나 렌즈를 더 오랫동안 눈에 끼워둔다.
- 젖은 스트립을 결막 위에서 문지르지 않는다. 왜냐하면 너무 많은 플루레신으로 진짜 패턴이 가려질 수 있다. 남은 량은 또한 피부나 옷을 물들일 수 있다.
- 스트립을 절대로 다른 환자에게 다시 쓰지 않는다. 그렇게 하면 교차 감염의 위험이 있다. 사용한 후에는 실수 없이 버리도록 한다. 감염이 의심되면 각 눈에 다른 스트립을 사용한다.
- 스트립을 같은 환자에게 다시 사용하려면 그림 10.1에 나온 것처럼 끝이 오염되는 것을 방지하기 위해 관리한다.

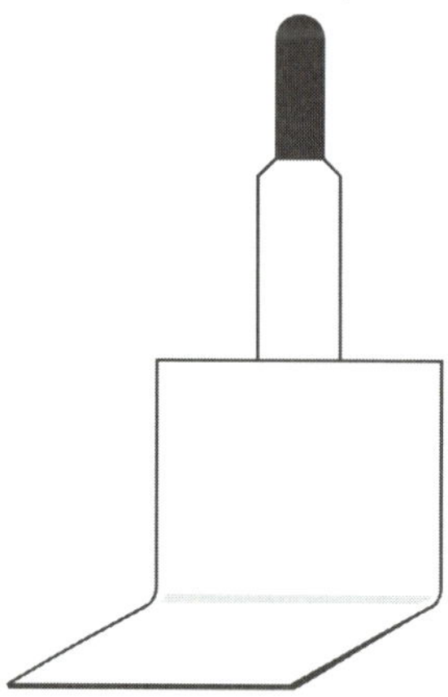

그림 10.1 접힌 플루레신 스트립

10.1.2 자외선 차단제(ultraviolet inhibitors)

어떤 제품은 자외선(UV) 차단제를 포함하여 Burton 램프로 보는 플루레신 패턴에서 주변부에 거의 미세한 녹색 띠를 가진 까만 렌즈가 분명하게 나타나도록 해준다.

추가로 플루레신을 넣어도 모습은 변하지 않으며 의미있는 사진을 얻으려면 파란 필터(blue filter)를 이용한 세극등을 사용할 필요가 있다.

10.2 검사 기술

10.2.1 버튼 램프(burton lamp)

푸른 빛(blue light)

플루레신 패턴을 관찰하는데 필수 원리는 다음과 같다 :

- 렌즈 피팅에서 움직임을 검사하는 방법이다.
- 어두운 파랑은 각막 닿음을 나타낸다.
- 녹색은 각막 틈새를 나타낸다.
- 세극등 관찰과 비교하여 환자는 Burton lamp를 더욱 편안해하므로 머리와 눈꺼풀 모두 정상 위치를 유지한다.
- burton lamp는 자외선을 사용한다.

Practical advice

- 신경이 예민한 환자에게는 조심스럽게 시행한다. 이들은 때로 현기증을 느끼며 UV lamp가 종종 자극이 된다. 의심스럽다면 그들이 더 편안해질 때까지 플루레신 검사를 미룬다.
- 이런 사실에도 불구하고 이것으로 알맞는 콘택트 렌즈 착용을 돕는다.

백색 등(white light)

저배율에서 백색등을 사용하면 렌즈의 위치와 움직임을 플루레신 검사 전에 먼저 검사할 수 있다. 그러나 눈부심증 환자에게는 주의해서 사용해야 한다.

10.2.2 세극등(slit lamp)

- 세극등의 코발트 블루 필터를 사용하면 상대적으로 저배율(6에서 10)에서 플루레신 패턴을 검사할 수 있다.
- 전체적인 검사에는 3~5 mm의 광범위 광선을 사용한다.
- 좁은 세극 광선을 고배율로 사용하면 눈물층 두께와 각막 틈새를 질적으로 검사할 수 있다.
- 머리와 눈꺼풀을 지시한대로 편안한 자세에 두지 않으면 렌즈가 중심에 위치하는지에 대한 검사를 완전히 믿을 수가 없다.
- 플루레신 패턴은 렌즈 재질에 UV 억제제가 포함되어 있어도 정상으로 나타난다.
- Wratten yellow 6 또는 12필터를 사용하면 대조가 뚜렷하게 나타난다.

10.3 피팅

- 중심부와 주변부의 피팅은 독립적이며 항상 따로 평가해야 한다[1].

- 피팅은 렌즈가 각막 꼭지점 중심에 위치하였을 때와 중심에서 벗어난 위치에 있을 때 모두를 검사해야 한다.
- 깜박임 도중이나 그 후에 렌즈의 움직임을 기록해야 한다.
- 깜박임 후의 렌즈 위치는 중요하다.
- 눈의 편위시 렌즈 운동 또한 중요하다.

10.4 정확한 피팅(correct fitting)

10.4.1 백색등으로 검사하기

편위 지체(excursion lag)

얼굴을 정면에 두고 안구를 많이 돌렸을 때, 렌즈의 주변부가 윤부 영역 이상으로 벗어나게 해서는 안된다.

정적 지체(static lag)

눈꺼풀을 벌리고 렌즈를 위로 밀면 렌즈가 저절로 천천히 내려와야 한다.

10.4.2 플루레신으로 검사하기

정렬 피팅 (예, 현대의 다중커브 디자인에서)

Appearance

이상적인 플루레신 패턴은 세 곳의 피팅 부위를 나타내어야 한다(그림 10.2) :

- 중심부 7.00 mm 위의 정렬이나 정점부 틈새의 가장 단순한 암시
- 약 1.50 mm 위로 중간주변부 정렬
- 약 0.5 mm 폭의 가장자리 틈새

정점부 틈새 피팅 (예, PMMA에서)

Appearance

중심부 5.00 mm 위로 플루레신 고임

- 중간주변부 정렬
- 약 1.00 mm 너비의 가장자리 틈새

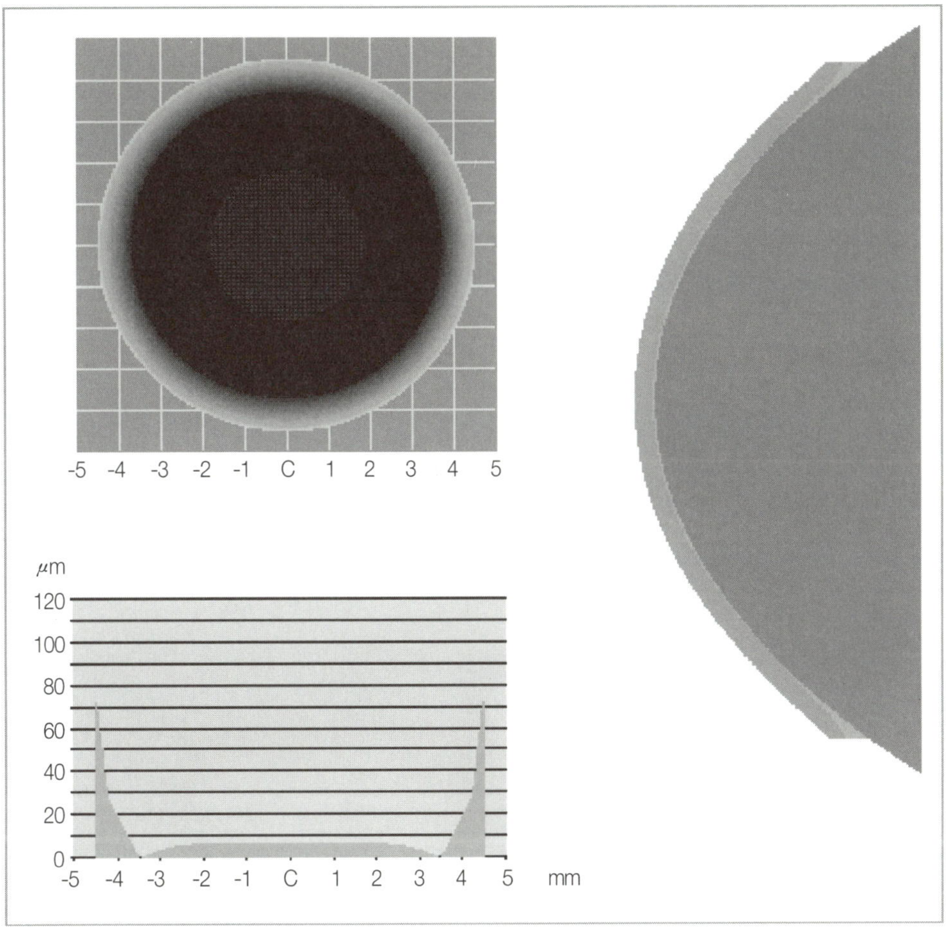

그림 10.2 정렬 피팅 (Plate 13)

'K' 피팅보다 더 플랫한 피팅 (예, 대부분의 비구면 렌즈에서)

Appearance

- 중심 5.00 mm 위로 정렬이나 약한 닿음 부위
- 중간주변부 정렬
- 0.50 mm 너비 이하의 좁은 가장자리 틈새

10.5 Flat fitting

Appearance (그림 10.3)

- 피팅 패턴은 어두운 파란색의 접촉이 치밀한 중심부위로 나타나며 렌즈 가장자리에 플

루레신으로 둘러싸여 있다.

- 접촉 부위는 작고 희미해서 분명히 나타나는 경계와는 구별된다.
- 플루레신이 중심부의 주변 아래로 스며들면 정확하게 피팅되어 있는 정렬로 예상할 수 있다.
- 렌즈는 불안정하고 중심에서 벗어나 있다.
- 렌즈가 내려오면 아래의 플루레신 고임이 보일 것이다. 렌즈는 아래쪽 주변부 각막에 걸려있을 것이므로 이것은 가파름을 나타내는 것이 아니다. 제자리로 돌아가면 중심부 접촉을 관찰할 수 있다.
- 렌즈의 주변부 전체에서 플루레신의 넓은 부위만큼의 틈새를 볼 수 있다.
- 눈을 깜박이면 렌즈가 빠르고 과도하게 움직여 불편하게 될 수 있다.
- 궁형 움직임(arcuate movement)은 깜박임과 정적 지체 사이에 내려오는 동안 일어난다.

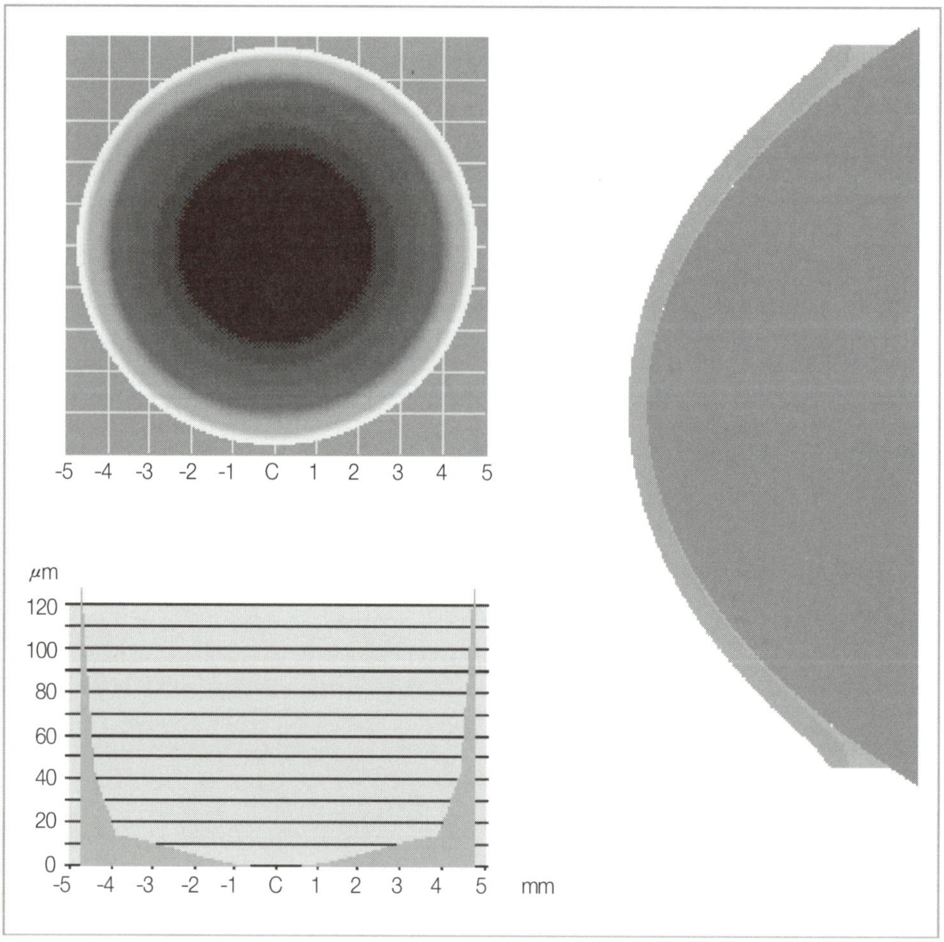

그림 10.3 플랫 피팅 (plate 14)

Practical advice

- 플루레신 패턴에서 가장 큰 효과를 내는 것은 가파른 BOZR을 사용하는 것이다.
- 다른 모든 방법은 그보다 덜한 효과를 내며 어떤 방법을 취할 것인지는 플랫한 정도에 달려있다.
- TD를 주의깊게 검사한다. 렌즈크기가 이미 충분하다면 더욱 증가하는 것은 불가능할 수 있다.
- BOZD를 증가시키는 것이 렌즈를 더 크게 하는 것보다 플루레신 패턴에 더 큰 효과를 가져온다.
- 타이트하거나 더 좁은 주변부의 이용은 렌즈가 더 중심에 잘 위치하도록 도울 수 있다.
- 기존의 렌즈에 어떤 수정을 가하는 것은 모두 피팅을 느슨하게 하려는 것이다. 새렌즈는 항상 플랫피팅한다.

플랫한 피팅을 교정하려면

- 중심에 위치하는 것을 좋게 하기 위해 BOZR을 더 가파르게 한다.
- 렌즈를 안정화시키려면 TD를 늘린다.
- sag를 더 크게 하고 렌즈를 더 가파르게 하려면 BOZD를 늘린다.
- 동적 힘(dynamic force)을 줄이고 눈꺼풀의 영향을 적게 하려면 주변부 커브를 더 타이트하게 한다.
- 눈깜박임 시의 움직임을 줄이려면 더 얇은 렌즈를 사용한다.

10.6 가파른 피팅(steep fitting)

Appearance (그림 10.4)

- 플루레신 패턴에서는 중심부 pooling이 나타난다.
- 중심부 틈새가 심하면 공기방울이 나타난다.
- 중심부 고임 바깥쪽에 있는 전이부에서 어두운 파랑색 영역으로 나타나는 것은 모임이 심한 것이다.
- 중심부 고임부위가 더 작아질수록, 가파른 정도는 더 커진다.
- 주변부에는 렌즈 가장자리 둘레로 플루레신의 얇은 둥근고리만이 나타난다.
- 깜박일 때 렌즈 움직임이 거의 없다.

스티프 피팅을 교정하려면

- 더 플랫한 BOZR을 이용한다.
- 렌즈 움직임을 증가시키기 위해 TD를 줄인다.

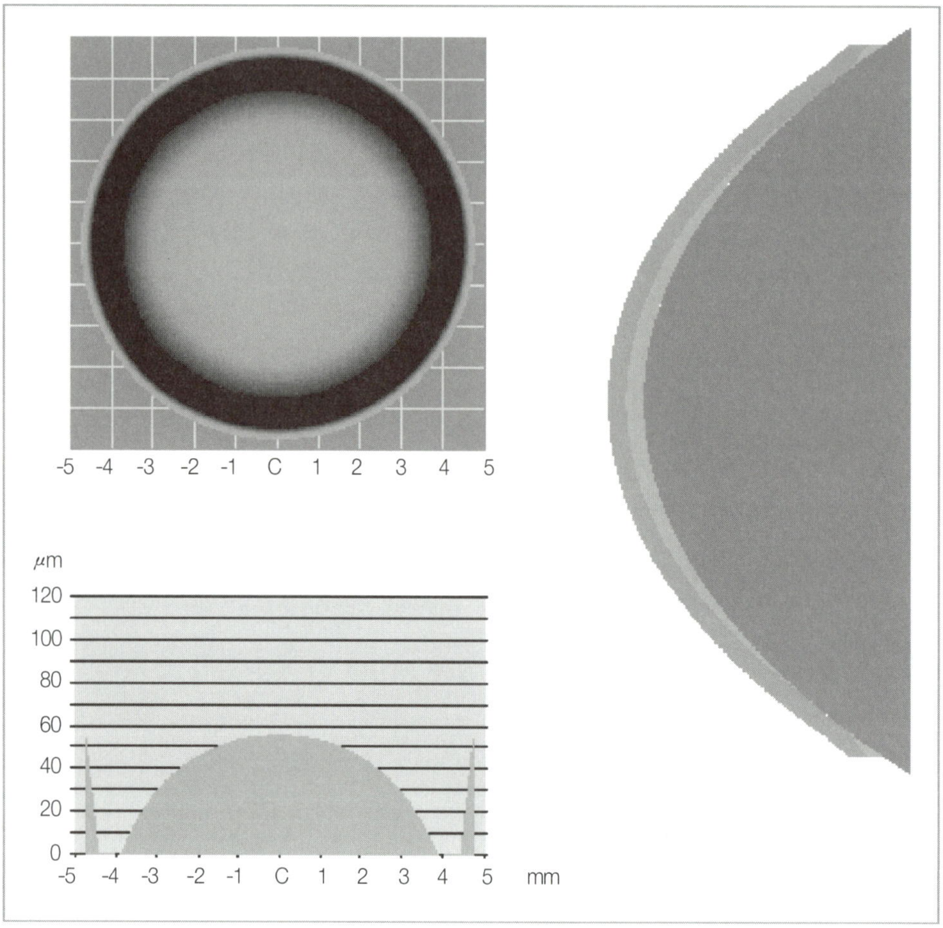

그림 10.4 steep fit (plate 15)

- 작은 새그를 원하면 BOZD를 줄인다.
- 렌즈의 동적 힘(dynamic forces)을 늘리려면 주변부 커브를 더 플랫하게 한다.
- 더 두꺼운 렌즈를 이용한다.
- 천공(26.3 참조).

Practical advice

- 플루레신 패턴에 가장 효과가 큰 방법은 BOZR을 더 플랫하게 하는 것이다.
- TD와 BOZD를 줄이기 전에 각막과 동공 크기를 주의해서 검사한다.
- 중심부 천공(fenestration)은 일반적으로 최후의 수단이나, 렌즈 꼭지점 아래의 눈물 흐름을 늘리고 움직임을 증가시킨다.
- 렌즈 피팅에 가하는 모든 수정은 피팅을 느슨하게 하는 방향으로 이루어진다. 그러므로 여러 조정을 통해 기존의 가파른 렌즈의 기능을 개선시킬 수 있다.

임상적 등가(等價) (16.3 참조)

예 1(구형 렌즈) : 7.70:7.00 ≡ 7.75:7.50 ≡ 7.80:8.00

Rule of thumb for spherical lenses

구형렌즈의 BOZD를 0.50 mm 늘리면 같은 플루레신 패턴을 유지하기 위해 BOZR을 0.05 mm 플랫하게 해야 한다.

임상적 등가의 원리는 타원형 렌즈에도 마찬가지로 적용되지만, 눈물층 이론에 기초한 차이는 더 크다[2].

예 2(타원형 렌즈) : 7.70:7.00 ≡ 7.75:7.70 ≡ 7.80:8.50

Rule of thumb for elliptical lenses

타원형 렌즈의 BOZD를 0.70 mm 늘리면 같은 눈물층 두께를 유지하기 위해 BOZR을 0.05 mm 늘려야 한다.

10.7 주변부 피팅(peripheral fitting)

이상적인 주변부 틈새는 60~80 ㎛이며 이것은 0.12~0.15 mm의 가장자리 들림과 같은 효과를 낸다. 이것은 각막의 지형과 피팅 방법에 따라 다르다. 임상적 용어로 이것은 렌즈 가장자리에서 약 0.50 mm 폭의 플루레신 띠를 나타낸다. 임상적인 중요성의 한계는 약 10 ㎛이다[3].

타이트한 주변부

Appearance

- 중심에 잘 위치한다.
- 눈을 깜박거릴 때 주변부가 윤부를 누르게 되어 불편함을 일으킬 수 있다.
- 렌즈 아래의 눈물 교환이 불충분하며 플루레신 순환을 위해 여러 번 깜박여야 한다.

타이트한 주변부를 교정하려면

플루레신 패턴에 알아볼 수 있는 변화를 일으키려면 가장자리 틈새를 적어도 10~15 ㎛

증가시켜야 한다. 축성 가장자리 들림은 0.03 mm만큼 증가시켜야 한다(예, 0.12 mm에서 0.15 mm로).

- 주변부 반경을 더 플랫하게 한다(예, 10.25 mm 대신에 10.75 mm).
- 하나 이상의 더 플랫한 주변부 커브를 추가한다(예, 12.25 mm, 폭 0.4 mm; 또는 15.00 mm, 폭 0.2 mm).
- 주변부 커브의 폭을 늘린다.
- BOZR을 더 플랫하게 하고 BOZD를 작게 한다.
- 주변부 커브 블렌딩(blending)을 늘린다.
- 렌즈 디자인을 바꾼다. 중심에 위치하는 것은 각막과 주변부의 상호작용에 영향을 미친다.

느슨한 주변부(loose periphery)

Appearance

- 렌즈가 높게 위치하고 눈깜박임 후에도 내려오지 않는다.
- 가장자리에 공기방울이 나타나고 윗부분에 패임(dimple)이 생길 수 있다.
- 깜박일 때 각막에서 가장자리가 들린다.
- 렌즈는 눈을 편위시킬 때 불안정하다.
- 3시와 9시 염색이 흔히 나타난다.

느슨한 주변부를 교정하려면

느슨한 주변부를 향상시키려면 가장자리 틈새를 적어도 10~15 μm 줄여야 한다. 축성 가장자리 들림은 0.03 mm만큼 감소한다(예, 0.15 mm에서 0.12 mm로).

- 더 타이트한 주변부 반경(예, 10.50 mm 대신에 10.00 mm)을 사용한다.
- 주변부 커브의 폭을 줄인다.
- BOZD를 더 크게 하고, 가능하면 보정하기 위해 더 플랫한 BOZR을 사용한다.
- 렌즈 디자인을 바꾸고 가능하면 비구면을 사용하여 본다.

렌즈 위치(lens position) (표 10.1)

렌즈가 각막에 위치하는 것으로 눈꺼풀 장력이나 각막 꼭지점의 중심 이탈과 같은 피팅 문제를 알아볼 수도 있다.

General advice

- low-riding 플러스 렌즈에는 negative carrier를 이용한다.
- 비구면 플러스 렌즈를 이용하면 중심에 더 잘 위치할 뿐 아니라 편안함도 줄 수 있다.
- 각막 꼭지점 위치가 다르면 피팅이 너무 플랫하지 않은데도 렌즈가 중심에서 벗어날 수 있다. 플레어가 문제가 되면 TD를 더 크게 한다.
- 토릭형 각막이며 눈꺼풀의 장력이 강한 것도 렌즈를 중심에서 벗어나게 하는 요인이 될 수 있다. 후면 토릭 렌즈를 고려해본다.

표 10.1 렌즈 위치

렌즈 위치	가능한 원인	해결책
항상 높이 있고 깜박인 후에도 떨어지지 않는다.	플랫한 주변부 zone 넓은 주변부 너무 TD가 클 때 렌즈 가장자리가 너무 두껍다. 직난시	주변부를 가파르게 주변부를 좁게 TD를 줄인다. 중심부나 가장자리 두께를 줄인다. BS 토릭 디자인
항상 낮고, 깜박인 후 바로 떨어짐 또는 깜박일 때 올라가지 않음	렌즈가 너무 작다. 렌즈가 너무 두껍다. 눈꺼풀 부착이 없다.	TD를 늘린다. 중심 두께를 줄인다. negative carrier 사용
항상 가장자리 쪽으로 중심에서 벗어남	각막 꼭지점이 이탈되어 있음 렌즈가 너무 작다. 렌즈가 너무 플랫하다. 도난시	TD를 늘린다. TD를 늘린다. 피팅을 가파르게 BS 토릭 디자인 소프트 렌즈
움직이지 않음	렌즈가 너무 가파르다. 부착	피팅을 플랫하게 디자인을 바꾼다.
윤부 위로 심하게 중심에서 벗어남	눈물 분비 과다 렌즈가 너무 플랫하다. 각막 cylinder가 과다	다른 증상을 살펴본다. 피팅을 가파르게 토릭 디자인

References

1. Phillips, A.J. (1997) Rigid gas permeable corneal lens fitting. In: *Contact Lenses,* 4th edn, A.J. Phillips and L. Speedwell (eds). Butterworth-Heinemann, Oxford, pp. 313-357
2. Atkinson, T. (1987) The development of th back surface design of rigid lenses. *Contax.* (Nov), 5-18
3. Atkinson, T. (1985) A computer assisted and clinical assessment of current trends in gas permeable lens design. *Optician,* **189** (4976), 16-22

CHAPTER 11

비구면 렌즈
(aspheric lenses)

비구면 렌즈 디자인은 임상적 모델로서 각막의 전체적인 형태가 타원형이라는 것을 보여주었기 때문에 개발되었다[1-3]. 타원형 모양의 다양성을 이심률(e)이라 부르며 이것은 렌즈 디자인과 피팅에서 중요한 요인이다. 수학적으로 이심률은 항상 1보다 작다(8.4 참조).

11.1 비구면 렌즈의 장점과 단점

비구면 렌즈의 장점

- 각막 지형에 가깝게 피팅한다(그림 11.1).
- 각막 위로 균등하게 압력을 분포시킨다.
- 가장자리 들림이나 Z 값이 작을수록 눈꺼풀 느낌이 적다.
- 4.00D의 난시까지 피팅할 수 있다.
- 어떤 디자인은 원거리 시력을 향상시킬 수 있으며 다른 디자인도 노안에 도움이 된다(25.4.2 참조).
- 커브 전환부가 없어 눈물 흐름에 도움이 된다.

비구면 렌즈의 단점

- 제조 시 복잡한 절삭(lathing)이 필요하다.

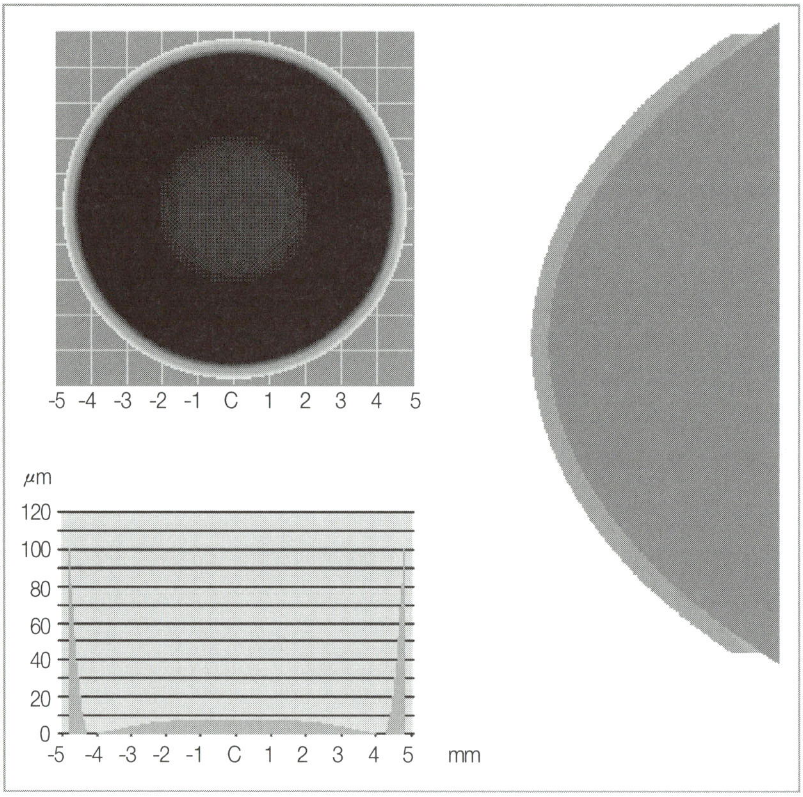

그림 11.1 비구면 렌즈로 각막 topography에 가까이 피팅된 것을 보여준다. (Plate 16)

- 재생산과 확인이 어렵다.
- 어떤 후면 디자인에는 변형이 생긴다.
- 움직임을 위해 'K'보다 더 플랫하게 피팅하면 중심에서 벗어날 수 있다.
- 각막의 정점이 중심에서 이탈한 경우 중심에서 벗어날 수 있다.

11.2 비구면 디자인(aspheric design)

비구면 렌즈 디자인은 정확한 정렬에는 상당한 장점을 가지고 있으나 렌즈의 주변부 편평함은 동급의 구면 렌즈와 비교하여 새그 값이 줄어들 수 있다. 그러므로 필요하다면 가장 플랫한 'K'보다 더 가파른 렌즈를 선택해야 한다. 여하튼 대부분의 디자인에서 이상적인 피팅 상태를 얻기 위해 가장 플랫한 'K'에 해당하는 렌즈의 BOZR로 렌즈의 기하학적 구조를 세밀하게 조정한다.

11.2.1 완전 비구면 렌즈(fully aspheric lenses)

완전 비구면 후면은 선택한 이심률이 각막 지형에 너무 일치하여 피팅되면 렌즈 가장자리가 주변부 각막을 누르게 되기 때문에 문제를 일으킬 수 있다. 그러므로 보통은 디자인에 좁은 구형 배벨이나 분리된 비구면 가장자리를 첨가한다.

정해진 높은 이심률을 갖는 이중비구면 렌즈가 중심에서 벗어나게 되면 잔여 난시가 유발되는데, 이것은 주변부를 향한 sagittal 반경과 접선 반경이 달라 상이한 굴절력효과를 내기 때문이다. 역으로 말하면, 차별적인 편평도(differential flattening)를 갖는 디자인에서는, 렌즈의 광학부에서 포지티브 난시수차(positive and astigmatism aberration)가 상당히 감소하게 될 수 있다.

Quasar

Quasar 디자인[4](No. 7 Laboratory)은 중심부 기울기가 플랫한 비구면 렌즈 구조의 콘 모양 단면으로 구성된다. 더욱 비구면인 'ski-bevel' 주변부 띠는 충분한 가장자리틈새(edge clearance)를 보장한다. 렌즈 정점에서의 이심률 값은 0이고 중심에서 바깥 방향으로 연속된 평균직경으로 갈수록 증가한다. 처음의 편평도가 감소되면 중심 광학부가 더욱 구형이 된다. 가장자리 틈새는 80 ㎛로 $e = 0.458$인 각막 모델에 따른 것이다(그림 11.2).

11.2.2 주 비구면/부분 구면 렌즈(mainly aspherical / part sphere)

이 디자인은 주로 비구면 후면으로 되어있으며 0.2 mm와 0.3 mm 폭 사이의 구형 주변부 커브를 갖게 되며 이것으로 가장자리 틈새 20~60 ㎛를 가진다. 타원형 가장자리가 각막을 누르는 것을 막기 위함과 또 눈물 교환과 렌즈 제거에 도움이 되는 구형 커브가 필요하다.

흔한 디자인은 Persecon E(CIBA Vision), Aquila(CIBA Vision), Asphericon(CIBA Vision)이 있다.

Persecon E

이는 이심률 $e = 0.4$이며 편평도 $p = 0.84$이다. 반경의 10 mm와 12 mm 사이에는 0.20 mm와 0.30 mm 사이의 너비로 구형의 주변부를 가지며 20~60 ㎛의 가장자리 틈새를 만든다.

Aquila

Aquila와 Persecon 92E 디자인(CIBA Vision)은 비구면 후면 디자인으로 통합된 접선

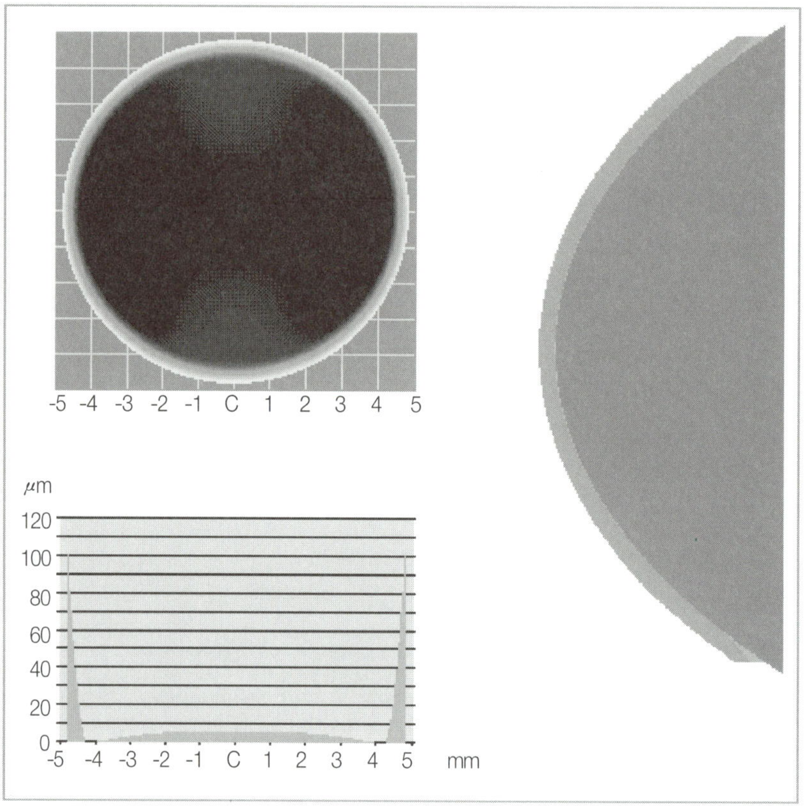

그림 11.2 눈물층 단면 / Quasar (Plate 17)

bevel을 갖는 이중타원형이다. 이심률은 평균 $e = 0.4$의 값을 가지며 TD는 9.3 mm, 9.8 mm, 10.3 mm로 +2.00D나 그 이상의 굴절력에는 두 개의 더 큰 직경으로 마이너스 carrier를 이용할 수 있다. 광학부는 7.50 mm에서 8.00 mm 범위의 TD에 따라 다양하며 ±8.00D 이상의 BVP를 가지고 있다. 렌즈 기하구조는 computer assisted design(CAD)를 사용하여 계산한다.

Asphericon

Asphericon(CIBA Vision)은 비구면의 후면으로 ski-tip 가장자리를 가지고 있다. 이는 세 개의 이심률을 사용할 수 있다 : 표준($e = 0.55$, p value = 0.7)에서는 가장자리 틈새가 0.12 mm의 축성 가장자리 들림과 등가로 일정하다 ; high($e = 0.70$, p value = 0.50) ; low($e = 0.40$, p value = 0.84). 전면은 구면이고 필요하면 lenticulate할 수 있다(그림 11.3).

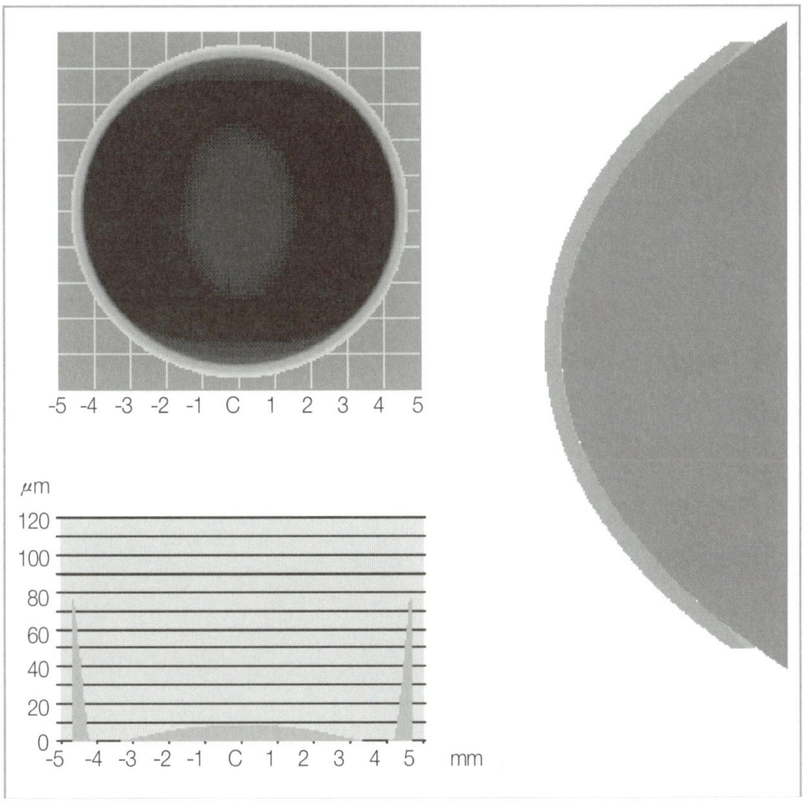

그림 11.3 눈물층 단면 / Asphericon (Plate 18)

11.2.3 주 구면/부분 비구면(mainly spherical / part asphere)

이는 중심부 구면 부위와 주변부 비구면 영역으로 구성되며 polynomial aspheric 디자인이란 용어로 부른다. 비구면 영역은 작은 구면 가장자리 접합부로 둘러싸여 있다.

Quantum

Quantum렌즈(Bausch & Lomb)는 3.50~4.00 mm 중심 구면 부위와 비구면 주변부를 가지고 있다. 가장자리는 11.25 mm의 반경에 0.3 mm 폭이다[5].

Reflex 60

Reflex60(Cooper Vision)의 후면 디자인은 구면의 중심부 커브가 콘모양의 'mid-section'에 접선적으로 연결되어 있으며 콘모양의 'mid-section'은 차례로 ski-bevel의 주변부 반경에 접점 연결된다[6]. 비구면/콘모양 단면은 BOZD의 경계에서 시작하여 BOZR에 따라 달라진다. 모든 경우에서 현직경이 8.40 mm로 일정하다. 콘모양의 단면의 이심률과 렌즈의 AEL은 모두 BOZR에 따라 변한다. 이들은 각각 1.16에서 2.26까지, 0.109 mm에서 0.186 mm까지 범위이다.

Astrocon

Astrocon HDS(CIBA Vision)은 구면의 후면광학부가 있어 $e = 0.60$의 주변부 비구면으로 점차 변화한다. 이 외에도 두 개의 다른 이심률, 0.45와 0.75를 사용할 수 있다. BOZR은 7.00~8.60 mm의 범위에서 0.05 mm의 간격으로 변화하며 TD는 9.60 mm와 10.20 mm이다. BOZD는 각각의 직경에서 5.00 mm이고 중심 두께는 −3.00D에서 0.135 mm이다. Astrocon은 전면 다초점 디자인을 바탕으로 한다.

Metro[2]

컴퓨터로 만들어낸 축성 가장자리 들림이 일정한 디자인(Cantor + Nissel)으로 구면의 광학부와 비구면 주변부를 갖는다. 이 디자인은 BOZR 7.00 mm, TD 8.80 mm에서 BOZR 8.70 mm와 TD 10.50 mm까지 증가시키며 진행할 수 있다.

11.3 피팅의 원리(principles of fitting)

11.3.1 완전 비구면 렌즈(fully aspheric lenses)

점차 진행하는 이심성 비구면 렌즈(예, Quasar)는 일반적으로 가장 플랫한 'K' 값으로 피팅한다. 플루레신 패턴에서 각막과 중간 주변부 위로 눈물모임되는 부위가 분명하게 나타나지 않지만 렌즈 가장자리는 눈물 meniscus 윤곽을 뚜렷하게 한다. 렌즈 위치는 깜박일 때 1.5~2 mm 움직이며 중심에 있어야 한다. TD를 9.60 mm의 진단용 렌즈보다 더 크거나(10.00 mm) 더 작게(9.20 mm) 주문하는 경우에도 BOZR과 BVP를 모두 바꿀 필요는 없다.

토릭형 각막에서 중심 반경은 가장 플랫한 'K'보다 0.10 mm 더 가파르게 선택한다. 렌즈는 여전히 중심에 잘 위치해야 하며 수평 경선보다는 수직 경선을 따라 주변부 틈새가 더 크게 나타날 것이다. 중간주변부에 눈물고임이 나타나면 더 플랫한 렌즈를 주문해야 하지만 강한중심부 접촉이나 중심에서 벗어남이 관찰되면 더 가파르게 피팅해야 한다.

11.3.2 주 비구면/부분 구면 렌즈

Persecon E

Persecon E 디자인은 CAB로부터 생산한다(6.1 참조). 이는 가장 플랫한 'K'보다 약간 더 플랫하게 피팅된다. 총직경은 각막 크기에 따라 선택한다 : 각막 크기가 11.00 mm까지는 8.80 mm 또는 9.30 mm를 선택하고 11.00 mm보다 더 큰 각막에는 9.80 mm 또는 10.30 mm를 선택한다.

피팅을 교정하면 중심 정렬이나 약간의 중심 닿음을 시사하는 소견이 나타난다. 중심에서 벗어난 경우에는 곡률을 가파르게 하기 전에 더 큰 렌즈로 시도해 보아야 한다. 편안하게 하려면 타원과 같은 기울기로 가장자리 주변접합부를 자른다.

예 :	'K' 7.89 mm × 7.83 mm
Persecon E :	8.00:9.30

Aquila와 Persecon 92E

Aquila와 Persecon 92E는 가장 플랫한 'K'보다 적어도 0.05 mm 더 플랫하게 피팅한다. 플루레신 피팅은 작은 가장자리 틈새에 약간 플랫하게 정렬한다. 타원형의 베이스커브가 각막에서처럼 렌즈의 가장자리쪽으로 플랫해지면 플루레신 패턴에 다른 변화를 일으키지 않고 TD를 변화시킬 수 있다. 그러나 베이스커브가 바뀌면 BVP로 보정해야 할 필요가 있다.

Practical advice

Aquila와 Persecon 92E의 디자인은 초기의 Persecon E의 디자인과는 다르다. 그래서 최적의 피팅을 얻으려면 교정된 진단용 세트를 사용해야 한다.

11.3.3 주 구면/부분 비구면 렌즈

Quantum

구면 중심반경은 가장 플랫한 'K'보다 0.10 mm 더 가파르게 선택하여 비구면의 중간주변부가 각막에 맞게 정렬되도록 한다. 플루레신 패턴에서는 약간의 중심부 눈물고임이 주변부 가장자리 틈새에 맞게 정렬되는 부위로 둘러싸여 나타난다. 이 렌즈 디자인은 가파른 각막에서는 가장자리 틈새가 과다하게 나타나며 플랫한 각막에서는 틈새가 너무 적다. Quantum은 플랫한 피팅 디자인들만큼 렌즈가 눈에서 높이 올라가지 않아 눈꺼풀에 붙는 것을 피하고 싶은 사람에게 유용하다. 보통 총직경은 9.60 mm이며 중심에 위치하도록 하기 위해 10.20 mm 렌즈를 사용할 수 있으나 9.60 mm도 작은 각막을 가진 사람에게는 너무 클 수 있다. 플러스 렌즈는 9.00 mm 직경에서만 사용할 수 있다.

Reflex 60, Metro[2], Maxim Ultra

처음 시험 렌즈는 가장 플랫한 'K' 값에 따라 선택하거나 1.00D까지의 난시가 있을 때는 약간 더 가파른 것을 택한다. 주변부에서 점차적으로 증가하는 틈새를 갖는 렌즈의 중심 부위가 잘 정렬되도록 유지해야 한다. 1.00D 이상의 난시가 있으면 BOZR을 'K' 값보다 0.10~0.15 mm 더 가파르게 선택한다. 렌즈는 깜박일 때 1~1.5 mm의 움직임을 가지며 중심에 위치해야 한다.

Astrocon HDS

처음 렌즈는 원주값 0.75D까지는 'K' 값보다 0.10 mm 더 가파르게 선택하고, 1.75DC까지는 'K' 값으로, 원주값 2.50DC까지는 'K' 값보다 0.10 mm 더 플랫하게 선택한다. 렌즈 움직임은 1.0 mm에서 2.0 mm 사이로 움직여야 한다. 플루레신 사진에서는 중심정렬이나 최소한의 정점틈새가 나타나야 한다. 또한 약간의 중간주변부의 눈물고임과 0.10~0.12 mm 가장자리 틈새도 있어야 한다. 처음의 피팅이 플랫하게 나타나면 'e' 값을 0.45로 시도해보고 가파르다면 0.75로 하여 본다.

11.3.4 일반적인 피팅 고려사항(general fitting considerations)

비구면 렌즈 :

- 변수들이 더 적기 때문에 그렇게 세밀한 피팅을 필요로 하지는 않는다.
- 충분한 움직임과 가장자리 틈새를 얻기 위해서는 약간 플랫하게 피팅할 필요가 있다 (Quantum 같은 디자인은 제외).
- 그러나 플랫한 피팅은 중심에서 벗어나는 경향이 있다는 것이 공통된 문제점이다.

구형 각막(spherical cornea)

이상적인 피팅은 잘 맞게 정렬되거나 그보다 약간 플랫한 것이다. 약간 플랫하게 피팅하면 적은 중심 닿음이 생기지만 압력이 고르게 분포하기 때문에 각막에 어떤 스트레스가 가해져도 최소로 유지할 수 있다.

플랫한 피팅에서는 강한 중심 닿음이 플루레신의 과다한 둥근 띠로 둘러싸여 나타난다.

눈꺼풀의 감각이 증가하며 시야가 불안정하다.

가파르게 피팅하면 명확한 경계선을 갖는 중심부 pooling이 과다해지며 이는 강한 닿음의 주변부 원과 주변부의 매우 좁은 플루레신 meniscus로 둘러싸여진다.

토릭 각막(toric cornea)

역시 이상적인 피팅은 각막에 잘 맞게 정렬하거나 가장 플랫한 'K' 값보다 약간 플랫하게 정렬하는 것으로 렌즈의 휘어짐을 최소화 하며 시력을 좋게 유지할 수 있다.

11.4 구면렌즈와 비교한 플루레신 패턴(fluorescein patterns compared with spherical lenses)

- 플루레신 패턴은 중심부에서 주변부로 훨씬 더욱 점차적으로 변한다.
- 만약 정확한 이심률이 평가되었다면, 렌즈와 각막의 p value를 같게 선택하는 것으로 각막과 실제적으로 같은 정렬을 성취할 수 있을 것이다(예, videokeratoscope를 이용하여)[7].
- 주변부 눈물층의 두께는 가장자리로 갈수록 더욱 점차적으로 증가한다.
- 중심에 더욱 잘 위치하게 하기 위하여 더 큰 렌즈를 사용할 수 있다[8].

Practical advice

비구면 렌즈의 축성 가장자리 들림은 동격의 다중커브에서보다 적다. 이처럼 가파른 경선에서 가장자리의 들림 정도가 적기 때문에 때때로 더 높은 난시에 피팅할 수 있다.

References

1. Bibby, M. (1976) Computer assisted photokeratoscopy and contact lens design. *Optician,* **171** (4423), 37-43, **171** (4424), 11-17, **171** (4425), 15-17
2. Kiely, P.M., Smith, G. and Carney, L.C. (1984) Meridional variations in corneal shape. *American Journal of Optometry and Physiological Optics,* **61**, 619-626
3. Guillon, M., Lydon, D.P.M. and Wilson, C. (1986) Corneal topography: a clinical model. *Ophthalmic and Physiological Optics,* **6**, 47-56

4. Meyler, J. and Ruston, D. (1995) The development of a new aspheric RGP contact lens. *Optician,* **209** (5487), 30–38
5. Atkinson, T.C.O. (1989) Towards a new gas permeable lens geometry. *Optician,* **197** (5181), 13–17
6. Elder Smith, A. (1996) Practical experience with a new RGP lens design. *Optician,* **212** (5571), 32–33
7. Rabbetts, R.B. (1985) The Humphrey auto keratometer. *Ophthalmic and Physiological Optics,* **5**, 451–458
8. Meyler, J. and Ruston, D. (1994) Rigid gas-permeable aspheric back surface contact lenses – a review. *Optician,* **208** (5467), 22–30

CHAPTER 12

하드 렌즈 사양과 확인
(hard lens specification and verification)

12.1 국제 단위(international standards)

용어와 기호 사전(the Glossary of Terms and Symbols)은 국제 표준 ISO 8320-1986에서 편찬된 것이다. '하드' 렌즈 특수화는 ISO 8321-1:1991에 나와 있다.

ISO 9000에는 제조사들의 능력 평가와 확인, 생산, 내구성, 질적 보증, 표본이 이 기준에 따른다는 것을 알려주고 있다.

12.1.1 국제 표준 용어

ISO 8320-1986 기호에서 표준 tricurve 렌즈에 대한 용어는 다음과 같다:

r_o	:	$\varnothing_o/r_1$	:	$\varnothing_1/r_2$	:	$\varnothing_T t_c$	F^1V Tint
BOZR	:	BOZD/BPZR$_1$	:	BPZD$_1$/BPZR$_2$	:	TD	BVP

예 :

7.90:7.80/8.70:8.60/10.75:9.20 t_c *0.15 BVP* −3.00D *Tint light blue*

7.90	=	*back optic zone radius (BOZR)* r_0
7.80	=	*back optic zone diameter (BOZD)* $\varnothing_0$
8.70	=	*first back peripheral radius* r_1

8.60	=	*first back peripheral zone diameter (BOZD)* $\varnothing_1$
10.75	=	*second back peripheral radius* r_2
9.20	=	*total diameter, 총직경* $\varnothing_T$
0.15	=	*geometric centre thickness* t_c
−3.00	=	*back vertex power(BVP)*

lenticular 렌즈에서는(줄어든 광학부) :

7.90:7.80/8.70:8.60/10.75:9.20 t_c 0.45 t_e 0.16 BVP + 10.00D

FOZD 8.30 Tint light blue

0.45	=	geometric centre thickness t_c
0.16	=	edge thickness, 가장자리 두께 t_e
+10.00	=	back vertex power(BVP)
8.30	=	front optic zone diameter $\varnothing_{a0}$

아래첨자 'a'는 앞(anterior) 표면 성분을 의미하며 이 표시는 플러스 렌즈와 마이너스 렌즈 모두에서 같다.

12.2 하드 렌즈 종류와 피팅의 예

(구형 'K' 값이 7.75 mm이며 낮은 마이너스 굴절력이라고 가정한다)

각개 디자인(individual designs)

- TD 8.60 mm CAEL 0.12 mm[1]
  7.80:7.00/9.00:7.80/10.90:8.60
- TD 9.00 mm CAEL 0.15 mm[1]
  7.80:7.00/8.75:7.80/10.10:8.60/11.30:9.00
- TD 9.20 mm CAEL 0.12 mm[2]
  7.80:8.00/8.80:8.60/12.30:9.20
- TLT 13 μm, EC 60 μm
  7.80:7.70/8.30:8.20/9.20:9.20
- TD 9.50 mm CAEL 0.175 mm[3]
  7.80:7.50/8.90:8.50/10.00:9.00/11.15:9.50

- TLT 12 μm, EC 60 μm
  7.80:8.30/8.20:8.80/9.00:9.80

특허 디자인(proprietary designs)

- Series Ⅱ(No.7 laboratory) : 7.80:7.80/8.65:8.70/9.90:9.50
- Quantum(Bausch & Lomb) : 7.70/9.60
- Aquila(CIBA Vision) : 7.80/9.30 또는 7.80/9.80
- Standard Polycon Ⅱ(CIBA Vision) : 7.80:7.80/AEL 0.10 at 9.00
- Asphericon(CIBA Vision) : 7.80/9.80 standard *e*

12.3 하드 렌즈 확인(hard lens verification)

다음 사항을 위하여 이상적으로는 모든 렌즈를 검사하여야 한다 :

- 진단용 렌즈의 정확성을 확인하기 위해
- 처방 렌즈가 적절한지 확인하기 위해
- 환자의 기존 렌즈의 사양을 알아보기 위해
- 렌즈 매개변수가 변한 것으로 생각될 때
- 렌즈가 변형된 것으로 여겨질 때
- 렌즈를 정확한 눈에 착용하였는지 확인하기 위해
- 현재 렌즈와 이전의 렌즈를 혼돈하지 않았는지 확인하기 위해
- 렌즈 사양에 대한 완전한 세부사항을 확실히 기록하기 위해

12.3.1 후면 광학부 반경(back optic zone radius(BOZR))

곡률반경계(radiuscope)

Drysdale 방법에 기초하여 렌즈 표면과 곡률중심 사이 거리를 측정한다.

- 좋은 이미지를 얻으려면 렌즈가 잘 건조되었는지 확인한 후 증류수 한 방울을 오목한 holder에 떨어뜨리고 그 위에 렌즈를 둔다.
- 이미지가 잘 위치를 잡도록 하려면 도구의 광선이 렌즈의 중심에 놓이는지 확인한다.

- 0에서 두 번째 위치로 이동하면 전구 필라멘트의 이미지가 보인다. 이 이미지의 질을 평가하면 렌즈에 변형이 있는지 알 수 있다.
- 항상 두 세 개의 결과 값을 얻어 평균을 구한다.
- 렌즈 표면의 이미지는 곡률중심의 이미지보다 훨씬 더 크고 밝을 뿐 아니라 표면에 긁힘이 있는지 보여준다.
- 불안정한 하드 렌즈에서 0값은 '움직일 수 있으며' 믿을만한 결과 값을 얻기 위해 여러 번 시도해야 한다. 0값이 변하는 것이 멈추지 않으면 처음 세 번의 결과를 평균 낸다.

다른 방법

각막곡률계 (keratometer)

전면 은막거울의 렌즈홀더를 사용한다. 오목 표면을 교정하기 위해 0.03 mm를 더한다[4]. 자동각막곡률계도 사용할 수 있다.

반경 - 측정 장치 (radius-checking device)

반경은 렌즈미터측정 전면정점굴절력(FVP)에서 굴절률과 두꺼운 렌즈 공식을 이용하여 구한다[5].

토포스코프 (toposcope)

물결무늬 광선 주름(모아레 프린지moire fringes)을 이용한다[6].

12.3.2 주변부 반경(peripheral radius(BPZR))

주변부 반경은 렌즈가 기울어져 있고 band 너비가 적어도 1 mm일 때 radiuscope로 측정할 수 있다.

Burton 램프로 렌즈 표면에서 백등 튜브의 굴절을 관찰하여 질적인 평가를 할 수 있다.

12.3.3 전체 직경과 주변부 직경 (total diameter(TD) and zone diameters(BPZD))

측정용 돋보기(measuring magnifier(band magnifier확대경))

여기에는 격자선이 새겨져 있고 ×7 배율로 조절할 수 있는 접안렌즈로 구성되어 있다. 다른 구역에서는 렌즈를 눈금에 다시 위치시켜야 하며 뚜렷한 전이로 측정하기가 쉽다.

V gauge

6.0 mm에서 12.5 mm 사이로 점차 변하는 V-모양의 채널로 구성된다. TD 측정에만 사용된다.

투사 확대경(projection magnifier)

전체 렌즈의 확대 이미지를 눈금이 그려진 스크린으로 투사한다(예, Zeiss DL2).

Practical advice

- 렌즈가 건조되었는지 확인 한다; 그렇지 않으면 모세관 인력 때문에 부드러운 표면에서 제거하기 어려울 수 있다.
- 렌즈 조작이 어려우므로 wet cell instrument는 피한다.

12.3.4 후정점 굴절력과 전정점 굴절력 (back and front vertex power(BVP and FVP))

포시미터(focimeter)

- 수직 위치로 focimeter를 세우거나 V-slot 홀더를 사용한다.
- BVP를 측정하려면 렌즈후면을 lens stop에 올려놓는다.
- 렌즈는 가능한 한 focimeter에 가까이 두어야 하며 매우 작은 stop을 사용하거나 stop cover를 제거하는 것 모두 가능하다. 결과 값은 렌즈 반경이 가파르기 때문에 BVP 참값보다 더 플러스 값으로 나오거나 작은 마이너스 값으로 나올 수 있다.
- FVP를 측정할 때는 볼록한 표면을 focimeter stop을 향해 둔다. FVP 결과 값은 BVP 보다 작으며, 플러스 굴절력렌즈에서 마이너스 굴절력렌즈에서 보다 차이가 크다.

Practical advice

- focimeter의 이미지 상태를 살펴본다. 변형이 있으면 선명한 광학을 나타내지 못한다.
- 작은 stop을 사용하고 단지 렌즈의 중심만 측정되기 때문에 이미지상태가 좋다고 변형이 없는 것을 보장하는 것은 아니다.

굴절력 단면 mapping (예, VC 2000)

매우 정확한 컴퓨터를 이용하는 방법은 콘택트 렌즈 굴절력 지도를 cell 이차원적으로 측정하기 위해 주로 제조사에서 사용된다. 하드 콘택트 렌즈는 공기 중에서 검사하고 소프트 렌즈는 식염수에 넣어 검사한다. 구면 렌즈와 토릭 렌즈 모두 굴절력 단면을 모두 컴퓨터로 수천 개의 점을 측정하여 얻을 수 있다. 정보는 모든 렌즈 디자인에서 공평하게 얻으며 토릭 렌즈에서는 광학 매개변수 참값에 관련된 상대적인 축을 자동으로 측정한다. 또한 다초점 렌즈에서도 정확한 결과 값을 얻을 수 있다.

12.3.5 중심 두께와 가장자리 두께(centre and edge thickness(t_c and t_e))

두께 게이지(thickness gauge)

결과를 직접 읽을 수 있는 scale에 스프링이 달린, 끝이 볼로 된 탐침을 연결한 것으로 구성된다.

Practical advice

- 두께는 둘레를 따라 다양할 수 있으므로 렌즈 가장자리에서 여러 결과 값을 얻는다.
- 얇은 가장자리에 손상이 생기지 않도록 주의한다.

곡률반경계(radiuscope)

렌즈 홀더는 건조하게 두고 렌즈 각각의 면에 차례로 초점을 맞춘다. 두 이미지 사이의 거리에 재질의 굴절률을 곱하면 중심 렌즈 두께가 나온다.

12.3.6 가장자리 형태(edge form)

가장자리 형태는 수동 loupe(루페, 소형 확대경)나 세극등을 이용하여 약 ×20 배율로 확대하면 잘 검사할 수 있다.

12.3.7 표면 품질(surface quality)

표면에 긁힘이나 손상이 있는지는 다양한 방법으로 검사할 수 있다 :

- 깨끗하고 건조한 렌즈를 투사 확대경으로
- 투사 조명을 이용한 세극등
- Band 확대경
- Radiuscope로 첫 이미지를 검사함

12.3.8 재질(material)

비중을 측정하여 비교하면 근사적으로 도움이 될 수 있다 하더라도 렌즈 제품을 확인하는 것은 어렵다. 어떤 하드 산소투과 렌즈는 한 가지 뚜렷한 염색으로만 사용할 수 있기 때문에 가장 믿을 수 있는 지표로 색깔을 이용할 수도 있다(예, EQU125, 매우 희미한 라일락색 ; Conflex, 매우 희미한 파랑색 ; Polycon Ⅱ, 중간 파랑색).

12.3.9 다른 특징

- 조각술(예, 오른 쪽 렌즈에 'R' 또는 한 점을 새긴다)
- 실험실 코드
- fenestrations : 숫자, 위치, 크기, 마무리
- 염색
- 프리즘 밸러스트 : base에서 가장자리 두께가 증가
- 절단(truncation)
- Carrier 디자인 : 가장자리를 측정하여 검사

12.4 허용 오차(tolerances)

표 12.1을 보라.

표 12.1 허용 오차

Parameter	ISO suggested tolerances
BOZR	±0.05 mm
BPZR	±0.10 mm
BOZD	±0.20 mm
TD	±0.10 mm
Edge and centre thickness	±0.02 mm
BVP	±0.12 D up to ±5.00 D
	±0.18 D from ±5.00 D to ±10.00 D
	±0.25 D from ±10.00 D to ±15.00 D
	±0.37 D over ±15.00 D to ±20.00 D
	±0.50 D over ±20.00 D

Practical advice

- 임상의들이 확인하기에 가장 쉬운 방법은 다음이다 :

BOZR	곡률반경계
직경	확대경
굴절력	focimeter
두께	두께 게이지
상태	투사 또는 확대경

- 하드 렌즈와 PMMA 렌즈는 수화(hydration)되면 전·후면이 모두 플랫해진다[6]. 플랫해짐은 BVP(마이너스가 높으면 더 크다)와 중심 두께와 관련이 있다.
- 새 렌즈는 측정하기 전에 24시간 동안 수화시켜야 측정값을 신뢰할 수 있다.
- BOZR의 너무 빠른 변화는 탈수(dehydration)가 원인일 수 있다.[7]
- 하드 산소투과 진단용 렌즈는 수화상태로 보관해야 한다. 굴절력이 〈 ±10.00D인 PMMA 렌즈는 건조상태에서 신뢰할 수 있다.

References

1. Stone, J. (1975) Corneal lenses with constant axial edge lift. *Opthalmic Optician,* **15**, 818–824
2. Atkinson, T.C.O. (1980) The return of hard times, part Ⅱ. *Journal of the British Contact Lens Association,* **3**, 105–112
3. Rabbetts, R.B. (1976) Large corneal lenses with constant axial edge lift. *Ophthalmic Optician,* **16**, 236–239
4. Watts, R. (1997) Rigid lens verification procedures. In: *Contact Lenses,* 4th edn, A.J. Phillips and L. Speedwell (eds). Butterworth–Heinemann, Oxford, pp. 407–425
5. Sarver, M.D. and Kerr, K. (1964) A radius of curvature measuring device for contact lenses. *American Journal of Optometry,* **41**, 481–489
6. Phillips, A.J. (1969) Alterations in curvature of the finished corneal lens. *Ophthalmic Optician,* **9**, 980–1110
7. Pearson, R.M. (1977) Dimensional stability of several hard contact lens materials. *American Journal of Optometry and Physiological Optics,* **54**, 826–833

CHAPTER 13

PMMA 착용자의 재피팅
(refitting PMMA wearers)

13.1 PMMA로 인한 생리적 문제점

PMMA 렌즈는 지난 40년에 걸쳐 지금도 많은 사람들이 착용하고 있지만 이제는 거의 피팅하지 않는다. 이 렌즈를 사용하는 환자들이 매우 만족해하는 것은 흔한 일이어서 임상의가 각막의 변화를 발견할 수 있는 것은 추후 검사에서 뿐이다. 이외는 환자들이 착용 시간이 줄어들고 눈이 빨갛게 되고 시력이 저하되는 등의 이유로 조언을 구하는 경우이다.

장기간 PMMA를 착용한 환자에서 흔히 나타나는 변화들은 다음과 같다 :

- 상피세포 부종
- 각막 민감도 감소
- 중심부 점상(punctate) 상피 염색
- 상습적인 3시와 9시 염색
- 스트로마 부종(stromal oedema)
- Descemet's membrane에 주름이 생김
- 내피세포의 변형
- 내피세포의 polymegathism

이러한 변화는 만성적인 산소 부족과 각막 조직의 건조, 렌즈의 기계적인 작용에 의해 일어나며 이것들이 장기간에 걸쳐 나타나는 효과가 조합되면 '각막 탈진 증후군'으로 알려진 허용한계 손상이 일어난다.

일반적이진 않지만 다음과 같은 것들도 발견된다 :

- 패임(dellen)
- 혼탁과 3시와 9시 혈관생성
- 수직 실선(vertical striate)
- Fischer-Schweitzer 모자이크 패턴
- 눈꺼풀 충혈
- CLIPC

13.2 PMMA 착용자에게 재피팅하기

장기간 PMMA를 착용하던 사람에게 재피팅하는 것은 더 어려운 일이 될 수 있다. 특히 이전의 세부 사항을 알 수 없을 때에는 더욱 그러하다. 주의 깊게 측정하고 피팅해야 하기 때문에 절차는 더욱 복잡하고 각막에 PMMA의 영향이 나타나지 않았더라도 변화가 일어날 수 있다. 거의 모든 경우에서 취해야 할 올바른 행동은 현대적인 하드 렌즈로 다시 맞추는 것이다. PMMA에서 소프트 렌즈로 바로 바꾸는 것은 일반적으로 가능하지 않다(13.3.3 참조).

13.2.1 재피팅 초기의 문제점

- 각막에 부종과 변형 증상이 상당히 나타날 수 있다.
- 'K' 값이 피팅을 완전히 마친 후 측정한 것과 매우 다를 수 있다.
- 망막경 반사가 약해 불가능하지는 않더라도 정확한 굴절검사가 매우 어렵다.
- 각막 부종으로 시력이 떨어질 수 있다.
- 환자의 오래되고 변형된 예전 렌즈의 BOZR을 정확하게 측정하는 것은 불가능한 경우가 많다.

13.2.2 재피팅 과정의 문제점

- 'K' 값이 변해서 처음의 피팅이 만족스럽지 않게 될 수 있다. 이것은 6개월 정도 지나

야 일어날 수 있다.

- 각막 난시 정도가 변한다.
- 1~3주 후에 BVP에서 마이너스 굴절력을 더 필요로 하는 경우가 자주 있다.
- 환자들의 각막 감각이 점차 회복됨에 따라 렌즈 인식이 잘 되는 것만큼 이물감으로 인한 어려움이 심해지는 것을 경험할 수 있다.

13.3 재피팅 절차

13.3.1 일반적 사항

- 환자는 재피팅 시의 가능한 어려움과 경과를 주의 깊게 관찰하는 것이 필요함을 이해해야 한다.
- 환자는 재피팅을 위한 시간에 기존의 PMMA 렌즈를 착용하고 있어야하며 처방받은 안경도 가져와야 한다(29.4 참조).
- 콘택트 렌즈 이전의 안경이 있으면 검사해야 한다. 이 안경은 정확하지는 않겠지만 원래의 *Rx* 값과 난시 정도를 알려주는 단서가 되기도 한다.
- 가능하면 이전 렌즈를 측정한다.

13.3.2 하드 산소-투과 렌즈로 재피팅 하기

피팅

- 세극등으로 각막 부종이나 렌즈에 의한 염색이 어느 정도 나타났는지 관찰한다.
- PMMA 렌즈를 백색등과 플루레신으로 검사하여 피팅에 물리적인 개선점이 있었는지 알아본다.
- PMMA 렌즈를 빼서 측정한다.
- 'K' 값을 가능한 한 주의하여 측정한다. 그러나 이것은 변형되었거나 신뢰할 수 없을 정도의 플랫한 값을 갖거나 인위적인 난시가 나타날 수도 있다.
- 굴절 검사한다.
- 'K' 값에 기초하여 초기 시범 렌즈를 고르되 이전 렌즈의 측정치를 고려한다. 중심 부종이 있으면 원추형 같은 피팅을 할 수 있어 플루레신 형태를 믿는 것이 어려울지라도 'K' 값보다 플루레신 검사를 훨씬 더 신뢰해야 한다.

디자인 선택(choice of design)

- 가파른 피팅을 피하면 하드 산소투과 렌즈는 시력을 더욱 좋게 한다.
- 광학부와 총직경을 모두 더 크게 피팅하면 중심에 잘 위치하지 않거나 플레어같은 PMMA에 의한 어려움을 해결하는데 도움이 될 수 있다.
- 좁은 가장자리 틈새의 렌즈에서도 3시, 9시 염색이 적다.
- 눈꺼풀이 매우 단단한 환자들에게는 좁은 가장자리 들림이 있는 디자인, 특히 비구면 렌즈는 피한다. 렌즈 고착의 가능성이 높다(29.3.6 참조).
- 임상의와 환자 모두 기존의 PMMA 디자인에 완벽하게 만족하고 있다면 이를 하드 산소투과 재질로 복제할 수 있다.

재질 선택(choice of material)

- 환자가 증상이 없고 부종의 특정 증후를 보이지 않는다면 *Dk* 값이 낮은 재질에서 중간 *Dk* 값의 재질까지를 사용할 수 있다.
- 각막 변화가 더 분명하게 나타났다면 *Dk* 값이 중간에서 높은 것을 사용해야 한다.
- 단백질 침전이 문제가 될 수 있는 사람에게는 fluorosilicone acrylates를 처방하여 사용하고 silicone acrylates는 피한다(예, 건초열로 고생하는 사람, 봄철카타르).
- 눈꺼풀이 단단하거나 토릭 각막을 가진 환자에게는 렌즈가 구부러지고 변형될 수 있으므로 견고성이 낮은 재질이나 너무 얇은 렌즈는 피한다.
- 부주의하여 표면에 손상을 일으킬 수 있는 환자에게는 쉽게 긁히는 재질은 피한다.
- 처음 재피팅시에는 손상되기 쉬운 재질은 피한다. 환자들은 상대적으로 강한 PMMA 제품을 다루는데 익숙해져 렌즈가 부서지는 문제가 자주 일어날 수 있다.

렌즈 주문하기(ordering lenses)

- 'K' 값, 이전 렌즈 측정값, 굴절검사나 계산된 렌즈 BVP 등과 연관성이 있으면 최종 피팅을 더 신뢰할 수 있다.
- 약 2주 후의 굴절검사에서 마이너스 0.25D에서 0.50D까지 증가되는 것이 자주 나타난다. 그러므로 근시는 완전히 교정하고 노안 외에는 일반적으로 양안 가입(binocular addition)은 하지 않는다. 이전 렌즈의 BVP값을 고려하고 노안이 아닌 사람에게는 −0.25D 정도 과교정하는 것도 가능하다.
- 가능하다면 중심 두께와 가장자리 두께를 주의 깊게 조건으로 지정한다.

Practical advice

- 렌즈를 교환, 수정 또는 보증해 줄 수 있는 제품을 이용한다.
- 비용에는 PMMA 착용자에게 재피팅하는데 필요할 추가 시간과 렌즈 비용도 고려해야 한다.

경과검사(follow-up)

- 피팅, 각막, 렌즈 굴절력을 다시 검사할 수 있는 첫 경과검사를 약 2주 후로 잡아야 한다.
- 렌즈 제품을 다시 살펴본다.
- 피팅이나 굴절력에 전체적인 변화가 없다면 렌즈는 다음 4~6주 동안 수정하지 않는다. 이 기간동안 대부분의 각막 변화가 안정화되고 안경의 *Rx* 값도 측정이 가능할 수 있다.
- 일부에서는 12달 후까지 세부변화가 더 일어나는 것이 관찰되었다.

문제점(problems)

소수의 환자들은 산소투과 하드 렌즈를 다음과 같은 이유로 사용하기 어려워 한다:

- 표면의 습윤 성질과 각막 민감도가 증가한 것과 관련된 물리적 불편감
- 렌즈 휘어짐이나 뒤틀림과 관련된 시력 저하
- 기름기나 축적물 문제
- CLIPC

이런 문제들을 해결할 수 없으면 임상의들은 6~9주가 더 지난 후 소프트 렌즈로 바꾸거나 PMMA의 더 나은 디자인으로 다시 피팅하는 것을 고려해야 한다.

환자 조언(collection)

환자들은 렌즈에 관한 다음 사항에 대하여 설명을 주의깊게 들어야 한다:

- 추천된 세척 용액 사용의 중요성과 효소 정제의 필요성
- PMMA에 비해 수명이 더 짧아진 것
- 긁힘이나 파손 위험의 증가
- 렌즈 고착이나 렌즈 뺄 때의 어려움이 없는 것
- 이물질에 의한 불편함의 증가

13.3.3 소프트 렌즈로 재피팅

매우 특수한 경우를 제외하고는 PMMA 착용자를 바로 소프트 렌즈로 재피팅하는 것은 불가능하다.

- 재피팅 초기에 나타나는 문제점에 나열된 것과 피팅 절차에서 나타난 문제들은 소프트 렌즈에서는 더욱 심하다.
- 'K' 값이 변함에 따라 난시 정도가 예측할 수 없는 방향으로 변할 수 있다. 처음에는 시력이 좋다가도 각막 토릭이 변하면서 시력이 나빠질 수 있다.
- 어떤 PMMA 착용자들은 소프트 렌즈의 물렁물렁한 느낌이 눈에서는 매우 불쾌하다고 한다.
- 많은 PMMA 착용자들은 세척 용액에 대한 알레르기 반응이나 소프트 렌즈 소독의 복잡한 절차 모두에 어려움을 느낀다.

Practical advice

- PMMA 착용자에게 소프트 렌즈로 바로 재피팅 시키면 안된다.
- PMMA 착용자에게 소프트 렌즈를 처방하는 것이 필수적일 때에는 일반적으로 하드 산소투과 렌즈를 중간 단계로 먼저 재피팅하는 것이 더 낫다. 약 6~8주 후에 각막과 굴절이상이 소프트 렌즈로 피팅하는 것이 가능할 정도로 충분히 안정화된다.
- 각막의 곡률과 굴절이상이 계속 변하기 때문에 일회용 렌즈를 사용하는 것도 좋은 방법이 될 수 있다.

13.4 PMMA 사용이 가능한 경우

다음과 같은 경우 PMMA를 아주 드물게 사용하기도 한다 :

- 현대적인 하드 렌즈로는 휘어짐 문제 때문에 만족할만한 시력을 얻을 수 없는 경우, 특히 매우 얇은 렌즈가 필요할 때 사용한다.
- PMMA는 복잡한 피팅(예, 원추 각막 또는 혼탁의 미용적 목적)에서 플루레신 패턴 검사를 위해 시범 렌즈 -이후에 처분할- 가 필요한 경우 드물게 사용되기도 한다. 이런 경우 PMMA는 상대적으로 저렴하다.
- PMMA는 또한 현대적인 하드 렌즈를 너무 쉽게 부서뜨리며 렌즈를 잘 다루지 못하는 환자들에게도 고려할 수 있다 ; 모든 현대적 재질로 침전물 문제가 생길 때 ; 알레르기 때문에 화학적으로 반응하지 않는 재질이 필요한 경우(예, CLIPC가 있을 때)

13.5 현재의 PMMA 피팅

드물게 PMMA를 사용할 필요가 있을 때 다음과 같은 기준에 따라 피팅한다 :

- apical clearance와 더 원활한 눈물 교환을 위해 BOZR을 가장 플랫한 'K' 값보다 0.05 mm에서 0.10 mm 더 가파른 것으로 선택한다.
- 토릭 각막에서는, BOZR을 가장 플랫한 'K' 값과 가장 가파른 'K' 값 사이의 1/2에서 2/3 정도로 선택한다.
- 가능하다면, 낮은 굴절력에서는 TD를 9.50 mm보다 작은 값을 사용한다. 9.20 mm가 평균 직경으로 좋다.
- TD가 9.20 mm일 때 약 7.00 mm의 BOZD를 사용하고 ; 9.50 mm 렌즈에는 7.50 mm ; 눈구멍이 커서 TD가 10.00 mm 정도 필요하다면 BOZD는 7.80 mm로 한다.
- 눈물 흐름을 촉진하려면 상대적으로 가장자리 들림이 많이 필요하다.
- 가장자리는 잘 둥글리고 모든 커브는 매끄럽게 전이되도록 함으로써 궁형 염색이나 부종이 일어날 가능성을 줄여야 한다.

Practical advice

- 착용 스케줄을 훨씬 더 천천히 계획한다.
- 현대적 하드 렌즈의 전이가 불충분하기 때문에 지시사항에는 항상 '매우 매끄럽게 전이'이라고 언급한다. 젊은 기사들은 PMMA 제조 경험이 적거나 거의 없을 것이다.
- PMMA를 피팅하는 것이 필수적인 사람에게서 부종이 일어나면 BOZD나 TD를 줄인다; 가장자리 들림을 늘리고 전이를 매끄럽게 한다.
- 원래의 렌즈 주문에 따라 fenestration을 고려한다(26.3 참조).

CHAPTER 14

각막교정치료와 역기하 렌즈 (orthokeratology and reverse geometry lenses)

수년 동안 일상적으로 PMMA를 피팅하면 근시가 증가하는 속도가 감소하는 것이 관찰되어 왔다[1,2]. 현대의 산소투과 렌즈도 유사한 효과를 보이는 것 같지만 그 정도는 더 적다[3]. 근시 조절을 위해 더 적극적으로 접근하는 것이 각막교정치료(orthokeratology)이며 이것은 '콘택트 렌즈의 계획된 착용으로 시력감소를 줄이고 보완하고 없애는 것'으로 정의된다[4]. 각막 굴절 치료(corneal refractive therapy, CRT)와 가역적 각막 치료(reversible corneal therapy, RCT)라는 용어는 같은 절차를 이르는 말로 적용되어 왔다.

실제 임상 용어로 각막교정치료는 근시안에 적용하여 굴절이상을 없애거나 환자가 대부분의 깨어있는 시간동안 안경이나 콘택트 렌즈 없이도 잘 기능할 수 있을 정도의 충분히 적은 정도까지 굴절이상을 줄이는 것을 목표로 한다. 이것은 각막 곡률반경보다 상당히 플랫한 BOZR을 갖는 콘택트 렌즈를 조절된 방식으로 착용하여 각막을 플랫하게 함으로써 이루어진다. 원하는 결과가 얻어지면 유지 렌즈(retainer lens)라는 수단으로 새로운 각막의 모양을 유지한다.

14.1 역사

각막교정치료가 과학적으로 받아들여지기 시작한 것은 최근의 일이다. 지난 30년에 걸쳐 미국에서 이 과정을 시도하여 왔으나[5-7] 여전히 논쟁이 되고 있으며 주로 일화에 가까운 결과를 내고 있다. 이것은 PMMA 렌즈를 착용하여 각막을 플랫하게 하고 근시를 줄이는 것을 임상적으로 관찰함으로써 발달하였다. May-Grant와 Tabb 방법[8,9]과 같은 초기 기술은 약 10.00 mm의 TD와 약 8.50 mm의 BOZD의 점차 더 플랫해지는 렌즈를 연속적으로 사용하였다. 결과는 예상할 수 없는 것으로 나타났으며 렌즈가 자주 중심에서 벗어나 상당한 각막 변형을 일으켰다. 근시가 상당히 감소했다는 주장에도 불구하고 결과는 약 1.25D 정도의 제한된 감소에 그쳤다.

각막교정치료는 현재 다음과 같은 진보로 임상적으로 신뢰할 수 있는 정도의 성과를 거두고 있다 :

- 역기하 렌즈
- 각막 지형측정으로 각막 곡률의 변화를 주의 깊게 모니터링 할 수 있게 되었다.
- 하드 산소투과 제품은 각막의 생리적 기능을 향상시킨다.

14.2 현재의 접근(current approach)

현대의 각막교정치료는 정확하게 피팅된 렌즈 한 쌍을 밤에만 착용하는 것을 기본으로 시도한다(14.6.2 참조). 굴절 변화의 많은 퍼센트가 하루 밤 동안 착용한 후에 이루어지며 주된 효과는 사용 후 첫 번째 주말에 나타난다.

각막교정치료는 렌즈아래의 각막 상피세포를 눌러 짜주는 힘으로써 작용한다. 이것은 중심부는 얇아지고 중간주변부를 향해 밀려나 재분포하게 된다.

중심 각막이 얇아지게 되어 Munnerlyn 공식을 사용하여 얼마나 조직을 제거해야 하는지를 계산하는 레이저 굴절 수술과 어느 정도 유사성이 있다. 이것은 굴절이상 변화를 예상하는 가장 신뢰할 수 있는 방법으로 각막교정치료에서도 사용되는 방법으로 다음과 같다 :

$$A = \frac{RD^2}{3}$$

여기에서 A = 절제 깊이(또는 각막 얇아짐 두께)

R = 굴절이상

D = 치료 부위의 직경

상피 두께에서 일어나는 최대 변화는 각막 상피의 총 두께인 약 50 ㎛에 비교하여 20 ㎛[10]

인 것으로 제안하고 있다. 치료 부위 직경이 6.00 mm와 4.00 mm일 때 20 ㎛의 수치를 이용하면 예상되는 굴절 변화는 각각 −1.75D와 −3.75D이다.

각막은 수학적으로 apical 반경(R_0), 이심률 또는 e 값(8.4 참조)과 현(chord) 직경으로 정의한다. 모양은 거의 모든 경우에서 장형(長形, prolate)의 타원형이다. 근시가 줄어듦에 따라 e-값은 줄어들고 각막은 더 구(球)에 가까워진다. 근시가 줄어드는 이론적인 한계는 이심률이 0으로 줄어들 때 생기게 되며, 어떤 경우 각막은 약간 편원(扁圓, oblate, prolate와 반대)이어서 더 작아지면 근시의 감소를 예측할 수 없는 경우도 있다.

일반적으로 각막교정치료의 성공 여부는 다음에 따라 결정된다 :

- 눈꺼풀 힘
- 렌즈 착용 시간
- 피팅 형태
- 각 환자의 각막 유동성

각막교정치료의 장점

- 하루의 대부분을 시력보정장치 도움 없이 잘 볼 수 있다.
- 수술적인 과정이 아니다.
- 가역(可逆)적이다.
- 아프지 않다.
- 이 기술은 확립된 콘택트 렌즈 절차를 이용하며 문제가 일어날 가능성은 매우 적다.

레이저 수술에 비해 각막교정치료는 다음과 같다 :

- 수술 후 통증이 없다.
- 각막의 혼탁 위험을 초래하지 않는다.
- 시력을 잃을 위험이 없다.
- 비용이 적게 든다.

각막교정치료의 단점

- 낮은 정도에서 중등도까지의 근시만을 치료할 수 있다.
- 처음 몇 달간에 걸쳐 여러 번 방문해야 한다.
- 환자들은 유지 렌즈를 사용해야 하며 각막이 원래의 모양대로 돌아갈 수 있다.

- 근시의 정확한 감소를 보장할 수 없다.
- 최고의 결과를 얻으려면 환자들이 주의 깊게 치료과정을 따르는 것이 필요하다.

적응증

- 초기 근시가 있는 젊은이
- 운동
- 직업적 사용
- 가끔 안경을 착용하는 사람
- -4.00D까지의 근시
- 난시가 적게 있는 경우
- 각막의 e-value가 높은 경우, 0.50 이상

금기증

- -4.50D 이상 근시
- -1.25D 이상 직난시
- 난시가 각막의 중심부 이상으로 확대되어 있을 때
- 도난시
- 잔여 난시
- 각막 *e*-value가 낮을 때
- 플레어같은 문제가 있을 수 있는 큰 동공
- 적절하게 중심에 위치할 수 없는 경우
- 눈꺼풀이 느슨하여 각막 모양을 다듬는 힘이 약한 경우
- 원추 각막이나 다른 얇고 불규칙한 각막
- 비현실적인 기대를 가지고 있는 환자

14.3 역기하 렌즈(reverse geometry lens)

역기하 렌즈는 컴퓨터-조절 lathing이 발전하여 BZOR보다 더 가파른 이차 커브를 제조하는 것이 가능해진 이후 소개되었다. 역기하 렌즈는 중심에 위치하는 것을 좋게 하기 위해 각막교정치료에서 사용되며 렌즈 아래의 압력 분포를 최적으로 만들어 준다. 이것은 또한

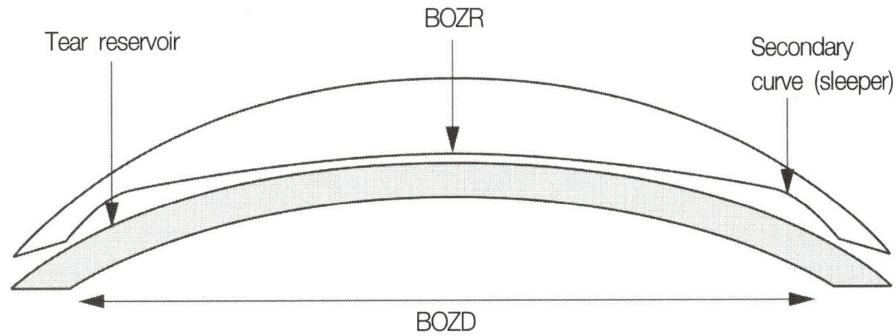

그림 14.1 역기하 렌즈 도해

각막 반응을 더 빠르게 하여 accelerated 각막교정치료라는 용어를 때로 사용하기도 한다.

최초의 역기하 렌즈는 단순하게 세 개의 커브 –중심 반경, 이차 가파르거나 또는 역커브, 주변부– 로 이루어진다(그림 14.1). 이차 커브 아래 부위를 눈물 저장고라고 부른다. 이런 렌즈들은 약 3.00D까지 근시를 치료할 수 있으며 형태학으로 측정한 각막 이심률에 기초하여 비슷한 결과를 갖는다. 근시가 1.00D까지 변하는 것은 거의 e–value가 0.21로 감소하는 것과 마찬가지이다. 그러므로 Rx –2.50D와 $e = 0.5$를 갖는 각막은 정시안을 갖게 되는 것도 가능하다. Rx가 –4.50이고 $e = 0.4$라면 –2.50D까지 감소를 삼중 커브 렌즈 사용으로 예상할 수 있게 된다.

더 빠른 반응을 주고 더 심한 근시를 치료하기 위해 더 최근에 나온 디자인은 네 개 또는 다섯 개의 반경으로 구성되어 추가적인 역커브(reverse curve)를 포함한다(그림 14.2 참조). 이중역기하(double reverse geometry)라는 용어가 사용된다. 중심 반경과 정렬 커브(alignment curve) 사이의 렌즈 부위를 역전 부위, 완화 부위 또는 회복 부위 등 다양하게 불러 왔으며 눈물 저장소(TR, tear reservoir)를 만들어 낸다.

14.3.1 삼중커브 역기하 렌즈 피팅 (fitting three curve reverse geometry lenses)

세 개의 커브만을 갖는 렌즈는 대부분 대체되었으나 근시 정도가 낮거나 적은 각막 반응만이 필요한 경우 또는 각막교정치료 피팅이 아닌 경우(예, 이식 수술이나 굴절 수술 후와 같이)에는 여전히 가끔 사용된다. 피팅 원리의 많은 부분이 모든 역기하 렌즈에도 여전히 적용된다.

가장 플랫한 'K' 값과 렌즈 디자인을 기본으로 이루어지는 대부분의 하드 렌즈 피팅과는 달리 역기하 렌즈는 다음에 따라 피팅 된다 :

- 각막의 새그 깊이(sagittal depth)
- 눈물층 두께(Tear layer thickness) (7.4 참조)

$$각막\ 느슨함(sag,\ z) = R_0 - \sqrt{(R_0^2 - y^2 p)p}$$

여기에서 R_0 = 각막 정점 반경

$p = 1 - e^2$

y = 1/2 chord 직경

R_0와 e 값은 각막 지형에서 얻어지나 y는 렌즈 직경에 따라 결정된다.

이상적인 렌즈는 각막과 같은 새그 값에 TLT에 대한 10 ㎛ 보정을 갖는다. 이것은 중심 틈새를 최소로 하고 가파른 역커브의 바깥 가장자리에서 접촉을 갖는다. 그러므로 렌즈는 TD에서 주변부 커브의 너비를 뺀 값을 나타내는 chord에 기초하여 계산하여야 한다.

렌즈의 새그(sag) = 각막의 새그(sag) + 눈물 렌즈 두께

임상에서는 첫 시범 렌즈는 일반적으로 컴퓨터 프로그램으로 결정하는데 이를 이용하면 렌즈 직경이 다를 때 필요한 반경을 빨리 계산할 수 있다. 평균 각막 이심률을 가지며 렌즈 직경이 10.60 mm라면 정확한 반경은 보통 가장 플랫한 'K' 값보다 약 0.35~0.45 mm 플랫한 것을 사용한다.

BOZD

BOZD는 6.00 mm에서 8.00 mm의 범위에서 0.50 mm 간격으로 변하지만 가장 흔히 사용되는 BOZD는 7.00 mm와 6.00 mm이다.

2차 커브나 눈물 저장소

눈물 저장소(TR)는 음압을 생성하는데 책임이 있으며 차례로 각막이 플랫해짐을 일으킨다. 커브는 디옵터로 나타내며 1.00D에서 9.00D 사이에서 BOZR보다 더 가파르다. 눈물 저장소는 보통 구형이지만 각막교정치료에서 사용하는 것이 아니라면 비구면으로 만들 수도 있다.

- 가장 흔히 사용되는 TR은 보통 BOZD가 7.00 mm일 때 4.00D로 최적이며 BOZD가 6.00 mm라면 3.00D가 최적이다.
- 5.00D와 그 이상의 TR은 중심부 3.00 mm 이하로 접촉이 작은 영역에서 나타난다.
- 3.00D 이하의 TR에서는 중심부 접촉영역이 너무 커지는데, 3.50 mm 이상이다.

주변부 커브

주변부 커브의 일차 선택은 보통 기울기와 1.00 mm 너비로 한다. 이것은 T-edge 디자인이다. 때로 더 좁거나 비구면 주변부도 사용된다.

- AEL은 전형적으로 0.12 mm이나 거의 0.08 mm에서 0.16 mm까지 가능하다.
- 가장자리 들림이 줄어들면 전체적으로 더 타이트한 피팅이 된다.
- 가장자리 들림이 증가하면 전체적으로 더 느슨한 피팅이 된다.

전체 직경(total diameter)

렌즈는 더 편안하고 중심에 잘 위치하도록 하기 위하여 큰 TD로 피팅된다.

- 10.60 mm를 먼저 선택하지만 때로 11.20 mm도 성공한다.
- 작은 각막에는 9.80 mm의 TD가 필요할 수 있다.
- 때로 렌즈에 천공하여 눈물 흐름을 향상시키고 고착을 줄인다.

렌즈 사양(lens specification)

미국의 Contex와 같은 회사는 매우 광범위한 렌즈를 생산하지만 대부분 사용되는 것은 임상적으로 차이가 없으며 704와 603 시리즈로 디자인된다. 이것은 중심부 접촉과 TR깊이 사이에 가장 잘 조화되는 것으로 얻어진다. 704는 603보다 TR의 양이 30% 더 커졌으며 일반적으로 최초로 선택하는 디자인이다. 완전한 사양은 다음과 같이 기록된다 :

8.35:10.60 OK704T −0.75

여기에서			
	8.35	=	BOZR
	10.60	=	TD
	OK	=	각막교정치료에 사용되는 역기하 렌즈
	70	=	7.00 mm의 BOZD
	4	=	TR 4.00D
	T	=	1.00 mm 너비의 접선주변부 커브
	−0.75	=	BVP(보통 plano나 저굴절력 마이너스인 데, 플랫 피팅 때문이다)

14.3.2 네 개와 다섯 개 커브의 역기하 렌즈 피팅

네 개와 다섯 개 커브(이중) 역기하 렌즈를 사용하여 약 4.5D의 근시까지 치료할 수 있다. 이들은 또한 각막 곡률와 굴절력을 빠르게 변화시키는 것이 목적이다. 현대적인 디자인에는 BE(UltraVision International), E Series(Contex), Dreim, Paragon CRT, Rinehart & Reeves(Nova)가 포함된다.

이중 역기하 렌즈는 여러 디자인이 있으며 그림 14.2에서 나타난 원리와 유사하다.

네 개의 필수적인 렌즈 성분이 있다 :

1 BOZR. 이것은 중심 커브 'K'보다 더 플랫하다. 이 중심커브 'K' 값은 어느 주어진 각막에서나 필요한 굴절검사 결과 값을 알려줄 수 있는 유일한 것이다. 대부분의 경우 BOZR은 본래의 Jesson 공식으로 유도되는데 이것은 가장 플랫한 'K' 값 디옵터에 원하는 굴절력 변화 값과 부가되는 0.50D 또는 0.75D의 플랫하게 하는 요인을 더한 값을 기초로 해서 계산하는 공식이다.

2 역커브(reverse curve, 또는 회복 부위 또는 완화 부위). 이것은 BOZR을 정렬 커브에 연결시키는 가파른 눈물 저장소이다. 임상의들은 역전 부위 그 자체에서 다양한 피팅을 하는 것이 아니라 플랫한 BOZR과 조합되었을 때 각막 상피를 재분포 시키는 음압을 나타낼 수 있는 것이다. 역전 부위는 보통 0.60 mm에서 1.00 mm 폭이고 두개의 커브로 나뉘어 전체적으로 다섯 개 커브 렌즈(예, Rinehart & Reeves)가 되거나 연속적인 S자 만곡의 구조를 갖게 된다(예, Paragon).

3 정렬 커브(alignment curve, AC)(또는 피팅 커브 나 landing zone). 이것은 중간주변부 각막에 정렬되도록 디자인하며 이것은 렌즈를 중심에 위치하게 하거나 운동을 조절하는 주요한 피팅 커브이다. 이것은 약 0.80 mm에서 1.50 mm 너비를 가지며 구면이나 비구면 또는 접선의 직선이 될 수도 있다. 이것 역시 두개의 커브로 나뉜다.

4 주변부 커브는 약 0.30 mm 너비이며 이것은 적절한 가장자리 틈새를 보장한다.

이러한 렌즈를 피팅하는 것은 각막과 관련된 렌즈의 새그(sag)를 증가시키거나 감소시키기 위해서는 모든 변수들이 풀기 어려울 정도로 연관되어 있기 때문에 단순히 중심 반경을 플랫하게 또는 가파르게 하는 문제가 아니다. 정렬 커브(alignment curve)는 렌즈의 행동을 조절하는 열쇠이다. 이런 이유로 이를 피팅 커브(fitting curve)라 부르기도 한다. 많은 렌즈에서 실험실에서 특허로 여기는 디자인의 특징들이 있다. 이러한 세부사항들은 임상의들에게 알려주지 않으며 그러므로 피팅된 모든 렌즈 커브에 대한 완전한 지식을 가질 필요도 없다.

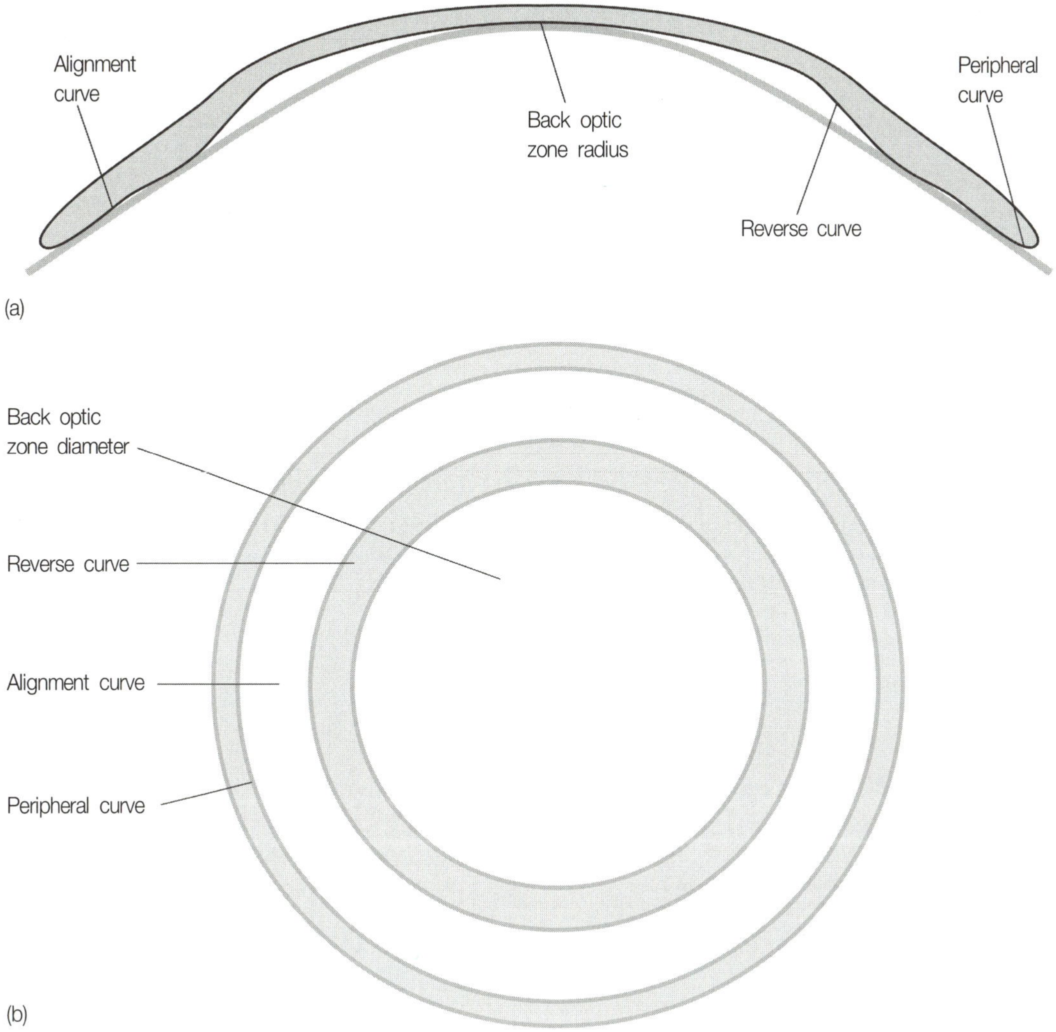

그림 14.2 (a,b) 사중 커브의 역기하 렌즈

BOZR

대부분의 렌즈 디자인은 Jessen 공식에 기초하여 BOZR을 결정한다:

예 : *Rx* −3.00/−0.25. Keratometry 8.03 mm/8.00 mm

42.00D (가장 플랫한 'K' 디옵터)

−3.00D (원하는 굴절력 변화)

−0.50D (추가적인 flattening factor − Jessen 공식)

38.50D = 8.76 mm

필요한 초기 반경 = 8.76 mm

다른 방법으로 BOZR은 각막 지형에서 얻은 정점 반경과 이심률 측정값을 이용하여 컴퓨터로 계산할 수 있다(예, BE 렌즈에서처럼). 중심 반경을 바꾸는 것이 렌즈의 전체 새그에 미치는 영향이 작기 때문에 일반적으로 BOZR을 피팅 변수로 사용하지는 않는다.

BOZD

실험실에서 미리 결정되거나 필요한 근시 감소량과 치료 부위 너비로 계산할 수 있다(Munnerlyn 공식). 이것은 계획부위나 약 4 mm의 치료부위를 주기 위해 일반적으로 약 6.00 mm를 사용한다.

굴절력

처방 렌즈의 굴절력은 착용했을 때 최적의 시력을 주기위해 선택한다. 렌즈가 플랫하게 피팅되기 때문에 BVP는 보통 꽤 낮게 된다. 또는 BOZR이나 환자의 굴절이상에서 계산할 수 있다. Jessen 공식에 따라 −5.00D나 −0.75D의 추가적인 플랫함을 주어 피팅한 렌즈에서는 항상 BVP를 각각 +5.00D나 +0.75D로 한다.

정렬 커브(alignment curve)

정렬 커브는 플루레신 관찰로 검사한다. 이것은 반경(예, Rinehart & Reeves)이나 접선각(예, Paragon)으로 정의한다. 대부분의 렌즈에서 이 값이 실험실에서 필요로 하는 주요 정보이다. BE 렌즈에서는 이것을 전체적인 렌즈 디자인의 일부로 계산하여 원추각을 정한다.

주변부(periphery)

이것은 충분한 가장자리 들림을 확보해주는 렌즈 디자인의 통합적인 부분이며 보통 실험실에서 미리 결정한다.

전체 직경(total diameter)

가장 흔한 총직경은 10.60 mm 범위에 있으나 각막이 크거나 렌즈를 중심에 잘 위치하도록 하기 위해 11.00 mm 렌즈도 사용할 수 있다.

대표적인 사양(typical specification)

BE

8.83 85651050 55.81 11.00 −0.50

여기에서 :

8.83 mm	= BOZR
85651050	= TRF 숫자(컴퓨터 프로그램으로 만들어 내는 수학적으로 변환된 알고리즘으로 렌즈 고유의 값이다)
55.81	= Cone angle
11.00	= TD
−0.50	= BVP

Paragon

8.60 0.525 34 10.50 +0.50

여기에서 :

8.60	= BOZR
0.525	= 회복 부위 깊이 (눈물 저장소의 깊이)
34.00	= landing zone angle (접선각)
10.50	= TD
+0.50	= BVP(일정)

Rinehart & Reeves

8.94:6.00/7.94:10.60 +0.75

여기에서 :

8.94	= BOZR
6.00	= BOZD
7.94	= 정렬 커브
10.60	= TD
+0.75	= BVP(일정)

Practical advice

- 정점반경은 가장 플랫한 'K' 값과 다르다(2.4 참조).
- 같은 반경이나 *e*−value가 다른 각막은 피팅도 달라야 한다.
- 플레어를 피하기 위해 최소 치료 부위를 3.20 mm로 한다.

14.4 역기하 렌즈의 임상적 모양 (clinical appearance of reverse geometry lenses)

14.4.1 플루레신 형상

렌즈 피팅이 적합한지는 플루레신으로 알아볼 수 있다. 그 모양은 보통의 하드 렌즈에서 보는 것과 아주 다르고 어떤 면에서는 실리콘 탄성 렌즈에서와 유사하다. 패턴은 거의 중심부 4.00 mm에서 중심부 접촉이 나타나고 더 가파른 눈물 저장소를 나타내는 플루레신 띠로 둘러싸여 있다(역전, 완화 또는 회복 부위). TR은 차례로 정렬 커브와 중간 주변부 접촉부위로 둘러싸여 있으며 이것은 렌즈를 더욱 지지하여 가장자리 틈새의 고리무늬가 나타나도록 한다(그림 14.3).

Practical advice

TLT가 20 ㎛에 도달하여야 플루레신으로 볼 수 있다. TLT가 10 ㎛나 그 이하로 계산되는 중심 부위에서는 접촉모양만 나타나게 된다.

14.4.2 다른 피팅 사항

- 렌즈는 반드시 중심에 잘 위치해야 한다.
- 중심 접촉 부위는 3.50~4.50 mm의 너비여야 한다.
- TR은 뚜렷이 경계지어진 가장자리가 있어야 한다.
- TLT는 반드시 5 ㎛ 이하가 되어야 한다. 너무 플랫한 렌즈는 중심부의 손상이나 염색을 일으킬 수 있다. 의심스러울 때에는 피팅을 더욱 가파르게 한다.
- 플랫한 렌즈는 높게 올라간다.
- 가파른 렌즈는 낮게 위치한다.
- 가파른 렌즈는 종종 TR 안에 작은 공기방울들을 갖는다.
- 렌즈가 중심에 잘 위치하게 하려면 TD를 늘린다. 그러나 최적의 TLT 값을 갖도록 변수들의 어떠한 변화도 다시 계산되어야 한다.
- 정렬 커브의 변화보다 TD나 BOZR에 변화가 렌즈 새그 변화에 더 적은 영향을 미친다.

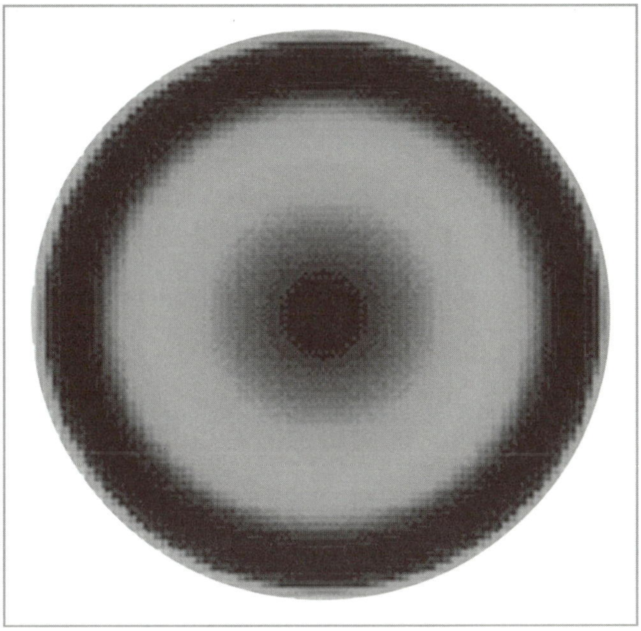

그림 14.3 역기하 렌즈의 플루레신 패턴 (plate 19)

14.5 각막 지형(corneal topography)

현대적 기구를 사용하면 각막 표면의 대부분에 대한 지형 지도화를 할 수 있으며(2.3 참조) 이것은 피팅과 추후 관리 절차의 필수적인 부분이 되었다. 각막교정치료에서 가장 유용한 각막 도면은 축성(axial)도면, 가감(subtractive)도면, 숫자(numeric)도면이다. 각막 지형을 측정하는 것은 다음과 같은 이유로 필수적이다 :

- 정점반경(R_0)과 이심률(e)을 측정하여 준다.
- 이런 측정값을 통해 피팅 전에 실패할 수 있는 가능성을 예상하는데 도움을 줄 수 있다.
- 각막 모양을 영구적으로 기록할 수 있고 절차의 모든 단계에서 굴절력을 기록할 수 있다.
- 가감도면으로 진행과정을 기록할 수 있다.
- 피팅 전이나 피팅 동안 일어나는 받아들일 수 없을 정도의 각막 변형을 그림으로 나타내준다.
- 변형의 종류로 피팅이 플랫한지, 가파른지 중심에서 벗어났는지를 알 수 있다.
- 어떤 지형기는 HVID를 측정하는데 사용할 수 있다.

14.6 피팅 과정

14.6.1 피팅

- 완전한 검안 과정과 세극등 검사를 한다.
- 동공 직경을 검사한다.
- 각막교정치료를 시작하기 전에 안경을 착용하지 않은 시력을 포함하여 굴절 검사한다.
- 각막 지형
- 숫자도면으로 정점반경과 e-value를 얻는다.
- 첫 진단용 렌즈를 계산
- 낮과 밤에 6~10시간 동안 착용하여 본다.

다음 정보를 얻기 위해 오랫동안 시범 렌즈를 착용해 볼 필요가 있다:

- 새로운 나안 시력
- 굴절 변화 정도
- 초기 모양 변화의 정도
- setting후 진단용 렌즈의 움직임과 중심 위치
- 염색에서 보이는 각막 반응
- 환자가 절차를 계속하기를 원하는지

보통 만족스러운 반응을 보일 때에는 다음과 같은 것들이 나타난다:

- 나안 시력이 훨씬 좋아진다.
- 적어도 1.00D 이상 근시가 줄어든다.
- 각막 염색이나 다른 안 좋은 증상이 나타나지 않는다.
- 렌즈가 중심에 위치하고 움직임이 유지된다.
- 각막에 변형이 생겼다면 최소한으로 나타난다.

어떤 경우에는 수 시간 후에 불만족스러운 결과가 나타나 시범 렌즈를 다른 렌즈로 바꾸어 야 할 수도 있다. 다음과 같은 경우가 그러하다:

- 나안 시력 향상이 최소한이거나 알기 어렵게 나타난다.
- 근시 감소가 충분하지 않을 때
- 받아들이기 어려운 렌즈의 탈중심화

- 각막 변형
- 잘 피팅된 렌즈로도 각막 염색이 나타날 때
- 과도하게 패였을 때(dimpling)
- 환자가 잘 참지 못할 때

14.6.2 밤새 착용하기(overnight wear)

각막교정치료를 위한 렌즈는 원칙적으로는 낮에 착용하지만 현재의 대부분의 디자인은 밤 동안에 착용하는 것이 더 반응이 빠르게 나타난다. 밤새동안 렌즈를 착용하는 것(야간 치료라고도 함)은 여러 가지 추가적인 장점이 있다. 먼지, 이물질, 건조안이나 다른 환경적인 요인으로 인한 불편함이 없다. 또한 렌즈를 잃어버리거나 손상되지도 않을 것이며 점차 깨어있는 동안 콘택트 렌즈나 안경을 모두 벗고 지낼 수 있게 될 것이다.

밤새 렌즈를 착용하는 것은 연속 착용 렌즈를 착용하는 것과는 다르다. 왜냐하면 각막교정치료에서는 낮에는 렌즈를 빼기 때문이다. 그럼에도 불구하고 제품들은 *Dk* 값이 90 이상으로 높아야 하며 *Dk/t* 도 40 이상이어야 한다.

깨어있을 때 렌즈 고착이 일어날 가능성에 대해 환자들에게 경고해야 하며 각막 손상이 일어날 위험을 피하기 위해 주의 깊게 마사지하여 렌즈를 빼내는 방법을 배워야 한다. 천공을 사용하여 눈물 흐름을 도울 수 있으나 패임이 생길 수 있다. 첫 검사는 렌즈를 빼기 전에 한다.

14.6.3 추후 관리

밤새 착용한 첫날 밤 다음과 그 이후 방문에서 추후 관리를 위해 검사해야 할 점에 대해서는 14.6.1에서 언급했다.

- 플루레신으로 렌즈 피팅상태를 알아본다. 중심에서 벗어났거나 고착되었는지 과도한 패임에 의한 증상은 없는지 살펴본다.
- 렌즈를 착용한 시력을 기록한다.
- over-refraction 후 렌즈를 빼고 교정 시력과 나안 시력을 모두 기록한다. 망막경 반사의 질을 보면 각막 변형이 나타났는지를 알 수 있다.
- 세극등 검사로 각막에 염색이나 다른 생리적인 문제들에 의한 증상이 나타나지는 않았는지 주의 깊게 검사한다.

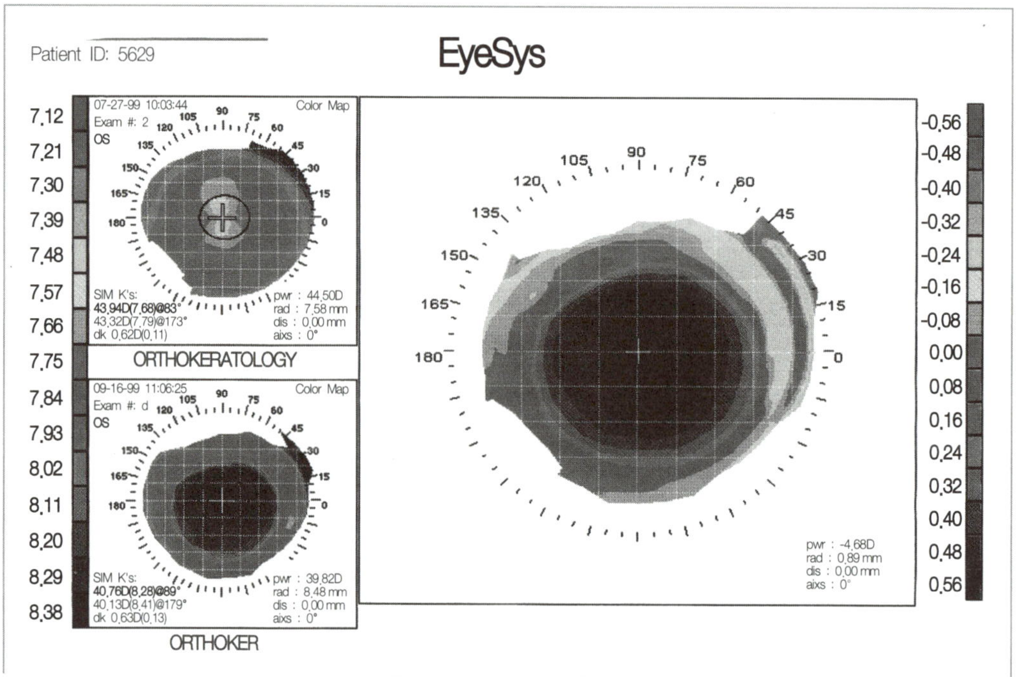

그림 14.4 bull's eye 지형 도면을 보여주는 차이 - 지도

- 각막의 편평해짐과 난시를 빨리 알아보기 위해 'K' 값을 측정한다.
- 이 단계에서 지형의 차이-지도로 각막 모양의 변화를 기록하고 각막 변형이 없다는 것을 확인하는 것은 필수적이다(위의 14.5.4 참조). 원하는 결과는 bull's eye 도면이다(그림 14.4 참조).

Practical advice

각막교정치료 후, 자동굴절검사기를 사용하면 믿을 수 있는 굴절이상 검사를 하지 못하고 또 예상되는 나안 시력도 알 수 없게 된다. 의학적 검사 동안에 이런 기구들을 사용하는 곳에서도 이것은 중요하다.

14.6.4 문제 해결(problem solving)

시력 저하

시력 저하는 일반적으로 다음과 같은 원인에 의해 일어난다:

- 렌즈가 중심에서 벗어남
- 그외 피팅 이상

- 교정안한 난시
- 각막 변형 또는 유발 난시
- 렌즈가 중심에서 벗어나거나 치료 부위가 작아 밤에 고스트상(ghost)이 나타남

반응이 적은 사람(under-responders)

때로 근시가 충분히 감소하지 않아 좋은 시력을 얻지 못할 수 있다. 이런 환자들을 반응이 적거나 느린 환자라는 용어로 부른다. 취해야 할 행동은 다음과 같다 :

- 피팅과 지형이 모두 만족스러운 결과를 나타내면 좀더 관찰한다.
- 역기하 렌즈를 다른 디자인으로 다시 피팅 해본다.

각막교정치료의 효과가 충분히 지속되지 않으면 근시를 더 줄이기 위해 더 플랫하게 피팅하는 것이 필요할 수 있다.

높게 떠있는 렌즈(a high-riding lens)

렌즈가 높게 위치하면 정렬 커브가 너무 플랫하거나 과도하게 윗눈꺼풀이 타이트해서 일어날 수 있다. 이것은 다음을 통해 교정할 수 있다 :

- 렌즈의 전체적인 새그를 늘려준다.
- 조정 정렬 커브를 역커브 만큼 가파르게 조정한다.
- TD를 더 크게 한다.
- 중심 두께를 늘리거나 프리즘을 삽입 또는 비중이 더 큰 제품을 사용하여 렌즈 질량을 늘린다.
- 윗눈꺼풀의 효과를 줄이기 위해 전면 렌티큘러부의 반경을 더 가파르게 하거나 모서리 모양과 두께를 조절한다.

낮게 위치한 렌즈(a low-riding lens)

렌즈가 낮게 위치하면 정렬 커브가 너무 가파르거나 눈꺼풀 압력이나 중력 때문일 수 있다. 이것은 다음과 같은 방법으로 교정할 수 있다 :

- 렌즈의 전체적인 새그를 줄여준다.
- 정렬 피팅 커브를 역커브만큼 플랫하게 조정한다.
- 중심 두께를 줄이거나 비중이 더 작은 제품을 사용하여 렌즈 질량을 줄인다.
- 눈꺼풀의 윗방향 효과를 늘리기 위해 모서리 모양과 두께, 또는 렌티큘러부를 조절한다.

중심에서 측면쪽으로 벗어남(lateral decentration)

측면쪽으로 벗어나는 것은 플랫한 정렬 커브, 도난시 또는 각막 꼭지점의 중심 이탈 때문에 일어날 수 있다. 이것은 다음으로 교정할 수 있다:

- 렌즈의 전체적인 새그를 늘린다.
- 정렬 커브를 더 가파르게 한다.
- TD를 더 큰 것으로 사용한다.

렌즈 위치를 검사할 때는 항상 각막 지형 지도과 함께 판단해야 한다. 원하는 결과는 중심에 위치한 bull's eye 패턴(그림 14.4)이며 이것은 렌즈가 중심에 잘 위치하고 정확한 각막의 지형을 갖는 것을 의미한다. '중심부 섬'(그림 14.5)이나 '웃는 얼굴'(그림 14.6) 모두 만족스럽지 못한 결과이다. 이러한 패턴들은 부정확한 새그로 생기는데, 이런 새그는 정렬 커브가 부적절하거나 렌즈가 중심에서 벗어나거나 지형이 정확하지 못한 것이다.

중심부 섬(central islands)

중심부 섬은 불완전하게 치료된 부위(그림 14.5)로, 가파르게 피팅하거나 각막의 저항 부위가 있을 때 나타난다. 이것은 시력 감소를 일으키거나 시야 변형을 가져온다. 중심부 섬은 각막지형으로 각막 새그를 작게 추정하여 필요한 것보다 더 가파르게 피팅한 것을 나타낸다. 이것은 때로 시간(한 주 이상)이 지나면 해결 된다; 그렇지 않으면 다음을 통해 교정한다:

- 렌즈의 전체적인 새그를 줄인다.
- 각막 접촉부위를 늘리기 위해 더 플랫하게 피팅한다.
- 중심 위치를 향상시킨다.

웃는 얼굴(smily faces)

이것은 보통 중심부의 치료 부위보다 아래에서 나타난다(그림 14.6). 이것은 렌즈를 상부로 탈중심하도록 하는 불충분한 새그 값을 가진 플랫 피팅 때문에 각막이 국소적으로 가파르게 된 부분을 보여준다. 웃는 얼굴은 각막지형으로 각막의 새그를 과다하게 추정하여 필요한 것보다 플랫하게 피팅한 것을 나타낸다. 다음과 같은 방법으로 교정한다:

- 렌즈의 전체적인 새그를 늘린다.
- 더 가파르게 피팅한다.
- TD를 더 크게 한다.

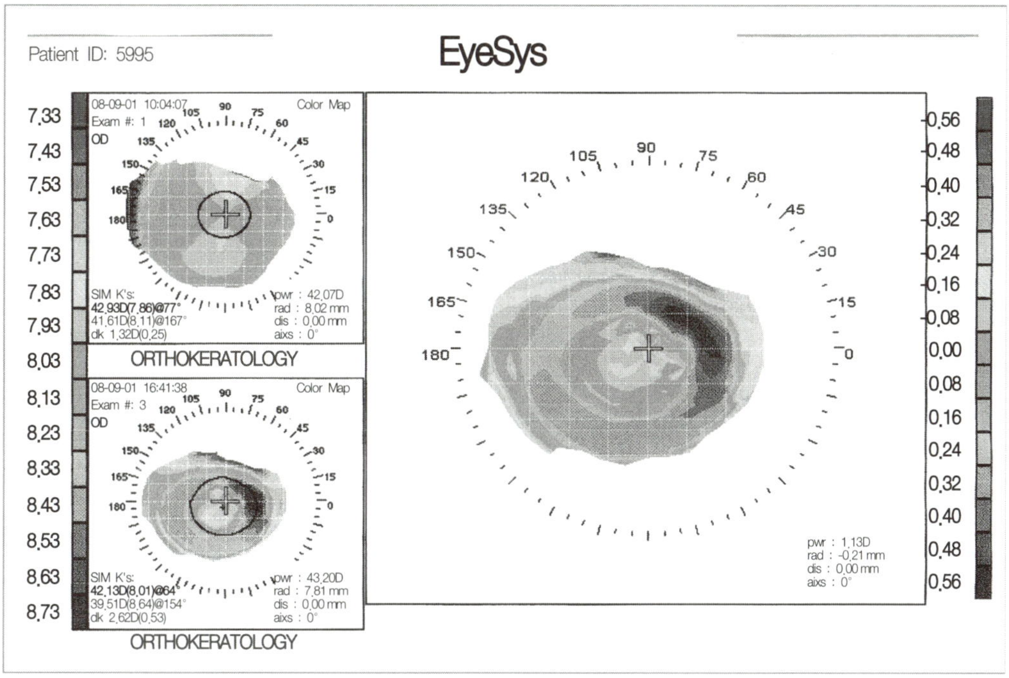

그림 14.5 가파른 피팅으로 중심부 섬을 나타내는 차이 - 지도 (Plate 21)

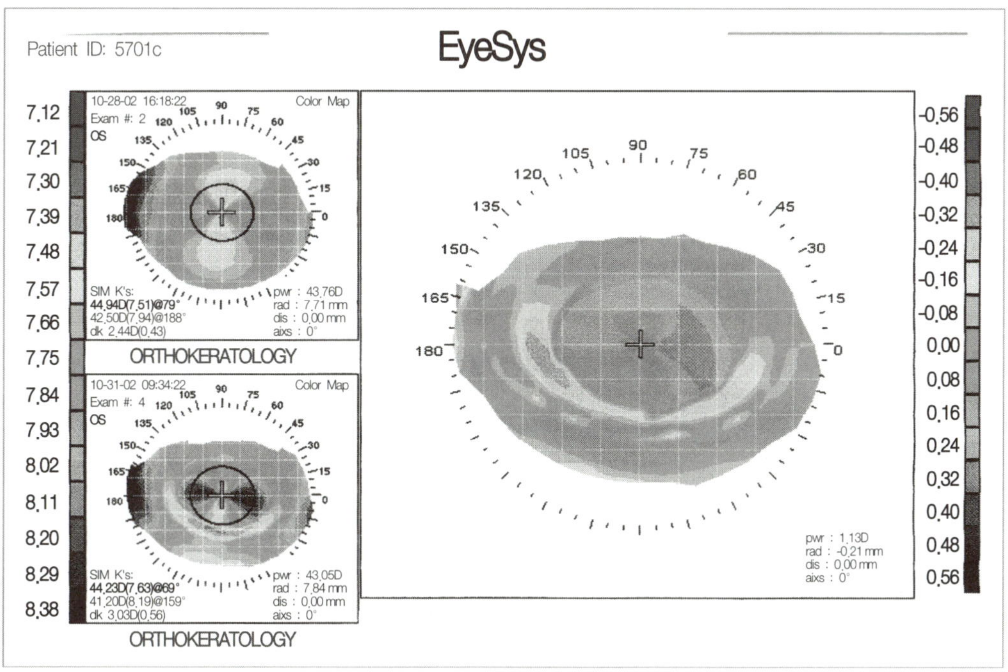

그림 14.6 toric 각막에 플랫하게 피팅하여 '웃는 얼굴'이 나타난 것을 보여주는 차이 - 지도 (Plate 22)

렌즈 고착(lens adhesion)

상당히 많은 비율의 환자들이 깨어날 때 렌즈 고착을 경험한다. 이것은 주관적인 증상이 없거나 렌즈 움직임이 꽤 빠르게 돌아오면 문제가 되지 않는다. 환자들은 각막 '상피세포에 손상을 주지 않고 렌즈를 제거하는 방법을 배워야 한다.

고착된 렌즈는 다음의 방법을 사용하면 나아진다 :

- TD를 더 작은 것으로 쓴다.
- 렌즈의 중심 이탈에 관련이 있는 정렬 피팅 커브를 변경한다.
- 가장자리 들림을 증가시키기 위해 주변부 커브를 플랫하게 한다.

중심 각막 염색(central corneal staining)

이것은 거의 대부분 과다한 정점 접촉과 연관되어 나타나며 피팅을 더 가파르게 해야 한다.

패임(dimpling)

패임은 가파르게 피팅하여 눈물 저장소가 너무 깊다는 것을 나타내는 것일 수 있으므로 조정할 필요가 있다. 때로 패임은 천공으로 공기 방울이 들어가도록 하여 완벽하게 만족스러운 피팅을 얻은 경우에도 나타난다. 이것 때문에 보는데 방해가 되지 않으면 무시해도 좋다.

14.6.5 추후관리와 경과 검사(subsequent aftercare and follow-up)

환자들은 처음 밤새 착용한 후와 한 두주 후에 검사를 받아야 한다. 이후에도 규칙적으로 환자들은 경과를 지켜봐야 한다. 환자가 방문한 날 검사를 같이 하는 것이 중요하며 이렇게 하면 굴절검사와 나안 시력을 함께 기록할 수 있다.

렌즈 상태와 환자의 세척 방법에 주의를 기울여야 한다. 각막교정치료는 전적으로 각막 정점에 가해지는 렌즈의 압력에 주의 깊게 조절한 TLT를 바탕으로 하여 이루어지기 때문에 렌즈 표면 안에 매우 작은 양의 침전물일지라도 충분히 중심부 손상을 일으킬 수 있다는 것을 알아야 한다.

14.6.6 유지 렌즈(retainer lenses)

각막교정치료는 가역적인 과정이다. 최적의 결과를 얻었을 때 최종 보유 렌즈를 사용하여 새로운 각막 모양을 유지하고 시력 향상을 안정화시켜야 한다. 보통 이 렌즈는 밤새동안 착용하지만 낮에 제한된 시간동안 착용하는 것도 가능하다. 필요한 시간은 환자 개인마다 다르다. Mountford[11]는 60%의 환자들은 최종적으로 이틀에 한번씩 밤마다 착용해야 하며 10%는 일주일에 두 번 정도만 사용하면 된다고 발표했다.

References

1. Stone, J. (1976) The possible influence of contact lenses on myopia. *British Journal of Physiological Optics,* **31**, 89–114
2. Black–Kelly, T.S.B. and Butler, D. (1971) The present position of contact lenses in relation to myopia. *British Journal of Physiological Optics,* **27**, 33–48
3. Perrigin, J., Perrigin, D., Quintero, S. and Grosvenor, T. (1990) Silicone/acrylate contact lenses for myopia control: 3–Year results. *Optometry and Vision Sicence,* **67**, 764–765
4. Mountford, J. (1996) *Accelerated Orthokeratology.* Brisbane
5. Jessen, G.N. (1962) Orthofocus techniques. *Contacto,* **6** (7), 200–204
6. *Orthokeratology* (1972) Vol 1. International Orthokeratology Section N.E.R.F publication
7. *Orthokeratology* (1974) Vol 2. International Orthokeratology Section N.E.R.F publication
8. Grant, S.C. and May, C.H. (1970) Orthokeratology – a therapeutic approach to contact lens procedures. *Contacto,* **14** (4), 3–16
9. Coon, L.J. (1984) Orthokeratology Part 2: Evaluating the Tabb method. *Journal of the American Optometric Association,* **55**, 409–418
10. Swarbrick, H. and Alhabria, A. (2001) Overnight orthokeratology induces central corneal epithelial thinning. Poster, AAO Meeting, December 2001
11. Mountford, J. (2002) Advanced orthokeratology: Part 1: History, lens design and mode of action. *Optician,* **224** (5862), 20–25

CHAPTER 15

공막 렌즈 피팅
(scleral lens fitting)

15.1 공막 렌즈로 피팅해야 하는 경우

공막 렌즈의 장점(advantages of scleral lens)

- 렌즈를 눈꺼풀이 덮고 있기 때문에 잃어버릴 위험이 거의 없다 ; 모세관 인력(capillary attraction)이 각막보다 공막에서 나타난다.
- 튼튼하고 입체적으로 안정하다.
- 렌즈의 질이 저하되지 않는다.
- 민첩성이 적은 환자들에게도 다루기가 더 쉽다(예, 무수정체안).
- 보통 마른상태로 보관한다.
- 눈꺼풀 감각이 각막 렌즈에서보다 훨씬 적다.
- 삽입할 때를 제외하고 이물질문제가 적다.
- 굴절력 범위가 넓어 ±40.00D를 넘어서까지 가능하다.
- 색을 칠해 홍채를 캡슐로 씌우는 것도 가능하다.

적응증

불규칙한 각막 지형에

- 심한 난시

- 근원적 각막 확장증. 예, 원추 각막과 그와 관련된 상태
- 각막 이식
- 외상을 입은 눈

심한 굴절 이상에

- 심한 비정시안에서 고도의 각막 렌즈가 중심 잡기가 어려울 때

캡슐에 싸여진 홍채 렌즈로

- 외형이 좋지 않은 시력을 잃은 눈
- 무홍채증
- 소안구(microphthalmos)

치료 또는 보호 기능에

공막 렌즈의 크기가 크면 눈의 앞쪽을 보호할 수 있고, 이상상태에 있는 눈물저장을 유지함이 가능하다.

- 각막 노출
- 건조안
- 선모충증(trichiasis)이나 눈꺼풀 테의 각질화

다른 적용

- 눈꺼풀 처짐
- 각막 렌즈보다 더 쉽게 단기간에 적응하는 간헐적인 사용(예, 접촉 운동)
- 먼지가 많은 환경
- 수중 운동

15.2 형성물 피팅(preformed fitting)

15.2.1 형성물 디자인 preformed design

형성물 공막 렌즈는 눈에 대한 각인 없이 이미 결정되어 있는 모양의 진단용 세트(그림 15.1)로 피팅하는 것이다.

넓은 각 렌즈(wide angle lens)

1947년 Nissel에 의해 소개되었다[1]. 이 디자인은 구면광학부와 공막 부분을 조합한 것으

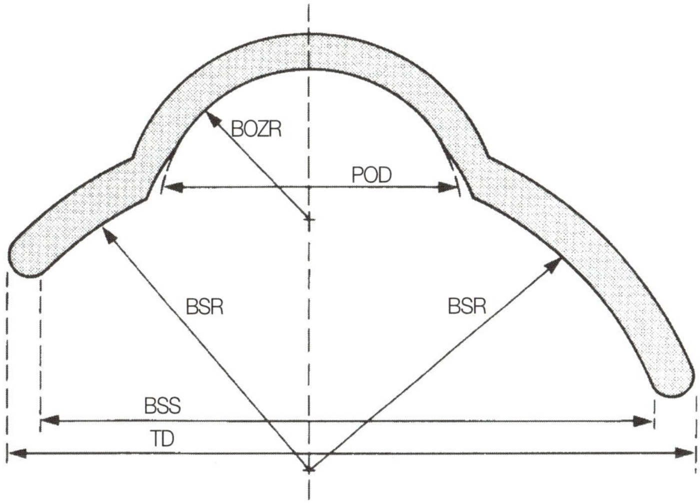

그림 15.1 미리 형성된 공막 렌즈. Bozr, back optic zone radius ; BOZD, back optic zone diameter ; BSR, back scleral radius ; TD, total diameter.

로 두 부분이 콘모양으로 전이되며 광학부와 전이부 사이에 접선적 연결을 갖도록 디자인되었다. 진단용 렌즈의 범위는 렌즈의 두 주요 부분을 피팅하기에 충분해야 하므로 상당히 광범위하다. 범위는 다음과 같다 :

BSR(후면공막반경) : 12.50~14.50 mm 범위에서 0.25 mm 간격

BOZR : 8.00~9.00 mm 범위에서 0.25 mm 간격

전환곡선 렌즈(transcurve lens)

1948년 Bier가 현재 형태로 다시 디자인하였다[2]. 렌즈에는 구면광학부와 후면공막면이 있다. 전이부는 2.00 mm 너비이며 후면광학부와 공막부분 사이의 1/2 정도 곡률로 구면반경을 갖는다. 보통의 범위는 다음과 같다 :

TD : 22.50~24.50 mm

BSR : 12.50~15.00 mm

15.2.2 PMMA 공막형성물 렌즈 피팅

네 가지 변수를 고려해야 한다 :

- 후면 광학부 반경

- 후면 광학부 직경
- 후면 공막 반경
- 전체 직경

가능한 접근법은 두 가지가 있다 :

- 공막 부분과 광학부를 분리시켜 피팅 한다.
- 두 부분을 동시에 피팅 한다.

광학부와 공막의 분리 피팅(independent optic and scleral fitting)

공막 부위는 공막 피팅 세트로 피팅하고 광학부는 측정을 위한 천공렌즈를 사용한다 (fenestrated lens for optic measurement, FLOM). 이 방법은 독립적인 부분으로 평가하게 된다. 단점은 렌즈가 나올 때까지 임상의들도 완전한 최종 피팅을 볼 수 없다는 것이다.

공막 부분

진단용 세트는 BSR과 TD이 모두 다양하다. 풀세트는 반경과 직경이 0.50 mm 간격으로 12개의 렌즈로 구성되나 유용한 최소 범위는 다음과 같다:

TD : 22.50 mm와 24.50 mm

BSR : 12.50 mm와 14.50 mm hence

공막 부분은 광학부 피팅을 방해하지 않으므로 피팅하는 동안 내내 각막의 광학부를 깨끗하게 하려면 chord 너비가 12.50 mm일 때 광학부반경이 7.50 mm보다 더 플랫해서는 안 된다는 것이 중요하다. 경험상 두 번째 렌즈를 반드시 확인하지 않고도 크기를 얼마만큼 바꿀 수 있는지 알 수 있다. 그러나 다음 렌즈를 관찰하는 것이 필수적인 반경변경에 적용되어서는 안된다[3].

Practical advice

- 천공 공막 렌즈에서는 0.10 mm 이하의 최소 틈새를 갖는 피팅이 목적이다.
- 가장 적절한 피팅에서의 공막 반경은 결막 혈관이 창백해지는 것을 최소화한다.
- 공막 피팅이 가파르게 되면 주변부 공막을 과도하게 밀게 되어 그 부위의 혈관을 수축시킨다. 플랫한 반경은 윤부 주변의 혈관들을 수축시킨다.
- 공막은 수평으로 비대칭이다. 혈관이 창백해지지 않도록 완전하게 하는 것이 항상 가능하지는 않으므로 75%의 'glove fit'은 수용할 수 있다.
- 가능하면 윤부를 수축시키는 것은 피한다.

- 공막 렌즈를, 특히 공막 부위에서 수정하면 결과를 예상할 수 없다. 진행하기 전에 렌즈의 모형을 만들어두는 것이 현명한 예비책이다.

광학부 (optic zone)

광학부는 FLOM을 사용하여 피팅하며 1948년 Bier가 처음 설명했다[4]. 이것은 2.00 mm 너비의 좁은 공막 림으로 구성되며 반경은 보통 13.00 mm이다. 이 렌즈는 덮고 있는 윤부보다 더 플랫해서 각막 피팅을 방해하지 않는다. 피팅을 평가하려면 전이 부위가 뚜렷하게 있어야 한다. 이것은 불편함이 커서 국소 마취제를 사용하기도 한다. 렌즈는 후면광학부 반경과 광학부 직경으로 확인한다. 정확한 각막 피팅이 되었을 때 굴절 검사가 가능한 광학적인 작용을 하게 된다. FLOM은 1.50 mm의 주변부 천공을 한다. 매개변수의 정상 범위는 다음과 같다 :

반경 : 8.00~9.50 mm에서 0.25 mm 간격

직경 : 13.00~14.75 mm에서 0.25 mm 간격

일반적으로 렌즈와 광학 직경이 더 작을 때 가파른 각막에 맞는다.

피팅은 플루레신으로 검사하고 반경과 직경을 바꾸면 피팅이 변한다. 최적의 피팅에서는 전체 각막 위로 틈새가 나타나 윤부 위로 2~3 mm 연장된다. 초승달 모양의 공기 방울은 윤부에 있어야 한다(그림 15.2).

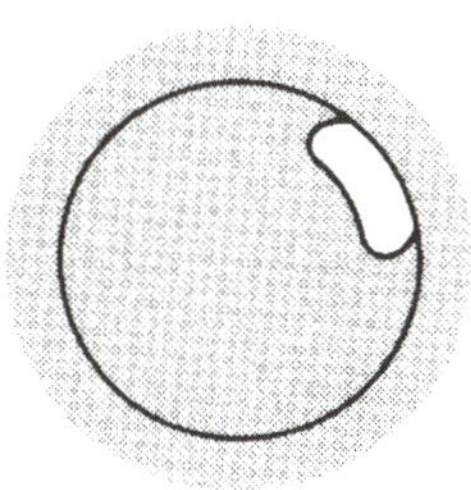

그림 15.2 FLOM 피팅에서 초승달 모양의 공기 방울

Rule of thumb

BOZR이 0.25 mm 플랫해지면 BOZD는 0.50 mm 늘려야 같은 정점 틈새(apical clearance)를 나타낼 수 있다.

임상적인 동격(clinical equivalent)

두 렌즈가 정점 틈새에서는 동일한 피팅 특징을 가지나 윤부 틈새는 다를 때 임상적으로 동격인 것으로 알려져 있다.

예 : 8.00/13.00 ; 8.25/13.50

광학부와 공막 피팅을 동시에 하기(simultaneous optic and scleral fitting)

동시 피팅의 주요 장점은 진단용 렌즈가 최종 렌즈와 유사하다는 것이다. 이는 또한 FLOM의 불편함을 피할 수 있어 국소 마취제가 필요하지 않다. 그러나 모든 경우의 수를 다 포함하려면 진단용 세트 범위가 큰 것이 필요하다. 동시에 피팅하는 데에는 넓은 각 렌즈가 흔히 사용되며 이 디자인에서는 BOZD의 가변성이 배제되기 때문이다. 경우의 수가 줄어들면 피팅 과정은 단순해진다. 형성물 피팅의 이상적인 방법은 동시 피팅 방법과 분리 피팅 방법을 결합하여 사용하는 것이다.

15.3 몰드 피팅(moulded(impression) fitting)

눈의 본을 만들어서 공막을 피팅하는 것은 눈의 앞지형이 불규칙한 경우에 훨씬 낫다. 본의 안쪽이 각막의 모양이 되므로 이것으로 공막렌즈를 만든다.

15.3.1 본뜨기 재질

알기나이트(alginates)

- 직접적인 각인
- 7 ml 물에 2 g 혼합이 표준이나, 또는 같은 양의 부피를 쓴다.
- 높은 온도와 습도에서 세팅하는 것이 더 빠르다.

폴리비닐 실록사니(추천)(polyvinyl siloxanes)

- Panasil *light body*는 기본 반죽에 강화제를 섞어 만들어지며 가장 흔히 사용되는 제품이다. 혼합 장비도 포함되어 있다.
- 가끔 사용하게 된다면 보관 기간이 더 길다.
- 본은 물을 사용하지 않아 탈수되지 않는다.
- 사용 후에도 입체적 안정성을 갖는다.

15.3.2 본뜨는 절차

- 눈에 benoxinate를 적어도 세 방울 사용하여 마취시킨다. 각막 위에 한 방울씩 떨어뜨린다.
- 필요하다면 한 방울을 반대쪽 눈에도 넣어 깜박거림을 막을 수 있다.
- 본 뜰 눈은 제1 안위에서 약간 아래를 본다. 두 눈을 분리시키면 가능하며 반대쪽 눈의 아래 눈꺼풀에 각막의 위치를 표시한다.
- 본뜨는 껍질이나 틀은 (a)작은 것, 중간, 큰 것과; (b) 오른쪽이나 왼쪽을 선택한다. 비측과 측두부 쪽의 크기가 다르기 때문이다(그림 15.3).
- 몰드재질을 혼합하여 공기방울을 제거하기 위해 주걱모양으로 한다.
- 몰드재질의 평균 굳는 시간은 정상 실온에서 약 30초 정도이다.

투여 방법(injection method)

- 몰드재질의 혼합을 완성하기에 더 많은 시간이 필요하다.
- 더 큰 피팅 틀을 쓸 수 있다.
- 본뜨는 틀을 눈에 대고 튜브로 몰드재질을 틀에 넣는다.
- 투여 과정 동안 각막이 변형되지 않도록 각별한 주의를 기울여야 한다.
- 틀을 부드럽게 옆으로 들어 몰드제가 완전히 덮었는지 확인한다.

insertion method 삽입 방법

예전에는 삽입 방법도 이용했다. 눈에 넣기 전에 본뜨는 틀에 제품을 채운 후에 머리를 수평 위치에 두고 본을 뜬다.

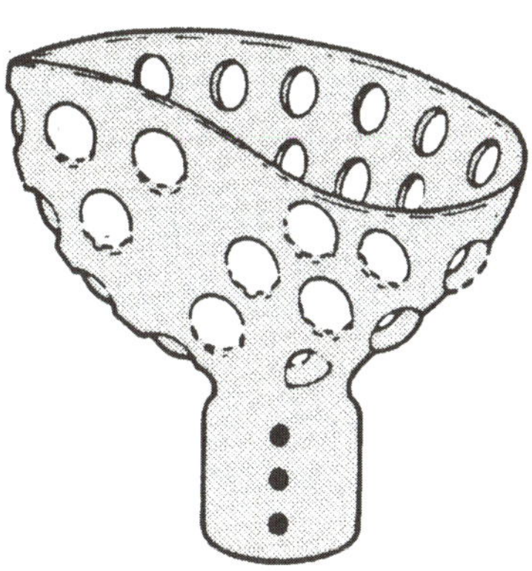

그림 15.3 본뜨는 틀. 틀은 색깔로 코드가 매겨져 있으며 (빨강 = 오른쪽; 파랑 = 왼쪽) 점의 숫자가 크기(점 3개 = 큰 것; 점 2개 = 중간; 점 1개 = 작은 것)를 나타낸다.

15.3.3 렌즈나 덮개 만들기(producing the lens or shell)

본은 치과에서 사용하는 틀로 눈의 영구적인 양각으로 주조한다.

제조 절차

- PMMA 판를 가열하여 주형에 대고 본을 뜬다. 크기에 맞게 깎아내고 가장자리를 다듬는다.
- 광학부 틈새는 다이아몬드로 코팅된 갈아내는 도구를 사용한다.
- 틈새를 만들기 위해 중심에서 깎아낸 것은 거의 0.10 mm이며 반면 윤부에서는 0.20 mm를 제거한다.
- 광학부는 왁스 도구나 헝겊으로 덮인 구형 청동 도구로 다듬는다.

실험실 방법(laboratory method)

주형이나 폴리비닐실록사니 본은 다음과 같은 명세사항과 함께 실험실로 보낸다:

- BOZR. 공막렌즈를 제조할 수 있는 적절한 실험실에서는 특별한 지시사항이 없이도 최적의 BOZR을 결정할 수 있으며 주형에 따라 자를 수 있다. 실험실에서 이것을 판단할 수 없다. 임상의는 이것이 가능한 다른 실험실을 찾는 것이 좋다.
- 특수 사항을 알려줄 필요가 있으면 가장 플랫한 'K' 값보다 0.20 mm 플랫한 것으로 한다.
- 총직경. 보통 주형에 표시를 해서 최적의 크기로 자른다.
- 중심 두께는 BVP와 FOZD에 따라 결정되는 것이므로 이를 특수화하는 것은 적절하지 않다.

15.3.4 후정점 굴절력(back vertex power)

BOZR과 BVP를 알고 있는 렌즈로 오버리프렉션하여, 약간 플랫하게 피팅하는 것을 선호한다. 가능하면 FLOM이나 직경이 큰 각막 렌즈를 사용할 수 있다. 전면 광학부 반경은 계산해서 필요한 굴절력으로 절삭한다. 만약 실험실에서 BOZR을 결정한다면, 적절한 액체 렌즈의 제한이 필요하다.

15.3.5 PMMA 공막 렌즈의 환기(ventilation of PMMA scleral lens)

대부분의 환자는 밀봉된 PMMA를 몇 분 동안만 착용해도 각막의 저산소증으로 부종이

일어날 수 있다. 환기는 신선하게 산소화된 눈물이 각막에 닿게 하므로 다음과 같은 효과를 낸다 :

- 천공, 약 1 mm 직경
- 홈내기, 약 2 mm 너비로 윤부 직경의 1/4 길이. 만약 눈꺼풀 감각이 너무 크다면 더 얇아 질 수 있다.
- 광학부와 렌즈 가장자리를 연결하는 틈새 통로

15.3.6 현대적 산소투과 하드렌즈 재질의 공막 렌즈

최초의 산소투과 하드 형성물공막 렌즈는 1983년 Ezekiel이 발표하였다[5]. 재질이 직접 본을 뜨기에 충분한 열변형이 되지 않기에, 만들어진 본을 이용할 수 있는 두 가지 방법을 사용한다. 하나는 피팅된 PMMA 모양을 복제하여 개별화된 틀로 본을 뜨는 시스템[6]이며 또 하나는 PMMA 공막 부위에 달라붙게 하는 버튼을 삽입하는 방법이다[7]. 실험적인 시범 렌즈의 결과로 각막 생리가 하드 산소 투과 제품에서 PMMA와 비교하여 뚜렷하게 향상된다는 것이 밝혀졌다[8–13]. 하드 산소 투과 공막 렌즈의 사용은 현대적 제품을 도입한 이래로 꾸준히 증가하고 있으며 환자 내성이 상당히 향상되었다는 것이 분명해지고 있다[14–21]. 하드 산소투과 공막 렌즈는 큰 직경의 블랭크렌즈에서 선반절삭하거나[5] 또는 본 뜬 후면 범위로 생산하여 절삭할 수 있다[3].

향상된 산소 투과도는 피팅 과정을 단순화하는 밀봉 렌즈 디자인의 사용을 가능하게 한다[14–18]. 밀봉 렌즈는 더 간단하고 피팅하기에 더 예상할 수 있는데 이는 환기 렌즈만큼 뒤쪽에 위치하지 않기 때문이다. 이를 통해 apical clearance를 더 넓은 범위까지 조절하는 것이 가능해졌다[3]. 이들은 각막 topography에 상관없이 보통 눈물 저장소로 공기방울을 들어가게 하지 않고 피팅 할 수 있다. 하드 산소 투과 렌즈로 밀봉된 형성물 렌즈의 주요 한계는 공막이 심한 토릭이거나 불규칙한 경우이며, 이러한 경우는 본뜨기로 하드 산소 투과 공막 렌즈를 제조하는 두 가지 방법을 이용하는 주요 적응증이 된다. 공막 렌즈를 각막 덮는 것을 돕기 위해 치료적 목적으로 사용하는 것은 눈물이 부족해도 밀봉된 렌즈가 눈물을 가장 잘 보유할 수 있으므로 하드 산소투과 제품을 사용하면 훨씬 낫다.

15.4 공막 렌즈 사양

공막 렌즈와 관련된 British Standards는 BS 5562:1978과 BS 3521:1988 Part 3로 ISO

8320-1986에 기초하고 있다.

형성물 구면 렌즈는:

BOZR = 후면 광학부 반경

BOZD = 후면 광학부 직경

BPOZR = 후면 주변광학부 반경

BSR = 후면 공막 반경

TD = 총직경

BSS = 특수화를 문자 B로 진행하였으면 후면공막크기, 그렇지 않으면 TD로 추정한다.

L = 표준 표기법에서 장축의 방향

D = 광학부 이탈과 그 방향

예 (mm) :

R/BOZR:BOZD/BSR:BSS/L/D/전이

R/8.40:11.00/13.00:B23.50/L10/D1.00D in/ 뚜렷한 전이

어떤 피팅 세트는 1962년 Britisih 표준을 여전히 사용하여 다른 명세사항으로 표기한다:

예(mm) : 14.25/8.75/13.75/B23.50 D1 in

후면 공막 표면 반경 = 14.25

후면 광학부 반경 = 8.75

일차 광학부 직경 = 13.75

후면 공막 크기 또는 총직경 = B23.50

이탈 = D1 in

References

1. Cowan, J.M. (1948) The wide angle contact lens. *Optician,* **115**, 359
2. Bier, N. and Cole, P.J. (1948) The transcurve contact lens fitting shell. *Optician,* **115**, 605-610
3. Pullum, K.W. (1997) The role of celeral lenses in modern contact lens practice. In: *Contact Lenses,* A.J. Phillips and L. Speedwell (eds). Butterworth-Heinemann, Oxford, pp. 566-608

4. Bier, N. (1948) The practice of ventilated contact lenses. *Optician,* **116**, 497–501
5. Ezekiel, D. (1983) Gas permeable haptic lenses. *Journal of the British Contact Lens Association,* **6** (4), 158–161
6. Pullum, K.W. (1987) Feasibility study for the production of gas permeable scleral lenses using ocular impression techiques. *Transactions of the British Contact Lens Association Annual Clinical Conference,* 35–39
7. Lyons, C.J., Buckley, R.J., Pullum, K.W. and Sapp, N. (1989) Development of gas permeable impression–moulded scleral contact lenses. A preliminary report. *Acta Ophthalmology,* **67** (Suppl 1992), 162–164
8. Ruben, C.M. and Benjamin, W.J. (1985) Scleral contact lenses: preliminary report on oxygen–permeable materials. *Contact Lens,* **13** (2), 5–10
9. Bleshoy, H. and Pullum, K.W. (1988) Corneal response to gas permeable impression scleral lenses. *Journal of the British Contact Lens Association,* **11** (2), 31–34
10. Pullum, K.W., Hobley, A.J. and Parker, J.H. (1990) Dallos Award Lecture part two: Hypoxic corneal changes following sealed gas permeable impression scleral lens wear. *Journal of the British Contact Lens Association,* **13** (1), 83– 87
11. Pullum, K.W., Hobley, A.J. and Davision, C. (1991) 100+ *Dk*. Does thickness make a difference? *Journal of the British Contact Lens Association,* **6**, 158–161
12. Mountford, J., Carkeet, N. and Carney, L. (1994) Corneal thickness changes during scleral lens wear. Effect of gas permeability. *International Contact Lens Clinic,* **21**, 19–21
13. Pullum, K.W. and Stapleton, F.J. (1997) Scleral lens induced corneal swelling: what is the effect of varying *Dk* and lens thickness? *The Contact Lens Association of Ophthalmologists,* **23**(4), 259–263
14. Pullum, K.W., Parker, J.H. and Hobley, A.J. (1989) Development of gas permeable scleral lenses produced from impressions of the eye. Joseph Dallos Award Lecture 1989. *Transactions of the British Contact Lens Association Annual Clinical Conference,* **6**, 77–81
15. Visser, R. (1990) Een nieuwe toekomst hoogzuurtodoorlatende scleralenzen bij verschillende pathologie. *Nederlands Tijdschrift voor Optometrie en Contactologie,* **3**, 10–14

16. Schein, O.D., Rosenthal, P. and Ducharme, C. (1990) A gas permeable scleral contact lens for visual rehabilitation. *American Journal of Ophthalmology,* **109**, 318–322
17. Ezekiel, D. (1991) Gas permeable scleral lenses. *Spectrum,* July, 19–24
18. Kok, J.H.C. and Visser, R. (1992) Treatment of ocular surface disorders and dry eyes with high gas-permeable scleral lenses. *Cornea,* **11**, 518–522
19. Tan, D.T.H., Pullum, K.W. and Buckley, R.J. (1995) Medical applications lenses. *Cornea,* **14** (2), 130–137
20. Pullum, K.W. and Buckley, R.J. (1997) A study of 530 patients referred for RGP scleral contact lens assessment. *Cornea,* **16** (6), 612–622
21. Tappin, M.J., Pullum, K.W. and Buckley, R.J. (2000) Scleral contact lenses for overnight wear in the management of ocular surface disorders. *Eye,* **15**, 168–172

CHAPTER 16

소프트 렌즈 피팅과 디자인 (soft lens fitting and design)

16.1 피팅시 고려할 점(fitting consideration)

16.1.1 새지털 높이와 각막측정(sagittal height and corneal measurement)

각막의 중심곡률은 형태와 직경의 일반적인 다양성과 비교할 때 새지털 높이(sagittal height)에는 상대적으로 적은 영향을 미친다. 그러므로 각막곡률계로는 최적의 소프트 렌즈 반경을 예상하기가 어렵다. 또한 각막 직경과 각막 곡률사이의 관계는 각막이 더 플랫해지면 일반적으로 직경은 더 커지고 반대의 경우도 마찬가지이다. 유사한 관계는 새지털 높이에도 존재한다. 그러므로 최적의 소프트 렌즈 피팅을 만드는 가장 중요한 영향 중의 하나는 각막 형태 또는 p-value가 될 것이며 이것은 일반적으로 자동 각막곡률계나 지형계(topographer)로만 얻을 수 있는 값이다.

각막 반경과 직경을 비정형(Atypical, 非定形)으로 조합하려면 다음의 사항들도 고려해야 한다:

가파른 반경을 가진 큰 각막

- 상대적으로 새지털 높이(sagittal height)가 크다.
- 큰 새지털 깊이(sagittal depth)가 있는 소프트 렌즈를 필요로 한다.
- 가파른 렌즈가 필요하다.

플랫한 반경의 작은 각막

- 새지털 높이가 작다.

- 작은 새지털 깊이를 갖는 소프트 렌즈를 필요로 한다.
- 플랫한 렌즈가 필요하다.

16.1.2 피팅의 동적 평가(dynamic assessment of fitting)

모든 종류의 소프트 렌즈 피팅을 검사하는 것은 다음과 관련된 렌즈 움직임을 동적으로 평가해야 한다 :

- 깜박임
- 위쪽 보기와 옆을 보기
- 'push-up 검사'

'push-up 검사'

간단한 검사로 대부분의 소프트 렌즈를 눈에 착용했을 때 동적 움직임을 두 가지 측면에서 검사하는데 사용한다[1].

- 아래 눈꺼풀 테에 손가락을 대고 렌즈를 수직 위로 밀어 올린다. 중심 이탈에 대한 저항성을 검사한다. 최적의 피팅에서는 움직일 때 저항이 거의 없다.
- 아래 눈꺼풀을 누르던 힘을 빼고 회복되는 속도를 관찰한다. 빠른 움직임은 깜박거림에서 관찰되는 것과 유사하며 이는 만족할만한 피팅인 것을 나타내는 반면 서서히 회복되면 조여짐이 있는 것을 나타낼 수 있다.

등급 체계는 움직임이 불가능한 렌즈를 100%로 두고 눈에서 떨어질 때를 0%라 한다 : 50%이면 최적의 피팅을 나탄낸다[2]. 그러나 이 검사의 두 가지 성분은 모두 중요하다. 그래서 렌즈가 중심에서 벗어나기는 어렵지만 회복은 빨리 된다면 눈물막내 음압(negative pressure)이 있다는 것을 나타낸다. 이렇게 피팅하는 것은 특히 silicone hydrogel에서는 피해야 한다.

16.1.3 디자인 요인

현재의 렌즈 형태는 매우 다양한 범위로 제작되므로 가장 적절한 디자인을 선택해야 한다. 다음과 같은 여러 요인들을 고려해야 한다 :

- 크기(각막 또는 반공막)
- 수분 함량(낮다, 중간, 높다)
- 재질(hydrogel 또는 silicone hydrogel)

- *Dk*
- 두께(표준 또는 얇은) (17.4 참조)
- 기하학적 또는 광학적 디자인(구면 또는 비구면)
- 제조 방법(절삭 또는 몰딩)
- 렌즈 유연성 (17.2 참조)
- 렌즈 굴절률 (17.1 참조)
- 일회용 또는 보통 렌즈

이러한 모든 요인 중의 대부분은 시력, 편안함, 피팅 특징에 일부 영향을 미치지만 중요하게 고려할 점은 총직경이다. 소프트 렌즈를 전통적으로 구분해 오던 두 가지 주요 피팅 철학은 *각막용*과 *반공막용*이 있다. 이 두 가지 접근법은 점차 하나로 모아지고 있어 요즘은 상당부분을 공유하고 있으며 특히 단일직경 렌즈에서 그러하다. 일회용 렌즈의 대부분은 이 범주에 속한다. 이 렌즈는 단일 총직경으로만 처방할 수 있어 많은 것들이 반경 선택을 할 수 없다. 이것은 피팅을 단순화하였으나 렌즈가 눈에서 불만족스러우면 다른 종류로 변경해야함을 의미한다. 그러므로 렌즈 종류의 넓은 범위에서 환자의 대다수에게 최적의 피팅을 제공할 수 있는 것을 찾아내는 것이 필수적이다.

16.2 각막 렌즈

약 13.50 mm보다 작은 TD를 가진 진정한 각막직경 렌즈는 요즘 그 수가 적다. 이것은 거의 대부분 보통 렌즈로 일회용 렌즈에 반대되며 전통적으로 내구성이 좋고 재생산 할 수 있는 렌즈를 제공하기 위해 수분함량이 낮은 것에서 중간정도의 제품으로 제조되어 왔다. 특히 더 얇은 종류는 각막 대사를 최소한 방해하고 미용적으로도 뛰어나다. 어떤 환자들은 반공막 렌즈가 공막까지 덮기 때문에 미용적인 이유로 그것을 거부하기도 한다.

적응증

- 작은 각막
- 모든 일회용 렌즈가 너무 클 때
- 눈구멍이 작을 때
- 더 큰 렌즈를 다루기 어려울 때
- 미용적인 이유

금기증

- 각막이 매우 클 때
- 각막-공막 경계가 얕아 중심에서 벗어나기 쉬울 때
- 눈꺼풀이 타이트하여 렌즈를 중심에서 벗어나게 할 때
- 눈꺼풀 테가 민감할 때
- 민감한 윤부

피팅

반경

- 반경은 각막곡률계 값에 기초하여 선택한다.
- 대부분의 반경은 7.90 mm에서 8.90 mm 사이이다.
- 저함수의 유연하지 않은 제품의 반경은 0.70 mm 또는 그 이상으로 'K'보다 더 플랫해야 한다.
- 표준 HEMA 렌즈의 반경은 보통 0.30 mm에서 0.60 mm 사이에서 'K' 값보다 더 플랫하다.
- 고함수 렌즈는 더 근접하는 정렬 피팅한다.
- 피팅 간격은 보통 0.20에서 0.40 mm 사이이다.
- 대부분의 각막 렌즈는 후면단일커브를 갖는다.

전체 직경

- 렌즈는 HVID보다 약간 더 커야한다. 자극을 피하기 위해서 윤부에서 0.50~0.75 mm까지 벗어나야 한다.
- 대부분의 각막 렌즈는 12.50에서 13.50 mm로 크기가 다양하며 가능한 범위는 12.00에서 14.0 mm이다.
- 고함수 렌즈는 HEMA보다 거의 0.50 mm 더 크게 피팅한다.
- 높은 플러스나 마이너스 렌즈는 각막안정성을 위해 낮은 굴절력보다 약 0.50 mm 크게 피팅한다.
- 피팅 간격은 보통 0.50 mm이다.

굴절력

정점간 거리를 고려한 후에 렌즈 굴절력은 보통 안경 *Rx* 의 0.25D 이내이다. 더 두꺼운 디자인은 얇은 렌즈보다 약 0.25D 마이너스이어야 한다.

피팅 형상

피팅 특징은 주로 18장에서 설명하였으나 정확하게 렌즈를 피팅하려면 상피세포가 탈수되는 것을 막고 노출된 부위에 궁형 염색이 되는 것을 막기 위해 적절하게 중심에 위치하여 완전하게 각막을 덮는 것이 필수적이다. 세극등으로 주의 깊게 중심에 위치하였는지 움직임은 어떤지 살펴 볼 수 있다. 다음과 같은 요인에서 상당한 영향을 받을 수 있다.

- 각막 지형
- 윤부 지형
- 눈꺼풀 압력
- 눈물의 장력
- 눈구멍의 크기
- 눈구멍 내의 각막의 위치

그림 16.1에서는 제 1 안위의 눈에서 렌즈가 각막에 위치할 수 있는 흔한 네 가지 모양을 보여준다.

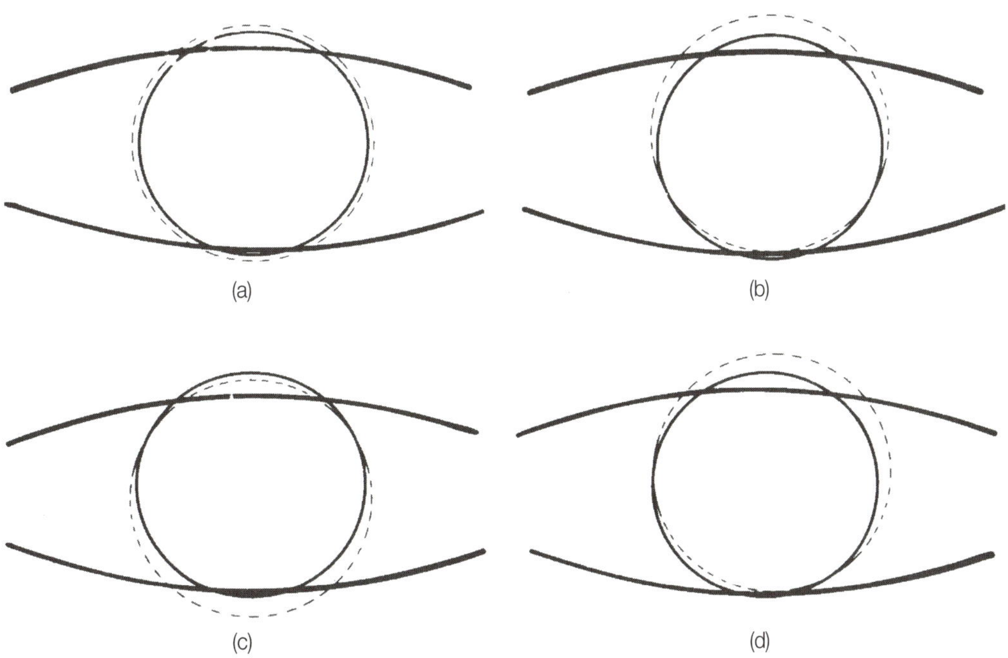

그림 16.1 각막 크기의 소프트 렌즈가 차지하는 네 가지 흔한 위치
(a) 정확하게 중심에 위치, (b) 약간 높다, (c) 약간 낮다, (d) 옆쪽으로 중심이탈

(a) 최적의 피팅상태. 렌즈는 완벽하게 중심에 위치하며 깜박일 때 수직 운동이 0.25~0.50 mm가 되어야 한다.

(b) 렌즈가 높게 위치하고 있다. 이것은 아마 위 눈꺼풀이 타이트한 영향일 것이다. 중심이탈이 약 0.50 mm 이상으로 넘어가지 않으면 수용할 수 있다. 직경이 더 큰 렌즈를 선택해 피팅을 더 좋게 해보도록 한다.

(c) 렌즈가 낮은 위치에 있다. 이것은 일반적으로 만족스럽지 못한 피팅으로 너무 작거나 너무 플랫해서 일어난다. 환자는 눈꺼풀 느낌이 심해 불만일 것이다. 상대적으로 위 눈꺼풀이 무거워서 아래쪽으로 압력이 생겨 일어날 수 있다. 처음에는 편하더라도 피팅이 너무 조이게 될 수 있다. 여러 시간 착용하면 눈물 교환이 불충분하여 위쪽 윤부에 점상 염색과 부종이 일어날 가능성이 있다.

(d) 렌즈는 중심에서 벗어나 위치한다. 이것 역시 피팅이 너무 작거나 너무 플랫하거나 또는 눈꺼풀 압력이 얕은 각막-공막 경계에 가해져서 생길 수 있다. 이는 불만족스러운 피팅으로 총직경을 더 크게 시도한다. 그러나 중심에서 벗어난 것이 0.50 mm 이내이면 가끔 받아들일 수 있기도 하다. 이때에는 항상 더 큰 직경을 선택하여 중심에서 벗어난 렌즈의 피팅을 향상시키려는 시도를 해야만 한다. 이것이 실패하면 반공막 렌즈를 고려할 필요가 있다.

임상적 동격

임상적 동격의 원리는 같은 디자인과 같은 재질로, 렌즈 변수는 다르나 연관이 있는 경우의 두 렌즈 사이에 적용하는 것으로 눈에서 비슷한 피팅 특징을 나타낸다.

예 : 7.90:12.50 ≡ 8.10:13.00

8.30:13.00 ≡ 8.50:13.50

Rule of thumb

직경 0.50 mm의 변화 ≡ 반경 0.20 mm의 변화

느슨한 피팅을 교정하려면

- 총직경이 더 큰 것을 선택한다.
- 반경이 더 가파른 것을 선택한다.

- 더 단단한 렌즈나 저함수 재질을 사용한다.
- 다른 렌즈 두께를 사용한다.

타이트한 피팅을 교정하려면

- 전체직경이 더 작은 것을 선택한다.
- 반경이 더 플랫한 것을 선택한다.
- 단단하지 않은 렌즈나 고함수 재질을 사용한다.
- 다른 렌즈 두께를 사용한다.

16.2.1 각막직경 렌즈의 예(example of corneal diameter lens)

Mini (Cooper Vision)

표준 두께의 각막직경 렌즈로 매일 착용(daily wear)을 위한 것이다; 절삭법으로 제조한다.

재질 특성

화학적 특성	HEMA, 비이온성
수분함량	20℃에서 38.6%
Dk	20℃에서 8.0×10^{-11}
	35℃에서 10.0×10^{-11}
굴절률	1.513(건조), 1.43(습윤)

렌즈 기하학

- 중심 두께는 −3.00D에서 0.12 mm이고 +2.00D에서 0.21 mm이다.
- 후면 단일커브
- 전면 렌티큘러

가능한 매개변수

표 16.1을 보라.

표 16.1 Hydron Mini 렌즈에서 이용 가능한 변수

Radius (mm)	7.90~8.90 in 0.20 steps	8.10~9.30 in 0.20 steps
Diameter (mm)	12.50	13.00
Power (D)	±10.00 in 0.25 steps	
	±10.50 to ±30.00 in 0.50 steps	

피팅 기술

- 전체 직경은 HVID보다 적어도 1.00 mm 커야 한다.
- 13.00 mm 직경의 렌즈가 약 90%의 경우에서 사용되고 있다.
- 처음 반경은 'K'보다 약 0.70 mm 플랫한 값으로 선택한다.

전형적인 렌즈 명세사항

8.70:13.00 −3.00

Lunelle ES 70 (Ocular Sciences)

주로 고함수 각막직경 렌즈는 절삭법으로 제조한다. 드물게 작은 직경으로도 이용한다.

재질 특성

화학적 특성	PMMA와 polyvinyl pyrrolidone의 Co-polymer. 비이온성
수분 함량	70%
Dk	25℃에서 36×10^{-11}
굴절률	1.38

렌즈 기하학

- 중심 두께는 −3.00D에서 0.20 mm이다.
- 후면 단일커브
- 전면 렌티큘러

가능한 매개변수

표 16.2를 보라.

표 16.2 Lunelle ES 70 렌즈에서 이용 가능한 parameter들

Radius (mm)	7.70~8.30 in 0.30 steps	8.00~9.20 in 0.30 steps
Diameter (mm)	13.00	14.00
Power (D)	+8.00 to −12.00	±20.00

피팅 기술

- 11.25 mm보다 큰 각막에는 14.00 mm 직경을 사용하고; 11.25 mm 이하인 각막에는 직경을 13.00 mm로 한다.
- 14.00 mm 렌즈에는 'K' 값보다 0.60 mm 플랫한 반경을 선택하고 13.00 mm 렌즈에는

'K' 값보다 0.30 mm 플랫한 것으로 한다.

- 렌즈 움직임은 0.50~0.75 mm가 되어야 한다.
- 재질의 상대적인 경도는 낮은 난시에서 중간 난시(0.75~1.25D)를 교정하는데 장점이 된다.
- 렌즈의 탈수율이 낮은 것이 건조안의 문제를 피하거나 도움을 준다.
- 모든 렌즈는 UV 억제제와 함께 제조한다.

전형적인 렌즈 명세사항

8.00:13.00 −3.00

8.90:14.00 −3.00

관련 렌즈

- 전면 토릭의 표준 렌즈
- toric *Rx* TDI, 후면 토릭
- 네 가지 색깔 강화제의 범위
- Lunnelle Solaire, 태양 필터와 UV 억제제가 포함
- Lunelle Therapeutic, 치료용 밴드로 사용하기 위한 plano 렌즈
- 다른 특수 렌즈도 가능하다.

16.3 반공막 렌즈

반공막 렌즈로 선반절삭된 것들의 대부분은 각막 소프트 렌즈보다 상당히 크고 두꺼워서 시력과 피팅 모두에 안정성이 있다. 생리적 반응을 좋게 하기 위해 이 렌즈는 요즈음 중간에서 높은 정도의 수분 함량을 갖는 *Dk* 값이 좋은 렌즈로 제조한다.

적응증

- 대부분의 단순 환자
- 각막이 클 때
- 눈구멍이 클 때
- 민감한 눈꺼풀 테
- 민감한 윤부

- 수분함량이 높다면 원시와 고도의 환자
- 중등도 난시(0.75~1.25D)

금기증

- 매우 작은 각막
- 눈구멍이 작고 눈꺼풀이 단단하여 다루기 어려운 경우
- 수분함량이 낮을 때 각막에 부종이 잘 생기는 경우
- 미용적인 모습이 중요한 경우

피팅

반경

- 반경은 각막곡률계에 따라 정한다.
- 대부분의 반경은 8.30 mm에서 9.20 mm 사이로 피팅 한다.
- 고함수 렌즈는 'K'보다 0.30 mm에서 1.00 mm 정도 플랫하게 피팅한다.
- 저함수 렌즈는 더 플랫하게, 'K'보다 0.70 mm와 1.30 mm 정도 플랫하게 피팅한다.
- 피팅 단계는 보통 0.30 mm나 0.40 mm로 한다.
- 대부분의 반공막 렌즈는 이중커브구조이며 상대적으로 플랫하지만 주변부 커브가 좁다.

전체 직경

- 렌즈는 HVID보다 훨씬 더 크게 피팅하여 계획적으로 정점 접촉(apical touch)을 하도록 하여 렌즈가 윤부 밖으로 나와 공막과 겹쳐지도록 한다. 이런 종류의 three-point touch는 그림 16.2에 있다.
- 전체 직경은 HVID보다 2.00~3.00 mm 크게 선택한다. 그러나 많은 반공막 렌즈는 한 가지 크기로만 제조된다.
- 반공막 렌즈의 대부분은 총직경 14.20~14.80 mm로 피팅한다; 가능한 범위는 13.50에서 16.00 mm까지이다.

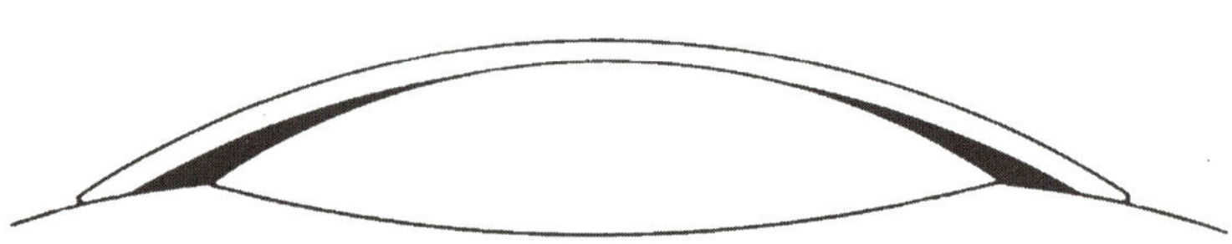

그림 16.2 three-point touch의 반공막 렌즈

- 고함수나 저함수 렌즈 모두 매우 비슷한 직경으로 피팅할 수 있다.
- 피팅 간격은 보통 0.50 mm이다.

굴절력

주로 휘어짐 효과 때문에 정확하게 교정해 주는 렌즈의 굴절력은 모든 정점간 거리를 고려하더라도 안경의 *Rx*보다 약 0.25~0.50D 마이너스로 나온다. 많은 저함수 하드렌즈에서는 이러한 차이가 0.75D만큼 크게 나타날 수도 있지만 이는 silicone hydrogel에는 적용되지 않는 것 같다(20장 참조).

피팅 형상과 렌즈 움직임

피팅 특징은 주로 18장과 표 18.1에서 설명하였다. 정확하게 교정하는 렌즈는 윤부를 다 덮을 만큼 충분히 커야 하며 필수적으로 이 부위의 혈관을 방해하면 안된다.

그림 16.3(a–c)에서는 제1 안위의 눈과 옆쪽, 위쪽을 바라보는 눈에서의 반공막 렌즈에 수용가능한 움직임과 위치의 한계를 보여주고 있다. 그림 16.4(a–c)는 타이트한 렌즈의 움직임이 적은 것을 보여주고 있으며 반면 그림 16.5(a–c)에서는 느슨하게 피팅되어 움직임이 과다한 것을 나타내고 있다.

임상적 동격과 피팅 변경

임상적 동격의 원리는 이번에도 적용되며 서로 다르지만 연관있는 명세사항을 갖는 두 렌즈가 눈에서 같은 방식으로 움직이는 것이다.

예 : 8.10:13.50 ≡ 8.40:14.00

8.10:13.50 ≡ 8.40:14.00

임상적 동격은 총직경에 대한 새그깊이의 비율이 거의 같다. 그들은 같은 새그깊이를 갖지 않는다.

Rule of thumb

반경 0.30 mm 변화 ≡ 직경 변화 0.50 mm

느슨한 피팅을 향상시키려면

- 더 가파른 반경을 선택한다.

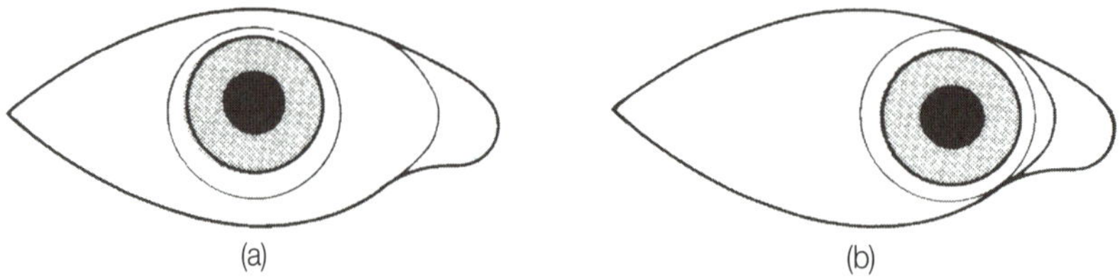

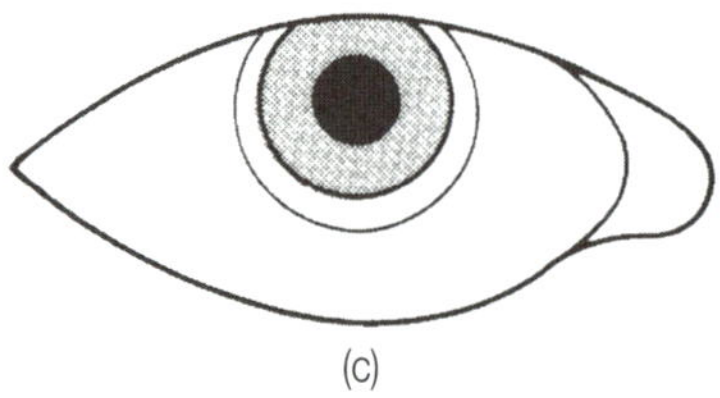

그림 16.3 정확하게 교정된 반공막 렌즈의 모습
(a) 제1안위; (b) 옆쪽을 볼 때; (c) 위를 볼 때

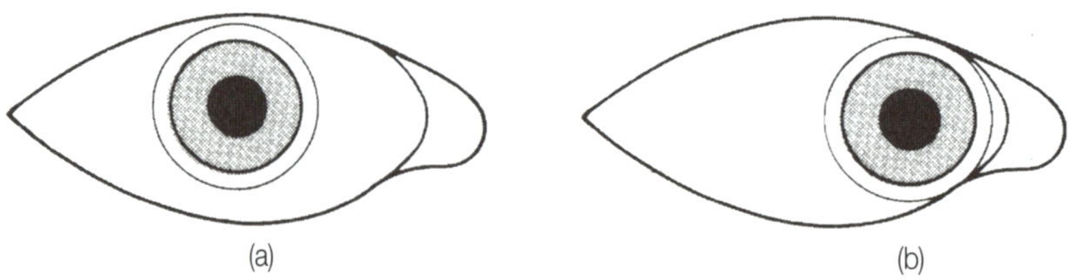

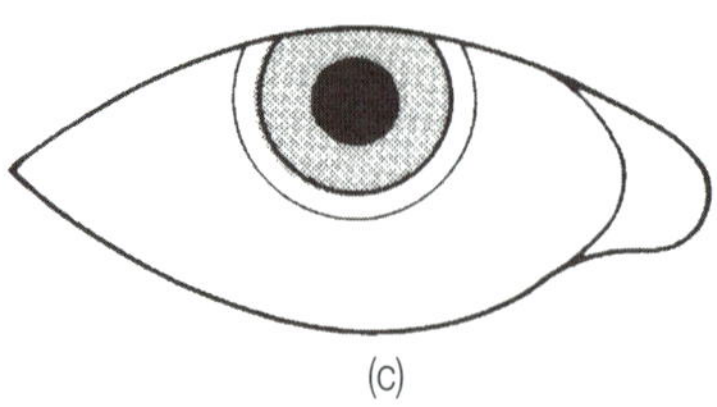

그림 16.4 타이트하게 피팅된 반공막 렌즈의 모습
(a) 제1안위; (b) 옆쪽을 볼 때; (c) 위를 볼 때

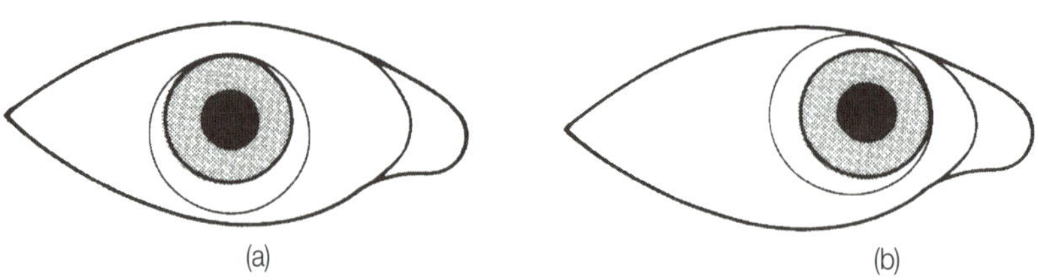

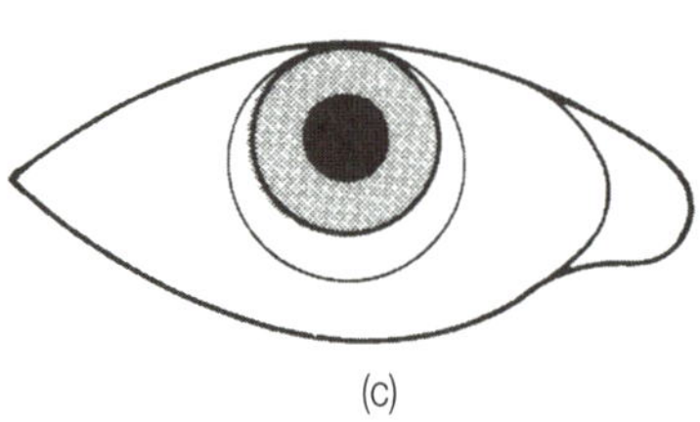

그림 16.5 느슨하게 피팅된 반공막 렌즈의 모습
(a) 제1안위; (b) 옆쪽을 볼 때; (c) 위를 볼 때

- 전체 직경이 더 큰 것을 선택한다.
- 더 단단하고 더 수분함량이 낮은 제품을 사용한다.
- 다른 렌즈 두께를 이용한다.

8.70:14.00으로 명세된 렌즈는 점차 다음 간격으로 타이트해 갈 수 있다: 8.70:14.50; 8.40:14.00; 8.40:14.50.

타이트한 피팅을 향상시키려면

- 더 플랫한 반경을 선택한다.
- 전체 직경이 더 작은 것을 선택한다.
- 단단함이 적거나 수분함량이 더 높은 제품을 상용한다.
- 다른 렌즈 두께를 사용한다.

8.70:14.50으로 명세된 렌즈는 점차 다음 간격으로 느슨해져 갈 수 있다: 8.70:14.00; 9.00:14.50; 9.00:14.00.

16.3.1 반공막 렌즈의 예

Durasoft 3 Lite Tint (CIBA Vision)

중함수 반공막 렌즈로 lathing으로 제조한다.

제품 특성

화학적 성질	HEMA와 2-ethoxyethyl methacrylate의 Co-polymer. 비이온성
수분 함량	55%
Dk	35℃에서 16×10^{-11}
굴절률	1.412

렌즈 기하학

- 후면 단일커브
- 전면 렌티큘러
- 중심 두께는 BVP −3.00D인 렌즈에서 0.05 mm이다.

가능한 매개변수

표 16.3을 보라.

표 16.3 Durasoft 3 Lite Tint 렌즈에서 이용 가능한 변수

Radius (mm)	8.30, 8.60, 9.00
Diameter (mm)	14.50
Power (D)	±20.00

피팅 방법

- 반경이 8.60 mm(중간으로 디자인된)인 것이 대부분 사용되며 각막이 매우 가파르거나 플랫하지 않으면 우선으로 이 값을 선택한다.
- 전체 직경은 HVID보다 1.50~2.00 mm 커야 한다.

전형적인 렌즈 명세사항

8.60:14.50 −3.00

관련 렌즈

- Durasoft 3 Optifit 토릭 : 전면의 얇은 부위로 안정화된 후면 토릭
- Durasoft 3 Colours와 Durasoft 3 Complements : 미용 목적으로 염색된 렌즈는 두 범위로 분리된다.

Omniflex (Cooper Vision)

고함수 매일 착용의 반공막 렌즈로 선반절삭으로 제조한다.

제품 특성

화학적 성질	methyl methacrylate와 vinyl pyrrolidone의 Co−polymer. 비이온성
수분 함량	70%
Dk	35℃에서 32×10^{-11}
굴절률	1.39
기하학	구면의 이중커브 후면 ; 구면의 렌티큘러된 전면. 중심 두께는 −3.00D에서 0.12 mm, +3.00D에서 0.23 mm이다.

가능한 매개변수

표 16.4를 보라.

표 16.4 Omniflex 렌즈에서 이용 가능한 변수

Radius (mm)	8.40, 8.80
Diameter (mm)	14.30
Power (D)	±20.00

피팅 방법

- 전체 직경은 14.30 mm로 일정하다.
- 반경은 8.60 mm로 눈의 거의 80%에 맞는다.
- 플랫하거나 직경이 작은 각막에는 8.80 mm로 피팅할 필요가 있다.

전형적인 명세사항

8.40:14.30 −3.00

관련 렌즈

- Omniflex 토릭 : 프리즘이 없는 전면광학부와 안정화 구역이 있는 후면 토릭
- Omniflex Softints : 네 가지 색깔 강화제의 범위는 10%와 20% 정도

i General advice

- 두 가지의 피팅을 선택할 수 있을 때 다음과 같은 이유로 더 플랫한 것을 선택한다 :
  (a) 렌즈가 가파르게 피팅되면 상대적으로 움직임이 적어 차라리 매우 느슨한 렌즈일 때 움직임을 보는 것이 더 쉽다.
  (b) 오버리프렉션에서 끝점이 명확하다.
  (c) 소프트 렌즈는 더 가파르게 되기 때문에 처음 맞춘 후 더 타이트해진다.
- 각막이 가파르면 플랫한 각막에서보다 상대적으로 훨씬 플랫한 렌즈를 선택할 필요가 있다. 최적의 피팅은 'K' 값에 훨씬 가까워질 것이다. 이는 각막 렌즈와 반공막 렌즈 모두에 적용된다. 그래서 7.40 mm 각막에 13.00 mm 렌즈를 피팅하려면 반경을 8.10 mm로 해야 한다. 반면 8.40 mm의 각막에는 8.70 mm나 또는 8.50 mm의 반경으로 하는 것이 훨씬 나을 수 있다.
- 크기를 늘리면 안정한 피팅을 하는데 더욱 도움이 된다. 반경을 더 가파르게 하면 시력이 잘 나오지 않을 것이다.
- 렌즈 움직임이 충분하여 눈물 교환을 적절하게 유지하고 찌꺼기가 제거되도록 하는 것은 매우 중요하다.
- 피팅이 너무 타이트하면 부종이 일어날 가능성이 있으므로 피해야한다. 얇은 렌즈나 고함수 렌즈로 피팅할 때에도 일어날 수 있다.

References

1. Guillon, M. (1994) Basic contact lens fitting. In: *Contact Lens Practice,* M. Ruben and M. Guillon (eds). Arnold, Lodnon, pp. 587−622
2. Young, G. (1992) How to fit soft contact lenses. *Journal of the Britisih Contact Lens Association,* **15** (4), 179−180

CHAPTER 17

소프트 렌즈 피팅의 다른 고려 사항
(other soft lens fitting considerations)

17.1 렌즈 굴절력(lens power)

굴절력은 어떤 종류의 렌즈로 피팅할 것인지를 결정하는데 중요한 고려사항이다.

낮은 마이너스(〈 -2.00D)

- 다루기 어렵고 탈수되기 쉬우므로 얇은 렌즈는 피한다.
- 더 두껍고 수분 함량이 중간이나 높은 렌즈 또는 silicone hydrogel을 선택한다.

높은 마이너스(〉 -7.00D)와 중간 이상 플러스(〉 +3.00D)

- 저함수 렌즈는 두께가 두껍고 생리적인 문제를 일으킬 수 있으므로 피한다.
- silicone hydrogel은 생리적인 문제를 일으킬 위험성이 적다.
- 반공막 렌즈는 보통 피팅의 안정성이 더 좋다.

중간 마이너스(-2.00D에서 -7.00D)와 낮은 플러스(< +3.00D)

- 고함수나 얇은 렌즈 선택이 가능하다. 단, 피팅 특징, 탈수, 시력으로 인해 문제가 일어날 수 있는 경우는 피해야 한다.

17.2 렌즈 유연성과 탄성 계수 (lens flexibility and modular of elasticity)

모든 렌즈에서 피팅 특징에 중요한 영향을 미치는 것은 제품의 유연성이다. 이는 분명히 같은 명세를 갖지만 다른 제품인 두 렌즈가 각막에서 전적으로 다르게 반응하게 되는 이유를 설명해준다[1]. 예를 들어, 보통 'K' 값보다 더 플랫하게 피팅하는 다른 하드 제품과 비교하여, 매우 유연성이 좋은 Permalens는 더 가파르게 피팅해야 한다. 비슷한 것으로, 얇은 spun-cast 렌즈와 전체적인 얇은 단면과 유연성이 큰 몰드제작 렌즈는 선반절삭으로 제작한 렌즈보다 각막을 덮는데 있어 'one-fit' 피팅 철학에 더 어울린다.

제품의 탄성 계수(표 17.1 참조). 이는 제품의 상대적인 단단함 정도로 정의하며 이는 렌즈 피팅에 큰 영향을 미친다. 계수가 큰 제품은 일반적으로 다루기는 훨씬 쉽지만 궁형 염색이 더 잘 나타난다(20.4와 29.3 참조). 계수가 낮은 제품은 유연성 때문에 다루기 어려운 것 뿐 아니라, 눈의 중심에서 벗어나는 경우가 많고 움직임이 적게 나타나는 경우가 많다. 탄성 계수의 변화는 또한 새그 깊이에 큰 차이를 줄 수 있어 피팅 특징에 영향을 미친다.

표 17.1 탄성 계수

Soflens 66	25 g/mm^2
Acuvue	35 g/mm^2
Optima	130 g/mm^2
Night & Day	120 g/mm^2

Practical advice

- 유연성과 제조 시의 고려사항 때문에 한 실험실에서 나온 렌즈일지라도 단순히 명세 수치만 같다고 하여 다른 렌즈의 복제품이 되는 것은 아니다.
- 주문할 렌즈와 같은 종류의 시범 렌즈로 피팅하여야 그 결과를 가장 잘 믿을 수 있다.
- 일회용 렌즈처방은 피팅 은행이나 실험실에서 제작된 진단용 렌즈로 한다.

17.3 추가적인 시력 고려사항 (additional visual considerations)

굴곡, 휘어짐과 눈물렌즈 굴절력(flexure and liquid lens power)

'K'보다 더 가파르게 또는 더 플랫하게 피팅한 소프트 렌즈는 각막의 곡률에 따라 구부러질 때 휘어짐이 일어난다. 굴절효과(refractive effect)는 플러스 렌즈와 마이너스 렌즈 모두 휘어짐에서 (−) 굴절력이 추가되는 것이다[2,3].

액체(눈물) 렌즈는 소프트 렌즈의 뒷면이 각막 앞면에 맞지 않을 때 생긴다[4]. 이는 반공막렌즈에서 더 많이 나타나고, 반면에 각막을 완전히 덮는 ultrathin 렌즈에서는 액체 렌즈가 실제로 나타나지 않는다.

Practical advice

- 콘택트 렌즈와 안경의 *Rx* 값 사이에 차이가 나는 것은(vertex distance를 고려하여) 주로 유연성 때문이나 액체 렌즈 굴절력에 의해서도 나타날 수 있다.
- 만족스러운 피팅에서는 이것이 0.50D보다 더 크게 나타나지 않을 것이다.
- 얇은 각막 렌즈는 두꺼운 반공막 렌즈보다 마이너스 굴절력이 더 필요하다.

난시도

얇은 구면 렌즈로 수용 가능한 시력의 한계는 보통 약 1.00DC이지만 민감한 사람에게는 0.50DC 정도로 작을 수 있다. 매우 드물게, 수용 시력이 4.00D까지 높은 난시도 가능할 수 있고 약시가 있는 사람에게는 토릭 렌즈의 추가되는 복잡성과 비용도 장점이 되지 못할 수 있다.

소프트 렌즈는 일반적으로 'K'보다 더 플랫하게 피팅하므로 구면 하드렌즈 사용으로 갖는 좋은 시력과 비교할 때 더 적은 마이너스 굴절력을 필요로 한다.

예 :

안경 *Rx* −3.50/−1.00×180

구면 소프트렌즈의 가능한 BVP −3.50D

환경 요인(environmental factors)

소프트 렌즈의 굴절력은 반경, 직경, 두께, 굴절률과 같이 환경적인 요인에 의해 모두 변할 수 있다. 이 값은 온도, pH, 장력, 눈물의 부피와 같은 안구 상태도 포함된다. 이런 요인 중의 일부는 또한 외부 요인에도 영향을 받는데 여기에는 대기 온도, 습도, 또는 렌즈를 눈에 착용할 때의 수화정도가 포함된다. 일반적으로 수분함량이 높은 제품은 HEMA 보다 변화가 크고 시력도 더 많이 바뀐다.

17.4 얇은 렌즈(thin lens)

중심 두께가 0.10 mm 이하인 렌즈를 얇다고 한다(6.3.2 참조). 범위가 0.05~0.07 mm인 렌즈는 ulthrathin이며 0.05 mm 이하인 경우는 superthin 또는 hyperthin이라 부른다.

얇은 렌즈와 표준 렌즈의 피팅 특징은 나머지 다른 명세 조건이 같다고 해도 다르게 된다. 그러므로 렌즈 두께는 추가적인 피팅 변수로 여겨질 수 있다.

임상적으로 얇은 렌즈는 일반적으로 다음과 같은 특징을 갖는다 :

- 유연성이 더 크다.
- 피팅 단계가 적어 피팅 하기 쉬운 것으로 나타났다.
- 각막을 완전히 덮어 움직임이 적다.
- 눈꺼풀의 이물감이 적어 더 편안하다.
- 전달성(Dk/t)이 더 좋다.
- 피팅 특징이 달라 때로 중심에 더 잘 위치한다.
- 토릭 각막에서는 시력이 만족스럽지 않다.
- 눈에 삽입되어 안정된 후 탈수가 더 심하다.

Zero 6 (Cooper Vision)

얇은 HEMA 반공막 렌즈로 매일 착용 렌즈이다 ; lathing으로 제조한다.

제품 특성

화학적 성질 HEMA 38.6% (16.1 참조)

렌즈 기하학

- −3.00D 이상의 굴절력을 갖는 모든 마이너스 렌즈에서 중심 두께는 0.06 mm이다.
- 다루기 더 쉽게 하기 위해 mid-periphery를 신중하게 두껍게 해야 한다.
- Zero 6 플러스 렌즈는 평균 두께가 0.10 mm이다.

- 후면은 이중커브로 BOZD가 13.28 mm로 일정하며 주변부 커브 너비는 0.36 mm (13.28 mm + 0.36 mm + 0.36 mm = 14.00 mm)이다.
- 전면은 lenticulation되어 −10.00D에서 FOZD가 6.70 mm이고 +10.00D에서 8.30 mm 이다.

가능한 매개변수

표 17.2를 보라.

표 17.2 Hydron Zero 6와 Z Plus 렌즈에서 이용 가능한 변수

Radius (mm)	8.40, 8.70, 9.00, 9.30
Diameter (mm)	14.00
Power (D)	±20.00

피팅 기술

- 마이너스 렌즈의 70%가 반경 8.70 mm로 피팅된다.
- 플러스 렌즈의 반경으로 가장 흔히 쓰이는 것은 9.00 mm이다.
- 렌즈의 유연성 때문에 'K' 값과 반경 사이에 확정된 관계가 있는 것은 아니다.
- 표준 직경은 14.00 mm이다. TD는 13.5 mm, 14.50 mm, 15.00 mm이며 반경은 8.10 mm 와 9.60 mm를 특수 주문에 사용할 수 있다.

전형적인 렌즈 명세사항

Zero 6:8.70:14.00 −3.00 enhance density

관련 렌즈

- Zero 6T : 프리즘 없는 광학부의 전면 토릭
- 10%와 20% 농도의 다섯 가지 색깔 염색 범위를 갖는다.

17.5 비구면 렌즈

후면 비구면 렌즈

소프트 렌즈중의 일부는 비구면 후면으로 각막의 비구면 성질에 맞게 디자인되었다. 정확하게 피팅된 렌즈는 18.1에서 설명한 것처럼 작용하나 구면 렌즈와는 다음과 같은 면에서 비교할 수 있다 :

- 비구면 렌즈는 확정된 반경을 갖지 않으나 'fitting value'나 후정각 반경(posterior apical radius)(PAR)과 같은 일부 방법으로 디자인 된다.
- 전체 직경을 바꾸어도 피팅 특징이 반드시 변경되지 않는다.
- 렌즈 움직임이 0.25 mm와 0.75 mm 사이이면 수용할 수 있다.
- 어떤 각막 기하구조에서는 적절하게 중심에 위치하지 못하여 구면 렌즈가 필요할 수도 있으며 그 반대도 가능하다.

Weicon CE(60%) (CIBA Vision)

후면 비구면, 각막 직경 렌즈로 매일 착용이나 연속 착용을 위한 것이다. CNC lathing 으로 제조된다.

제품 특성

화학적 성질	methyl methacrylate/vinyl pyrrolidone(MMA/VP)의 Co-polymer. Ionic.
수분 함량	60%
Dk	35℃에서 28×10^{-11}
굴절률	1.4037

렌즈 기하학

- −3.00D인 렌즈에서 중심 두께는 0.09 mm이다.
- 모든 렌즈는 반경 대신에 플랫하거나(FL) 가파른(ST) 피팅값(fitting value)을 갖는 타원형 후면이다.
- 굴절력 범위에 걸쳐 일정한 실행이 되도록 반경과 이심률이 달라진다.
- 접선 베벨(tangential bevel)이라는 렌즈의 특징은 후면과 ski-shaped edge 사이에 연속적인 전이를 만든다.

가능한 매개변수

표 17.3을 보라.

표 17.3 Weicon CE 렌즈에서 이용 가능한 변수

Fitting value (eccentricity)	Flat (FL) or steep (ST)
Diameter (mm)	13.00, 13.80, 14.60
Power (D)	±25.00

피팅 기술

- 가장 흔히 사용되는 직경은 13.80 mm이다.
- 일반적으로 FL를 선택한다.
- 렌즈를 완벽하게 착용한 후에 FL이 과다하게 움직일 때에만 ST 피팅 값을 사용한다.
- 고함수 각막직경 렌즈에서 13.00 mm로 피팅할 수 있다.

전형적인 렌즈 명세사항

Weicon CE : FL 13.80 −3.00

관련 렌즈

- Weicon CE 토릭 : 수분 함량이 높은 후면 토릭은 dynamic stabilization으로 안정화 된다.
- Weicon 38E : Weicon CE렌즈의 original HEMA 버전이다.

전면 비구면(front surface aspherics)

전면비구면(예, Cantor + Nissel EV38, Mark'ennovy Super T)은 낮은 난시에서 중간 난시(0.75~1.50D)까지에서 광학수차를 교정하여 향상된 시력을 갖게 한다.

17.6 스핀케스트 제작 렌즈(spin-cast lenses)

spin-cast HEMA 렌즈는 Bausch & Lomb에서 1971년에 처음 FDA 공식 승인을 얻어 소프트 렌즈 역사에서 중요한 자리를 차지하였다. 이들은 대부분 더욱 현대적인 디자인과 제품으로 대체되었고 original series 대부분은 지금 현재 중단되었다.

spin-casting의 장점

- 표면의 품질과 가장자리 모양이 뛰어나다.
- 대량 생산으로도 재생산성이 좋으며 제조가 일치된다.

spin-casting의 단점

- 후면 형태의 다양성이 제한 되어있다.
- 각각의 렌즈시리즈에서 모든 굴절력을 얻을 수 없다.

Soflens (Bausch & Lomb)

매일 착용을 위한 각막렌즈와 반공막 렌즈 ; open mould에서 spin-casting으로 제조한다.

제품 특성

화학적 성질	HEMA cross-linked polymer. 비이온성
수분 함량	38.6%
Dk	20℃에서 8.0×10^{-11}
굴절률	1.43

렌즈 기하학

- 전면은 'series'나 'base curve'를 나타내며 이는 제조과정 동안 mould의 일정한 curvature로 결정된다. 이는 기존의 lathing으로 제조된 렌즈와는 반대이다.
- 후면은 비구면으로 굴절력을 결정한다(그림 17.1).
- 마이너스 series는 일정한 새그 값과 중심 두께를 갖는다.
- 마이너스 굴절력이 높을수록 피팅이 더 타이트하다.
- series는 두께와 크기에 따라 디자인된다. '4'라는 접미사는 직경이 14.50 mm라는 것을 표시한다 ; 접미사 '3'은 13.50 mm이며; 숫자 표시가 없으면(예, original F와 U series) 12.50 mm의 직경을 갖는다.

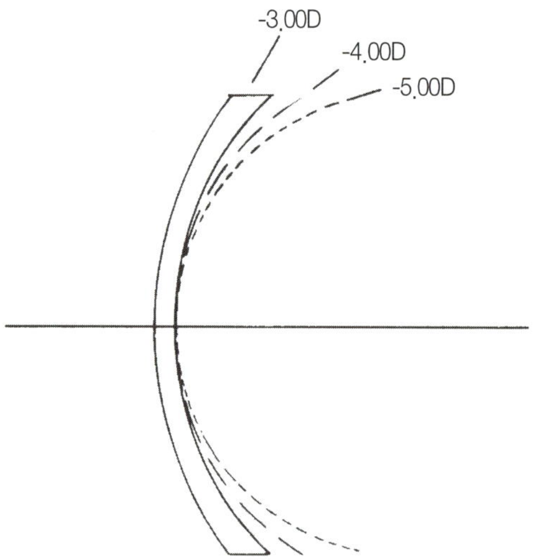

그림 7.1 Bausch & Lomb Soflens. 전면반경은 일정하다. 굴절력의 변화는 후면 축성반경의 변경으로 만들어진다: 반경이 스티프하면 할수록 마이너스굴절력이 높아진다.

가능한 매개변수

표 17.4를 보라.

표 17.4 보통 Bausch & Lomb 렌즈에서 이용 가능한 변수

Lens series	Power range (D)	Diameter (mm)	Centre thickness (mm)	Sag (mm)
B3	−9.00 to +6.00	13.50	0.12−0.30	3.10−3.90
B4	−9.00 to +6.00	14.50	0.12−0.30	3.59
H3	+10.00 to +20.00	13.50	0.48−0.61	3.40−3.47
H4	+10.00 to +20.00	14.50	0.48−0.61	3.69−3.80
HO3	−8.00 to −20.00	13.50	0.035	3.61
HO4	−8.00 to −20.00	14.50	0.035	3.67
Optima 38	−0.25 to −6.00	14.50	0.06	3.60/3.82

피팅 기술

- spun lens는 새그가 일정하고 유연성이 커서 효과적으로 각 특정 series에 one-fit으로 접근할 수 있다.
- 피팅 특징은 총직경, 두께, 굴절력에 따라 결정된다.
- 직경은 각막의 크기에 따라 선택한다. 13.50 mm 렌즈(3 series)는 HVID가 11.75 mm 이하인 경우에 사용하고 그보다 크면 14.50 mm(4 series)를 사용한다.
- series는 굴절력에 따라 선택한다.
- 굴절력은 안경의 Rx와 vertex distance를 바탕으로 한다.
- 처음 선택한 직경으로 적절하게 중심에 위치하지 못하면 다음에는 같은 알파벳 series에서 렌즈를 더 큰 것으로 시도하여야 한다(예, B3가 너무 작으면 B4로 바꾼다).
- 완전히 각막을 덮도록 하는 것이 특히 중요하다. 그렇지 않으면 각막 건조와 가장자리 손상으로 윤부에 궁형 염색이 나타날 수 있다.
- 렌즈가 중심에서 벗어나면 비구면 광학부 때문에 잘 보이지 않을 수 있다.
- 렌즈의 중심 이탈은 피팅이 느슨하거나 타이트한 경우일 수 있으나 타이트하게 피팅된 경우는 눈깜박임 때 회복되는 움직임이 나타나지 않는다.
- 깜박일 때 움직임은 약 0.25 mm 밖에 되지 않는다(예, 거의 대부분의 다른 렌즈에서보다 적다).

다른 피팅 특징은 주로 18장에서 설명하였다.

Optima 38 (t_c = 0.06 mm)

Optima 렌즈는 더 단단한 렌즈가 필요하고 렌즈를 다루기 쉬워야 하는 사람에게 사용한다. 후면을 절삭법으로 제조하고 두 개의 새그를 주는 것이 가능하다. 새그 Ⅰ(3.60 mm)는 움직임이 더 크게 만들고 더 플랫한 각막에 피팅한다; 새그 Ⅱ(3.82 mm)는 중심에 더 잘 위치하고 더 가파른 각막에 사용한다.

관련 렌즈

- Optima 토릭 : 수분함량이 45%인 전면 토릭은 프리즘밸러스트로 안정화 된다.

17.7 One-fit 렌즈

대부분의 one-fit 렌즈는 반공막 렌즈 형태이다. 이는 직경이 크고 얇고 유동성이 좋아 만족스러운 결과를 나타내는 비율이 높다.

- 피팅 조절을 안 하는 것이 가능하기 때문에 피팅 특징이 18장에 나온 기준에 맞지 않는 경우 그것을 빨리 알아내는 것이 중요하다.
- 더 얇은 종류를 사용하면, 특히 spun-cast 렌즈에서, 0.25 mm 정도의 제한된 렌즈 움직임도 받아들일 수 있다.
- 피팅을 믿을 수 있게 검사하려면 시범 렌즈나 진단 렌즈를 가능한 한 정확한 굴절력의 근사한 것을 사용해야 한다.
- 특이하게 작거나 크고 가파르거나 플랫한 각막에는 특수 관리가 필요하다.
- 여러 개의 일회용 렌즈는 one-fit으로 디자인되어 피팅을 단순화하고 필요한 변수 수를 줄일 수 있다(19장 참조).

Permaflex (CIBA Vision)

수분함량이 높은 단일 피팅의 반공막 렌즈로 매일 착용이나 연속 착용에 사용된다. cast moulding으로 제조한다.

제품 특성

화학적 성질	methyl methacrylate, vinylpyrrolidone, other methacrylate cross-linked polymer. 비이온성
수분 함량	74%

Dk	36℃에서 43×10^{-11}
굴절률	1.385

렌즈 기하학

- 중심 두께는 마이너스 굴절력에서 0.08 mm에서 0.22 mm까지 다양하다 ; −3.00D에서 0.14 mm이다.
- 후면은 비구면 이중커브 구조이다.
- 전면은 최소 FOZD를 7.50 mm로 하는 경우 렌티큘러 한다.

가능한 매개변수

표 17.5를 보라.

표 17.5 Permaflex 렌즈에서 이용 가능한 변수

Radius (mm)	8.70
Diameter (mm)	14.40
Power (D)	−10.00 to +8.00

피팅 기술

- 피팅은 가능한 정확한 굴절력에 가까운 렌즈로 검사한다.
- 구면 8.70 mm 반경이 일반적으로 사용된다. 이것은 종종 움직임이 크게 나타나기도 하고 드물게는 너무 타이트하게 피팅되기도 한다.
- 수분함량이 높기 때문에 충분한 시간동안 렌즈가 자리 잡도록 기다려야 한다. 그렇지 않으면 분명히 정확하게 피팅하였어도 이후에 타이트해질 수 있다.

전형적인 렌즈 명세

Permaflex : 8.70:14.40 −3.00

관련 렌즈

Percision UV : 한달 착용의 일회용 렌즈로 더 가파르게 8.40 mm 반경으로 하거나 더 플랫하게 9.10 mm로 할 수 있으며 굴절력 범위도 넓어 −16.00D까지 가능하다. 렌즈는 다루기 편하도록 염색하며 UVAM이라 알려진 착색제로 UV 억제제를 주기도 한다. Permaflex와 비교하여 *Dk* 값이 38×10^{-11}로 더 낮으며 이는 UV 억제제 때문이다.

17.8 특이한 렌즈 이행(unusual lens performance)

때로 피팅 결과가 예상한 것과 다르거나 믿을 수 없을 때가 있다. 만약 렌즈가 다음과 같다면:

너무 타이트하다면

- 저장액에 보관하였기에 일시적인 삼투성 고착을 준 것이다.
- 눈물 생성 과다를 야기한 처음 자극의 원인이 되어 환자의 눈물을 저장액으로 변화시킬 수도 있다.
- ultrathin이 저장 용기나 투명 용기에 달라붙어서 일시적으로 모양이 변형되었을 수 있다.
- 열로 소독하고 식히는 시간이 충분하지 못해 적절한 변수를 갖지 못했다.

너무 느슨하다면

- 고장액에 보관했다.
- 뒤집어서 착용했다.
- 손상되었다.

References

1. Gasson, A.P. (1989) Soft (hydrogel) lens fitting. In: *Contact Lenses,* A.J. Philips and J. Stone (eds). Butterworths, London, pp. 382–439
2. Bennett, A.G. (1976) Power changes in soft lenses due to bending. *Ophthalmic Optician,* **16**, 939–945
3. Sarver, M.D., Ashley, D. and Van Every, J. (1874) Supplemental power effect of Bausch and Lomb Softlens contact lenses. *International Contact Lens Climic,* **1**, 100–109
4. Wichterle, O. (1967) Changes of refracting power of a soft lens caused by its flattening. In: *Corneal and Scleral Contact Lenses,* Proceedings of the International Congress, L.J. Girard (ed.), paper 29. Mosby, St. Louis, pp. 247–256

CHAPTER 18

소프트 렌즈 피팅의 특징
(soft lens fitting characteristics)

모든 렌즈를 만들 때마다 어느 정도 렌즈 특유의 피팅 특징이 생긴다. 16장에서 각막 렌즈와 반공막 렌즈의 차이점에 대해 많이 다루었지만 그러나 더 일반적인 점은 대부분 아래와 같이 요약된다.

18.1 정확한 피팅의 특징(characteristics of a correct fitting)

좋은 피팅의 일반적인 원칙은 각막을 덮고, 정확하게 렌즈가 움직이고 시야가 좋으며 편안함을 주어야 한다는 것이다.

- 중심에 잘 위치하기
- 완전히 각막 덮기
- 제 1 안위에서 눈을 깜박일 때 수직 운동이 거의 0.50 mm가 되어야 한다.
- 위를 볼 때나 옆쪽을 볼 때 1 mm까지 지체(lag)가 생긴다.
- 수직방향으로 밀어놓으면 빨리 제자리로 돌아와야 한다(push-up test).
- 모든 방향을 볼 때 편안해야 한다.
- 시력이 좋아야 한다.

- 깜박이기 전후에 검영기 반사가 분명하고 선명하게 나타나야 한다.
- 시력은 눈깜박임 전후에도 안정되게 나타나야 한다.
- 굴절검사에서 정확한 끝점이 분명하다.
- 굴절검사는 안경의 BVP와 상호관련이 있어야 한다.
- 각막곡률계 마이어가 안정되고 변형되지 않아야 한다.
- 윤부 혈관에 자극을 주면 안된다.
- 구결막을 누르면 안된다.

18.2 타이트한 피팅의 특징(characteristics of a tight fitting)

타이트한 렌즈의 분명한 특징은 움직임이 충분하지 않다는 것이다. 그래서 처음에 편안하고 때로 정확하게 피팅했을 때보다 더 나을 수도 있다. 각막직경 렌즈가 때로 중심에서 벗어난 위치에 있을 수도 있지만 중심에 잘 위치하게 된다. 이것은 움직임이 적기 때문에 중심에서 벗어난 플랫한 피팅과는 쉽게 구별된다. 가파른 렌즈는 각막 꼭지점을 둥글게 덮고 있다가 눈을 깜박이는 순간 눈을 눌러 일시적으로 시력이 좋아질 수 있다.

- 눈을 깜박일 때 움직임이 없거나 매우 적다(0.25 mm보다 적다).
- 위를 보거나 옆을 볼 때 움직임이 없거나 매우 적다(0.25 mm보다 적다).
- 중심에 잘 위치한다.
- push-up 검사에서 늦게 회복된다.
- 처음에 편안하다.
- 열감이나 쏘이는 듯한 불편함 증상이 나타난다.
- 시력이 안좋다.
- 검영기 반사에서 불규칙한 변형이 관찰된다.
- 눈을 깜박일 때 일시적으로 향상되는 불안정한 시력이 나타난다.
- 굴절검사의 끝점이 불명확하다.
- 휘어짐이나 눈물 렌즈 가능성 때문에 예상한 것보다 더 (-) 굴절력이 필요하다.
- 각막곡률계 마이어가 불규칙한 변형을 나타낸다.
- 윤부나 결막 혈관이 자극된다.
- 결막에 압박 ring(공막 패임)이 렌즈를 제거한 후 보일 수 있다.

18.3 느슨한 피팅의 특징(characteristics of a loose fitting)

느슨한 렌즈의 분명한 특징은 움직임이 과하다는 것이다. 위쪽을 볼 때 눈꺼풀 끝에서 느껴질 수도 있으며 불편함이 생긴다. 제 1 안위에서 아래 눈꺼풀 느낌은 렌즈가 느슨해지면 느껴지고 피팅이 너무 플랫해서 주변부의 휘어짐으로 가장자리가 들리게 되면 불편함이 더 심해진다. 이는 가파른 각막에 단일 피팅을 하고 변수 범위가 제한되어 있는 일회용 렌즈를 착용할 때에도 드물지 않게 일어난다.

- 눈을 깜박일 때 움직임이 과다하다(1 mm 이상).
- 옆이나 위쪽을 볼 때 눈 운동(2 mm 이상)에 지체가 심해진다.
- 중심에 잘 위치하지 않는다.
- 눈꺼풀 느낌 때문에 편안함이 적다.
- 다양한 시력
- 검영기 반사가 주변부 변형과 함께 중심에서 분명하게 나타난다.
- 렌즈가 움직여 굴절검사 결과가 다양하게 나타난다.
- 케라토미터 마이어는 렌즈의 움직임에 따라 다양하고 주변부에 변형이 생긴다.
- 렌즈 가장자리에 조여 휘어짐이 있다.

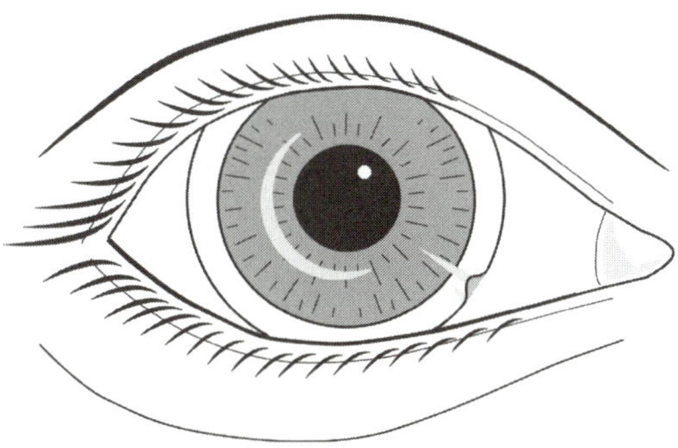

그림 18.1 렌즈 가장자리에 주름이 생긴 매우 느슨한 피팅

18.4 소프트 렌즈 피팅 특징의 요약

소프트 렌즈의 일반적인 피팅 특징은 표 18.1에 전체적으로 요약되어 있다.

각 렌즈 종류와 렌즈 제조는 각각의 피팅 특징을 가지게 되며 이는 렌즈의 수분함량, 총 직경, 제조 방법, 그리고 16장 '소프트 렌즈 피팅과 디자인'과 17장 '소프트 렌즈 피팅에서 다른 고려사항'에서 논의했던 다른 다양한 사항에 따라 결정된다. 그러므로 표 18.1에는 콘택트 렌즈 임상의가 나타날 것으로 예상할 수 있는 전체적인 피팅 특징에 관한 개략적인 내용을 소개하고자 하는 목적이 있다.

표 18.1 소프트 렌즈의 피팅 특징

Characteristic	Good fit	Steep fit	Flat fit
Comfort	Good	Good, initially	Poor
Centration	Good, with complete corneal coverage	Usually good, may be decentred, no recovery on blinking	Poor
Movement on blinking	Up to 0.50 mm	Less than 0.25 mm	Excessive, over 1.00 mm
Movement on upward gaze	Up to 1.00 mm	Little or none	Excessive, over 2.00 mm
Movement on lateral gaze	Up to 1.00 mm	Little or none	Excessive, over 2.00 mm
Vision	Good	Poor and variable, momentary improvement on blinking	Variable, may improve on staring after blinking
Over-refraction	Precise end-point, power correlates with BVP of spectacle *Rx*	Poorly defined end-point, positive liquid lens	Variable, negative liquid lens
Retinoscopy reflex	Clear reflex, before and after blinking	Poor and distorted, central shadow, momentarily improved on blinking	Variable, may be clear centrally with peripheral distortion
Slit lamp after settling	No limbal injection or scleral indentation	Conjunctival or limbal injection, scleral indentation	Localized limbal injection, possible edge stand-off
Keratometer mires	Sharp, stable before and after blinking	Irregular, momentary improvement on blinking	Variable and eccentric, changing on blinking
Placido disc or videokeratoscope	Regular image	Irregular image anywhere but at the edge of the lens	Irregular image, more often peripheral only but occasionally central as well

CHAPTER 19

일회용 렌즈와 단기(계획된) 교체 렌즈
(disposable lenses and frequent(planned) replacement)

19.1 단기 교체 렌즈(frequent replacement lenses)

렌즈를 규칙적으로 교체하면 임상적인 어려움들을 상당히 줄일 수 있다[1]. 침전물을 피할 수 있고 불편감, CLIPC, 감염, 눈 충혈이 나타날 가능성이 상당히 줄어든다. 구별은 정확하지 않지만 일회용이란 일반적으로 매달 또는 그보다 자주 교체하는 렌즈를 말하는데 사용하고 단기 교체(frequent replacement)란 한 달 정도로 계획에 따라 폐기하는 렌즈를 말한다.

소프트 렌즈의 수명을 결정하는 것은 다음과 같은 다양한 요인들을 고려해야 하므로 항상 어렵다 :

- 수분 함량과 재질
- 렌즈 두께
- 소독과 세척 방법
- 착용 시간
- 매일 착용 또는 연속 착용

- 눈물의 화학적 특성
- 다루는 능력
- 환경

렌즈를 교체하거나 철저한 전문적인 세척을 필요로 하는 합리적인 시간은 평균적으로 약 12개월로 생각되고 있다. 이렇게 계획된 수명은 수분 함량이 높은 렌즈 사용 추세와 사용하기는 쉬우나 과산화수소 소독 보다 세척 효과는 떨어지는 현대적인 세척제를 더욱 선호하게 됨에 따라 점차 줄어들고 있다. 그러므로 많은 임상의들은 환자들이 렌즈가 문제를 일으키게 되기 전에 자주 그리고 계획을 세워 렌즈를 교체하도록 유도하는 계획을 고안하였다. 이 기간 간격은 3개월, 6개월 또는 12개월이다[2].

일반적인 렌즈는 더 저렴한 가격에 렌즈를 공급해주면 단기 교체하기가 수월하다. Bausch & Lomb(Fresh Vision), CIBA Vision(Continuum), CooperVision(Advantage)과 같은 회사의 제품들, Mark'ennovy에서는 자신들이 제조하는 렌즈의 모두 또는 일부를 포함시켜 그러한 계획을 만들었다. 또한 서면이나 컴퓨터 알림 장치로도 임상의를 도와줄 수 있게 되었다.

현대 생산 기술의 발달로, 특히 몰딩제조비가 감소하여 어떤 렌즈는 계획을 세워 교체하기 위해 특수 제작을 한 것도 있다. 교체 간격은 임상의가 조절해야 하지만 렌즈 제조사와 환자의 요구에도 따라야 한다. 추후 관리로 방문하였을 때, 환자에게 새로운 렌즈로 교체해 주면 더 오래된 렌즈는 버릴 수 있다는 장점이 있다.

19.2 일회용 렌즈(disposable lens)

가장 자주 교체하는 렌즈는 일회용 렌즈로 일반적으로 보다 더 규칙적으로 한 달, 한 주, 하루만 착용하고 폐기하고 교체한다.

일회용 렌즈는 원래 환자들이 렌즈 관리로 세척과 소독을 할 필요가 없도록 하기 위해 일주일 단위로 연속 사용하도록 만들어졌다. 이론적으로 이 렌즈들은 더 안전하다고 증명되었으나 이온성 제품을 다룬 여러 연구에서 어떤 연속 사용 렌즈에서 미생물성 각막염이 상당히 증가하였다고 보고된 바 있다[3,4].

실리콘하이드로젤을 제외하고, 일회용 렌즈는 현재 연속 사용에는 매우 드물게 사용되고 있으나 매일 착용을 위한 콘택트 렌즈 임상에서는 우세한 위치를 차지하고 있다고 추정하고 있다. 이 렌즈는 다른 보통의 렌즈에 비해 여러 가지 임상적 장점들을 가지고 있다.

장점

- 렌즈에 침전물이 생길 때까지 사용하는 경우가 거의 드물다.
- 알레르기나 감염의 위험이 낮다.
- CLIPC의 발병률이 낮다.
- 여분의 렌즈가 항상 사용가능하다.
- 잃어버리거나 손상되었을 때 교체 비용이 상당히 저렴하다.
- 렌즈 세척에 드는 시간과 노력을 줄일 수 있다.
- 관리용액의 비용을 줄일 수 있다.
- 새로운 렌즈를 규칙적으로 착용하여 신선한 느낌을 가질 수 있다.
- 피팅 변수가 제한되어 있어 피팅하기 쉽다.
- 소프트 렌즈가 필요한 아이들에게 이상적이다.
- 이론적으로 대부분의 연속 착용에 더 좋다(22장 참조).

단점

- 피팅과 굴절력의 범위가 제한되어 있다.
- 토릭이나 이중초점 렌즈와 같은 복합 렌즈로 이용하기 어렵다.
- 연간 비용을 따져보면 점점 비용이 올라간다.
- 환자의 순응도를 관리하는 것이 불확실하다.
- 우편 주문으로 상품화된 렌즈를 주문하는 것이 가능하여 임상적인 조절에 관여하는 임상의의 역할이 줄어든다.
- 임상적으로 문제가 되는 경우 환자들은 전문가의 조언을 찾기보다 단순히 렌즈를 교체하는 방법을 해결책으로 찾게 될 수 있다.
- 모든 렌즈를 검사하는 것이 불가능하다.
- 부피 때문에 관리가 복잡하다.

19.3 일회용 렌즈의 종류(types of disposable lens)

한달 착용과 한주 착용 렌즈(monthly and weekly)

일회용 렌즈는 지금 디자인, 수분 함량, 제품, 피팅, 굴절력 범위와 착용 시간에 따라 선택할 수 있는 범위가 넓다. 이 중 단지 일부만 표 19.1에 나와 있다. 렌즈 시스템의 대부

표 19.1 일 개월 착용 렌즈의 예

Manufacturer	Lnes	Water content (%)	*Dk* (Fatt)	Power range (D)	Radii (mm)	Diameter
Bausch & Lomb	Seequence	38	8.5	+4.00 to −9.00	Aspheric	14.00
Bausch & Lomb	Soflens 38	38	8.5	+4.00 to −9.00	8.40, 8.70, 9.00	14.00
Bausch & Lomb	Soflens comfort	59	16.5	+6.00 to −9.00	8.60	14.20
Bausch & Lomb	Soflens 66	66	30	+6.00 to −9.00	8.40, 8.70	14.20
Cantor + Nissel	30 Days	55	22	+8.00 to −8.00	8.70	14.25
CIBA Vision	Focus Visitint	55	20	+6.00 to −15.00	8.60, 8.90	14.00
CIBA Vision	Precision UV	74	38	+10.00 to −16.00	8.40, 8.70, 9.10	14.50
Cooper Vision	Actifresh 400	73	36	+10.00 to −15.00	8.40, 8.80	14.30
Cooper Vision	Frequency 38	38	9	−0.25 to −8.00	8.60	14.00
Cooper Vision	Frequency 55	55	17	+8.00 to −10.00	8.60, 8.80, 8.90	14.20
Cooper Vision	Proclear Compatibles	62	27	+10.00 to −10.00	8.60	14.20
Johnson & Johnson	Surevue	58	28	+6.00 to −9.00	8.40, 8.80, 9.10	14.00
Ocular Sciences	Biomedics 38	38	10	−0.25 to −10.00	8.60	14.00
Ocular Sciences	Biomedics 55 UV	55	18	+8.00 to −10.00	8.60, 8.80, 8.90	14.20
Ocular Sciences	Biomedics 60 UV	60	20	−5.00 to −6.00	8.50	14.10, 14.30
Ocular Sciences	Rythmic UV	73	45	+8.00 to −8.00	8.60, 8.90	14.20, 14.40
Ultravision International	Speciality 55	55		+6.00 to −12.00	8.60	14.20
Ultravision International	Speciality Select A.B. UV	56		+6.00 to −12.00	8.60	14.20

N.B. Fitting parameters, lens names and wearing schedules may vary in different countries.

분이 일 개월 착용 목적으로 디자인 되었으며 이는 일 개월 착용 렌즈가 수명, 편리성, 비용 간에 좋은 절충안이라는 것을 나타낸다. 대부분의 렌즈는 수분함량이 중간에서 높은 정도이며 몰딩으로 제조된다. 렌즈 관리를 위한 염색이 되어 있거나 UV 필터를 포함하는 것도 여러 가지가 있다.

현재 가장 흔히 사용되는 한 주간 착용 렌즈는 Acuvue(58%)이며 넓은 범위의 굴절력(+6.00D에서 −11.00D)으로 사용가능하다. Acuvue는 또한 2주 착용용으로도 처방되고 있으며 토릭과 이중초점 디자인을 기본으로 한다.

일일 착용 일회용 렌즈(daily disposables)

일일 착용하는 일회용 렌즈는 절대로 다시 사용해서는 안되기 때문에 이는 환자가 소독할 필요가 없는 유일한 형태의 렌즈이다. 식염수는 렌즈를 다루는 동안 세척제로 자주 사용된다. 규칙적으로 사용하는 것을 전제로 하면 렌즈는 상당히 비싸다. 이 렌즈는 얇은 경향이 있어 어떤 것은 다루기 어렵고, 또 어떤 것은 눈에 착용시 손상되는 경우도 꽤 흔하다. 그럼에도 불구하고 이들은 여러 가지 중요한 장점을 가지고 있다 :

- 관리용액 알레르기의 위험이 없다.
- 환자들이 실수로 맞지 않은 관리용액을 사용할 위험을 피할 수 있다.
- 렌즈 케이스가 필요하지 않으며 따라서 케이스에서 오염되는 경우가 없다.
- 표면에 침전물이 쌓이지 않는다.
- 렌즈를 간헐적으로 사용하려는 환자들에게 이상적이다.
- 환자들이 CLIPC에서 회복하는 동안에도 종종 사용될 수 있다.

현재 이 렌즈를 선택할 수 있는 범위는 넓으며 그 예가 표 19.2에 나와 있다.

토릭 렌즈(toric lens)

단순화된 범위의 매개 변수로 몇몇 회사에서 토릭 일회용 렌즈를 생산하고 있다. 렌즈는 24.4에서 설명한 재고 토릭의 원칙에 따라 피팅되며 대부분의 실험실에서 시험 피팅을 위한 진단용 렌즈를 제공하고 있다. 그 예가 표 19.3에 나와 있다.

다초점과 이중초점 렌즈(multifocals and bifocals)

다초점과 이중초점 렌즈도 사용 범위가 넓다 : 이는 표 19.4에 나와 있다(25.5를 참조).

표 19.2 일일 일회용 렌즈

Manufacturer	Lens	Water content (%)	*Dk* (Fatt)	Power range (D)	Radii (mm)	Diameter (mm)
Bausch & Lomb	Soflens One Day	70	35	+6.50 to −9.00	8.60	14.2
CIBA Vision	Focus Daillies	69	26	+6.00 to −10.00	8.60	13.8
Johnson & Johnson	Acuvue	58	28	+6.00 to −12.00	8.50, 9.00	14.2
Ocular Sciences	Biomedics 1-Day	52	22.8	+6.00 to −10.00	8.70	14.2
Provis	Daysoft UV	7.2	38	+6.50 to −10.00	8.60	14.3

표 19.3 토릭 일회용 렌즈

Manufacturer	Lens	Water content (%)	*Dk* (Fatt)	Power range (D)	Cylinders (D)	Radii (mm)	Diameter (mm)	Design and stabilization
Bausch & Lomb	Soflens 66 Toric	66	30	+6.00 to −9.00	−0.75, −1.25, −1.75, −2.25	8.50	14.50	BS, prism
CIBA Vision	Focus Toric	55	20	+4.00 to −6.00	−1.00, −1.75, −2.50	8.90, 9.20	14.50	BS, prism
CIBA Vision	Focus Dailies Toric	69	26	+0.50 to −6.00	−0.75	8.60	14.20	BS, prism
Cooper Vision	Actitoric	43	12	+3.00 to −6.00	−1.00, −1.50, −2.00	8.95*	14.50	FS, prism
	Frequency 55 Toric	55	17	+6.00 to −8.00	−0.75, −1.25, −1.75, −2.25	8.40, 8.70	14.40	BS, prism
	Frequency Xcel Toric	55	17	+4.00 to −8.00	−0.75, −1.25, −1.75, −2.25	8.70	14.40	BS, prism
	Proclear Compatibles Toric	62	27	+4.00 to −6.00	−0.75, −1.25, −1.75	8.80	14.40	BS, prism
Johnson & Johnson	Acuvue Toric	58	28	+6.00 to −9.00	−0.75, −1.25, −1.75	8.70	14.40	BS, thin zones
Ocular Sciences	Biomedics Torics	55	19.6	+4.00 to −10.00	−0.75, −1.25, −1.75, −2.25	8.70	14.50	BS, prism

BS, back surface toric; FS, front surface toric.
*Equivalent radius.

표 19.4 다초점과 이중초점 일회용 렌즈

Manufacturer	Lens	Water content (%)	*Dk* (Fatt)	Power range (D)	Reading Additions (D)	Radii (mm)	Diameter (mm)	Design
Bausch & Lomb	Multifocal	38	6.4	+6.00 to −10.00	Low to +1.50, high to 2.50	8.50, 8.80	14.50	CN
CIBA Vision	Focus Dailies Progressives	69	26	+5.00 to −6.00	Progressive up to +3.00	8.60	13.80	CN
CIBA Vision	Focus Progressives Monthly	55	16	+6.00 to −7.00	Progressive up to +3.00	8.60	14.00	CN
Cooper Vision	FSS Multifocal	55	17	+4.00 to −6.00	+1.50, +2.00, +2.50	8.70	14.40	CD/CN
Johnson & Johnson	Acuvue Bifocal	58	28	+6.00 to −9.00	+1.00, +1.50, +2.00, 2.50	8.50	14.20	CD
Nova	Lifestyle MV2	38	13	+4.00 to −5.00	Multifocal + enhanced monovision	8.50, 8.80	14.50	CN
Ocular Sciences	Rythmic UV Multifocal	73	45	+6.00 to −6.00	+0.75 to +2.00	8.60	14.20	CN
	Rythmic 2 UV Multifocal	73	45	+8.00 to −8.00	+2.00 to +3.00	8.6	14.20	CN

실리콘 하이드로젤(silicone hydrogels)

현재 일 개월 착용을 위한 일회용 실리콘 하이드로젤 렌즈는 두 종류가 있다 : Bausch & Lomb Purevision과 CIBA Vision Night & Day. 더 세부사항은 6.4와 20장을 참조한다.

19.4 일회용 렌즈 피팅하기

렌즈 종류와 피팅 방법을 정하는 것은 16장, 17장 그리고 18장에서 설명된 원칙을 따르면 된다. 대부분의 렌즈는 one-fit이거나 주어진 굴절력 범위에서 약 14 mm 또는 그 이상으로 고정된 TD를 가진, 제한된 범위의 변수로 된 것이다. 그러므로 TD는 피팅 변수로 사용할 수 없으며, 종종 일회용 렌즈는 작은 각막에 대해서 너무 클 수가 있다.

만족스러운 피팅을 얻을 수 없으면 이를 빨리 인식하고 일회용 렌즈의 한 종류 이상을 처방하는 것이 중요하다. 이렇게 하면 다른 제품으로 바꿀 때 렌즈의 중심 위치나 피팅 또는 편안함이 나아질 수 있다. 렌즈가 연속 착용을 위한 것이면 타이트한 렌즈를 피하는 것이 필수적이다.

일회용 렌즈는 일반적으로 stock bank로 피팅하고 환자에게 일주일이나 그 이상 연장하여 착용하는 것을 잘 견딜 수 있는지 알아보기 위해 일시적으로 사용할 수 있는 렌즈를 주는 것이 가장 간단한 방법이다. 이상적인 피팅인지 수분 함량은 적당한지에 대해 의심이 생기면 환자에게 렌즈를 혼합된 세트나 다른 짝으로 주어 첫 번째 추후 검사에서 더 편안한 조합으로 착용하도록 할 수도 있다.

19.5 일회용 렌즈의 추후관리 (aftercare with disposable lenses)

렌즈 다루기(lens handling)

많은 일회용 렌즈는 얇고, 유연성 있게 덮이는 디자인으로 각막의 가장 넓은 단면에 피팅하기 위한 것이다.

렌즈를 다루는 것은 보통의 렌즈보다 더 어려운 경우가 있는데 특히 -2.00D 이하로 굴절력이 낮을 때 더욱 그러하다. 이는 보통 렌즈를 착용하던 숙련된 착용자에서도 마찬가지여서 이런 이유로 렌즈 사용을 중단하기도 한다.

Practical advice

환자들이 렌즈 다루는 것을 어려워하는 경우, 처음에는 연습 목적으로 높은 굴절력의 일회용 렌즈를 사용한다. 이것은 훨씬 착용하기 쉽고 그것으로 환자는 자신감을 얻게 된다.

관리용액(solutions)

이미 알고 있는 알레르기나 민감성이 있는 경우를 제외하고는, 일반적으로 최신의 다목적 용액(27.4.1 참조)을 일회용 렌즈에 사용토록 추천한다. 많은 관리용액 제품에서는 새로운 케이스가 포함되어 있어 일 개월 착용 렌즈를 사용하는 환자들이 렌즈를 바꿀 때 케이스도 바꾸도록 하고 있다. 한-병(one-bottle)시스템을 사용하여 많이 단순해졌지만, 적절하게 렌즈를 세척하고 소독하는 것의 중요성을 강조하는 것은 필수적이다. 환자들은 종종 일회용이므로 렌즈 관리를 최소한으로 해도 된다고 생각한다. 환자들이 일 개월 착용 일회용 렌즈를 불규칙적으로 사용하는 경우 그들은 일 개월마다 렌즈를 교체할 준비가 되어 있지 않을 수 있다. 이런 경우 렌즈의 수명은 일 개월 사용 보관 용액 한 병을 전형적으로 한 달간 사용하는 것으로 관리할 수 있다.

추후 관리

- 추후 관리는 매일 착용과 연속 착용에서도 모두 29장과 30장에서 설명한 정상적인 원칙에 따르면 된다.
- 렌즈 변수에 제한이 있어 피팅의 한계성에 있다면 주의 깊게 관찰하는 것이 필요하다.
- 일상적인 추후 관리를 위해 방문하는 것은 렌즈 제품을 처방받는 것과 일치하도록 날짜를 하는 것이 좋다. 즉, 3개월 또는 6개월마다 방문하도록 한다.
- 12개월마다 완전한 추후 검사를 하는 것이 필요하다.
- 추후 검사를 위해 방문하면 새로 소개된 제품, 변수, 렌즈 제조의 차이점 등을 고려하여 조금 향상된 피팅을 할 수 있는 좋은 기회로 삼는다.

19.6 임상 관리(Practice management)

일회용 렌즈의 주요 단점은 렌즈 공급 교체를 주의 깊게 관리해야 할 필요가 있다는 것이다.

- 환자에게 단순하게 알려주기 위해 교체 간격은 1이 되게 하는 것이 좋다. 일일, 일주일, 또는 일 개월
- 가능하면, 렌즈를 3개월보다는 6개월 단위로 사도록 한다. 이것은 환자를 실험실에서 일년에 네 번이 아닌 두 번 관리하게 됨을 의미한다.
- 자동 공급과 임상 데이터 베이스에서 환자들을 선택하여 자동적으로 렌즈 공급을 하는 컴퓨터 시스템을 사용할 수 있다. 그러나 날짜가 일치하는지 확인하는 것이 어려울 때가 있다. 사실, 상호 관련이 있는 세 가지 체계가 있으며 다음에 의해 결정된다 : (1) 실험실, 12주 쿼터제에 의해 운영한다 ; (2) 임상에서, 실제 렌즈는 임상의가 환자에게 권유하는 바대로 결정된다 ; (3) 환자, 환자는 렌즈 사용에 정확한 편이며 렌즈의 수명을 연장시켜 늦어지거나 렌즈 손상 또는 분실에 의해 좀더 앞서 올 수 있다.
- 유동적이지 못한 실험실 컴퓨터 시스템에 의존하기보다 임상 저장용에서 교체 렌즈를 주도록 한다.
- 환자의 비용을 관리하는 데에는 규정에 따르거나 직접 계산서를 사용하는 것을 고려할 수 있다.

Practical advice

각 환자에게 필요한 세 가지 주요한 정보는 착용 방식(매일 착용 또는 연속 착용)이나 ; 교체간격(예, 매주 또는 매달) ; 사용하는 렌즈의 양이 된다. 이러한 것은 다음과 같은 단순한 방식으로 환자 기록에 기록할 수 있다.

매일/매주/6개월 daily/weekly/6monthly
매일 착용 렌즈로, 매주 렌즈를 교환하고, 6개월 단위로 렌즈를 구입한다.

연속/매달/3개월 extended/monthly/3monthly
연속 착용 렌즈로, 매달 렌즈를 교환하고 3개월 단위로 렌즈를 구입한다.

19.7 일회용 렌즈의 다른 사용 (other uses for disposable lenses)

일회용 렌즈는 단위 비용이 낮아 정상적으로 매일 착용과 연속 착용으로 사용하는 것 외에도 아주 유용한 다른 적용 방법이 있다.

시험렌즈로 다음과 같이 사용할 수 있는데, 왜냐하면 대부분의 소프트 렌즈는 재사용하지 않기 때문이다(4.3 참조).

- 응급 상황에서 비용이 적게 드는 일시적인 대체 방법
- CLIPC로 침전물이 빨리 생기게 되는 경우 소프트 렌즈 착용을 유지하기 위해
- 건초열 기간 중에 CLIPC를 피하기 위해서 단기간으로 사용하는 경우
- 집중적으로 그러나 간헐적으로 VDU를 사용하는 환자에게 기간 내 사용을 위해
- 일반적인 콘택트 렌즈를 오랫동안 잘 견디는지 검사하기 위해
  (예, 환자가 렌즈를 다루고 소독하는 것을 잘 할 수 있는가?)
- 콘택트 렌즈로 잘 보이는지를 심층 검사하기 위해
  (예, 교정 안한 난시나 단안시를 견딜 수 있는가?)
- 보통 일반적인 렌즈를 주문하기 전에 렌즈 제품에 대한 탈수, 편안함 같은 환자의 반응을 수일에 걸쳐 평가하기 위해
- 각막교정 치료중인 환자에게 일시적인 렌즈를 처방할 때 (14장 참조)
- 소프트 렌즈가 필요한 아이들을 검사하기 위한 방법으로

References

1. Nason, R.J. and Vogel, H. *et al.* (1993) A clinical evaluation of frequent replacement contact lenses on patients currently wearing premium reusable daily wear soft contact lenses. *Journal of the American Optometric Association,* **64**, 188–195
2. Guillon, M., Allary, J.-C., Guillon, J.-P. and Orsbron, G. (1992) Clinical management of regular replacement: Part I Selection of replacement frequency. *International Contact Lens Clinic,* **1**, 104–120
3. Poggio, E.C., Glynn, R.J., Schein, O.D., Seddon, J.M., Shannon, M.J. and Scardino, V.A. *et al.* (1989) The incidence of ulcerative keratitis among users of daily wear and extended wear soft contact lenses. *New Englnad Journal of Medicine,* **321** (12), 779–783
4. Stapleton, F., Dart, J.K.G. and Minassian, D. (1993) Risk factors with contact lens related supurative keratitis. *CLAO Journal,* **19**, 204–210

CHAPTER 20

실리콘 하이드로젤
(silicone hydrogels)

실리콘 하이드로젤 렌즈는 Baush & Lomb사와 CIBA Vision사에 의해 1999년 중 최초로 영국에 선보였다. 이 인공렌즈는 극도의 높은 산소 투과도라는 핵심 장점이 있었고 30일간 연속 착용이 가능하거나 계속착용을 할 수 있는 최초의 소재로 자리매김하였다. 이 두 렌즈의 물리적 성질 차이점은 표 20.1에 나열하였다.

이것들이 도입되면서부터 이 두 렌즈는 심각한 안구 부작용을 현저히 감소시키기에 매우 효과적이고 더욱 연속 착용에 훨씬 안전하다는 것이 입증되어 왔다. 실리콘 하이드로젤의 장점과 단점은 6.4에 열거하였고 많은 환자들에게 순전히 매일 착용으로 사용함에 있어 대단한 장점을 제공하였다.

실리콘 하이드로젤 렌즈의 매일 착용의 적응증

- 착용시간을 증가시키기 위해
- 가끔씩 렌즈를 착용한 채 잠을 잔다.
- 더 편하기 위해
- 기존의 렌즈로 인한 혈관신생
- 기존 렌즈로 인한 결막 충혈을 감소시키기 위해
- 안구건조로 인한 문제시
- 재질강도 향상을 통해 렌즈 관리가 용이

표 20.1 실리콘 하이드로겔 렌즈

Proprietary name	Pure Vision	Night & Day
Manufacturer	Bausch & Lomb	CIBA Vision
Material name	Balafilcon A	Lotrafilcon A
Main constituents	*N*-vinyl pyrrolidone	*N,N*-dimethylacrylamide
	Tris-(trimethylsiloxysilyl) propylvinyl carbamate	Trimethylsiloxy silane
	N-carboxyvinyl ester	Siloxane macromer
	Poly[dimethysiloxyl] di[silybutanol] bis[vinyl carbamate]	
Water content (%)	36	24
Oxygen permeability (*Dk*) 10^{-11}(Fatt units)	99	140
Oxygen transmissibility (*Dk/t*) $\times 10^{-9}$	110	175
Surface treatment	Plasma oxidation	25 nm plasma coating
Modulus (g/mm^2)	110	120
Method of manufacture	Moulding	Moulding

- 손을 잘 못쓰는 사람에게서 렌즈손상을 피하기 위해
- 붕대 렌즈로서(bandage lens)

금기증

- 복합 렌즈가 필요한 경우(토릭, 이중초점)
- 상부 궁형 염색이 호발하기 쉬운 환자
- 오직 얇거나 높은 수분 함량의 소프트렌즈만을 사용할 수 있는 민감한 눈꺼풀 환자
- 추가적인 비용

20.1 피팅하기

착용 가능한 조건은 표 20.2에 나와 있다.

Focus Night & Day의 경우 전면이 삼중인데 비하여 Pure Vision과 Night & Day의 경우 후면이 이중 곡면이 되게 만든다. 양측의 차이는 1개월 연속사용 일회용 렌즈에서만 있는 것이다. 피팅 및 사후관리는 매우 높은 산소 투과도를 가지는 재질의 더 큰 강도 계수와 주로 연관되어진다.

표 20.2 실리콘 하이드로젤 렌즈 변수

	Pure Vision	Night & Day
Radius (mm)	8.60	8.60, 8.40
Diameter (mm)	14.00	13.80
Power (D)	−9.00 to +6.00	−10.00 to +6.00
Centre thickness at −3.00D (mm)	0.09	0.08

일반적인 피팅요점

- 피팅의 특징은 18장에 개괄된 원리에 따라야 하며 렌즈 움직임이나 푸쉬-업 검사에 따라 슬릿 램프를 통해 평가되어야 한다.
- 움직임은 렌즈 뒤의 잔해물의 제거를 위해 눈물의 적절한 순환이 충분하도록 해야 한다.
- 연속 착용 렌즈의 경우, 렌즈가 불만족스러운 성능이행이나 중단을 보였는지 필수적으로 살펴봐야 한다.
- Pure Vision과 Night & Day 모두 피팅이 만족스럽게 되었을 때, 일반적으로 매우 편안하다.
- 소수 환자에서 실리콘 하이드로젤을 참을 수 없어 한다. 그런 환자들은 때때로 더 경직성과 두께를 제공할 수 없는 매우 얇은 하이드로젤 렌즈로 적응할 수 있다. 그리고 매우 민감한 눈꺼풀을 가진 환자의 경우 표면 처리에도 참을 수 없음을 보일 것이다.

반경

- Night & Day의 경우, 지나치게 타이트하지 않는 한 일반적으로 8.40 mm 반경이 8.60 mm를 착용했을 때보다 더 나은 결과를 보인다.
- Pure Vision은 현재 오직 8.60 mm 렌즈만 가능하며 조정은 불가능하다.
- 양 렌즈 모두 넓은 범위의 각막 곡률에 적용 착용되고 7.20 mm부터 8.40 mm 사이에서 성공적인 결과를 보인다.
- 불만족스러운 착용의 주요 원인은 가장자리의 조여짐이다. 렌즈는 하이드로젤에 비하여 더 높은 강도를 가지고 있기 때문에 각막 곡률에 따를 수 없다.
- 조여짐은 일반적으로 가파른 각막 직경과 고굴절력일 때 발생하며 매우 불편하다.
- 약 15분 이내에 조여짐이 해결되지 않으면 잘 해결되지 않는다.

전체 직경

- 두 제품에서는 변경할 수 없는 비슷한 TD를 갖는다.

- 렌즈가 중앙화가 잘 안되면서 너무 작거나 눈물의 순환이 부적절할 정도로 지나치게 큰지 알아보는 것은 중요하다.

굴절력

실리콘 하이드로젤의 강도는 표준 얇은 하이드로젤 렌즈의 굴절력과 비교해서 상호관련 시키기 쉽지 않게 한다. 이것은 (+)굴절력인 경우 더욱 그러하다. 시험 렌즈는 최적의 결과를 얻기 위해 충분히 만족되도록 해야 한다.

Practical advice

- 대부분의 경우에서 어떤 이유로든 불편함을 보였을 때 다른 변수로는 더욱 성공하기 어렵다.
- 환자들은 일반적으로 약 3일 내에 편안해 한다. 만약 1주일까지 적응되지 않는다면 얇거나 고함수 하이드로젤 렌즈로 재피팅하는 편이 더 낫다.

20.2 실리콘 하이드로젤 처방

다루기

- 실리콘 하이드로젤을 다루는데 있어서 고려할 사항은 역시 큰 강도와 관련된다.
- 대부분의 환자는 얇거나 고함수 하이드로젤에 비해 더 쉽게 다루는 것을 발견한다.
- 파열되는 것은 흔하지 않고 렌즈가 눈에서 빠지는 일은 거의 일어나지 않는다.
- 만약 렌즈를 공막에 먼저 놓였다면 다시 중심위치 시키기가 쉽지 않다.
- 그러나 초기 삽입 후에 용액으로부터 기포를 잡아채는 것이 흔히 관찰된다. 이것은 자체적으로 해결되지 않는 경향을 보이며 건성 반점을 일으키거나 뮤신 구와 혼동될 수 있다. 이것들은 렌즈를 공막 쪽으로 밀면서 이물질을 없애는 것과 같은 방식으로 잘 제거되며 주의 깊게 중앙으로 다시 위치시킨다.

착용 계획

- 대부분의 환자는 첫날부터 수 시간 실리콘 하이드로젤을 착용할 수 있다.
- 렌즈가 처음인 환자는 6시간으로 시작하여 2시간씩 증가시킨다.
- 렌즈에 이미 적응된 환자는 즉시 종일 착용을 시도할 수 있다.
- 연속 착용 환자도 수 일 동안은 매일 착용 렌즈로 우선 사용해야만 한다. 그 후 하루나 이틀 밤 착용 후 주의 깊게 평가해야 한다.

- 대부분의 성공적인 환자들은 문제없이 연속으로 30일 동안 착용할 수 있다. 그러나 어떤 이들은 더 자주 렌즈 소독하기를 선호해서, 매주 또는 2주마다 한번 밤새 소독하기도 한다.

렌즈 살균

- 렌즈 살균은 대부분의 소독 전문 제품으로 수행할 수 있다.
- 폴리아미노 프로필 바이구아나이드(PHMB)가 함유된 것에 비교했을 때 폴리쿼드에 기초한 시스템이 현저히 낮은 무증상 염색을 보인다.
- Purevision에서 Oxysept 1 Step은 변수의 변화를 가져왔음이 보고 되었다.
- 유통기한이 지난 액체에 의한 손상을 피하기 위해서는 연속 착용 렌즈에는 단위 용량의 병포장 사용이 권장된다.

20.3 사후관리

추후관리의 고려사항은 29장과 30장에 주어진 것에 따른다. 실리콘 하이드로젤이 일반적으로 연속 착용 시 더욱 향상된 안구 반응을 보일지라도 임상의는 반드시 여전히 29장에 언급된 주의사항을 살펴야 한다. 표준 형광물질의 렌즈 침착은 렌즈의 낮은 수분 함유 때문에 적다. 따라서 이것은 모든 추후방문 시 반드시 사용되어야 하고 다른 형태의 등급 관리 체계와 병합하여 사용할 것을 선호한다. 실리콘 하이드로젤의 독특한 물성 특징은 추후관리에서 특별히 관찰해야 할 점을 의미한다.

궁형 염색(arcuate staining)

superior limbus(SEAL)에 인접해있는 궁형 염색은 각막 표면에 대한 견고한 재질의 전단변형 쏠림힘(shearing force) 때문에 흔하게 발생한다. 환자는 대개 무증상이거나 자극을 느낄 수도 있다. 염색은 때때로 단순히 수 일간 렌즈 착용을 중단하는 것만으로도 회복된다. 만약 이것이 효과가 없다면 유일한 다른 방법은 측정가능한 부위의 피팅을 바꾸어 보거나 렌즈를 바꾸는 것이다. 착용중지가 필수적일 수도 있다.

미세낭(microcysts)

미세낭은 과거에 연속 착용 시 흔한 문제이었다. 실리콘 하이드로젤은 많은 사람들이 초기부터 더욱 향상된 생리적 환경에 대한 각막 적응을 보였다. 한 번 렌즈가 각막 표면으로 이동하여 문제가 해결되면 일반적으로 미세낭의 현저한 감소와 결과적으로 문제를 거의 일으키지 않는다. 미세낭은 역 발광을 보이고 지름이 15~20 μm로 작다.

뮤신 구(mucin balls)

더욱 최근에 기록된 현상은 때때로 전각막 침착(precorneal deposit) 또는 플러그(lipid plug)라 불리는 뮤신 구이다. 이것들은 흔히 실리콘 하이드로젤과 연관되는데, 왜냐하면 1994년에 하드 렌즈 재질로 소개되었을지라도 렌즈의 표면 성질과 렌즈의 강도 때문이며 또 얇은 1일 사용 렌즈에서조차도 관찰되어 지기 때문이다. 이것은 각막의 상방 1/2에, 윗눈꺼풀 바로 밑에서 형성하여 렌즈 밑의 눈물 순환을 어렵게 만들고 이로써 세포 잔해와 각막 대사 산물의 제거를 어렵게 만든다. 뮤신 구는 꽤 양성이고 대부분의 환자는 일상적 관찰과 다른 특별한 조치를 필요로 하지 않는 완전 무증상인 것으로 보인다. 뮤신 구는 미세낭과 구분되어져야만 하는데 이유는 다음과 같다.

- 뮤신 구는 회색빛의 반투과성 또는 유백광(opalescent)을 보인다.
- 뮤신 구가 크기가 더 크다(10~50 μm).
- 뮤신 구는 역 발광을 보이지 않는다.
- 세척에 의해 없어질 수 있는 형광물질로부터 각막 표면에 패임이 남는다.

건조(dryness)

대부분의 환자는 건조 증상의 측면에서 실리콘 하이드로젤을 매우 만족스러워 하고 이러한 경우에 첫 번째 선택이 되는 것으로 보인다. 그러나 때때로 렌즈가 증상을 악화시키고 환자는 일일 착용이든 밤새(overnight) 착용이든 견디지 못할 수 있다.

급성 안구 충혈(acute red eye)

급성 안구 붉어짐 반응(CLARE, 22.4.2를 참조)은 소수에서 관찰되는데 때때로 하이드로젤 렌즈와의 연관성은 알 수 없다. 반응은 때때로 착용 후 며칠 안에 발생한다. 만약 재발할 경우 실리콘 하이드로젤 렌즈 착용을 중단해야 한다.

콘택트 렌즈 주위 궤양(contact lens peripheral ulcers) (30.1.1 참조)

한편, 콘택트 렌즈 주위 궤양은 흔하지 않고 일반적으로 연속적인 착용과 연관된다. 때때로 이것은 안구 붉어짐 반응과 동반되어 나타나는데 대부분은 무증상이다. 어떤 환자에서는 CLPU가 호발하는 것으로 보이고 임상의는 반드시 실리콘 하이드로젤 착용을 연속해야 하는지 주의 깊게 판단해야 한다.

세균 각막염(microbial keratitis)

microbial 각막염은 실리콘 하이드로젤 착용시에는 극히 드문 것으로 입증되어 왔고 연속 착용과 관련된 초기 재질의 문제였던 불충분한 산소공급이 위험인자의 대부분이라는 관점에서 뒷받침된다.

혈관화(vascularization)

혈관화는 극도의 고 산소 투과도 때문에 가장 발생하기 어려운 현상이다. 몇몇의 증례에서는 환자가 혈관화의 이유로 낮은 *Dk* 재질의 연속 착용을 중단했을 때, 30일 계속착용 렌즈 착용 시 수 주 이내 혈관의 유령화(ghosting)가 완벽하게 측정됨이 증명되었다.

유두 결막염(papillary conjunctivitis)

CLIPC는 가끔 보인다. 유두는 비전형적으로 둥근 천장 모양일 수 있고 눈꺼풀의 가장자리에 근접해있다. 연속 착용에서 환자는 시력의 감소를 호소할 수 있는데 이는 렌즈 표면에 침착으로 인한 것이다.

렌즈 침착(lens deposits)

표면 처치로 인하여 실리콘 하이드로젤에서 지질 형상이 때때로 보이나 상대적으로 백반점과 다른 침착물에 의한 영향을 안받는다. 침착물은 렌즈를 월마다 교체해주기 때문에 거의 심각한 문제를 일으키지 않는다.

렌즈 굴절력(lens power)

초기의 상대적으로 *Dk*가 낮은 재질을 사용한 연속 착용 렌즈를 사용했을 때, 일주일이나 이주일 후에 근시에서 0.25D에서 0.50D 사이의 감소를 야기할 수 있다. 따라서 렌즈의 처방은 추후 검사 시 주의 깊게 조절할 필요가 있다.

i General advice

- 모든 연속 혹은 계속 착용 시에는 모든 환자에게 추후관리의 중요성이 강조되어야 한다.
- 환자는 추후검사가 잘 이루어지지 않는다는 점에서 우편 또는 인터넷으로부터 렌즈 구입은 피해야 한다.

References

1. Jones, L. and Sorbara, L.G. (2002) 'Asymptomatic corneal staining associated with the use of balafilcon silicone-hydrogel contact lenses disinfected with a polyaminopropyl biguamide-preserved care regimen', *Optometry and Vision Science,* **79** (12), pp, 753-761
2. Fleming, C., Austen, R., Davies, S. *et al.* (1994) Pre-corneal deposits during soft contact lens wear. *Optometry and Vision Science,* **71** (12s), 152-153
3. Pritchard, N., Jones, L., Dumbleton, K. and Fonn, D. (2000) Epithelial inclusions in association with mucin ball development in high-oxygen permeability hydrogel lenses. *Optometry and Vision Science,* **77** (2), 68-72

Further reading

Dumbleton, K. and Jones, L. (2002) Introducing silicone hydrogel lenses. Part 1 – Material properties and patient selection. *Optician,* **223** (5836), 16-22

Dumbleton, K. and Jones, L. (2002) Introducing silicone hydrogel lenses. Part 2 – Fitting procedures and in-practice protocols. *Optician,* **223** (5840), 37-45

Sweeney, D.F. (ed.) (2000) The rebirth of extended wear. *The Optician, Contact Lens Monthly,* 1 October 1999 – 4 February 2000

Sweeney, D.F. (ed.) (2000) *Silicone Hydrogels: The Rebirth Of Continuous Wear Contact Lenses.* Butterworth-Heinemann, Oxford

CHAPTER 21

소프트 렌즈 사양과 검사 (soft lens specification and verification)

21.1 국제 표준과 허용오차 (international standards and tolerances)

소프트 렌즈 사양은 현재 다음에 기초해 있다. BS EN ISO 8231-2:2000(BS 7208-24:2000) 안광학- 콘택트 렌즈의 재질, 광학 및 입체적 성질의 사양- part 2 : 단초점 하이드로젤 콘택트 렌즈

21.2 소프트 렌즈 사양

전형적인 소프트 렌즈의 사양표시는 다음의 간략한 형태를 따른다.

8.70:14.50-3.00 HEMA 38% water content

여기서 : 8.70 = 후면 광학부 반경(BOZR)

14.50 = 전체 직경(TD)

-3.00 = BVP

렌즈의 대다수는 연구실에서 미리 결정된 디자인에 따르며 임상의가 두께, lenticulation 과 주변부 휘어짐 같은 특수한 변수를 측정함은 쉽게 행할 수도 없고 필수적이지도 않다.

표 21.1 소프트렌즈 추천되는 허용범위

BOZR	±0.20 mm
Total diameter	±0.20 mm
Central optic zone diameter	±0.20 mm
Sag at specified diameter	±0.50 mm
Thickness	
≤ 0.10 mm	±0.01 mm + 10%
〉0.10 mm	±0.015 mm + 5%
BVP in weaker meridian	
Plano to ±10.00D	±0.25D
±10.00D to ±20.00	±0.50D
Over ±20.00	±1.00D
Cylinder power	
Plano to 2.00D	±0.25D
2.25D to 4.00D	±0.37D
Over 4.00D	±0.50D
Cylinder axis	±5°

표 21.2 재질허용범위

Dimension	Tolerance
Refractive index	±0.005
Water content	±2%
Oxygen permeability	±20% (of nominal *Dk*)

21.3 소프트 렌즈 확인

소프트 렌즈는 변수가 아래와 같이 다양하기 때문에 확인하기가 더 어려울지라도 하드 렌즈와 같은 이유(12.3 참조)로 검사를 필요로 한다.

- 수화된 정도
- 온도
- pH와 저장용액의 농도(tonicity)
- 저장용액의 성질
- 공기 중에서 측정하는데 걸리는 시간
- 렌즈를 지지하는 방법

21.3.1 후면 광학부 반경(BOZR)

구면계(spherometer)

반경을 검사하는 흔한 방법은 구면측정의 원리에 의존해있다. 여기서 새지털 깊이(sagittal depth)깊이는 주어진 현(chord)의 직경에서 측정된다. 도구의 다수는 젖은 그릇을 이용하지만 이것이 필수적인 것은 아니다.

젖은 그릇 도구(wet cell instruments) (예, Optimec)

- 렌즈는 0.9% 생리 식염수를 채운 젖은 그릇 안에 헹구어 놓아둔다.
- 렌즈는 받침 장치의 중앙에 둔다.
- 시험용 침이 오목한 면 쪽을 향해서 닿을 때까지 전진하고 (보면서 렌즈를 움직이거나 전기적 접촉에 의해 행함) 반경은 도구 눈금을 읽는다.

공기중 측정

- 식염수로 렌즈를 헹군다 : 렌즈를 흔들어 남는 물기를 털어 표면을 빨리 말린다.
- 렌즈를 오목면이 바닥에 닿도록 10 mm 받침대 중앙에 놓는다.
- 중앙침이 콘택트렌즈에 닿는 것을 확대경을 통해 관찰하고 그때의 눈금을 읽으면 그것이 렌즈의 반경이다.

다른 방법들(Other methods)

Base curve comparator

직경을 알고 있는 일련의 반구를 갖춘 간단한 장치로 콘택트렌즈를 직접적으로 공기 중에서 관찰하여 비교한다.

숀게스(S hnges)에 의한 훨씬 더 복잡한 젖은 그릇 도구는 프로젝션 스크린 상에서 알고 있는 직경과 일치하는 렌즈를 찾아 비교한다.

케라토미터(keratometer)

이것은 젖은 그릇과 결합하여 사용될 수 있다. 그러나 측정된 반경을 실제 반경으로 전환을 필요로 하는 것과 빛의 강도가 상대적으로 감소되어 있기 때문에 관찰은 어렵다.

21.3.2 전체 직경(total diameter)

프로젝션 확대

광학 체계는 렌즈의 확대된 이미지를 눈금이 표시된 스크린에 투사한다. 도구는 젖은 그릇(예, Optimec)나 현미경 단계에서 공기 중 렌즈를 뒷받침하는 (예, Zeiss DL2) 것을 사용할 수 있다.

비교법

직경이 알려져 있는 일련의 비교구를 공기 중 검사 방법으로 사용할 수 있다.

21.3.3 굴절력(power)

굴절력을 측정하는 가장 정교한 방법은 굴절력 윤곽 지도화(power profile mapping)(12장 참조)이다. 이것은 일반적으로 공장에서만 사용되는데 왜냐하면 도구의 비용이 매우 높기 때문이다. 임상의에 의해 가장 흔히 쓰이는 방법은 다음과 같다.

공기 측정

- 생리 식염수로 렌즈를 헹군다.
- 흔들어 물방울을 털고 보풀이 없는 티슈로 조심스럽게 말린다.
- 렌즈를 작은 구멍의 focimeter stop위에 오목한 면이 닿게 놓는다.
- focimeter 눈금으로부터 직접적으로 굴절력을 읽는다.

젖은 그릇 측정(wet cell measurement)

- 젖은 그릇에 넣어
- focimeter에 놓는다.
- focimeter 눈금으로부터 굴절력을 읽는다.
- 4를 곱하여 공기 중에서 대략의 굴절력으로 전환한다.

Practical advice

- 굴절력은 공기 중에서 더 쉽고 더 정확히 측정된다.
- 젖은 그릇에서의 측정 시 어떤 오차는 4배를 확대 한다(0.25D 오차 = 공기 중 1.00D 오차).
- 공기 중에서 굴절력은 약 1 분 동안은 일정하다.
- 프로젝션 focimeter를 사용했을 때 최상의 결과를 얻을 수 있다.

21.3.4 두께(thickness)

프로젝션 확대기

두께를 측정하는 가장 초기의 방법은 밀리미터 단위의 눈금에 의해 프로젝션 확대기의 스크린에 투사한 것이다(예, Optimec).

드라이스데일 방법(Drysdale's method)

하드 렌즈 반경 측정경은 렌즈의 두께를 측정하는데 이용될 수 있다.

- 렌즈를 볼록한 구면 위에다 오목한 면이 아래로 향해 놓는다(중심부에서 접촉을 확실히 하기 위해 측정되는 렌즈보다 굴곡도가 더욱 가파르게 해야만 한다).
- 렌즈가 부착된 타킷을 구의 표면에 초점을 맞추어 놓아야 한다.
- 눈금은 0에 가도록 맞춘다.
- 렌즈의 전면에 타킷 초점을 맞춘다.
- 눈금으로부터 이동 거리를 읽는다.
- 재질의 굴절 계수를 곱하면 실제 중심부 두께를 알 수 있다.

21.3.5 가장자리 형태

가장자리 형태와 흠의 유무상태는 프로젝션 확대기로 가장 잘 관찰될 수 있지만 손 확대경이나 슬릿 램프를 사용할 수 있다.

21.3.6 표면 성질(surface quality)

표면 성질은 슬릿 램프나 프로젝션 확대법을 통해 평가될 수 있다. 젖은 그릇을 통한 관찰은 주로 표면의 흠이나 균열로 인한 용액 굴절 계수의 작은 차이 때문에 더 어렵다.

21.3.7 수분 함유와 재질

수분 함유량은 굴절률과 반비례 관계임을 이용해서 굴절계(refractometer)를 통해서 측정될 수 있다. 콘택트 렌즈 측정을 위해 개발된 도구는 Atago CL-1 굴절계이다.

- 식염수로 수화된 렌즈를 헹구고 물방울을 털어내고 보풀이 없는 티슈로 닦는다.
- 프리즘 면에 렌즈를 닿게 할 때, 손상을 입히지 않도록 다룬다.

- 외부 빛을 사용하고 내부 눈금을 통해 광 영역과 암 영역 사이의 접합부위에서 수분 함유량을 읽는다.

수분 함유량 하나만으로 렌즈 재질을 평가하는 것은 확실하지 못하기 때문에 조각 기법(26.1 참조)이나 색깔 또는 edge bevel 등 다른 단서에 의존해 확인해야 한다.

Practical advice

- 임상의가 가장 쉽게 검사하는 방법은 :

BOZR	젖은 그릇 구면계
DIAMETER	프로젝션 확대기
POWER	공기 중 focimeter
THICKNESS	프로젝션 확대기
CONDITION	프로젝션 확대기

- 이상적으로 상담실에 있어야 하는 가장 유용한 도구는 프로젝션 확대기이다. 이것은 렌즈 검사에 사용될 뿐만 아니라 표면과 가장자리 흠이나 침착물을 확인하는 것에도 이용된다.
- 젖은 그릇은 크로스(cross) 감염의 원천이 되기도 하여 정기적인 세척 및 살균에 필요하다.
- 고함수 렌즈를 유리 면(예, 현미경 재물대 또는 굴절계)에 놓아 평편하게 할 때 특별한 관리를 필요로 하는데 이는 제거의 어려움과 손상의 위험 때문이다.

21.3.8 침착물(deposit)

프로젝션 확대기는 백반점과 같은 침착물의 분포를 나타낸다. 단백질과 같은 막은 확대 없이 젖은 그릇을 들여다봄으로써 더욱 쉽게 관찰될 수 있다. 그러나 침착물을 관찰하는 가장 좋은 방법은 암시야 조명법이다.

References

1. Hough, D.A. (2000) *A Guide to Contact Lens Standards.* British Contact Lens Association, London
2. Loran, D.F.C. (1989) The verification of hydrogel contact lenses. In: *Contact Lenses,* A.J. Phillips and J. Stone (eds). Butterworths, London, pp. 463–504
3. Chaston, J. (1973) A method of measuring the radius of curvature of a soft contact lens. *Optician,* **165**, 8–12
4. Poster, M.G. (1971) Hydrated method of determining dioptric power of all hydrophilic lenses. *Journal of the American Optometric Association,* **43**, 287–299

5. Hartstein, J. (1973) *Questions and Answers on Contact Lens Practice,* 2nd edn. Mosby, St. Louis, pp. 155–157
6. Efron, N. and Brennan, N.A. (1987) The soft contact lens refractometer. *Optician,* **94** (5115), 29–41
7. Killpartrick, M.R. (1987) Soft lens contaminant detection by dark field illumination. *Optician,* **193** (5083), 34–37

CHAPTER 22

연속 착용(extended wear)

소프트 렌즈는 퍼말렌즈(Permalens)와 소플론(Sauflon PW)이 1970년대 초 소개된 후로 연속 착용을 위해 일상적으로 피팅되어 왔다. 렌즈 디자인과 재질뿐만 아니라 상대적인 안전을 확보한 연속 착용을 위한 필수적인 각막 생리의 이해도 발전하였다. 최근에 높은 *Dk* 하드 렌즈를 사용하다가 1999년 실리콘 하이드로젤이 도입된 것은 실제적으로 연속 착용의 개념에 혁명적인 것이었고 밤새 사용하길 원하는 대부분의 환자에게 첫 번째 선택이 되었다.

22.1 생리학적 필요사항(physiological requirements)

22.1.1 각막의 산소 요구량(oxygen requirements of the cornea)

어떤 렌즈라도 성공적으로 연속 착용할 수 있으려면 눈을 감은 상태에서의 각막의 생리학적 필요를 충족시켜야만 한다. 주 효과는 눈꺼풀 결막 모세혈관으로부터 전달되는 가능한 대기 산소량을 155 mmHg에서 55 mmHg로 감소시키는 것이다. 게다가 각막의 산소 요구량은 렌즈의 온도 증가와 눈물의 pH 감소에 따라 증가한다. 콘택트 렌즈를 착용하지 않는 정상 눈에서 이러한 변화의 결과는 밤새 약 4%의 각막 부종이 발생한다는 것이다. 대부분의 콘택트 렌즈의 영향은 이러한 부종을 더욱 심화시킨다.

각막에 미치는 저산소의 영향을 제한하는 것은 어느 콘택트 렌즈나 성공적인 연속 착용에 필수적이다. 연속 착용의 실제적인 면에서 다음의 생리적 요구조건은 반드시 충족되어야만 한다(Fatt 단위 사용).

부종이 없는 연속 착용 첫날의 $Dk/t = 24 \times 10^{-9}$

부종이 없는 연속 착용 둘째 날의 $Dk/t = 34 \times 10^{-9}$

밤새 부종이 약 4%일 때 $Dk/t = 87 \times 10^{-9}$

기존의 하이드로젤 렌즈에서는 이러한 범주를 만족시킬 수 있는 것이 하나도 없었는데 그 이유는 이론적인 적정 Dk는 약 40×10^{-11}인데 폴리머의 수분 함유에 의해서 제한을 받기 때문이다. 그러므로 이러한 재질을 가진 렌즈를 연속 착용하는 것은 거의 항상 각막에 장애를 일으킬 위험이 있고 극도의 주의를 기해야 한다.

새로운 실리콘 하이드로젤 폴리머는 매우 높은 산소투과성을 가지고 있어 효과적으로 각막 부종 문제를 극복할 수 있다. 그 예는 Bausch & Lomb사의 PureVision(balafilcon A, $Dk/t = 110 \times 10^{-9}$)과 CIBA vision사의 Night & Day(lotrafilcon A, $Dk/t = 175 \times 10^{-9}$)가 있다(20장 참조).

현대 하드 렌즈 재질은 눈물의 펌프 효과를 고려하기 전에 현재의 고함수 하이드로젤 렌즈 투과도의 4~5배를 제공할 수 있다. 100 영역의 Dk를 가진 렌즈는 대략 15% EOP 제공한다. 눈물 펌프는 약 2% 산소를 더해 눈을 뜬 상태에서 전체 17%의 EOP를 나타내고 눈이 감긴 상태에서는 4%를 나타낸다. 이것은 대부분의 환자에서 연속 착용시 상피에 생기는 문제를 피할 수 있기에 충분하다. 150~200 영역의 Dk는 더 나은 생리적 활성을 제공한다.

22.1.2 불충분한 산소의 영향(effects of insufficient oxygen)

연속 착용은 매일 착용에 비해 더 심한 만성 누적 저산소증을 야기하는데, 자는 동안 지속적으로 눈을 감고 있기 때문이며 때때로 낮 동안 각막 부종이 감소하기에 시간이 부족하기 때문이다. 10%~15% 사이의 산소는 부종과 측정 가능한 각막 변화를 피하기 위해 필요하다.

- 해당작용의 감소, 유사분열의 감소, 세포 접합의 감소 및 감수성 감소를 포함한 상피의 변화
- 기질은 부종을 보이는데 이것은 궁극적으로 기질이 얇아지도록 한다.

- 내피세포는 각막 쇠약 증후군(corneal exhaustion syndrome)에서 보이는 것과 같은 뚜렷한 내피 세포크기변화(polymegathous)를 보인다.

22.1.3 눈물의 교환과 삼투압 농도(tears exchange and osmolarity)

밤 사이에 각막의 두께는 정상적으로 증가하는데 이는 주로 부종을 일으키는 눈물의 삼투압 농도의 변화에 기인한다. 이것은 개안 시 급속히 사라진다. 소프트 렌즈 재질은 이러한 변화에 더욱 타이트하게 되고 렌즈 고착은 아침에 나타날 수 있다. 렌즈는 일반적으로 몇 번의 눈 깜빡거림 후에 움직이게 되는데 이러한 움직임은 렌즈 밑에서 밤사이 생성된 잔해물을 제거하는 눈물의 순환을 가능하게 하는데 매우 중요하다. 이것이 불가능하면 아마도 렌즈 고착 시 급성 붉은 눈(acute red eye) 반응을 야기하는 독성 영향을 일으킬지도 모른다(30.1.1 참조).

22.1.4 렌즈 재질의 물리적 및 화학적 융화성

재질의 물리적 측면은 마찰이나 표면의 견고함으로 인한 기계적 외상을 피하기 위해 반드시 고려되어야만 한다. 무게의 분포 역시 중요하다. 재질은 표면 침착으로 인한 안구 조직의 자극을 피하기 위해 화학적으로 비활성이어야 한다.

22.2 연속 착용의 접근(approaches to extended wear)

실제적인 단계에서 연속 착용 가능한 렌즈는 다음의 세 가지 그룹으로 나누어질 수 있다.

탄력적인 착용(하루 또는 그 이상)(flexible wear(daily plus))

연속 착용을 요구하는 많은 환자들은 아침에 착용하고 저녁에 빼다가 가끔씩 밤새 착용해도 안전한 렌즈를 원한다. 이런 유형의 렌즈를 착용하는 것은 극도의 탄력성과 안전을 제공한다. 매일 착용하는 것에 기초해보면, 높은 *Dk* 하드 또는 고함수 소프트 렌즈 둘 다 최상의 생리학적 특성을 나타내며 한편으로는 가끔씩 밤새 사용하는 것에 대한 안구 부작용의 위험이 거의 없는 장점도 있다.

연속 착용(1달까지)(extended wear(up to 1 month))

하루 밤을 쉬고 나서 최장 6일 밤을 착용하는 것은 많은 환자에게 이상적인 스케줄을 제공한다. 적절한 렌즈 세척과 살균은 정기적 제거에 의해 유지되며 1주를 기초로 하는 계획이 가능하다. 아큐브(Acuvue)같은 1회용 렌즈가 그러한 특정 처방에 잘 맞는다.

실리콘 하이드로젤은 더 자주 제거하기를 선호하는 환자들이 있지만 한 달간의 1회용 사용을 기초로 했을 때도 더욱 안전하다는 사실이 입증되었다.

계속착용(1달 이상)(continuous wear(over 1 month))

한 달 이상이란 것은 지속적인 착용 또는 계속착용으로 간주한다. 이것은 렌즈취급이 쉽지 않은 자나 직업적인 이유로 착용하는 자에게 있어 적절하거나 또는 여러 병리학적으로 필수적이기도 한데 실리콘과 하이드로젤이 요즈음 선호된다.

전통적인 하이드로젤 렌즈를 사용하는 일반적인 대부분의 눈에서는 1주일 이상의 착용 스케줄은 각막에 부가되는 스트레스를 주며 매우 주의 깊게 사용을 해야 한다. 대부분의 환자들은 사실상 언제 렌즈를 빼야하는 지를 자각하는 여섯 번째 감각(six sense)을 개발하는 것 같다. 이전에는 렌즈 사용자가 적었기에 렌즈 다루기 문제, 부서짐의 문제, 관리용액 문제나 여러 달 동안 눈에 렌즈를 넣고 있어 생기는 감염의 문제와 같은 것은 거의 없었다.

22.3 환자 선택(patient selection)

22.3.1 적응과 금기

적응증

연속 착용 렌즈를 사용하는 환자의 다수는 단지 미용적인 이유 때문에 착용하길 원한다. 1회용과 전통적인 하이드로젤 모두 적절한 관리 하에 잘 작용하지만 감염, 부종 혹은 혈관화와 같은 심각한 문제를 야기할 수 있는 가능성은 항상 있다. 실리콘 하이드로젤 조차도 임상의뿐만 아니라 환자에게도 잠재적인 위험에 대한 세심한 주의가 요구된다. 따라서 임상적 필요도 반드시 가능한 위험에 대해 주의 깊게 균형을 이뤄야 한다.

그래서 연속 착용을 원하는 많은 환자는 단순히 가능성이 아니라 시력 교정에 가장 적합해야한다.

- 매일 착용을 방해하는 손놀림과 시력에 문제가 있는 무수정체안
- 렌즈를 잘 다루지 못하는 다른 이유

- 치료적 목적인 예(32.10 참조)
- 매일 렌즈를 다루는 것이 불가능한 어린 아이들(32.1 참조)
- 일어나자마자 좋은 시력이 요구되는 직업
- 모든 소프트 렌즈 살균 장치가 문제를 일으키는 곳과 1일용 1회용 렌즈가 불가능한 곳
- 렌즈 소독이 여의치 않은 곳의 환자
- 저시력 보조 장치의 후부 장치로 인해 손놀림이 불가능할 때

금기증

- 각막 부종이 호발하는 것으로 알려진 환자
- 각막 혈관화가 존재할 때
- CLIPC
- 임상의의 지침을 잘 따르지 않는 환자
- 렌즈를 제거할 수 없는 환자
- 각막 상피가 더욱 약한 당뇨환자
- 흡연자
- 경제상의 문제로 사후 관리와 정기적 렌즈 교체가 어려운자
- 심각한 안구 응급 상황 시 안과적 또는 의료적 도움으로부터 멀리 떨어진 곳

22.3.2 연속 착용 시 소프트 렌즈와 하드 렌즈의 장점

소프트 렌즈의 장점

- 더 편안함
- 적응이 쉬움
- 피팅이 쉬움
- 실리콘 하이드로젤의 높은 *Dk*
- 이물질 문제가 없음
- 3시와 9시에 염색이 없음

하드 렌즈의 장점

- 매우 높은 *Dk*가 가능함
- 눈깜빡일 때 눈물 펌프 역할을 함

- 잔해물이 걸리지 않음
- 감염의 위험이 감소됨
- 더 잘 보임
- 각막 변화가 적음
- 렌즈가 각막 전체를 덮지 않음
- 렌즈 탈수가 없음
- 침착으로 인한 문제가 적음
- 렌즈 관리가 쉬움
- 용액 감수성이 없음
- 렌즈 수명이 더 오래감

하드 산소-투과 렌즈의 많은 장점에도 불구하고 여전히 연속 착용하는 경우 소수만이 사용하고 있으며 이유는 환자가 착용하기 어렵다고 느끼는 것과 피팅하기 어렵고 이물질로 인한 문제도 더 크기 때문이다.

22.4 소프트 렌즈 피팅과 문제점 (soft lens fitting and problems)

22.4.1 피팅하기

주 고려사항은 각막에 가능한 최대의 산소를 공급하는 것이다. 실리콘 하이드로젤이 출현하기 전에는 두 가지 방법 중 하나를 이용하였다.

- 고함수율(예, Precision UV, 74%)을 이용. 렌즈는 상당히 높은 *Dk* 값을 가지고 있지만 잠재적인 문제는 렌즈의 연약함, 침착물, 탈색 그리고 용액 반응이 일어날 가능성이다.
- 중등도 또는 저함수 렌즈를 극도로 얇게 만드는 방법(예, 아큐브 58%, 바슈 롬 O 시리즈 38%, CSI-Clarity-T 38%). 이것들은 좋은 *Dk/t* 값에 의존하지만 다루는데 있어서 문제점이 있다. 극도로 얇은 렌즈는 눈깜빡임 시 눈물 순환이 어렵다.

현재 피팅 시 고려사항은 다음과 같은 것들을 포함한다.

- 처음으로 연속 착용하는 환자는 우선 실리콘 하이드로젤을 피팅해야 한다.

- 플러스나 마이너스나 보정 굴절력이 실리콘 하이드로젤의 범위를 넘어설 정도로 클 경우 평균 두께 요인 때문에 고함수 렌즈를 피팅하는 편이 더 낫다.
- 렌즈는 피팅과 시야의 안정성으로 가능한 플랫 처방한다. 예외로 선반절삭된 퍼말렌 렌즈가 있는데 이것은 'K'보다 더 가파르게 피팅한다.
- 렌즈는 착용시 타이트하게 되는데 특별히 탈수 때문에 밤사이 두드러진다.
- 렌즈는 오래되고 침착이 진행될수록 더욱 타이트하게 된다.
- 피팅 및 사후관리 동안 검사는 슬릿 램프로 반드시 해야 하며 그렇지 않으면 작은 등급의 움직임은 관찰할 수 없다.
- 움직임은 약 0.50 mm가 이상적이고 최소한 0.25 mm이어야 한다. 눈 깜박임시 렌즈 밑의 잔해물이 제거되도록 적절히 눈물 순환을 유지해야 한다. 렌즈가 각막을 덮는 방법 때문에 극도로 얇은 렌즈는 항상 눈물 순환이 유지되게 하는 것은 불가능하다.
- 무수정체안과 같은 두꺼운 렌즈는 파이게(dimpling)할 수 있다.

Practical advice

연속 착용 렌즈를 착용하던 환자에게 실리콘 하이드로젤 렌즈로 재피팅하는 것은 일반적으로 올바른 방법이다. 그러나 몇몇 환자에서 추가적인 단단함과 두께를 견뎌내기 힘들어할 것이다. 만약 3일 이내 만족해하지 못하면 원래의 사용한 렌즈종류로 돌아가도록 한다.

22.4.2 문제점(problems)

렌즈 탈수와 각막 건조(lens dehydration and corneal desiccation)

렌즈 탈수와 극도의 각막 건조가 고함수 및 극도로 얇은 저함수 렌즈 모두에서 일어날 수 있다. 하지만 이것은 일반적으로 실리콘 하이드로젤에 비해 더 가변적이다. 전형적인 결과는 눈 구멍의 노출된 부위의 각막 중간-주변부에서의 점상 염색이다. 더욱 견고한 재질을 사용했을 경우 상부궁형(superior arcuate)염색과 연관될 수 있다. 특히 실리콘 하이드로젤은 이것의 더욱 큰 단단함 때문에 이러한 문제가 생기기 쉽다(29장 SEAL 참조).

피팅 시 분명한 문제가 없을 때, 일반적으로 다른 탈수 성질을 가지고 있는 렌즈로 바꿔보는 것이 필수적이다.

콘택트 렌즈 급성 붉은눈(CLARE) (contact lens acute red eye)

갑작스런 급성 붉은눈은 소프트 렌즈를 연속 착용 시 나타날 수 있는 심각하고 예측 불가능한 합병증으로 가시적인 결막 충혈을 야기한다. 이것은 일반적으로 깨어났을 때 나타날 수 있고 일반적으로 한 쪽만 발생하며 다양한 정도의 통증, 눈부심증, 눈물흘림 그리고 작은 눈주위 침착과 연관된다. 렌즈 밑의 정체된 잔해물과 렌즈 표면의 침착에 대한 반응으로 염증이 발생한 것이 가장 가능한 원인이다. 전통적인 하이드로젤 렌즈의 경우 열 살균시 발병률이 높고 과산화 살균방식으로 발병률이 감소하였다.

만약 급성 붉은 눈 반응이 일어났다면 다음과 같이 행동한다.

- 렌즈를 제거
- 즉각적인 검사를 위해 환자를 진료
- 전원을 고려
- 상태가 호전되기를 수 일간 기다림
- 새로운 렌즈로 교체
- 다른 형태의 렌즈로 재피팅할 것을 고려
- 전통적인 하이드로젤에 과산화 살균 방식을 사용
- 일일 착용으로 바꿀 것을 고려- 만약 붉은 눈이 재발한다면 필수적

감염(infections)

연속 착용으로 인한 감염은 매일 착용 렌즈에 비해 더 심각하고 더 오래 지속되는 경향을 보인다. 렌즈의 즉각적인 제거와 의학적 처치를 위해 전원하는 것은 세균성 각막염으로 인한 영구적 시력 손실의 위험을 최소화하기 위해 필수적이다(30.1 참조). 다른 조치는 위의 붉은 눈에서와 같다.

감염의 위험은 다음과 같을 때 감소한다.

- 실리콘 하이드로젤
- 빈번한 렌즈 교체
- 각막에 최대한의 산소 공급
- 적절한 렌즈 움직임
- 환자에 의한 적절한 렌즈 세척과 유지
- 환자에 의한 위생적 렌즈 관리
- 렌즈 보관함의 빈번한 교체
- 수영을 할 때 꽉 조이는 고글 사용

염증 반응과 각막 침윤(inflammatory response and corneal infiltrate)

염증 반응으로서 각막 침윤은 연속 착용 시 실리콘 하이드로젤에서 조차 흔하게 관찰된다(30.1 참조). 이러한 염증반응은 증상이 있거나(CLPU, IK) 무증상(AIK, AI)일 수도 있으며 정기적 사후 검사 시에만 발견된다. 환자가 다른 증후를 보이거나 증상을 경험했다면 임상의는 무균 침윤은 실제로 세균성 각막염을 일으키지 않는다는 것을 반드시 확실히 해야 한다. 만약 의심이 된다면 환자는 더 심도있는 의학적 소견을 위해 전원되어야 한다. 더 필요한 조치는 위의 급성 붉은눈에서와 같다.

콘택트 렌즈 유발 유두 결막염(CLIPC)
(contact lens induced papillary conjunctivitis)

소프트 연속 착용 시 CLIPC가 유발하는 주원인은 건초열이 호발하는 기간 동안의 침착물과 알레르기 반응이다. 실리콘 하이드로젤 착용시에도 발생하며 더 견고한 재질에 의한 기계적 자극으로 인한 것으로 보인다. 저함수 렌즈 착용시 또는 고함수 렌즈에서 열 살균을 사용했을 때 발병률이 증가한다. 조치의 경로는 29.3.5에 언급하였다.

부종(oedema)

실리콘 하이드로젤에서는 실제로 거의 볼 수 없는 기질 부종(stroma oedema)은 감은 눈 상태하에서 불충분한 산소에 대한 각막의 반응으로 다음과 같은 다양한 양상을 보인다(29.3.2 참조).

- 단일 선조(single stria), 5~6% 부종을 의미
- 다발 선조(several striae), 7~10% 부종을 의미
- 기질의 주름, 10~12% 부종을 의미
- 상피 미세낭
- 뿌옇게 보이는 주관적인 증상

상피 미세낭(epithelial micrcysts)

액체와 세포 잔해물을 함유하고 있는 미세낭은 직경 15~20 μm의 각막 상피에서 작은 주머니로 보인다. 이것들은 슬릿 램프상에서 고배율로 확대했을 때 보이고 역광을 나타낸다. 다른 증후가 없을 때 적은 수의 미세낭은 정상적으로 무시할 수 있기에 충분할지라도 이것은 저산소 각막 자극의 지표가 된다. 이것은 일반적으로 연속 착용 2~3개월 후 관찰되지만 더 빨리 발생할 수도 있다. 또한 이것은 사라지기까지 수 주가 걸릴 수 있다.

뮤신 구(mucin ball)

뮤신 구(각막전 침착 또는 지질덩어리)는 일반적으로 실리콘 하이드로젤과 연관되지만 다른 렌즈에서도 보일 수 있다(20장 참조). 이것들은 겉보기에 회색빛의 반투명하거나 유백광을 띠며 세포 잔해물과 각막 대사산물들로 이루어져 있다. 역광이 없으며 직경은 10~50 μm이다. 뮤신 구는 양성이고 대부분의 환자에서 완전하게 무증상이다. 그러나 뮤신 구는 미세낭과 기포를 동반한 단순한 패임과는 구별되어야만 한다.

혈관화(vascularization)

실제적으로 실리콘 하이드로젤에서는 알려져 있지 않지만 혈관화는 매일 및 연속 착용 소프트 렌즈 모두에서 나타날 수 있는 장기적인 반응이다. 혈관은 윤부 주위로부터 뻗어 표면에 있거나 더 깊이 있을 수 있으며 기질 혈관화가 동공 영역으로 뻗어나갈 위험이 더 크다. 고려할 첫 번째 조치는 실리콘 하이드로젤로 재피팅하는 것이고 이것은 연속 착용에서 매일 착용으로 변경하거나 소프트렌즈에서 하드로 또는 콘택트 렌즈 착용 중단까지 모두 필요할 수 있다.

침착물(deposit)

렌즈는 세척하기 위해 눈에서 빼지 않기 때문에 일반적으로 침착물이 생기기 쉽다(30.5 참조). 이러한 침착물은 1회용 렌즈에서는 잘 발생하지 않지만 과산화 또는 효소 세척에 의한 전통적인 렌즈 세척을 통해 최소한으로 예방되고 있다.

파손 및 분실(breakage and loss)

실리콘 하이드로젤을 제외하고 연속 착용의 대부분의 렌즈는 그 자체의 얇은 두께나 고함수로 인해 극도로 약해져 있다. 이것은 일반적으로 조작이 드물 때 수용할 수 있지만 탄력적인 착용 스케줄에서는 어려움이 된다. 작고 얇은 렌즈가 간혹 자는 동안 문질러 눈에서 빠져 없어질지라도 분실은 그렇게 큰 문제는 아니다.

22.5 하드 산소-투과 렌즈 피팅과 문제점 (hard gas-permeable lens fitting and problems)

현재 연속 착용이 가능한 높은 *Dk*의 산소투과 재질이 여러 개 있다. 이러한 것들의 예로는 Basch & Lomb Quantum 2, Menicon Z-alpha와 Fluoroperm 151이 있다.

22.5.1 피팅하기

고려해야 할 주요 사항은 다음과 같다.

- 고 *Dk* 재질 사용의 충분한 산소
- 렌즈 고착을 피하기 위해 가장자리의 적절히 들림
- 지나친 가장자리 들림과 3시 및 9시 염색을 피함
- 고착의 위험 때문에 특히 low riding 렌즈를 피하기 위해 가운데 잘 오도록 함
- 눈물 펌프가 잘 작용하도록 충분한 렌즈 움직임
- 가장자리에 또는 가장자리 넘어 렌즈가 위치하는 것을 피함

22.5.2 문제점

전체적으로 연속 착용을 위한 하드렌즈의 경우 문제가 거의 없다. 하드렌즈는 각막 전체를 덮지 않기 때문에 규칙적인 눈물 펌프가 가능하고 렌즈 제거 및 세척도 용이하다. 렌즈 자체의 성질도 흡수, 용액 반응, 붉은 눈 그리고 혈관화를 피한다. 그러나 아래와 같은 다른 어려운 점이 발생할 수 있다.

3시 및 9시 염색(3 and 9 o'clock staining)

3시 및 9시에서 발생하는 염색은 소프트 렌즈 탈수에 해당하는 하는 것이 하드렌즈에서 발생한 것이다. 이것은 불편을 거의 초래하지 않지만 환자는 계속해서 렌즈를 착용하기 때문에 이것의 영향은 받아드릴 수 없는 결막 충혈로 누적되어 나타날 수 있다(가능한 치료는 29.3.2 참조).

감염(infections)

하드렌즈 착용시 감염은 흔하지 않다. 그러나 각막 궤양의 가능성 때문에 렌즈 고착이 발생한 곳에서는 주의가 필요하다.

콘택트 렌즈 유발 유두 결막염(contact lens induced papillary conjunctivitis)

CLIPC는 침착물, 알레르기 반응 또는 기계적 자극으로 인해 실리콘 아크릴레이트에 의해 발생할 수 있다. 이것은 플루오로폴리머에서는 흔하지 않다.

부종(oedema)

미세낭과 선조는 불충분한 *Dk*를 가진 재질 사용시에 발생할 수 있다.

혈관화(vascularization)

혈관화는 지속되는 3시 및 9시 염색과 연관되어 수평경선과 만나는 곳에서 발생할 수 있다.

부서짐과 분실(breakage and loss)

부서짐은 더 부서지기 쉬운 고 *Dk* 재질을 사용하고 렌즈가 이상하거나 시간이 지나 상태가 악화된 것에서 발생한다. 분실은 매일 착용에 비해 나쁘지 않다.

렌즈 고착(결합)(lens adhesion(binding))

대부분의 연구는 깨어나자마자 최소한 환자의 10%에서 렌즈가 각막에 고착했음을 보고하고 있다. 고착은 렌즈 디자인, 재질, 눈꺼풀 압력 및 눈물 조성성분의 변화와 상관이 있다(29.3.6 참조).

22.6 연속 착용을 위한 다른 렌즈 (other lens for extended wear)

22.6.1 실리콘 렌즈(silicone lenses)

실리콘 렌즈(6.6 참조)는 극도로 높은 *Dk*를 가지고 있고 연속 착용 렌즈로 가끔 쓰인다. 실리콘 렌즈는 소프트 렌즈 착용으로 발생할 수 있는 분실과 손상을 피하기 위해 아기에게 주요한 적용이 된다(31.4.1 참조).

22.7 연속 착용의 후기 결과 (long-term consequences of extended wear)

대사적 활성도(metabolic activity)

상피로의 감소된 산소의 공급은 대사율을 감소시키고 따라서 세포 유사분열의 감소를 야기한다. 상피는 세포의 감소로 인해 정상적으로 유지할 수 없고 세포의 죽음 및 전면 상피 표면에서의 제거가 일정 속도로 일어나기 때문에 어떠한 보상기전이 반드시 일어난다.

감염과 염증 반응(infection and inflammatory response)

세균성 각막염 및 콘택트 렌즈 주변부 궤양을 포함한 감염의 기회는 연속 착용의 결과로 전면 상피 표면의 세포가 기능적으로 저항성이 약해지면 현저히 증가한다(30장 참조).

각막 두께의 얇아짐(corneal thinning)

상피의 얇아짐은 세포 생성 및 사멸의 속도가 새로운 평형에 도달했을 때 발생한다. 기질의 얇아짐은 장기간의 만성 부종의 결과이다.

내피 세포의 형태와 크기가 변함(endothelial polymegathism)

세포의 형태와 크기가 변하는 것은 증가된 젖산(저산소증으로 인해 발생) 그리고/또는 증가된 탄산(렌즈 유도 고탄산혈증으로 인해 발생)으로 인해 pH가 낮아져서 각막 내피세포의 크기가 불규칙한 것이다. 세포의 밀도에 변화가 있는 것은 아닌 것 같지만 27%에서 크기가 증가한 보고가 있다. 수술 또는 외상으로 인한 합병증의 기회는 연속 착용 후 현저히 증가된 보고가 있다.

혈관화(vascularization)

주변부 혈관의 각막으로의 뻗어나감은 만성 저산소증의 심각한 지표이다. 혈관은 limbus 주위의 어느 위치로부터 뻗어나갈 수 있지만 윗눈꺼풀 밑에서 더욱 진행하는 경향을 보인다. 어떤 증가라도 감시되어야 하고 만약 혈관이 각막으로 2 mm 이상 성장해 나간다면 연속 착용은 중단되어야만 한다.

신생혈관화(neovascularization)

깊은 기질 레벨에서 새로운 혈관이 성장하는 것은 저산소증, 윤부 압축, 조직 손상 또는 급성 감염에 의해 각막 자극에 대한 받아드릴 수 없는 반응이다. 만약 동공 영역 안에서 계속 이루어지고 침범한다면, 지질 각막병리에 의해 주위 조직이 변화되어 시력이 감소될 수 있다.

Practical advice

단기적 및 장기적으로 발생할 수 있는 잠재적인 문제점의 위험을 최소화하기 위해 환자는 다음을 반드시 따라야 한다.

- 최대한 산소 투과성이 높은 렌즈를 착용

- 돌아오는 정기적 사후 방문 시에 피팅 단계뿐만 아니라 연속 착용이 얼마나 지속되었는지 살핌
- 정기적으로 렌즈를 교체한다. 전통적인 렌즈는 최대 사용 기간이 12달이지만 가능한 한 더 짧게 사용하는 것을 선호
- 전통적인 렌즈에는 과산화 및 효소 방식을 사용
- 인쇄물의 유의사항을 받음
- 몸이 아플 때, 특히 호흡기상부 감염이 있을 때 렌즈를 제거
- 만약 붉은 눈, 불편함, 시력 감소, 지속적인 눈물 흘림 및 다른 비정상적 증상으로 고통스럽다면 렌즈를 반드시 제거하라는 충고를 받아들임
- 심각한 감염 시에 24시간 응급 처치가 가능한 곳이 어디인지 알고 있음

References

1. Holden, B.A. and Mertz, G.W. (1984) Critical oxygen levels to aviod corneal oedema for daily and extended wear contact lenses. *Investigative Ophthalmology and Visual Science,* **25**, 1161
2. Holden, B.A. and Sweeney, D.F. (1987) Ocular requirements for extended wear. *Contax* (May), 13–18
3. Holden, B.A., Sweeney, D.F. Sanderson, G. (1984) The minimum precorneal oxygen tension to avoid corneal oedema. *Investigative Opthtalmology and Visual Science,* **25**, 476
4. Holden, B.A., Sweeney, D.F. Vannas, A., Nilsson, K.T. and Efron, N. (1985) Effects of long-term extended contact lens wear on the human cornea. *Investigative Ophthalmology and Visual Science,* **26**, 1489
5. Hamano, H., Hori, M., Hamano, T., Kawabe, H., Mikami, M. and Mitsunaga, S. *et al.* (1983) Effects of contact lens wear on mitosis of corneal epithelium and lactate content of aqueous humor of rabbit. *Japan Journal of Opthtalmology,* **27**, 451
6. Madigan, M.C., Holden, B.A. and Kwok, L.S. (1986) Extended wear of hydrogel contact lenses can compromise the corneal epithelium. *Investigative Ophthalmology and Visual Science,* **27** (suppl.), 140
7. Millodot, M. (1976) Effect of the length of wear of contact lenses on corneal sensitivity. *Acta Ophthalmologica,* **54**, 721
8. Josephson, J.E. and Caffrey, B.E. (1979) Infiltrative keratitis in hydrogel wearers. *International Contact Lens Clinic,* **6**, 223–242
9. Holden, B.A. (1986) Epithelial erosions caused by thin high water contact lenses. *Clinical and Experimental Optometry,* **69**, 103–107

10. Gasson, A.P. (1987) Aftercare problems with extended wear lenses. Optician, **193** (5078), 15–19
11. Zantos, S.G. and Holden, B.A. (1978) Ocular changes associated with continuous wear of contact lenses. *Australian Journal of Optometry,* **61**, 418–426
12. Kotow, M., Grant, T. and Holedn, B.A. (1986) Evaluation of current care and maintenance systems for hydrogel extended wear. *Transactions of the British Contact Lens Association Annual Clinical Conference,* **3**, 66–67
13. Dumbleton, K. (2002) Adverse events with silicone hydrogel continuous wear. *Contact Lens and Anterior Eye,* **25**, 137–146
14. Holden, B.A., Sankaridurg, P.A. and Jalbert, I. (2000) Adverse events and infections: which ones and how many? In: *Silicone Hydrogels: the Rebirth of Continuous Wear Contact Lenses,* D. Sweeney, (ed.). Butterworth–Heinemann, Oxford, pp. 150–213
15. Efron, N. (1996) Contact lens–induced epithelial microcysts. *Optician,* **211** (5549), 24–29
16. Efron, N. (1996) Contact lens–induced neovascularisation. *Optician,* **211** (5533), 26–35
17. Zabkewicz, K., Swarbrick, H. and Holden, B.A. (1986) Clinical experience with low to moderate *Dk* hard gas permeable lenses for extended wear. *Transactions of the British Contact Lens Association Annual Clinical Conference,* **3**, 101–102
18. Swarbrick, H.A. and Holden, B.A. (1989) Rigid gas–permeable lens binding: significance and contributing factors. *American Journal of Optometry and Physiological Optics,* **64**, 815–823
19. Stapleton, F., Dart, J. and Minassian, D. (1989) Contact lens related infiltrates – risk figures for different lens types and association with lens hygiene and solution contamination. *Transactions of the British Contact Lens Association Annual Clinical Conference,* **6**, 52–55
20. Sweeney, D.F., Grant, T., Chong, M.S., Fleming, C., Wong, R. and Holden, B.A. (1993) Recurrence of acute inflammatory conditions with hydrogel extended wear. *Investigative Ophthalmology and Visual Science,* **34**, S1008
21. Bonanno, J.A. and Polse, K.A. (1987) Measurement of *in vivo* human corneal stromal pH: open and closed eyes. *investigative Ophthalomolgy and Visual Science,* **28**, 522–230

22. Holden, B.A., Ross, R. and Jenkins, J. (1987) Hydrogel contact lenses impede carbon dioxide efflux from the human cornea. *Current Eye Research,* **6**, 1283–1290

23. Rao, G.N., Aquavella, J.A., goldberg, S.H. and Berk, S.L. (1984) Pseudo aphakic bullous keratopathy – relationship to preoperative corneal endothelial status. *Opthtalmology,* **91**, 1135

CHAPTER 23

토릭 하드 렌즈
(toric hard lenses)

토릭 하드 렌즈는 구면 렌즈의 피팅을 개선시키고 난시안의 시력을 향상시키기 위해 이용되어 왔다.

23.1 잔여 난시와 유발 난시 (rasidual and induced astigmatism)

잔여 난시(residual astigmatism)

잔여 난시는 구면 콘택트 렌즈가 각막에 놓였을 때의 굴절에 의해 생성된 교정되지 않은 난시이다. 이것은 수정체 난시로부터 유도되어지고 보통은 도난시이다. 이것은 안경 실린더 값과 'K' 값이 관련이 없을 때 예측할 수 있다. 각막 난시는 구면 하드렌즈에 의해 교정될 수 있고 교정되지 않은 수정체 난시를 남긴다.

잔여 난시 = 전체 안구 난시도 − 각막 난시도

예 1 :

spectacle Rx : −3.00/−1.50×95 'K' 7.90 mm×7.85 mm

각막 난시 = 0.05mm ≡ 0.25D

잔여 난시 = 1.25D

예 2 :

spectacle Rx : −2.00/−1.00×180 'K' 7.60 mm(along 180)

7.80 mm(along 90)

각막 난시 = 0.20 mm ≡ 1.00D

잔여 난시 = 2.00D

유발 난시(induced astigmatism)

하드 콘택트 렌즈 밑의 액체(눈물) 렌즈는 굴절계수의 차이 때문에 전면 각막 난시의 9/10을 교정한다. 유발 난시는 토릭 후면부가 토릭 각막에 놓여있을 때 발생하고 만약 각막과 spectacle 난시가 직난시라면 이것은 도난시가 되는 것이다. 렌즈 재질과 눈물의 굴절계수의 다름 때문에 이러한 특성이 된다. 현대의 하드 산소-투과 재질은 고도의 굴절계수를 지닌 PMMA에 비해 유발 난시를 적게 하는 경향을 보인다.

안구 굴절(ocular refraction)

눈의 표면에서의 안구 굴절력은 후면정점거리 (BVD)mm를 감안하여 안경교정 디옵터 굴절력을 보정한 것이다. 안구 굴절은 안경 교정 굴절력이 +/−5.00D 이상 클 때 발생한다. 이것은 안경처방 도수보다 항상 덜 마이너스이거나 더 플러스 값을 갖게 된다.

23.2 환자 선택(patient selection)

23.21.1 적응증과 금기증(indications and contraindications)

적응증(indications)

생리적 피팅을 개선시키기 위해

- 주경선 곡률반경 차이가 0.60 mm 이상일 때
- 구면 렌즈가 불안정할 때

- 구면 렌즈가 탈 중심부, 일반적으로 가파른 경선을 따름
- 구면 렌즈가 각막 토릭 때문에 수용할 수 없는 눌림(bearing) 부위를 만들 때
- 베어링 부위는 눈물의 순환을 최소화시키고 이것은 플랫한 경선을 따라 중간주변부 각막 염색을 발생시킬 수 있음
- 구면 렌즈는 각막 몰딩과 참기 힘든 spectacle blur를 발생시킴
- 각막이 주변부를 향해 더욱 현저하게 토릭이 됨
- rocking 문제로 구면 렌즈는 착용감이 떨어짐

적정 시력을 위해

- 잔여 난시가 약 1.00D 이상일 때
- 구면 렌즈 스티프 피팅 때문에 렌즈 굴곡이 생길 때
- 유발 난시

금기증(contraindication)

- 구면 렌즈가 만족스러운 결과를 줄 때
- 두께가 증가되어 불편하거나 참기 힘든 수준까지 투과성이 감소되는 민감한 눈
- 불안정하지 않는 정밀한 시력이 필요한 경우
- 토릭 각막이지만 구면 spectacle *Rx* 일 때 ; 얇은 구면 소프트 렌즈가 첫째 선택이 되어야 한다(5.4 참조).
- 토릭 렌즈는 더 많은 비용이 든다.
- 약시에서 토릭 렌즈는 필수적이지 않음

23.3 렌즈 디자인

난시를 교정하기 위한 가능한 디자인은 여러 가지가 있지만 모두가 도넛형은 아니다.

23.3.1 비 토릭형 렌즈(non-toric lens forms)

소형 구면 렌즈

흔히 매우 작은 TD를 지닌 렌즈는 성공적이다. 이것은 각막의 중심부에서 잘 착용되는데 각막 중심부는 가장자리보다는 더 구면이기 때문이다. AEL이 적은 시험세트(전형적으

로 0.10 mm)를 사용하여 지나친 가장자리 틈새나 가파른 경선에서 렌즈가 멀리 떨어지는 것을 피한다.

Practical advice

- 렌즈는 때때로 7.50 mm만큼 작게 됨
- 플레어를 피하기 위해 중심부에 위치하는 것이 중요
- 중심부 두께는 0.12 mm 범위를 이용

비구면 렌즈

대부분의 비구면 디자인은 좁은 가장자리 들림을 가지고 있고 가파른 경선을 따라 감소된 틈새를 보인다. 일부사례에서 이것들은 약 4.00D의 난시까지 처치할 수 있다. 일반적으로 휘어짐을 피하기 위해 더 플랫하거나 정렬 피팅한다.

23.3.2 토릭 렌즈

전면 토릭(front surface toric)

전면 원주이면서 후면 구면인 렌즈는 잔여 난시를 교정하기 위한 것이다. 원주 축 교정을 유지하기 위해 안정화가 필수적이다.

토릭 주변부(toric periphery)

후면 주변부 토릭 반경을 가진 구형 BOZR. 주변부 토릭성이 중심부에 비해 현저히 큰 각막에서 안정화를 위해 사용되었다. 전면부는 일반적으로 구형이다.

후면 토릭(back surface toric)

중심부 및 주변부 반경 모두 토릭이고 구형 전면이다. 맨 끝 주변부 반경은 때때로 생산의 편이와 눈물의 흐름을 돕기 위해 구형을 띤다. 렌즈 반경은 각막의 양 주경선을 따르기 때문에 안정화는 불필요하다. 플루레신 형태는 구형안의 구형렌즈와 동일한 형태여야 한다.

이중 토릭(bitoric)

중심부와 주변부 후면 반경 모두 토릭이고 유발 난시를 교정하기 위해 전면 원주형과 조합한다. 안정화는 원주 축의 방향위치가 중요하기 때문에 때때로 필요하다.

23.4 안정화 방법(methods of stabilization)

프리즘 밸러스트(prism ballast)

프리즘 밸러스트 안정화는 일반적으로 1.5△(상한선은 3.0△)를 이용한다. 렌즈의 위와 아래에서의 무게 차이는 프리즘의 기저부가 아래로 향해 위치하도록 한다. 이것은 일반적으로 관찰하기가 쉽다. 눈꺼풀의 장력과 위치 때문에 눈을 깜박일 때 프리즘의 기저부가 5~10° 코쪽으로 회전하는 경향을 보인다.

절단(truncation)

절단방법은 단독으로나 프리즘 밸러스트와 더불어 사용되어지고 단일 또는 이중절단이 될 수 있다. 0.50~1.00 mm의 현이 렌즈의 가장자리로부터 잘려지고 최적의 효과는 아랫 눈꺼풀에 절단부가 위치할 때이다. 따라서 직경이 작을 때와 윤부 아래쪽에 하안검이 있을 경우에는 비효과적이다. 안정화를 돕기 위해, 최적의 진단 렌즈 직경과 비교하여, TD는 단일 절단인 경우 0.50 mm, 이중일 경우 1.00 mm가 증가하여야 한다.

23.5 전면 토릭 피팅(fitting front surface toric)

방법 1

- 최종 *Rx* 값과 가능한 한 가까운 굴절력의 큰 구형 진단 렌즈를 사용하여 오버리프랙션한다.
- 이 굴절력을 기초로 일반적으로 1.5△을 넣어 렌즈를 주문한다.
- 안구에서 렌즈 방향성을 측정하기 위하여 항상 프리즘 기저부마킹을 한다.
- 오버리프랙션으로 원주 및 축을 기록한다.
- 프리즘 기저부의 방향을 주목한다.
- 렌즈가 불안정하다면, 0.50 mm의 절단을 고려하고 프리즘을 증가시키거나 더 큰 TD를 고려한다.
- 렌즈 회전을 고려하여 전면 원주를 주문한다.
- 다른 변경이 필요없다면 최초 렌즈의 원주값으로 정해질 수 있다.

방법 2

- 구형 진단 렌즈를 가지고 오버리프렉션하고 전면 원주를 지닌 파이널 처방 렌즈를 바로 주문한다.
- 이러한 처리는 빠르지만, 파이널 렌즈 회전을 측정하는 것이 필요하다(일반적으로 코쪽 5~15°).

예 :

spectacle *Rx*:	−2.75/−1.50×80
'K' readings:	7.55 along 80, 7.45 along 170
lens order:	L. C3 7.55:7.50/9.50 AEL 0.12 *Dk* 60
	−2.75/−1.00×75 1.5△ baseDown (along270)
	단일 절단 : 180° 경선따라 0.50 mm
	프리즘 기저부와 첨부에 점 찍음

Practical advice

- 만약 한쪽 눈에서만 토릭이 요구된다면 양안시에 문제가 있을 수 있다.
- 오직 한쪽 눈에서만 프리즘 때문에 양안시에 문제가 있다면 절단을 사용한다.

23.6 주변부 토릭 피팅(fitting toric peripheries)

- 각막이 주변부에서 더욱 난시를 보였을 때와 작은 렌즈디자인으로는 잘 보이지 않을 때 착용
- 일반적으로 각막 난시가 2.00~3.00D일 때 사용
- 구형 진단 세트로, 중심정렬과 약주경선에서의 주변부 틈새에 대한 피팅을 평가한다.
- 가파른 주변부 경선의 반경은 'K' reading과 각 경선에 대한 AEL표를 이용하거나 또는 형광 패턴으로부터 결정될 수 있다. 최소한의 토릭 차이인 0.60 mm가 일반적이다.
- 2차 커브는 대략 0.50~1.20 mm 더 플랫하다.
- 구형 BOZR을 지닌 모든 토릭 주변부 렌즈는 가장 플랫한 경선에 따른 최소 직경을 지닌 타원형 광학부를 갖는다.
- 만약 이론적으로 디자인된 주변부를 지녔음에도 생산에 문제가 있다면, 추가적인 구형

가장자리 커브를 사용할 수 있다.

- 주변부 토릭 진단 세트를 피팅에 사용한다.
- 처방 렌즈는 액체 렌즈가 각막 난시를 교정하기 때문에 좋은 시력을 보여야 한다.
- 주변부 토릭은 후면 완전 토릭 디자인보다 가격은 저렴하지만 문제가 있을 수 있다.

예 :

'K' 7.90 mm×7.50 mm

C3 7.90:7.00/ $\frac{8.90}{8.30}$:8.20/ $\frac{11.30}{10.70}$:9.00

C3 7.90:7.00/ $\frac{8.90}{8.30}$:8.20/10.75:9.00

23.7 후면 토릭 피팅(fitting back surface toric)

23.7.1 토릭 피팅 세트(toric fitting set)

- 약주경선 값은 'K' 값과 같고 강주경선은 강주경 'K' 값보다 0.10 mm 플랫한 진단 렌즈를 선택한다. 그러므로 경선이 정확히 일치하지 않는다(예, 'K' 8.00×7.40 ; BOZR 8.00×7.50).
- 이상적인 플루레신 형태는 구형 얼라인먼트 피팅과 같게 보인다.
- 마이너스 실린더로 오버리프렉션 한다. 약주경선 굴절력을 구면굴절력으로 한다.
- 연구실에서는 강주경선에 맞춘 원주렌즈로 생산한다.
- 유발 난시의 가능성을 항상 고려한다.

23.7.2 구형 착용 세트(spherical fitting set)

- 구형 렌즈를 약주경선에 정렬 피팅한다.
- 가파른 반경은 'K' reading 값으로 한다.
- 구면 굴절력은 마이너스 실린더로 오버리프렉션하여 결정한다.
- 원주값은 계산에 의해 얻어진다.

예 :

안구 굴절 : −2.00/−3.00×180

각막측정 : 8.00 mm along 180, 7.45 mm along 90

난시는 완전히 각막 난시이다.

진단 렌즈 BOZR은 180에 따라 정렬 = 8.00 mm

형광패턴에 의해 토릭 렌즈가 필요 :

r_1 = 8.00 mm along 180

r_2 = 7.55 mm along 90

BVP 계산 :

$F = (n-1) / r$

눈물의 굴절 계수 $n = 1.336$에서

180경선의 BOZR 8.00 mm은 공기 중에서의 눈물 렌즈의 전면 굴절력으로 336/8.00 = +42.00을 만든다.

90경선의 BOZR 7.55 mm은 공기 중에서의 눈물 렌즈의 전면 굴절력으로 336/7.55 = +44.50을 만든다.

180 경선의 BVP = −2.00D(진단 렌즈 오버리프렉션에서)

90 경선의 BVP = −2.50D

최종 처방 :

$\frac{8.00}{7.55}$:7.00/ $\frac{8.60}{8.15}$:8.00/ $\frac{10.50}{10.05}$:9.00

−2.00/−2.50 × 180

rule of thumb 0.10 mm ≡ 0.50D을 여기에 적용해보면 8.00 mm, −7.55 mm는 0.45 mm ≡ 2.25D이기 때문에 유용하다.

23.7.3 계산에 의해 피팅하기(Fitting by calculation)

안구 굴절, 'K' reading, 재질의 굴절 계수를 이용하여 이론적 계산으로 환자에 맞는 렌즈를 주문할 수 있다. 그렇지만 BOZD, TD와 edge clearance는 임상 측정으로 결정된다. 토릭 차이는 각막 난시의 중화를 위해 선택할 수 있지만, 유발 난시는 반드시 계산되어야 한다.

설명 :

안구 굴절 : 구면값(S) 실린더값(C)

유발 난시(I) = $\frac{n-n'}{r_1} - \frac{n-n'}{r_2}$

여기서 :

n = 눈물의 굴절 계수

n' = 콘택트 렌즈 재질의 굴절 계수

r_1 = 가파른 곡면의 반경, 단위는 미터

r_2 = 플랫한 곡면의 반경, 단위는 미터

그러나 다른 인자들은 계산되어야 한다.

공기 중의 후면에 의해 유발된 렌즈 난시(A)

$$A = \frac{1-n'}{r_1} - \frac{1-n'}{r_2}$$

플랫 경선의 BVP는 S.

가파른 경선의 BVP는 S+A

유발 난시를 보정하기 위해 이것은 가파른 경선을 따라 S + A − I가 된다.

예 :

안구 굴절 : −2.00/−3.00 × 180

각막 계측 : 180 경선 8.00 mm, 90 경선 7.60 mm

각막 난시 : 0.40 mm = 2.00D

잔여 난시 : (−3.00) − (−2.00) = −1.00D

BOZR선택 : r_1 = 7.70 mm, r_2 = 8.00 mm

n = 1.336, n' = 1.480

유발 난시 : $= \frac{-144}{7.70} - \frac{-144}{8.00}$

$= (-18.70) - (-18.00) = -0.70D$

이것은 거의 정확히 잔여 난시를 교정하고 이러한 경우 전면 실린더는 불필요하다.

플랫 경선의 BVP : = −2.00D

가파른 경선의 BVP는 계산하는데 :

공기 중에서의 렌즈 난시 (후면 렌즈 난시)

$$-1000\frac{(1-n')}{r_1}-1,000\ \frac{(1-n')}{r_2}=\frac{-480}{7.70}-\frac{-480}{8.00}$$

$$=(-62.33)-(-60.00)$$

$$=-2.33D$$

유발 난시는 중화되기 때문에 최종 굴절력은 다음과 같다 :

플랫한 경선의 BVP : = −2.00D

가파른 경선의 BVP : = −2.00 + (−2.33) = −4.33

등가 : −2.00/ −2.33 플랫한 경선에 따른

23.8 이중 토릭 피팅(fitting bitorics)

이중 토릭은 후면 토릭이 충분한 유발 난시(보통 0.75D 이상)를 만들 때 전면 원주로 교정을 완전히 하고자 할 때 사용된다.

- 만약 각막 난시와 안구 난시가 동일하다면 유발 난시는 보정이 필요할지도 모른다.
- 만약 안구 난시가 각막 난시보다 덜하다면 수정체 난시는 하드 렌즈에 의해 나타나고 유발 난시와 함께 중화가 필요하다. 이러한 경우에는 큰 전면 실린더렌즈가 필요하다.

예 :

안구 굴절 : −2.00/−3.00×180

각막계측 : 180 경선 8.00 mm, 90 경선 7.40 mm

각막 난시 : 3.00D

잔여 난시 : 0.00D

만약 BOZR 선택을 : r_1 = 7.50 mm, r_2 = 8.00 mm

굴절계수 : n = 1.336, n' = 1.480

유발 난시 : $=\frac{-1.44}{7.50}-\frac{-144}{8.00}$

$= (-19.20) - (-18.00) = -1.20D$

이 정도의 유발 난시는 교정이 필요하다.

공기 중의 후면에 의한 유발된 난시는:

$$\frac{-480}{7.50}-\frac{-480}{8.00}=(-64.00)-(-60.00)=-4.00\text{D}$$

플랫한 경선 BVP: $= -2.00\text{D}$

가파른 경선 BVP: $= (-2.00) + (-4.00)\ \ (-1.20)$

$= -4.80\text{D}$

플랫한 경선을 따르는 −2.00/−2.80과 동등

23.9 후면 토릭의 절충(compromise back surface toric)

만약 안구 난시가 각막 난시보다 크다면, 전면 실린더의 사용을 피하는 것을 고려해서 절충안을 택하는 것이 필요하다. 이러한 경우에 있어서 유발 난시의 얼마는 잔여 난시에 의해 중화될 수 있고 남은 유발 난시는 플랫경선과 가파른 경선의 반경 차이를 감소시켜서 추가적으로 제거될 수 있다.

- 안경 처방도수를 안구 도수로 전환
- 후면 토릭 렌즈가 정렬에 가깝게 디자인되었을 때 결과적으로 발생할 유발 난시를 계산
- 잔여 난시를 계산하거나 엄지법칙을 사용
- 잔여 난시와 동등하거나 근사한 유발 난시를 만들기 위해 필요한 BOZR 차이를 계산
- 가장 플랫한 각막 경선에 플랫한 BOZR가 정렬하고 가파른 BOZR은 상기의 계산을 충족시키는 렌즈를 다시 디자인함

Rule of thumb

각막 토릭 차이의 약 75%에 해당하는 렌즈 반경을 선택하는 것은 흔히 이중 토릭 렌즈 선택대용으로 쓰인다.

예:

각막 굴절: −4.00/−5.00×180

각막 계측: 8.00 mm along 180, 7.20 mm along 90

각막 난시: 4.00D

잔여 난시: $(-5.00)-(-4.00) = -1.00\text{D}$

만약 BOZR을 r_1 = 7.20, r_2 = 8.00으로 선택,

굴절계수 n = 1.336, n' = 1.480이니

$$\text{유발 난시} = \frac{-144}{7.20} - \frac{-144}{8.00}$$

$$= (-20.00) - (-18.00) = -2.00\text{D}$$

$$\text{보정 전면 원주} = (-2.00) - (-1.00)$$

$$= -1.00\text{D}$$

그러나 가파른 BOZR을 7.40 mm로 플랫하게 하면

$$\text{유발 난시} = \frac{-144}{7.40} - \frac{-144}{8.00}$$

$$= (-19.45) - (-18.00) = -1.45\text{D}$$

$$\text{미교정된 난시} = (-1.45) - (-1.00)$$

$$= -0.45\text{D}$$

환자는 이러한 작은 난시는 참을 수 있을 것으로 기대되고 따라서 8.00×7.40 mm의 후면 토릭을 갖는 이중 토릭 렌즈는 필요하지 않다.

23.10 토릭 렌즈 착용에서의 컴퓨터 (computers in toric lens fitting)

컴퓨터 프로그램은 현재 이중 토릭 하드 산소-투과 콘택트 렌즈의 설계와 주문에 있어서 도움을 주고 있다. 필수적인 자료들은 각막 계측 수치, spectacle *Rx*, BVD, 그리고 선택된 BOZR, BOZD, TD가 가능하다. 대부분의 프로그램은 안구 난시, 각막 난시, 잔여 난시와 유발 난시뿐 아니라 플랫 경선과 가파른 경선을 따라 최종의 렌즈 세부사양을 제공한다. 이러한 정보로부터 전면 실린더가 필수적인지 더욱 명확하게 한다. 몇몇의 프로그램은 전면 실린더를 피하기 위해 필요한 피팅 방법을 제시한다.

대부분의 각막 구조학자들은 현재 후면 토릭, 이중 토릭 또는 전면 토릭에 해당하는 디자인을 만들 수 있는 콘택트렌즈 모듈을 가지고 있다. 이것은 피팅모듈이 토릭일 때 임상의들이 각막 토릭 정도를 설정하는데 이용할 수 있다.

References

1. Douthwaite, W.A. (1995) *Contact Lens Optics and Lens Design,* 2nd edn. Butterworth–Heinemann, Oxford
2. Meyler, J.G. (1989) Fitting and calculating toric corneal contact lenses. *Journal of the British Contact Lens Association,* **12** (2), 7–14
3. Edwards, K.H. (1982) The calculation and fitting of toric lenses. *Opthtalmic Optician,* **22**, 106–114
4. Meyler, J.G. and Ruston, D. (1995) Toric RGP contact lenses made easy. *Opticina,* **209** (5540), 30–35

CHAPTER 24

토릭 소프트 렌즈
(toric soft lens)

24.1 환자 선택(patient selection)

토릭 소프트 렌즈는 하드 렌즈(매우 심한 고도난시 제외)에서와 같이 물리적 착용을 개선시키기 위해 처방하는 것이 아니지만, 구형 렌즈로 좋은 시력 교정이 잘 되지 않을 때 더 나은 시력을 제공한다.

적응증(indication)

- 구면 소프트 렌즈로 만족할만한 시력을 얻지 못할 때
- 난시가 0.75D이거나 더 심할 때
- 하드 가스 투과 렌즈를 참기 어려워할 때
- 케라토미터값과 광학적 고려사항이 더욱 복잡한 하드렌즈, 즉 이중 토릭 디자인 같은 것을 필요로 할 때(23.8 참조)

금기증(contraindication)

- 난시는 모두 각막에 의한 것이고 하드 렌즈로 좋을 때
- 기존의 하드 렌즈 착용자일 때

- 비전형적 난시
- 단안시 환자

24.2 안정화(stabilization)

24.2.1 렌즈 움직임에 대한 영향

렌즈 위치에 대한 주 영향은 안정화 방법과 눈꺼풀이다. 눈꺼풀은 다음의 측면에서 중요하다.

- 아래 눈꺼풀의 위치
- 상방 혹은 하방 경사도의 눈꺼풀 각도
- 수직 눈구멍의 크기
- 눈꺼풀에 걸리는 장력
- 깜박거리는 힘
- 깜박거릴 때 움직임의 방향

직난시에서는 교정 토릭 렌즈의 가장 두꺼운 부위는 위와 아래이다. 눈꺼풀의 정상 작용은 렌즈를 축에 대해 90° 회전시켜 가장 두꺼운 부위를 수평 경선에 가져다 놓는 것이다. 렌즈 가장자리에서 이러한 눈꺼풀의 작용은 수박씨를 짜는 것에 비유되어지는데 머리가 숙였을 때조차 궁극적 렌즈 위치를 조절한다.

렌즈 행동에 영향을 미치는 다음과 같은 몇몇 다른 인자가 있다.

- 중력 gravity
- 수분 함유량 water content
- 재질 탄력도 material elasticity
- 렌즈 두께 lens thickness
- 정수압(靜水壓) hydrostatic pressure

24.2.2 안정화 방법(methods of stabilization)

한 가지 또는 여러 가지 기술의 조합 모두 다양한 방법이 가능하다.

절단(truncation)

절단은 현재 소프트 렌즈에서는 거의 사용하지 않는데 1회용 렌즈에서와 같이 대량 생산의 주조법에는 그 자체가 알맞지 않기 때문이다. 동시에 안정화를 위한 다른 방법이 개선되었다. 절단은 일반적으로 단일의 렌즈의 하부 가장자리로부터 1.00~1.50 mm 현(chord)을 제거한다(예, Zeiss Hydroflex-TS, Hydron *Rx* Toric). 경사진 절단 (20까지)이 가능하고 때때로 각이진 눈꺼풀에서 사용된다. 일부의 전면 토릭 디자인에는 이중 절단을 사용한다.

장점

- 뛰어난 안정성
- 눈에서 쉽게 관찰되고 측정됨
- 얇은 렌즈에 사용될 수 있음

단점

- 편안함이 덜함
- 지나치게 플랫하거나 수직 각막 경선이 매우 가파르면 하부 가장자리가 조여짐
- 외관상 더욱 표시가 남
- 사난시에는 만족도가 떨어짐
- 절단된 가장자리를 따라 침착이 증가함
- 현재 사용가능한 렌즈 형태가 매우 적음
- 1회용 렌즈에는 사용 안됨

프리즘 안정(prism ballast)

프리즘 밸러스트안정은 일반적으로 기저 1△ 또는 1.5△ 기저하방을 사용한다. 상한선은 대략 3△이다. 현대 렌즈 디자인의 개선은 기존의 이 방법과 연관된 렌즈 두께를 감소시키고 편안함과 생리적 반응의 개선을 보인다.

- 프리즘 없는 광학부에서는 프리즘 안정화를 단지 렌즈 가장자리에만 가입시킨다(예, CooperVision Omniflex toric).
- 슬랩오프(slab-off) 프리즘에서는 기저부와 3시 및 9시 위치에 같은 두께를 줄 수 있다.

오직 한 눈에서만 토릭이 필요하면, 이론적으로 반대편 눈의 구면 렌즈 또한 양안시 불균형을 예방하기 위해 기저하방 프리즘을 포함해야 한다. 이것은 임상에서 흔한 것은 아니

고 (프리즘 없는 광학은 모두 아니고) 구면 렌즈는 일반적으로 프리즘 없이 주문되지만 양안시력 검사가 수반된다.

장점

- 절단보다 더욱 편함
- 사난시에 좋다.
- 외관상 표시가 적게 드러난다.
- 1회용 렌즈에 사용할 수 있음

단점

- 렌즈 방향성을 평가하기 위해 주의 깊은 슬릿 램프 관찰이 요구됨
- 렌즈가 더 두꺼울 수 있음
- 저함수 렌즈 사용시 부종의 더 큰 위험이 있음
- 안정화가 항상 성공적이지는 않음

얇은 영역(역동적 안정화)(thin zones(dynamic stabilization))

렌즈의 상부와 하부는 눈꺼풀 밑에 들어가 안정화되는 영역으로 두께를 감소시키기 위해 납작하게 깎여진다(그림 24.1). 광학부는 눈구멍 안에 놓여있는 중앙이다. 렌즈의 3시와 9시 위치에 DS 축 표시를 한다.

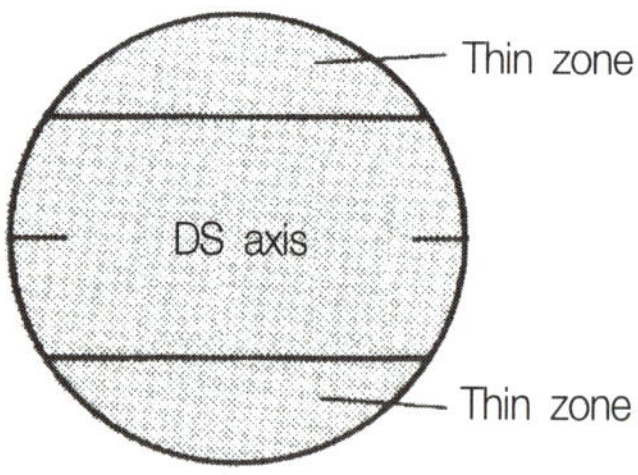

그림 24.1 얇은 영역

장점

- 렌즈는 전체적으로 얇게 유지됨
- 얇은 가장자리로 착용시 편안함
- 외관상 좋음
- 렌즈가 위아래가 바뀌는 것은 중요하지 않음
- 1회용 렌즈에 사용될 수 있음

단점

- 렌즈 방향성을 평가하기 위해 주의 깊은 슬릿 램프 관찰이 요구됨
- 실린더의 양의 제한(대략 4.00D)

토릭 후면(toric back surface)

토릭 후면은 토릭 각막과 동격인 반대위치에 두었을 때 자연적인 안정화 효과를 가지고 있는데 이는 렌즈가 바르게 정렬되었을 때 최소한의 탄력 뒤틀림이 발생하기 때문이다. 그러나 더 좋은 결과는 연결부에 프리즘 밸러스트나 절단을 사용했을 때 얻을 수 있다. 토릭 광학부는 타원형을 띠고 있으며 치수는 굴절력과 반경에 의존한다. 이것은 낮은 실린더 값에서 더욱 크고 반대도 마찬가지이다.

다른 방법들(other methods)

- 3시와 9시 위치에서 렌즈 들어올림(예, Lunelle, Weflex 55)
- 날개 밸러스트(wing ballast)는 수평 경선을 따라 두께를 증가시킴
- 특별한 비원형 형태

24.2.3 렌즈 회전의 측정(assessing lens rotation)

렌즈 표시(lens marking)

눈에서 어떠한 회전을 평가하기 위하여 쉽게 측정될 수 있는 절단렌즈를 제외하고는 렌즈에 기준점을 표시하는 것은 필수적이다. 다음의 방법은 흔히 사용되는 것들이다.

- 렌즈의 기저부에 방사상의 표시. 이것은 눈에서의 회전 평가를 제공하는데 일반적으로 15°(예, Z6T)나 30°(예, hydrocurve Ⅲ, Optima Toric)로 구분사이를 두고 있다(그림 24.2).

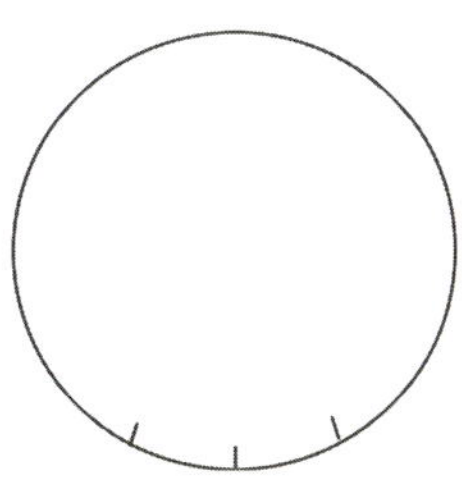

그림 24.2 방사형 표식

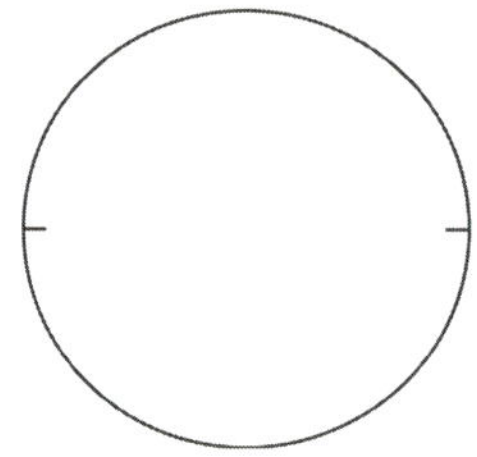

그림 24.3 3시 9시 방향에 레이저 라인

- 일반적으로 프리즘의 기저부에 있는 단일 점 표시(예, Sunsoft Toric, Mark'ennovy 4T).
- 3시와 9시 위치의 수평선 표시(예, Focus Toric) 이것은 렌즈의 휘어짐 때문에 왜곡되기도 함(그림 24.3)
- 3시 9시 위치에서 수평양각(예, Lunelle)
- 수평과 기저 표시의 조합(예, Proclear)

렌즈 방향과 회전의 측정(lens orientation and measuring rotation)

어느 토릭 렌즈를 사용했든지 눈에서의 그것의 방향은 중대하다. 많은 환자에서 5° 회전(일반적으로 코쪽) 정도는 수용될 수 있을지라도 실린더 축을 보상하는 것은 흔히 필요하다. 만약 회전이 약 20° 이상이라면 그것이 일정할 때조차 성공하기 어렵고 이때는 다른 착용이나 다른 렌즈 형태를 사용하는 것이 낫다.

절단형태와는 달리 새김표시는 슬릿 램프로만 명확히 관찰될 수 있다. 회전은 다음에 의해 측정될 수 있다.

- 관찰만으로 방사성 표시를 평가
- 내부 또는 슬릿 램프의 눈 부위를 싸고 있는 부분 모두의 격자선
- 렌즈 새김표시에 따라 맞추기 위해 미세 슬릿 램프 빔을 회전하고 도구의 외부 분도를 읽는다. 수평 표시는 수직표시보다 평가하기 쉽다.
- 시험 틀에서 이것의 축이 토릭 렌즈위의 표시와 일치할 때까지 낮은 원주굴절력을 회전한다.
- Javal형태의 안구계측계를 사용한다.
- 오버리프렉션에 의해. 실린더 축의 잘못된 배치는 다른 축에서 대략 두 배의 마이너스 실린더와 플러스 구형 형태의 과굴절을 보인다(예, +0.50/−1.00). 회전의 정도는 컴퓨터 프로그램이나 표 24.1로부터 계산할 수 있다.

일관성은 각 방향으로의 렌즈 회전과 렌즈 표시가 같은 위치로 돌아오는 것을 관찰하는 것에 의해 평가할 수 있다.

LARS 기억법은 6시 위치에 표시한 렌즈에서 유용하다:

좌회전 = 추가, 우회전 = 차감 (Rotation left = add, rotation right = subtract)

우안에서 10° 좌회전한 예를 보시오(그림 24.4 a).

e.g. cyl axis 50°
plus 10° left direction
required axis 60° on contact lens

(a)

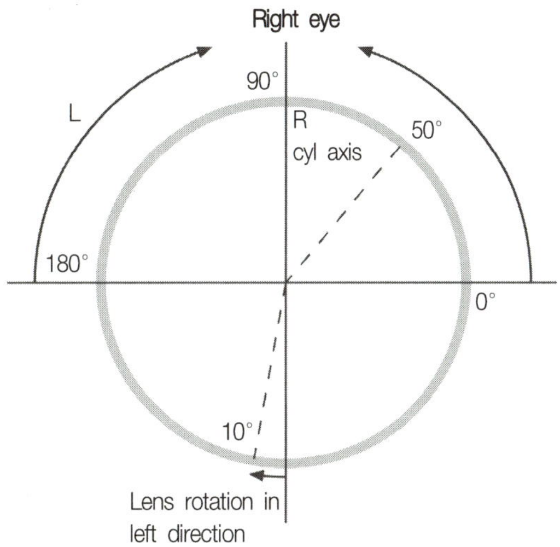

그림 24.4 (a) LARS 기억법

CAAS 기억법은 3시와 9시에 표시한 렌즈에서 유용하다:

시계방향 회전 = 추가, 반시계방향 회전 = 차감 (Rotation clockwise = add, rotation anticlockwise = subtract)

10° 시계방향으로 회전한 예를 보시오(그림 24.4 b).

e.g. cyl axis 140°
plus 10° clockwise direction
required axis 150° on contact lens

(b)

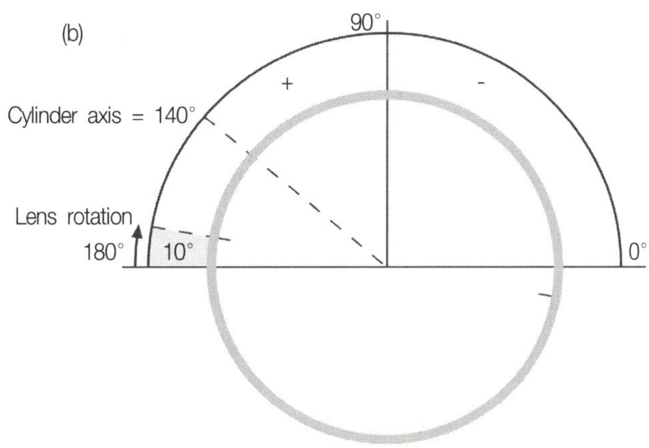

그림 24.4 (b) CAAS 기억법

24.3 렌즈 디자인

23.2.2에서 언급한 안정화를 위한 방법과는 별개로 소프트 토릭 렌즈를 위해 다양한 렌즈 디자인이 진화되었다. 이것은 각막직경 또는 반공막 직경, 다양한 함수량 사용, 전면 또는 후면 토릭형 등 다양하다. 1회용 토릭 렌즈 또한 여러 종류이다(19.3 및 표 19.3 참조).

전체 직경(total diameter)

각막 직경 토릭의 장점

- 부종의 위험이 적음
- 외관상 더 나음
- 아래 눈꺼풀 자극이 적음

반공막 토릭의 장점 (예, Hydrom Z6T, Sunsoft)

- 더 나은 안정성
- 윗눈꺼풀 자극이 적음
- 넓은 범위의 렌즈와 안정화 방법

함수량(water content)

저함수 토릭의 장점 (예, Optima, Durasoft 2)

- 눈에서의 더 나은 안정성
- 더욱 믿음직한 방향성
- 더 얇게 만들 수 있음
- 더 오래가는 수명

고함수 토릭의 장점 (예, Lunelle, Proclear Compatiables, Weicon cE)

- 더 편안함
- 부종의 위험이 적음

전면 및 후면 토릭(front and back surface toric)

전면 토릭

전면 토릭은 4.50D까지 각막 및 수정체 난시 모두를 교정할 수 있는 능력이 있다. 이것들은 각막 및 반공막 모두에서 넓은 범위의 기하학적 다양성으로 성공적이다(예, Weicon

CE). 프리즘 밸러스트안정(예, Optima), 절단(Hydron *Rx* toric) 또는 역동적 안정화(예, Torisoft)와 같은 방법으로 안정화할 수 있다. 후면은 구면(예, Welflex)이거나 비구면(예, Hydron *Rx* Toric) 모두 가능하다.

후면 토릭

후면 토릭은 임상에서 만나게 되는 대부분의 난시가 각막 난시라는 사실로부터 논리적으로 진화되어 왔다. 케라토미터와 안경교정처방은 시력교정의 성공 가능성을 즉각 예측하게 한다. 렌즈의 후면 설계는 전면 구형으로 토릭 각막을 교정하기 위한 디자인이 필수적이다. 주경선의 반경은 거의 실험실에 의해서 먼저 결정된다(예, Ultravision Igel 58 *Rx* toric). 그러나 임상의에게 있어서 표면 굴절력 전환 표를 이용하여 주경선을 계산하는 것이 가능하다(표 24.1). 316쪽에 나와 있는 예는 Hydrox-TS에서의 방법을 보여준다. 이것은 독일의 디자인이지만 영국에서는 더 이상 가능하지 않다.

6.00D만큼이나 높은 실린더는 후면 토릭 방법으로 교정될 수 있다. 수정체 난시는 실제로는 합리적인 임상적 결과를 얻을 수 있더라도 이론적으로는 교정될 수 없다. 후면은 때때로 그것 자체로 안정적이지만 프리즘 밸러스트, 절단 또는 전면 날개 밸러스트의 도움이 필요하다.

Practical advice

대부분의 후면 토릭은 최종 렌즈 사양에서 약주경선만을 포함한다(예, Hydrocurve 3, Mark'ennovy).

24.4 피팅(fitting)

렌즈는 상세 *Rx*에 대한 맞춤으로 제조되거나 연구실에서 미리 결정된 변수의 간략화된 범위로부터 선택되어진다(재고용 토릭 또는 현재 더욱 흔한 1회용 렌즈).

맞춤 렌즈(custom made lenses)

맞춤 렌즈는 기술적으로 생산 가능한 렌즈 변수, 수분 함유량, 구형 및 실린더 배율, 축위치 및 안정화 방법의 다양한 범위를 포함하는 대부분을 피팅할 수 있다. 주요 단점은 도수에 따른 렌즈를 얻는데 시간과 비용이 더 많이 소요되고, 특히 도수를 변경할 때 필수적이다. 연구실에서 현재 제공하는 맞춤 토릭 렌즈의 범위는 Canton + Nissel, CLPL, CooperVision, Mark'ennovy와 ultravision International이다.

1회용과 재고용 토릭(disposable and stock toric)

간략화한 방법은, 변수가 신중하게 한정되기 때문에, 임상의나 연구실의 재고로부터 빠른 착용을 가능하게 한다. 실린더 값은 약 2.50D의 상한선을 가지고 있고(이것은 처방의 90%를 처리함), 0.50D 또는 0.75D 단계로 제한될 것이다. 축은 수평이나 수직으로 20° 까지 10° 단계로 한정되며 사난시는 피팅하기가 더욱 어려워 흔히 제외된다. 시험착용 렌즈로 쉽게 가능하고 비싼 처방 렌즈의 낭비를 막는 이유로 1회용 렌즈가 재고 토릭의 역할을 넓게 수행한다.

흔한 범위의 난시조차 단일 표준 설계가 없어서, 임상에서는 사양을 적절히 계산하여 정확하게 접근할 수 있다. 그러나 여러 형태의 1회용 또는 재고 토릭의 사용으로 표준 디자인이 일반적으로 요구되는 교정과 피팅에 근접하게 잘 일치한다는 것을 발견할 수 있다. 이것은 피팅시 선호되어지는 방법이다.

연구실에서는 현재 바슈 롬, CIBA Vision 그리고 Nova를 포함한 재고 토릭을 공급하고 있다. 다양한 1회용 토릭 렌즈는 표 19.3을 참조한다.

피팅 하기(fitting routine)

전통 렌즈를 피팅하는 것은 현재 선호되는 혹은 기대되는 형태의 시험착용 렌즈를 사용할 수 없기에 제한되고 있다. 렌즈는 경험적으로 'K' reading과 spectacle *Rx*에 따라 주문될 수 있다. 만약 연구실에서 렌즈를 교환해주거나 신뢰성이 큰 렌즈를 공급한다면 버려지는 렌즈의 비용이 줄어든다. 대안적으로 두께, 수분함유량, 굴절력 그리고 안정화 방법 측면에서 처방된 형태와 가능한 한 가깝게 적용될 수 있는 디자인을 선택하여 구형 또는 토릭 1회용 시험 착용 렌즈를 사용할 수 있다.

- 'K' reading과 연관해서 spectacle *Rx*를 평가한다.
- 각막 또는 수정체 난시의 측면에서 후면 또는 전면 토릭을 결정한다.
- 반경과 직경에 있어서 피팅 원리는 16장에 주어진 것을 따른다.
- 1회용 또는 재고 토릭의 다양함이 있지만 여러 가지 변수를 다 만족시키지는 않는다.
- 안정화 방법은 흔히 렌즈 선택에 의해 결정된다.
- 굴절력은 경험적으로 양 주경선에서의 안구 굴절을 고려하는 것에 의하거나 구형 렌즈로 오버리프렉션하여 결정한다.
- 만약 두 가지 가능한 실린더 사이에서 선택한다면 일반적으로 저굴절력 선택이 올바른 것이다. 즉, 과교정 난시보다는 저교정이 낫다는 것이다.

표 24.1 토릭 렌즈의 위치회전에 따른 계산표

Convention Mislocation (degrees)	(1) Axes in standard axis notation (2) Anticlockwise is +ve, clockwise −ve −1.00D	 −2.00D (×2)
5	+0.08/−0.16×42.5	+0.17/−0.34×42.5
10	+0.17/−0.34×40	+0.35/−0.69×40
15	+0.26/−0.52×37.5	+0.52/−1.04×37.5
20	+0.34/−0.69×35	+0.68/−1.37×35
25	+0.43/−0.85×32.5	+0.85/−1.69×32.5
30	+0.50/−1.00×30	+1.00/−2.00×30
35	+0.57/−1.14×27.5	+1.14/−2.29×27.5
40	+0.64/−1.28×25	+1.29/−2.57×25
45	+0.71/−1.42×22.5	+1.41/−2.82×22.5
50	+0.76/−1.53×20	+1.53/−3.06×20
55	+0.82/−1.64×17.5	+1.64/−3.28×17.5
60	+0.87/−1.73×15	+1.73/−3.46×15
65	+0.90/−1.82×12.5	+1.81/−3.63×12.5
70	+0.94/−1.82×10	+1.88/−3.76×10
75	+0.96/−1.93×7.5	+1.93/−3.85×7.5
80	+0.98/−1.97×5	+1.97/−3.94×5
85	+0.99/−1.99×2.5	+1.99/−3.98×2.5
90	+1.00/−2.00×180	+2.00/−4.00×180

- 오버리프렉션에서는 spectacle *Rx*와 가능한 한 가까운 굴절력으로 완전히 정착된 구형 1회용렌즈를 사용한다. 정점거리 고려와는 별개로, 이것은 항상 결과의 연관성을 확실히 하기 위해서 가치있는데, 특히 실린더 굴절력과 축 선정에서 더욱 그러하다. 만약 어떤 차이라도 있다면 다른 디자인의 렌즈로 반복해야 한다.
- 렌즈 방향을 결정하는 것은 경험적으로 렌즈 기저의 5° 코쪽 회전을 허용하는 것이나 토릭 1회용 렌즈의 표시 각도 또는 눈꺼풀의 각도를 측정하는 것에 의해서이다.
- 눈에서의 렌즈 검사는 피팅 단계에서 실린더 축에 대한 보상이 필요한지 더욱 정밀하게 결정한다. 가장 흔한 결과는 약 5° 코쪽 회전이다. 일관된 회전이라도 20° 이상 회전하면 성공하기 어렵고 따라서 일반적으로 다른 착용이나 다른 렌즈형태로 시도하는 것이 더 낫다. 사난시는 결과를 신뢰하기 어렵다.
- 비슷한 실린더의 눈에서 토릭 렌즈의 움직임은 구형 렌즈보다 더욱 신뢰가 간다. 이것은 실린더를 교정하는 것이 동등한 렌즈 두께를 합하는 것이기 때문이다.
- 만약 축 보상이 초기 피팅에서 렌즈 회전 때문에 가해졌다면, 처방 렌즈에서도 꼭 같은 정도의 회전이 있도록 한다. 이것은 특히 LARS방법으로 보정이 이루어졌을 때 중

요하다(24.2.3 참조).

- 토릭 렌즈의 오버리프렉션은 거의 가치가 없는데 이유는 그 결과가 경사교차 실린더가 되고 오직 간접적인 정보만을 얻을 수 있기 때문이다(표 24.2 참조).
- 그러나 오버리프렉션의 일반적인 성질은 이것의 절대적인 가치가 대단히 의미있는 것이 아니더라도 토릭 처방 렌즈의 가이드로 사용될 수 있다. 만약 실린더가 원래의 축이나 90°에서 나타나면 과교정이나 저교정이 제시된다. 만약 다른 축에서 대략 2배의 배율을 가진 마이너스실린더를 동반한 플러스 구형 형태를 취했다면(예, +0.50/−1.00) 그것은 실린더 축이 잘못 놓여졌기 때문이다. 이것은 렌즈 회전이나 불량 생산에 의해서일 수 있고 표 24.2 또는 적절한 컴퓨터 프로그램으로부터 평가할 수 있다.

Practical advice

축 표시의 형태에 따라서 각막에 정착한 렌즈의 위치는 그림 24.5(a–c)에서 보듯이 기록될 수 있다.

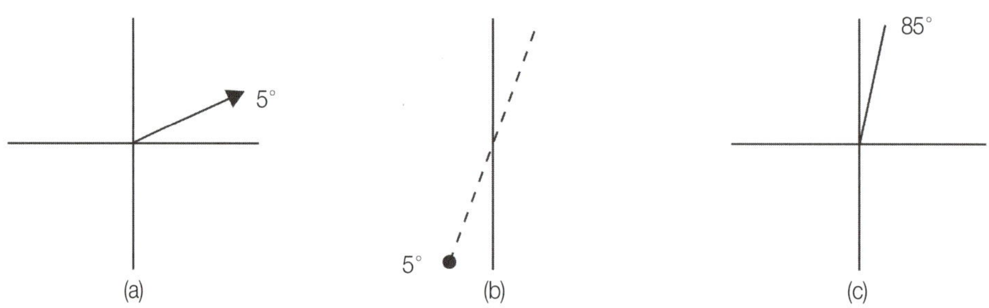

그림 24.5 (a-c) 렌즈 위치 기록방법

24.5 피팅 예(fitting examples)

전면 토릭(front surface stock toric)

예 :

spectacle *Rx* : R.E. −3.00/−1.25×85

Keratometry : R.E. 7.85 mm(43.00D) spherical

난시는 전적으로 수정체 형이고 따라서 전면 토릭이 필요하다.

착용하기 : CIBA Vision, WCE 토릭 : FL(flat) : 14.60−3.00(두 가지 선택 사항 중 편평한 것을 택함)

실린더 굴절 : −1.25×85(spectacle *Rx*로부터)

축 회전 : 코쪽으로 5°(반시계방향)회전

이 재고 디자인에 대한 가장 근접한 선택사항은 :

실린더 : −1.00D 또는 −1.75D. 거의 항상 과교정 보다는 저교정이 낫다. −1.00D를 선택한다.

축 : 80° 또는 90°, 5° 코쪽으로 회전하기 때문에 80°를 선택한다. 실린더 축은 따라서 85° 회전해야 한다.

렌즈 사양 : FL:14.60 −3.00/−1.00×80

변수의 최대 범위를 가진 전면 토릭

예 :

spectacle *Rx* : L.E. −2.50/−3.50×180

Keratometry : L.E. 8.23 mm along 180° (41.00D)

7.72 mm along 90° (43.75D)

난시는 1회용 또는 재고 토릭의 범위 밖에 있다.

대부분은 각막 난시이지만 0.75D의 수정체난시를 동반한다. 변수의 최대범위를 갖고 있는 전면 토릭 렌즈를 선택한다(예, CooperVision Z6).

Z6 토릭에의 최적의 피팅 : 9.00:14.00−3.00

Over-refraction : plano/−3.25×180(−2.50D 얇은 하루 착용 1회용 렌즈를 사용한다)

렌즈 세부사양 : 코쪽으로 5° 회전 한다(좌안, 시계방향) :

9.00:14.00−2.50/−3.25×5

이와 같이 처방된 렌즈가 지나치게 움직임이 많고 또한 측두쪽으로 10° 회전(좌안, 반시계 방향)하여 일관되게 정착했다고 가정하자. 재주문 :

최종 렌즈 세부 사양 : 8.70:14.00−2.50/−3.25×170

후면 토릭 1회용 렌즈(예, Basch & Lomb Soflens 66)

spectacle *Rx*: R.E. −1.25DS/−2.50DC×20

Keratometry: R.E. 7.96 mm along 20° (42.50D)

7.50 mm along 110° (45.00D)

난시는 전적으로 각막형이고 재고 토릭 또는 1회용 범위 안에 있을 가능성이 있다.

단일 피팅: 8.50:14.50

예 A:

Over-refraction: +0.25/−2.25×20(중함수 하루 착용 1회용 렌즈나 시험렌즈로 대여한 Soflens 66으로)

1회용 토릭 렌즈는 코쪽으로 10° 회전하여 위치한다(우안, 반시계방향).

렌즈 세부 사양: 8.50:14.50 −1.25/−2.25×10

예 B:

Over-refraction: plano/−2.75×25

측두쪽으로 20° 회전 하여 1회용 토릭 렌즈를 위치한다(우안, 시계방향).

실린더의 0.50D 저교정 및 경사 45° 축이 이론적으로 필요하다. 이 예는 성공적인 결과를 주기 어렵다. 피팅을 중지하고 각막에서 더 나은 위치를 줄 수 있는 다른 다양한 토릭을 찾는다.

후면 토릭 양 경선을 계산하기
(to calculate both meridians of a back surface toric)

아래의 예는 영국에서 더 이상 사용되지 않는 Hydroflex TS truncated design 제품을 사용하였다. 임상의가 어떻게 양 경선의 반경을 결정하는지를 소개한 계산의 원리는 여전히 유효하다.

예:

spectacle *Rx*: R.E. −0.75/−3.50×15

Keratometry: R.E. 8.23 mm along 15° (41.00D)

7.63 mm along 105° (44.25D)

난시는 거의 전적으로 각막 난시이고 1회용이나 재고 토릭 렌즈 범위 밖에 있다. 절단하지 않은 디자인으로 불안정과 과도한 회전이 있었다고 가정한다. 절단을 동반한 후면 토릭을 선택한다.

최적의 피팅 : Hydroflex TS 9.30:14.00−3.00

Over−refraction : +2.50/−3.50×15

(주의. 이것은 마이너스 실린더 형태로 요구된다. 액체렌즈와 굴곡 영향 때문에 구면굴절력에서 전형적인 +0.25D 차이가 존재한다 − 17.3 참조)

시험 착용 렌즈 : 코쪽으로 10° 회전하여 위치한다. 따라서 처방된 렌즈는 축을 5°로 보정한다(T5로 표시).

주 경선에 대한 반경의 계산

시험 착용 렌즈의 반경을 약주경선(플랫)으로 간주한다. 그리고 표 24.1을 사용하여 표면 굴절력으로 전환한다(주의. 마이너스 표시).

9.30 mm	→	−47.83D	surface power
	add	−3.50D	교정 실린더 값
8.70 mm	←	−51.33D	

표 24.2 반지름 - 표면 굴절력 변환표 (n=1.4448)

BCOR (mm)	Surface power (D)	BCOR (mm)	Surface power (D)
6.00	74.13	8.00	55.60
6.10	72.92	8.10	54.91
6.20	71.74	8.20	54.24
6.30	70.60	8.30	53.59
6.40	69.50	8.40	52.95
6.50	68.43	8.50	52.33
6.60	67.39	8.60	51.72
6.70	66.39	8.70	51.13
6.80	65.41	8.80	50.55
6.90	64.46	8.90	49.98
7.00	63.54	9.00	49.42
7.10	62.65	9.10	48.88
7.20	61.78	9.20	48.35
7.30	60.93	9.30	47.83
7.40	60.11	9.40	47.32
7.50	59.31	9.50	46.82
7.60	58.53	9.60	46.33
7.70	57.77	9.70	45.86
7.80	57.03	9.80	45.39
7.90	56.30	9.90	44.93

표 24.2에서 51.33D에 가장 근접한 값은 51.13D(8.70 mm)이고 이것을 강주경선(가파른)으로 간주한다.

최종렌즈 사양 : 9.30/8.70:14.00 −0.50 T5

(주의. 만약 처방된 렌즈가 과교정 난시라면 이것은 유발 난시 때문일 가능성이 있고 더 작은 토릭 차이(toric difference)를 나타내는 것이다.)

i General advice

- 성공적인 피팅은 일반적으로 한 두 번의 깜박임으로 또는 눈에서의 회전적 이동 후에 같은 방향으로 일관적으로 돌아온다.
- 렌즈가 눈에 잘못 놓여졌을 때는, 그것의 방향을 바꾸려고 시도하기보다는(예, 피팅을 더욱 타이트하게 하거나 절단을 조정하는 것), 여러 가지 렌즈 안정화 요인이(24.2.1 참조) 유사한 방식으로 항상 렌즈에 작용한다고 가정하여, 눈에서 일어나는 렌즈의 어떤 회전에 대해서도 교정 실린더의 축을 보정한다.
- 사난시에 대한 피팅은 신뢰하기 어렵다.
- 단안 환자에 대한 피팅에서는 특별한 주의가 필요하다. 그들은 눈을 깜박일 때 생기는 일시적인 렌즈 회전으로 인한 시야의 불안정성에 더 많이 방해를 받기 때문이다.
- 만약 두 번째 렌즈로도 성공하지 못했다면, 디자인이 다른 형태로 시도한다.

References

1. Killpartrick, M.R. (1983) Apples, space−time and the watermelon seed. *Opthtalmic Optician,* **23**, 801−802
2. Grant, R. (1986) Mechanics of toric soft lens stabilisation. *Transactions of the British Contact Lens Association Annual Clinical Conference,* **3**, 44−47
3. Lindsay, R.G. and Westerhout, D. (1997) Toric contact lens fitting. In: *Contact Lenses,* A.J. Phillips and L. Speedwell (eds). Butterworth−Heinemann, Oxford, pp. 464−493
4. Holden, B.A. and Frauenhofer, G. (1975) Principles and practice of correcting astigmatism with soft contact lenses. *Australian Journal of Optometry,* **58**, 279−299
5. Cooke, G., Green T. and Young, G. (1996) Spreadsheet calculation of oblique cylinder power. *Optician,* **211** (5540), 28−30

CHAPTER 25

노안용 렌즈 (lenses for presbyopia)

25.1 환자 선택(patient selection)

25.1.1 신환(new patients)

적응증(indications)

- 성공적인 콘택트 렌즈 착용을 위한 정상 범주를 충족하는 환자
- 원거리와 근거리 시력에서 약간의 문제를 받아드릴 수 있는 참을성 있는 환자
- 정밀한 시력을 요하지 않는 환자

금기증(contraindications)

- 원거리시력에 있어서 거의 정시안인 환자
- 콘택트 렌즈 착용에 있어서 기초적인 금기증이 있을 때
- 매우 민감한 환자
- 좋은 지속적인 근접시가 요구되는 일을 가진 환자는 특별한 주의가 필요
- 착용에 대한 이유가 분명히 안경가공의 문제일 때
- 잘 다루지 못하는 환자

Practical advice

적응의 우선적인 평가를 주기 위해 먼저 원용 단초점 렌즈를 피팅해보거나 만약 다음과 같을 때 일회용 렌즈로 시도해 봄

- 환자가 콘택트 렌즈에 관해 확실해하지 못할 때
- 적합성에 관해 임상의가 의심이 갈 때
- 다루는 것이 문제가 될 수 있을 때

25.1.2 기존 렌즈 착용자(existing lens wearers)

- 초기 노안은 교정도수에 +0.50D 가입으로 대처하고 일반적으로 한 쪽에 가입한다.
- 많은 환자는 복잡함과 더 많은 비용을 피하기 위해 콘택트 렌즈를 착용하고 독서용 안경을 덧쓰기를 선호한다.
- 몇몇 환자는 무의식적으로 단안시를 사용하는데 이는 이중초점으로 재피팅할 때 굴절이 변하는 것이 불만족스럽기 때문이다.
- 만약 환자가 성공적인 하드 렌즈 착용자라면 소프트 이중초점 렌즈로 피팅하지 않는다.

적응증

- 읽을 때조차도 안경을 쓰기를 원하지 않는 장기간의 렌즈 착용자
- 안경에 신체적 문제점이 있는 환자
- 어떤 특별한 일에 대해 안경이 불편할 때

금기증

- 노안에서 일반적인 눈물의 양이 적거나 질이 떨어지는 환자
- 단초점 렌즈를 착용하고 잘 참지 못하는 환자
- 환자가 전신 작용 약을 복용하고 있을 때(예, 관절염 약이나 호르몬 대체 요법)

25.2 단안시(monovision)

단안시는 근용 조절력을 콘택트 렌즈에 넣어 일반적으로 비우세안에 착용시키는 노안 교정기술의 하나이다.

25.2.1 단안시의 장점과 단점

장점

- 노안을 다루는데 있어서 가장 복잡함이 적은 방법
- 피팅에 있어서 필수적인 것이 없음
- 환자의 수용도가 높고 개념이 설명되어 왔음
- 시력의 안정성
- 일반적으로 환자가 이 기술을 수용할 수 있을지 없을지 빠르게 결정
- 다른 양식보다 비용이 현저히 적다.
- 주변시야의 융합을 유지
- 굴절 균형은 문제가 되지 않음

단점

- 입체시가 감소, 그러나 광학적 정밀도에서는 무시할만 함
- 대조 감수성의 감소, 대부분의 이중초점 및 다초점 콘택트 렌즈에서도 같다.
- 받아들일 수 없는 뿌연 시야가 인내심을 감소시킴
- 단안환자에게는 사용할 수 없음
- 꽤 강한 주시안을 필요로 함
- 운전할 때, 특히 야간에 특별한 주의가 필요함

Practical advice

독서용 굴절력에는 자연적 한계가 있다. 이것은 단안시에서 유효한 시력이나 또는 편안한 시야를 제공하는 것을 중단하는 부동시의 한계이다. 대부분의 환자에게 있어서 한 번에 +2.50D를 추가하는 것은 양안 사이의 부등상이 받아들이기 힘들 수 있다.

가입도는 감소되어질 수 있고 독서 보충기는 필요할 때만 사용한다.

25.2.2 단안시에 대한 피팅

- 하드나 소프트 렌즈 모두 정상 범주에 따라 피팅한다.
- 비우세안은 일반적으로 근거리 시력에 이용된다.
- 좌안이 더욱 흔히 비주시안이다 영국에서는 운전 시에 더욱 실제적이다.
- 최소한의 마이너스 또는 대부분의 플러스는 원용을 위해 주시안에 부여한다.
- 적절한 근거리 시력을 위한 최소한의 플러스 굴절력은 비우세안에도 적용된다.

우세안(eye dominance)

우세안을 결정하는 것은 성공적인 단안시를 위해 필수적이다. 교차 주시성(즉, 오른손잡이는 왼쪽 눈이 주시안, 역도 마찬가지)은 흔하다. 다음과 같은 방법들이 사용된다 :

- 어떤 눈이 더 나은 교정 시력을 보이는지 결정
- 양 손의 집게 손가락으로 한 점을 가리킴
- 각각의 눈앞에 +1.25D 렌즈를 사용하여 어떤 눈이 양안시력 또는 주관적인 흐려짐의 변화를 덜 주는지 본다.
- 단단한 보드지 튜브 또는 종이 한 장의 구멍을 통해 응시한다.

그러나 흔히 이러한 다양한 방법들 사이에는 모호성이 존재하므로 임상의는 최대한의 신뢰를 주는 기술을 결정해야만 한다.

Practical advice

- 만약 좌안이나 우안의 도수가 비슷하다면 환자는 근거리 시야에 어느 눈을 사용할지 실험할 수 있다.
- 만약 근거리 시야를 주로 사용한다면, 주시안의 변경과 환자의 필요에 맞추는 방법을 시도한다.
  - 교차 단안시
- 가끔씩의 최적 원거리 시야(예, 장기 운전)를 위해서 비주시안에 삼중초점렌즈나 사용할 안경 처방을 고려한다.

부분 단안시(partial monovision)

+0.50D 또는 +0.75D의 낮은 가입은 흔히 간헐적인 근거리 시야(예, price tags, menus, headlines)에 충분한 편리함을 주고 환자들은 지속되는 근거리 작업에 대한 독서 안경을 사용하는 것에 만족한다. 이 방법은 때로 전면 비구면 렌즈로 특별한 효과를 낼 수 있다.

25.3 이중초점 렌즈 디자인(bifocal lens design)

25.3.1 교체 디자인(이중초점 변형)(alternating design(translating bifocal))

교체 렌즈는 두 영역을 가지고 있다. 이것들은 융합형이거나 고정형일 수도 있고 렌즈의 전체를 가를 수도 있다(그림 25.1). 새그먼트 렌즈는 더 흔하지만 그 개념은 동심적 디자

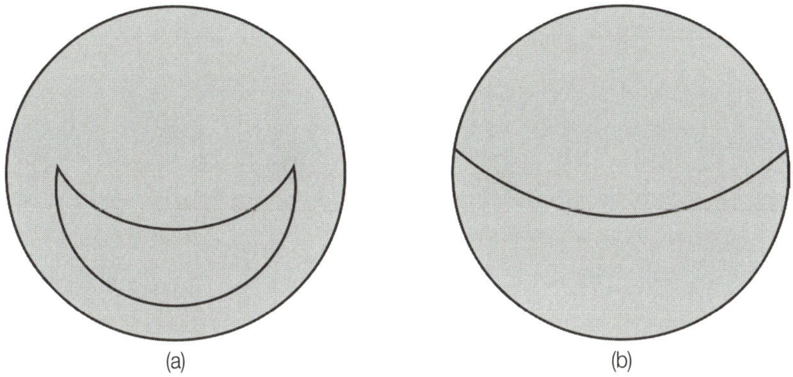

그림 25.1 이중초점 렌즈 : (a) 융합된 또는 고형부위, (b) 렌즈 가로를 가로지르는 고형부위

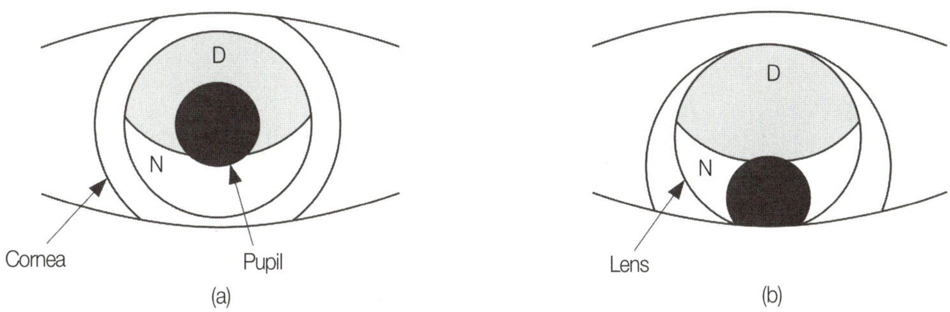

그림 25.2 이중초점 렌즈 : (a) 주 응시, (b) 하방 응시 (D : 원거리 부위, N : 근거리 부위)

인과 동일하다. 원용부와 근용부는 같은 방향을 쳐다보거나 같은 시간에는 절대 같이 사용될 수 없다. 렌즈 안정성과 위치는 프리즘과 절단에 의해 조절된다.

성공적인 피팅을 위한 요인

- 아래쪽을 쳐다볼 때 렌즈는 동공의 전면에 근용부를 위치시키기 위해 반드시 위로 올라가야 한다.
- 상대적으로 긴장된 아래쪽 눈꺼풀이 필수적이다 : 만약 이것이 지나치게 느슨하다면 렌즈의 가장자리는 눈의 하방 가장자리를 지나쳐서 미끄러진다.
- 아래쪽 눈꺼풀은 렌즈를 지지하기 위해서 하방 가장자리보다 더 낮아서는 안된다.
- 눈을 깜박일 때 렌즈의 방해나 원거리를 볼 때 독서부위가 동공의 앞으로 당겨지는 것과 변화되는 시력에 대한 환자들의 불만도 최소화해야 한다.

Rule of thumb

대략 동공의 3/4을 원용 또는 근용 시 정확한 영역의 렌즈부로 덮도록 충분한 움직임이 있어야 한다(그림 25.2).

25.3.2 동시 디자인(비변형 이중초점) (simultaneous design(non-translating bifocal))

동시 디자인은 본질적으로 원거리와 근거리 시야 모두를 함께 제공하고 렌즈 움직임에 의존하지 않는다. 그것들은 동심적이거나 비구면 렌즈에서 흔하게 발견되어지고 일반적으로 중앙근용부위(CN)와 중앙 원용부위(CD)로 관계되거나 또는 회절 디자인(diffractive design)과 함께 하는 것을 일컫는다.

성공적인 피팅을 위한 요인

착용의 안정성과 원거리와 근거리 사이를 분별할 수 있는 능력은 가장 중요한 요인이다. 동공 크기 또한 회절 렌즈를 제외한 모든 동시 이중초점 렌즈의 기능에 있어서 매우 중요한 요인이다.

동시 이중초점의 주요 문제점 중에 하나는 과중첩된 망막 영상의 대조능력의 상실이다. 그 문제는 빛이 적을 때 더욱 악화되고 근거리 시야에 특별한 어려움을 줄 수 있다.

중앙 근용부 렌즈(centre near lens)

- CN 중앙 집중형 렌즈는 빛이 적을 때는 동공 크기가 증가하기 때문에 원거리 시야에 유리하다.
- CN 중앙 집중형 렌즈는 빛이 많을 때는 동공 크기가 작아지기 때문에 근거리 시야에 유리하다. 따라서 운전자들은 반드시 선글래스를 착용해야만 한다.
- CN 비구면체일 경우에는 동공의 크기가 클수록 원거리 시야가 더 낫다. 작은 동공을 가진 노인 환자들은 좋은 원거리 정밀성을 얻기는 어렵다.

중앙 원용부 렌즈(centre distance lens)

- CD 중앙 집중형은 빛이 적을 때는 근거리 시야에 유리하다.
- CD 중앙 집중형은 빛이 많을 때는 원거리 시야에 유리하다; 따라서 해변에서 책을 읽을 때는 반드시 선글래스를 착용해야 한다.

- CD 비구면체일 경우에는 작은 동공이 근거리 가입을 하기 어렵게 만들기 때문에 따라서 노인환자들은 근거리 시야에 부적합하다.

25.4 하드 이중초점 렌즈 피팅(fitting hard bifocals)

25.4.1 교대 형태(alternating type)

새그먼트 이중초점

새그먼트 이중초점(예, Scotlens, Canthor + Nissel)이 있고 융합형 새그먼트 디자인과 같은 방식으로 피팅된다. PMMA 렌즈는 다른 굴절 계수의 융합형 상방커브의 새그먼트로 주문되어 사용된다. 한편 현재 잘 쓰이지 않는 Fluoroperm ST가 직선형의 상층부를 가지고 있는 것과 같이 현대 이중초점은 렌즈 안에서 고굴절계수의 새그먼트가 들어있다(그림 25.3).

융합형 디자인의 전면부 및 후면부는 부드럽고 새그먼트는 한 점 중심적이다. 즉, 새그먼트의 광학적 중심이 새그먼트의 상부에 위치하고 있어 단절없는 'step-free' 시야를 줄 수 있다. 안정화를 위해 프리즘을 사용함에도 불구하고 이들 렌즈 디자인은 고형 새그먼트 Tangent Streak version에 비해 얇고 가볍다. 새그먼트 크기와 형태는 가로 6 mm, 높이 3 mm로 고정되어있지만 다른 모든 변수는 환자에 맞게 디자인되어 진다. 프리즘의 양은 1.25△에서 3.00△로 다양하고 BVP에 의존한다. 이것은 일반적으로 네거티브 굴절력에 대해 더 크다.

진단적 렌즈는 절단되어질 필요가 있을 때 필수적이고 정밀한 평가를 위해 prism ballast를 가지고 있다. 최소 난시도의 렌즈는 'K'보다 0.05~0.15 mm 더 편평한 것을 선택한다. 1.00DC 이상에는 가파른 반경이 사용된다. 이상적인 피팅은 아래쪽 눈꺼풀에 절

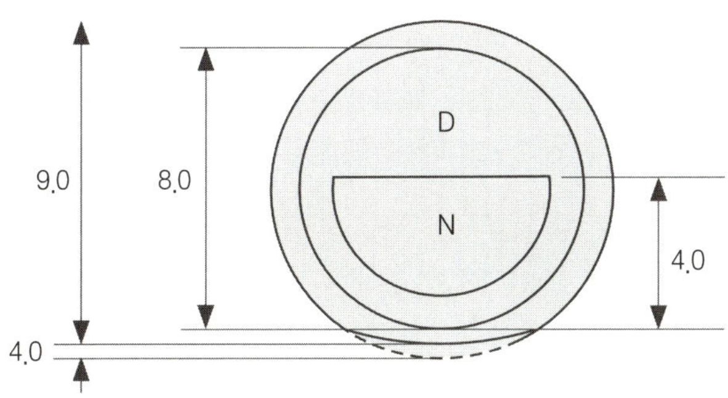

그림 25.3 새그먼트 이중초점 렌즈의 주문을 위해 측정치와 함께 그려짐 (D: 원거리 부위, N: 근거리 부위)

단부가 위치하고 정렬이나 최소한의 정점 접촉을 가능하게 한다. 수직 운동은 눈을 깜박일 때 약 1 mm가 되어 급속한 회복이 되어야 한다. 제1안위에서 렌즈의 상층부와 상부 윤부 사이는 적어도 2 mm가 되어야 한다. 내려다보았을 때 렌즈는 최소한 2 mm까지 들어올려져야 하고 상부 윤부 위로 옮겨져야 한다.

융합형 새그먼트는 형광을 내고 이것은 버튼 램프로 쉽게 관찰할 수 있다. 새그먼트의 상부는 정상 불빛에서 하방 동공 가장자리와 같은 수준이거나 약간 아래에 위치해야 한다. 슬릿 램프와 와이드 빔으로 관찰하면, 새그먼트의 상부는 하방 동공 가장자리에서 0.40~0.70 mm 아래에 있어야만 한다. 지나친 렌즈 회전은 프리즘의 굴절력과 축을 바꾸거나 절단의 각도를 변화시킴으로서 조절될 수 있다.

> 전형적인 세부 사양
> 7.80:8.00/9.40×9.00 −3.00 add +2.00
> 새그먼트 높이 : 3.60 mm; 2.00△

Practical advice

- +1.50D 이하의 가입도는 흔히 불가능하다.
- High-riding 렌즈는 프리즘과 중심부 두께를 증가시키는 것에 의해 개선된다.
- 새그먼트의 상층부가 높은 것은 절단을 조정하여 낮게 할 수 있다.
- 아래쪽 눈꺼풀이 너무 낮게 위치해 있는 환자에서는 렌즈 위치를 조절하는 것이 불가능할 것이기 때문에 착용을 피하도록 한다.

원피스 하드 이중초점(one-piece hard bifocal) (예, tangent Streak)

두 개의 넓은 새그먼트로 구성되어 직선 수평 접합부위에서 만나고(그림 25.4) 이는 익스큐티브 타입의 이중초점 안경과 유사하다.

진단적 세트는 렌즈의 움직임과 새그먼트선의 위치를 평가하는데 필수적이다. 플랫 피팅은 눈깜박임 사이에 아래쪽 눈꺼풀로 렌즈가 이동할 수 있도록 하기 위해서 필수적이다. 적절한 렌즈전이를 위해 렌즈 상부와 상방 윤부 사이의 충분한 틈새를 갖도록 하는 렌즈 아랫부분이 필수적이고 이것은 2△의 절단법에 의해 도움을 받는다. BOZR의 범위는 7.42 mm (45.50D)에서 8.23 mm(41.00D) 사이이고 초기 렌즈는 표 25.1에 기초하여 선택되어 진다.

BOZD는 TD의 9.90×9.40 mm와 9.40×9.00 mm의 두 가지의 표준이 있을지라도 항상 7.80 mm이다. 새그먼트의 위치는 검안경이나 슬릿 램프를 통해 관찰된다. 원거리를 보고

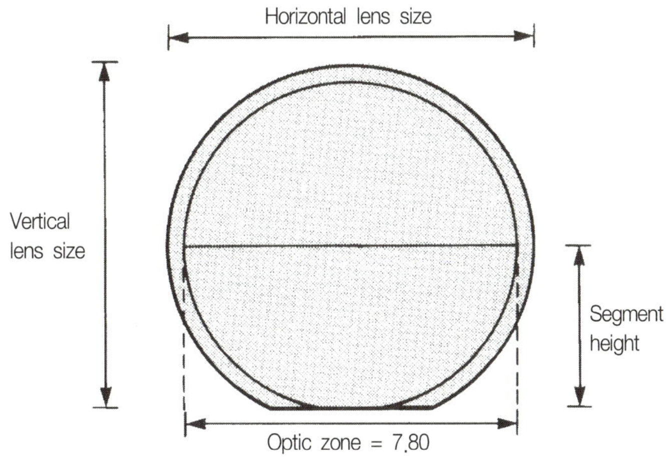

그림 25.4 탄젠트 스트릭 원피스 하드 이중초점렌즈의 디자인

표 25.1 탄젠트 스트릭

Corneal astigmatism (D)	Trial lens (BOZR)
0.00D	'K' + 0.20 mm
0.50D	'K' + 0.10 mm
〉1.00D	1/4 between flattest and steepest 'K'

있을 때 동공의 중심부 아래 1.50 mm가 이상적이다. 내려다보고 있을 때에는 렌즈는 새그먼트선이 동공의 중심부 약간 위에 오도록 옮겨져야 한다. 만약 렌즈가 눈꺼풀에 의해서 위로 올려지지 않는다면 더 많은 프리즘이나 더 편평한 BOZR이 사용되어야 한다. 아래쪽 눈꺼풀이 윤부 밑에 있는 경우에 렌즈는 더 큰 TD를 가지고 있고 덜 절단됐으며 더 높은 새그먼트인 것을 사용해야 한다.

예 :

HVID : 12.00 mm 동공크기 4.00 mm 'K' 7.80×7.65

BOZR : 7.90 mm; TD 9.90×9.40 ; 새그먼트 높이 5.20 mm

Practical advice

- 눈깜박임 동안 과도한 렌즈 회전은 흔히 지나치게 가파른 BOZR이나 위로 구부러진 아래쪽 눈꺼풀과 연관되어 있다.

- 위쪽으로 위치한 렌즈는 더 많은 prism ballast이나 주변부 커브의 편평함이 요구된다.
- 렌즈 옮김이 잘 안 되는 것은 가장자리 틈새를 증가시키는 것에 의해 도움을 받는다.
- High-riding 렌즈나 과도한 움직임으로 인해 원거리 시야가 안 좋은 것은 prism ballast을 증가시키거나 더 큰 TD에 의해 도움을 받을 수 있다.
- 근거리 시야가 잘 안 보이는 것은 렌즈 옮김을 증가시키기 위해 가장자리 틈새를 높일 필요가 있을 것이다.

Presbylite

Presbylite는 삼각형 부위의 상층부에 비구면 중간영역과 함께 삼각형의 새그먼트 독서부위를 가지고 있다. 렌즈는 세 개의 TD에서 prism ballast된다: 9.00 mm, 9.30 mm, 9.60 mm 이것들은 경험적으로 BVP의 총 범위에서 큰 BOZR로 피팅된다. 근용부는 시력장애 없이 30° 까지 회전이 가능하다.

동심적 이중초점 렌즈(concentric bifocals) (예, avision system)

Avision 렌즈는 대안적 디자인 원리로 CD 중앙 집중형 동심구조로 디자인되었다. 광학부는 단일 중심적이라 회전은 문제가 되지 않고 평균 렌즈 질량은 많은 다른 디자인에 비해 적다. 어느 재질도 사용 가능하다.

렌즈 위치는 전면 배밸의 범위(P 또는 M으로 표시, 1부터 4까지)에 의해 조절되고 이것은 눈꺼풀 부착의 정확한 정도를 확실히 하기 위해서이다. P 렌즈는 더 많이 그리고 M 렌즈는 눈꺼풀을 덜 잡도록 촉진한다. 아래쪽으로 렌즈 위치를 도울 필요가 있다면 prism ballast 또한 함께 사용할 수 있다. 피팅 세트는 8개의 다른 가장자리 형태와 4.00 mm 원용 부위를 분리하기 위한 진단용 고리(ring) 사용이 가능하다. 진단적 렌즈(TD = 9.30 mm, AEL = 0.13 mm)는 중앙화 정도, 광학부 직경과 렌즈 움직임을 평가할 수 있다. 이상적인 렌즈는 일상 조명 하에서 동공 직경과 동일한 원용부위의 크기를 가진다.

최초로 선택할 렌즈는 최소한의 중간-가장자리 베어링(mid-peripheral bearing)의 alignment fitting과 중간정도의 가장자리 클리어런스를 줄 수 있도록 'K' 또는 'K'보다 0.10 mm 편평한 것을 선택한다. 최적의 가장자리 형태와 피팅은 눈을 깜박일 때 1 mm의 빠른 움직임을 가지며 중심부에 위치하고 중심원용부는 동시 시야 영향을 피하기 위해 완전히 동공을 덮는다. 만약 렌즈가 근거리 시야를 위한 옮김을 확실히 하기 위해 최소한 2 mm까지 움직이지 않는다면 TD는 감소되어야만 한다.

Practical advice

- 가능한 곳에서는 대여 렌즈의 장점을 활용한다.
- 가능하면 기대되는 BVP에 가까운 렌즈를 사용하는데 이는 굴절력이 다른 렌즈는 눈에서 다르게 작용하기 때문이다.
- 초기 렌즈에서 편평한 편으로 치우친다.
- 큰 TD가 더 흔히 쓰인다.
- 만약 형광 패턴이 불규칙적이고 해석하기 어렵다면 움직임과 변형에 따라 피팅을 평가한다.
- 렌즈는 건조상태에서 공급되기에 처방전에 24시간 동안 수화과정이 필요하다.

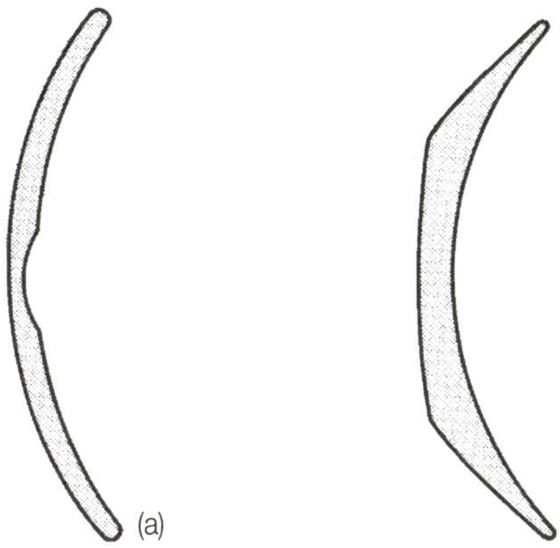

그림 25.5 중앙 집중형 이중초점
(a) 후면 디자인, (b) 전면 디자인

25.4.2 동시 형태(simultaneous type)

동심형 이중초점(concentric bifocal)

동심형 이중초점은 몇몇 환자에서 무시하기 어려운 과중첩 영상이 보일지라도 눈 수준 이상으로 좋은 근거리 시야가 요구될 때 특히 적절하다. 원거리 부위의 직경은 동공의 크기에 의존하고 렌즈는 최소한의 움직임으로 중앙부위에 피팅되어야 한다. 그림 (b)가 더 흔히 피팅될 지라도 후면 또는 전면 디자인 모두 가능하다(그림 25.5).

전면(front surface)

이것들은 수정체 형으로 만들어진 CD 렌즈로서 중앙부의 편평한 곡선은 가파른 carrier에 의해 둘러싸여진 원용의 작은 광학부를 주고 이것의 반경은 근용 시야에 접합한 굴절력을 주기 위해 선택되어진다. 원용부는 3.00 mm와 5.00 mm 사이에서 다양하고 동공 영역의 50%를 덮어야만 한다. 70%의 경우에서 4.00 mm가 요구된다. 이것은 큰 새그먼트로 원거리를 한 눈으로 보고 다른 눈으로 작은 중심부로 근거리를 보는 경향이 흔히 유용하다. 안정적 착용은 약간의 수직 이동이 만족할만한 근거리 시야에 필수적이라 할지라도 9.60 mm와 9.90 mm 사이의 큰 TD를 통해 얻어진다. Low-riding 렌즈는 High-riding 렌즈에 비해 더 나은 작용을 보인다.

전형적인 세부사양 :
R and L : 7.80:7.50/8.40:8.60/10.50:9.80 −3.00 Add +2.00
우측 새그먼트 크기 4.30 mm ; 좌측 새그먼트 크기 3.50 mm

후면 (back surface)

De Carle 렌즈는 매우 가파른 중앙부 후면 곡선을 가지고 있는 CD 디자인으로 눈물의 부분 교정 효과에 의존하고 있다. +2.50D의 가입도에서 약 6.90 mm의 전형적인 반경을 가지고 2.00 mm와 4.00 mm 사이의 직경을 가지고 있다. 근거리 시야에 대한 주위의 고리는 베어링 면(bearing surface)으로 쓰인다(그림 25.5 a와 b).

비구면 다중초점(aspheric multifocal)

하드 가스 투과 비구면 다중초점 렌즈는 일반적으로 뛰어난 광학적 질을 가지고 있고 상대적으로 피팅하기 쉽다. 높고 낮은 편심률 모두 현재 가능하다.

고 편심률 디자인(high eccentricity Design)

- 전형적으로 매우 가파르게 피팅되고 가장 편평한 'K'보다 0.60 mm만큼 더 가파르다.
- 후방 비구면 디자인은 +2.50D까지 효과적인 근용 가입도를 제공한다.
- 근용가입이 크면 클수록 원용부가 작아진다.
- 좋은 중심화는 필수적이다.
- 중앙 형광 풀(fluorescein pool)이 보일 것이다.

후면 비구면 (예, Quasar Plus) (back surface aspheric)

이러한 렌즈는 전형적으로 $e = 045$에서 0.60의 비구면 주변부와 함께 2 mm 중앙부 구면 영역을 가지고 있다. 전면은 전적으로 구면이다. 근접부 추가 지점은 기하학적 중심부로부터 3 mm 떨어져 있다. 그것들은 일반적으로 가장 편평한 'K'보다 0.40 mm 가파르게 착용되며 가파른 BOZR의 도움으로 뛰어난 중심화가 가능해진다. 형광 패턴은 mid-peripheral alignment를 가진 apical clearance를 보여준다. 허용 움직임은 1.00 mm에서 1.50 mm이고 아래를 볼 때 2 mm이다. 근용가입의 증가는 더 가파른 BOZR 피팅으로 성취한다. 그러나 원거리 영역이 감소되고 이것이 아마도 원거리 정밀도를 저하시킬 것이다.

+4.00D까지의 높은 가입도에서는, +2.50D가 비구면 전면처럼 작용하는 남은 굴절력으로 후면에서 발생한다. 이러한 디자인은 후면이나 전면 토릭으로 적응할 수 있다.

Practical advice

렌티큘러 디자인은 다음이 가능하다는 것을 의미한다 :

- 원거리 영역에 음의 굴절력을 추가함
- 근거리 carrier에 양의 굴절력을 추가함
- 원거리 영역의 크기 정도를 약간 증가시킴

낮은 편향성 디자인(low eccentricity design)

- 후면부 편평함의 범위가 낮다. BOZR은 가장 편평한 'K'보다 단지 0.05 mm에서 0.10 mm 더 가파른 것을 선택되어 진다.
- 반드시 가운데에 잘 위치하거나 정렬 형광 패턴에서 약간 위에 있게 한다.
- 아래쪽을 쳐다볼 때 약간의 옮김은 근거리 시야를 돕는다.

비구면 (예, Cantor + Nissel Aqualine MF 200, Lifestyle)

이러한 비구형 전면 혹은 후면 렌즈는 중심부로부터 바깥쪽으로 연속적인 굴절력 커브를 갖도록 디자인되어 졌다. 따라서 렌즈는 동공영역 안에서 +2.00D까지 가입도의 중간 정도를 원용부인 중심부에 가지고 있다. 플러스 굴절력은 위를 향하거나 아래를 향해서 볼 때 더욱 증가된다.

굴절력 증감안에서 구면 수차의 조절은 원거리부터 근거리 시야까지 부드러운 옮김을 준다. 어떤 디자인(예, Lifestyle)에서는 가장 편평한 'K'보다 0.05 mm에서 0.10 mm 가파른 피팅을 요하는데 이것은 다른 것(예, Aqualine MF)이 표준 렌즈로 정렬로 피팅되는 것과 달리 동공 영역을 넘어 굴절력 증감부 안에서 변화를 가능하게 한다.

렌즈가 너무 가파르게 또는 너무 편평하게 착용된다면 독서용 가입도는 효과적으로 작용하지 않는다. 만약 더 높은 가입도가 필요하다면, 비주시안은 +0.50D까지 과플러스될 수 있지만 과마이너스가 되지 않도록 주의해야 한다. 읽는 동안 최상의 근거리 시력을 위해서는 환자는 턱을 올린 상태를 유지하면서 중간영역을 사용해야 한다.

Lifestyle 렌즈는 중심부보다는 각막의 중간-주변부 영역에 피팅된다. 따라서 베이스커브는 결정적이지 않으며 베이스커브와 동등한(EQ) 2차 비구면 커브는 만족스러운 착용을 얻기 위해 각막을 따라 정렬된다. 각막에의 위치가 요구되지 않으며 초기에 high-riding 렌즈처럼 착용될지라도 더 이상 필요하지 않다.

S 형태 기술(S-form technology)

- 이 기술은 전체 광학부에 걸쳐서 후면 점진굴절력을 만든다.
- 특정한 전면 광학부 직경 전체에서 원하는 굴절력을 일정하게 유지하게 한다.
- 원하는 광학부 영역 전체에서 총 굴절력 조절을 준다.
- 구면 수차 효과는 배제한다.
- 낮은 조명에서의 동공 플레어(flare)로 인한 문제가 적다.
- 렌즈 움직임의 증가를 허락한다.
- 렌즈 중심화에 의존하지 않는다.

다중초점(NOVA Essential) (multifocal)

3가지 종류가 가능하다 : 첫 번째는 +1.50D까지 추가하는데 사용된다. 두 번째는 +1.50D에서 +2.25D까지 추가하고 세 번째는 +2.25D 이상 추가하는데 사용된다. alignment fitting 개념이 윗눈꺼풀 부착과 함께 이용된다. 초기 렌즈는 가장 편평한 'K'와 난시의 정도에 기초해 선택한다. 성공률은 원용 BVP에 더 많은 플러스 굴절력을 추가하는 것으로 증가할 수 있다. 이것은 비주시안에 있어서 더 강한 가입이 도움이 될 수 있을 것으로 증명되었을 지라도 고굴절력 시리즈를 사용하기 전에 시도해 보아야 한다.

하드 산소-투과 회절성 이중초점 (hard gas-permeableDiffractive bifocal) (예, Diffrax)

이러한 회절성 이중초점은 원형위상판(circular phase plate)이 렌즈 광학부 안으로 합쳐지도록 디자인되어 두 개의 초점에서 빛이 건설적으로 간섭을 만들 수 있고 광학 축의 다른 점에서 파괴적으로 간섭할 수 있다. 동공과 독립적이었던 디자인들은 하드 산소-투과 렌즈의 사용에서 중지되었다.

25.5 소프트 이중초점 피팅(fitting soft bifocal)

25.5.1 교대 형태(alternating type)

교대형 이중초점 렌즈는 일반적으로 소프트 렌즈로는 성공적임이 증명되지 않았는데 이

는 큰 렌즈의 효과적인 옮김이 어렵기 때문이다. 렌즈는 다음의 구성에 의해 생산되었다:

- 초승달 형 새그먼트는 truncation과 prism ballast에 의해 안정화된다.
- 높은 마이너스 가장자리를 가지고 있는 중앙 집중형 동심원 디자인은 아래쪽 눈꺼풀과 상호작용하고 변형된다.

더 최근의 디자인은 Triton Translating bifocal로 이것은 절단과 새그먼트 모두에 의해 생산된다. 위치 또는 표시 점들은 기하학적 중심 1.50 mm 아래의 위치에서 올바른 근용 굴절력 새그먼트에 위치하도록 하는 중심잡기를 가리키기 위해 이용된다.

- 표시 점들은 반드시 동공 중심부에 위치해야 한다.
- 만약 표시 점들이 아래쪽에 위치한다면 더 큰 TD가 요구된다.
- 만약 표시 점들이 높게 위치한다면 더 작은 TD가 요구된다.
- 수직 검안열 그리고 윤부와 연관된 아래 눈꺼풀의 위치에 관련하여 피팅한다.
- 한 번 정확한 수직 크기가 결정되면 BOR과 BVP는 경험적으로 계산되어진다.
- 렌즈 크기와 절단 때문에 눈꺼풀 인지에는 문제가 있을 수 있다.

25.5.2 동시 형태(simultaneous type)

동심형 이중초점(구면형)(concentric bifocals(spherical))

CD와 CN 디자인 모두 가능해왔다. CD 디자인은 운전자들에게 더욱 유용한 경향을 보이고 CN 형은 VDU 작동자들에게 더 낫다. 모든 디자인은 동공 의존적이고 따라서 진단 렌즈는 착용과 굴절력 결정에 있어서 필수적이다.

최적의 피팅은 중앙화가 잘 되면서 최소한의 움직임을 한다. 그러나 초기 렌즈는 가장 플랫하게 되는 것이 합리적인데 그것은 노인이나, 노안은 눈물의 양이 적고 결막 위로 자유로운 렌즈 움직임이 적기 때문이다.

동공 영역 내에서 중앙부의 위치는 슬릿 램프보다는 망막경이나 검안경으로 더 쉽게 검사된다. 탈중심화 새그먼트는 좋은 시야를 주기 어렵다. 그것은 흔히 각각의 눈에 다른 크기의 새그먼트를 사용하는 것이 더 장점이 있다(예, 주시원용안에 더 작은 CN과 근용 렌즈에 따른 더 큰 CN).

중심부 근거리 (예, Simulvue)

- CN부위에 대한 직경은 2.35 mm와 2.55 mm가 가능하다.
- 다른 새그먼트 크기가 사용되어야만 하고 주시안에는 더 작은 근용 직경을 선택한다.

매우 작거나 매우 큰 동공에는 각각 2.35 mm 또는 2.55 mm 새그먼트를 각각의 눈에 착용하는 것이 필수적일 수 있다. 동공은 빛이 있거나 없는 극도의 환경에서 다양한 문제를 만날 수 있다.

- 근거리 가입도는 안경 독서 가입도 추가보다 최소한 +0.50D 이상이어야 하며 근시인 사람은 원시인 사람에 비해 근거리에 대해 플러스가 더 요구된다.
- 두 가지 베이스커브(8.70 mm와 9.00 mm)의 선택에 있어서 적절하지만 지나치지 않은 움직임이 요구된다.
- CN 영역은 오직 동공 직경의 50%만 덮는 것이 필요하고 좋은 결과를 얻기 위해 정확히 가운데 위치할 필요는 없다.
- 도난시는 CN부의 측면 탈중심 원인이 될 수 있으며 근용부 직경을 늘리는 것은 시력을 더 좋게 할 수 있다.
- 단안 over-refraction은 실행되어야 하지만 포롭터를 사용하는 것은 아니다.
- 원거리 over-refraction은 필요한 가입도를 검사하기 전에 확인해야 한다.

전형적 세부 사양 :
R and L : 8.70:14.00 −3.00 near add +2.50
우측 새그먼트 2.35 mm ; 좌측 새그먼트 : 2.55 mm

중심부 원거리(centre distance) (예, CIBA Vision Bisoft)

이 CIBA Vision Bisoft 디자인은 13.00 mm와 13.80 mm의 TD로 가파르거나 편평한 착용을 가지고 있다. 원용 굴절력은 −10.00D에서 +7.00D까지이고 가입도는 +1.50D에서 +4.00D까지로 둘 다 0.25D 단계이다. 중심부 원용부의 직경은 3.20 mm 또는 3.80 mm 이다. 이 디자인은 현재 생산되지 않고 있다.

Acuvue Bifocal

기존의 'bull's eye' 구조를 가지고 있는 동심형과 회절형 이중초점 렌즈와는 다르게 Acuvue Bifocal은 회절성과 굴절성 광학이 조합되어 이중초점 교정을 달성한다. '동공 지능'이라고 불리는 동심형 고리 시리즈를 사용함으로써 렌즈는 근거리와 원거리 교정에 환자의 동공에 크기에 의존하여 다른 수준을 제공한다(그림 25.6). 다중 링 형태는 빛이 있는 상황에서 더욱 세부적인 시력을 제공할 의도이다.

- 재질은 다른 아큐브 렌즈에 사용되는 것과 같은 etafilcon A 58% 같다.

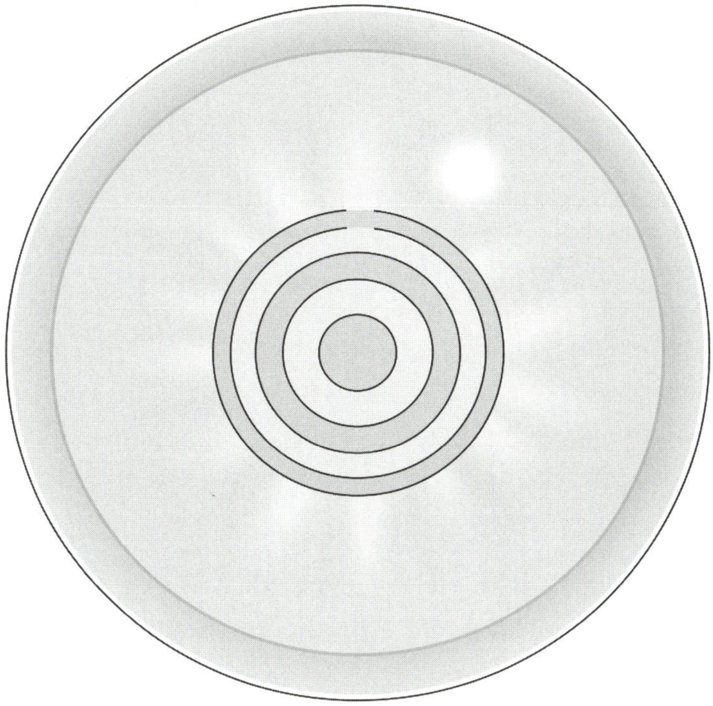

그림 25.6 아큐브 이중초점 렌즈의 디자인

- 굴절력의 범위는 +6.00D에서 −9.00D이다.
- 네 가지의 가입이 있다 : +1.00D, +1.50D +2.00D 그리고 +2.50D

동심형 고리는 슬릿 램프로는 쉽게 보이지 않지만 축 지형도 각막 지도화 도구(axial topography corneal mapping device)를 이용하여 볼 수 있다. 컴퓨터 영상은 렌즈의 중심화가 각막 정점과 환자의 시야선(line of sight)과 비교될 수 있다.

원용 BVP는 안경 처방도수를 원거리 최상 구면으로 전환하는 것에 기초되고 −1.00DC에 대하여 −0.50D까지 추가할 수 있다. 근거리 가입도는 안경 가입도를 순환하는 것에 의해 선택되어진다. 렌즈는 Acuvue '123' 지시기를 가지고 있으며 이는 렌즈가 안면이 밖으로 뒤집히지 않음을 결정한다. 이것은 뒤집힌 렌즈에서 정밀한 시력을 줄 수 없기에 특히 중요하다. 원거리 굴절력은 반드시 과마이너스 되어서는 안되며 약간의 조정은 원거리와 근거리 시야의 최적 균형을 이루기 위해 필요할 수 있다. 성공은 한 눈은 근용 다른 눈은 원용으로 사용하는 성향에 의해 증가된다.

비구면 이중초점(aspheric bifocals)

후면 비구면 (예, Occasions)

주변부에 +1.50D까지 근용 가입을 할 수 있는 CD 디자인 렌즈의 누진 가입 렌즈(progressive addition lens)이다. 이것은 one-fit 1개월용 1회용 렌즈이고 원거리 굴절력에 전적으로 기초하여 선택된다. 최적 성능은 평균 조도와 동공 크기 하에서 중심화가 잘 진행되는 것으로 획득된다. 렌즈는 초기 근시에 더 잘 작용하는데 이는 제한된 독서 가입과 한 눈에 과플러스나 다른 렌즈 형태와 조합하여 착용됐을 때 더욱 성공적으로 만들 수 있기 때문이다.

전방 비구면 (예, PV 2000/2500, N5, Focus Progressives, Rythmic UV)

CN 디자인은 구면 수차의 과교정에 기초하고 있다. 굴절력은 렌즈 주변부 쪽으로 상대적으로 적은 양성(positive)이 된다. 원거리 시야는 큰 동공일 때 더 잘 보이는 한편 근거리는 상대적으로 동공 크기에 영향을 받지 않는다. 이런 형태의 렌즈에서 원거리 굴절력은 +7.00D에서 −7.00D 사이가 일반적인 적용 가능하고, 근거리 굴절력은 제조사에 따라 +3.00D까지 효과적이다. 중심화가 잘 되는 것은 최적의 시력을 제공하기 위해 필수적이다. 가능하다면 최초 선택 렌즈는 대략 'K'보다 1.00 mm 편평한 것을 선택해야 한다 ; 몇몇 디자인은 one-fit 디자인이다. 렌즈는 근거리 시력을 위해 필수적으로 착용된다. 초기 진단적 렌즈는 최상의 시력 구면(원주값의 1/2이 더해진 구면 안경도수)에 기초하여 근거리 가입도의 절반을 플러스한다. 기대되는 결과의 0.50D 이내의 렌즈를 가지고 양안 굴절검사로 시력을 측정하는 것은 필수적이다. 성공은 흔히 주시안의 저교정과 다른 눈에서의 과플러스 또는 다른 가입을 가진 렌즈를 사용함으로써 증가된다.

예 : Focus Progressives

Spectacle *Rx* :	−2.00/−0.50×180; near add + 1.00
최상의 구면 :	−2.00 plus −0.25 = −2.25
	−2.25 plus +0.50 = −1.75
진단 렌즈 :	−1.75D

다중 비구면 (Variations, Sunsoft, Polyvue) (multi-aspherics)

CN 동시 시야 렌즈는 점진적으로 구면 수차 보정 영역 안에서 근거리 교정을 위한 굴절력 윤곽을 제공한다. 이 렌즈는 디자인에 따라서 +3.00D까지 두 개에서 세 개의 굴절력 윤곽을 갖고 있다. 환자가 수용할만한 최상의 양성 굴절력(posotive power)을 근거로 한다. 성공은 원용에 주시안에서 가장 적은 가입도를 사용하는 것에 의해서 증가된다. 원시 환자에서는 더욱 성공적인 경향을 보인다.

Polyvue는 진단 렌즈에 백색환과 흑색 중심점을 사용하여 centration 평가를 쉽게 하는 독특한 피팅 보조기가 있다. 근용 가입 윤곽은 낮거나(+2.25D까지) 높다(+3.25D까지). 이것은 1.50 mm 또는 1.90 mm의 중심부 적응 영역을 가지는 one-fit 렌즈이다.

회절성 이중초점(diffractive bifocal) (예, Echelon)

광학적 원리는 하드 Diffrax 이중초점과 유사하고 깊이가 3 ㎛보다 적은 Fresnel-type Diffraction facet(Echelettes)에 기초하고 있다. 색수차는 실제로 동공 의존성이 없는 것 때문에 감소된다. 그러나 원용에서 불빛 흩뿌림(light scatter)이 근원점(point sources) 주위에서 관찰되고 몇몇 환자는 햇빛과 야간 주행시 문제를 나타내었다. 근용에서 때때로 고스트(ghost) 혹은 '3D' 효과가 있다. 렌즈는 38% HEMA에서 one-fit 렌즈이다.

증가된 단안시(enhanced monovision)

단초점렌즈와 이중초점의 조합 또는 두 개의 다른 디자인의 이중초점 렌즈 조합은 성공의 기회를 증가시킨다. 다음의 조합은 오른쪽 주시안에 더 나은 원거리 시야를 주기 위하여 시도해 볼 수 있다.

우안	*좌안*
원용 단초점	중심부 근용 다중 초점
중심부 근용 이중초점(2.35)	중심부 근용 이중초점(2.55)
중심부 원용 이중초점	근용 단초점

다른 접근법은 Frequency 55 multifocal(CooperVision)로서 CD 렌즈를 착용한 우시안과 CN 렌즈를 착용한 비주시안에 맞도록 디자인되었다. 구면 및 비구면의 조합으로 렌즈 구성되었고 '역기하학 디자인(inverse geometry design)'으로 붙여졌다.

시력의 질(quality of vision)

- 고저 대조 시야 정밀성 차트 사용은 성공 가능성의 유용한 아이디어를 준다.
- 낮은 대조 차트는 안경과 콘택트 렌즈의 차이를 보여주고 따라서 약간의 성공 지표를 줄 수 있다.
- VDU, 차이 대조종이, 바늘과 실 같은 흔한 근거리 시야를 필요로 하는 일을 상담실에

갖추어 놓는 것은 유용하다.

- 상담실의 넓은 범위의 불빛은 평가를 돕는다.
- 반짝거리는 불빛은 잠재적인 문제를 다룰 수 있다.

General advice

- 적합한 환자 대부분에게 피팅하기 위해서 한 종류의 soft bifocal을 갖추어 놓는다.
- 어떤 특별한 형태의 이중초점 렌즈의 잠재적인 성공의 어떤 아이디어를 얻기 위해서는 진단 렌즈를 사용하는 것이 필수이다.
- 이중초점의 다른 조합과 주시안에 따른 단초점 렌즈를 시도해 본다.
- 파손의 잠재적 위험 때문에 렌즈 착용을 잘 하지 못하는 환자는 피한다.
- 단일 시야는 여전히 다중초점에 비해 더 높은 성공을 보인다.
- 3 mm 또는 그 이하의 작은 동공을 가진 환자에게는 피팅하지 않는다. 그들은 중심부 굴절력을 넘는 영역에서 사용할 수 없다.
- 포롭터는 동공 크기에 영향을 줄 수 있고 또한 근거리 시야의 정상 조건하에서 독서 가입을 찾기가 더욱 어렵기 때문에 항상 주관적 진찰을 위한 시험 테(trial frame)를 사용한다.

References

1. Stone, J. (1983) Fitting bifocal contact lenses. *Ophthalmic Optician,* **23**, 350–352
2. Ruston, D.M. and Meyler, J.G. (1995) How to fit alternating vision RGP bifocals, Part 2. The Fluoroperm ST bifocal contact lens. *Optometry Today* (Dec 4), 34–40
3. Ruston, D.M. (1995) How to fit alternating vision RGP bifocals: the Tangent Streak bifocal – Part 1. *Optometry Today* (Oct 23), 24–30
4. de Carle, J.T. (1997) Bifocal and multicfocal contact lenses. In *Contact Lenses,* 4th edn, A.J. Phillips and L. Speedwell (eds). Butterworth–Heinemann, Oxford, pp. 540–565
5. de Carle, J.T. (1959) The de Carle bifocal contact lenses. *Contact,* **3**, 5–9
6. Bennett, E. and Luk, B. (2001) Rigid gas permeable bifocal contact lenses: an update. *Optometry Today* (June 15), 26–28
7. Freeman, M.H. and Stone, J. (1987) A new diffractive bifocal contact lens. *Transactions of the British Contact Lens Association Annual Clinical Conference,* **4**, 15–22
8. Ezekiel, D. (2002) A 'genuinely' new bifocal lens design. *Optometry Today* (May 17), 34–35

9. Fonn, D. and du Toit, F. (2002) Determination of lens prescription for monovision and Acuvue Bifocal contact lenses. BCLA Annual Clinical Conference

CHAPTER 26

특수 렌즈의 특징과 적용
(special lens features and application)

26.1 렌즈 확인(lens identification)

26.1.1 하드 산소-투과 렌즈(Hard gas-permeable lens)

- 우측 렌즈에 단일 점을 조판하는 것은 표준 추천 사항으로 이용되어 왔다.
- 'R'과 'L' 조판. 때때로 'R'만 사용하기도 한다.
- 부분 또는 완전한 렌즈 사양은 일부 생산자(예, CIBA Vision)에 의해 조판된다. 이것은 환자 정보를 위해서라기 보다는 임상의를 위한 의도이다.
- 실린더 축이나 프리즘 기저부의 위치
- 이중초점 렌즈의 착용을 돕기 위한 새그먼트의 위치
- 근거리 시야가 좋지 않은 무수정체 및 원시에서는 때때로 다른 색으로 만드는 것이 유용하다. 흔히 오른쪽은 회색, 왼쪽은 푸른색(**r**ight **g**rey, **l**eft b**l**ue)
- 고굴절력 마이너스 렌즈에서는 조판보다 흑점이 더 알아보기 쉽다.

26.1.2 소프트 렌즈(soft lens)

현대의 레이저 기술은 부러지거나 침착물이 잘 생길 수 있는 기계적 조판의 초기 문제점들의 대부분을 제거하였다. 정보는 촬영술로 렌즈에 삽입되고 같은 방법이 'R'과 'L'을 표시할 때 임상의에 의해 사용될 수 있다.

- 숫자(123) 표시는 렌즈의 안과 밖이 바뀌지 않도록 확실히 해준다.
- 제조사의 로고
- 'R'과 'L' 조판
- 'R'과 'L'의 촬영술 표시
- 코드, 시리얼 또는 로트 넘버
- 부분 또는 완전한 렌즈 사양의 세부표시
- 실린더 축이나 프리즘 기저부의 위치
- 이중초점 렌즈의 착용을 돕기 위한 새그먼트의 위치

26.2 색이 들어간, 미용적 및 인공보형 렌즈 (tinted, cosmetic and prosthetic lens)

렌즈는 다음의 다양한 이유로 색을 넣는다 :

- 적응적 눈부심(photophobia)을 감소시키기 위해
- 더 다루기 쉽게 하기 위해
- 원래의 눈 색상을 증강하거나 변화시키기 위해
- 백반증환자와 무수정체안 환자에서 눈부심(photophobia)(羞明)을 감소시키기 위해
- 확인을 위해
- 천연색상 시력을 개선시키기 위해(26.2.5 참조)

색이 들어간 렌즈의 잠재적 단점은 다음과 같다 :

- 색감의 변화(예, 예술가)
- 야간에, 특히 운전시 어려움
- 염료의 독성 가능성

색이 들어간 렌즈는 자연 눈 색상의 변화보다는 눈의 색상을 강조시킬 때 때때로 '증강색(enhancer tint)'으로 일컬어진다.

이러한 맥락에서 미용 렌즈는 눈의 색상을 변화시키는데 사용되는 것으로 정의되지만 인공보형 렌즈는 보이지 않는 상흔이나 홍채의 이상을 감추기 위해 사용된다.

26.2.1 하드 산소 - 투과 렌즈(hard gas - permeable lens)

대부분의 현대 렌즈들은 상당히 제한된 범위의 색만이 가능하다. 많은 재질들은 엷은 파란색만으로 만들어지고 투명 렌즈의 선택을 주지 않는다. 회색(때때로 갈색)은 일반적으로 가능하다. 녹색은 널리 사용되는 일부 재질에서는 불가능하고 추가적으로 색상 재현성도 믿을만하지 못한 경향을 보인다. 이것들은 대부분의 색묶음 사이에서 색상의 일관성이 떨어지고 환자는 교체 렌즈에서 잠재적 문제가 있음을 주지해야 한다.

광변색 렌즈(photochromatic lens) 또한 생산되어 왔지만 입체적 안정성과 어두운 곳에서 밝은 곳으로 바뀌는 속도의 문제가 발생할 수 있다.

수작업으로 색칠한 미용적 및 인공 보형 렌즈는 안정성이 제한되고 상대적으로 KL20같은 낮은 *Dk* 재질이다.

26.2.2 PMMA 렌즈

대조적으로 PMMA 렌즈는 넓은 범위의 안정성이 가능하고 일관된 색 재현성을 보인다. 가장 흔하게 표준으로 사용되는 색상은 별표를 하였다.

회색

911	매우 엷은 회색
912*	엷은 회색 (가장 흔함)
512	중간 회색/갈색
999	짙은 회색

갈색

2285-1*	엷은 갈색
2285-2	중간 갈색
2285	짙은 살색

청색

1077-1*	엷은 청색
700	엷은/중간 푸른색/보라색
1077-3	중간 청색
1077-2	짙은 청색

녹색

2240-2*	엷은 녹색
2240-3	중간 녹색
600	밝은 녹색
2240-1	짙은 녹색

다른 색

노란색	200
호박색	300
붉은색	2241-1, 400

분홍색 2241-2

자주색 2242-2

보라색 10910

임상적으로 우수한(CQ) 재질은 상업적 등급 PMMA에서 독성 효과의 어떤 가능성을 피하기 위해서 모노머 안에서 화학반응을 일으키지 않는 탄소입자를 사용한다.

투명

매우 옅은 회색/ 갈색 9042 (기존 911 CQ)

옅은 회색/ 갈색 9043 (기존 912 CQ)

미용적 및 인공보형 렌즈(cosmetic and prostetic lens)

미용 및 인공보형 각막 렌즈는 화학적으로 안정한 물질(예, Cantor + Nissel)을 판상으로 칠한 것이 가능하다. 이것은 사진이나 홍채 버튼의 표본 세트로부터 색상이 어울리는 것과 일반적으로 적절한 투명이나 검은 동공으로 수작업으로 칠한 것이 있다. 이러한 렌즈가 뛰어난 미용적 결과를 줄지라도 교정 렌즈의 사용과 연관된 일부의 어려움이 있다.

- 뛰어난 각막 덮음과 외관을 주기 위해 큰 전체 직경(약 11.50 mm)을 가진 두꺼운 것이 필수적이다.
- 편안함은 흔히 떨어지기 때문에 제한된 착용 시간을 가진다.
- 각막 부종의 위험이 높다.
- 인공 동공은 흔히 눈 깜박임 시에 시야 장애를 야기한다.
- 제한된 시야와 함께 터널 비젼 효과가 있다(tunnel vision effect).
- 불투명한 렌즈 피팅의 플루레신 평가는 불가능하다.

이러한 문제점들의 일부는 공막 렌즈를 사용함으로써 극복가능하다(15.1 참조).

26.2.3 소프트 렌즈

적응적 눈부심의 발생률이 적기 때문에 색이 든 소프트 렌즈의 임상적 필요는 훨씬 적다. 그러나 수 많은 연구실에서 주로 미용적 이유를 위해 넓은 범위의 증강 색을 제시하고 있다. 불투명하고 반불투명한 렌즈 또한 미용적 및 인공보형 착용 목적으로 이용 가능하다. 가장 흔한 변형은 그림 26.1에 나와 있다:

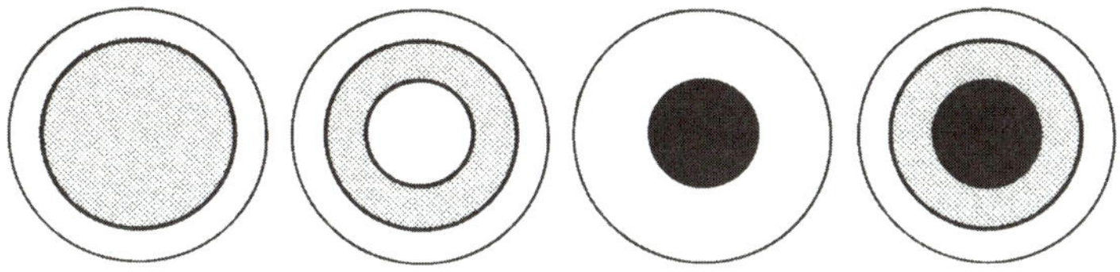

(a) (b) (c) (d)

그림 26.1 소프트 렌즈 색의 가능한 종류: (a) 투명한 주변부의 색음영 홍채, (b) 투명한 주변부와 투명한 동공의 색음영 홍채, (c) 투명한 렌즈의 검정(불투명한) 동공, (d) 투명한 주변부와 검정 동공의 색음영 홍채

(a) 투명한 주변부 고리를 가진 색이 있는 홍채이다. 홍채 직경은 일반적으로 11.50 mm로 표준화되었고 투명한 주변부는 눈을 자연스럽게 보이게 한다. 일부의 연구실(예, CooperVision과 Ultravision International)에서는 색과 색상 농도 모두 다양한 범위를 제공한다. 매우 연한 핸들링 색 또한 가능하다(예, Optima, Omniflex, Durasoft 3 Lite Tint).

(b) 투명한 동공과 투명한 주변부 고리를 가진 색이 있는 홍채이다. 투명한 동공은 색감이 변하는 문제와 야간에 빛이 감소하는 문제를 부분적으로 피할 수 있다. 미용적 외관은 완전한 색이 든 홍채를 가진 많은 환자에 비해 만족도가 떨어진다.

(c) 검정색 동공과 투명한 렌즈이다. 폐쇄나 인공 보형 이유로 사용된다.

(d) 검정색 동공과 투명한 주변부 고리를 가진 색이 있는 홍채이다. 폐쇄나 인공 보형 이유로 사용된다.

i General advice

- 대부분의 하드 산소-투과 렌즈를 다루기 쉽게 하고 적응적 눈부심을 감소시키기 위해 옅은 색이 들어간 것으로 주문한다.
- 단순한 만족을 위해서 색이 들어간 소프트 렌즈를 착용해서는 안된다. 특수한 미용적 효과가 요구되거나 렌즈 형태가 표준 핸들링 색으로 만들어진 것이 아닌 한, 이것의 장점은 색상 어울림, 시간지연, 색바램과 용액 체계가 사용될 수 있다는 제약에 의해 압도당한다.
- 색감이 중요한 경우(예, 예술가)에는 색이 든 것을 피한다.
- 색이 있는 미용적 소프트 렌즈를 위한 용액의 선택에서 특별한 주의가 필요하다. 산화 시스템, 특히 염소에 기초한 것을 사용하는 것은 색바램이나 바깥부분이 벗겨져 나가는 문제를 유발할 수 있다.
- 많은 환자, 특별히 원시 환자에서 색이 있는 미용적 렌즈가 단지 패션 악세서리 이상이라는 것을 설득하기는 어렵다. 주의 깊은 설명은 전통적인 렌즈에서와 마찬가지로 같은 기술과 정밀성을 가지고 착용되어야 하며 적절한 관리와 유지는 감염의 위험을 피하기 위해 필수적이다.
- 색이 든 렌즈의 효과는 눈에 넣지 않는 한 판단될 수 없다. 최종 결과는 렌즈 색과 홍채 색상 및 분위기 빛의 조합이다.

- 눈의 색상을 증강시키기 위하여 지나치게 흡착된 색을 사용해서는 안된다. 대부분의 만족할만한 미용적 효과는 일반적으로 미세한 색상 변화로 얻어진다.
- 어두운 갈색 눈은 실제로 순전히 색이 든 렌즈에 의해 영향을 받지 않는다. 불투명하거나 dot matrix soft 렌즈는 미용적 색상 변화를 준다.
- 회색 눈은 파란색이나 녹색에 잘 반응한다.
- 옅고 중간 갈색 눈은 때때로 녹색 색에 반응할 지도 모른다.
- 갈색 눈은 때때로 노란색 색으로 옅어진다.
- 파란색 눈은 오렌지색 색으로 갈색이 될 수 있다.

소프트 렌즈는 또한 차단제를 넣어 생산할 수 있는데 특별히 스펙트럼상 자외선 영역을 제거하기 위해서다(예, Precision UV, Actifresh 400, Acuvue와 햇빛 필터(sun filter 예, Lunelle)).

불투명한 색상과 글자가 들어간 렌즈(opaque painted and printed lens)

미용적, 인공 보철적 및 극적효과의 목적으로는 불투명한 판상이 뒷받침하거나 삽입된 소프트 렌즈 또한 가능하다. 이것은 아마도 투명하거나 검은 동공에 색을 입히거나 글자를 새기는 것이다. 연구실에 의존하여 색상과 미용적 효과의 무제한적 범위가 가능하지만 추가적인 렌즈 두께의 삽입은 안락함과 부종과 같은 문제를 일으킬 수 있다. 이것을 하드렌즈와 비교했을 때 눈에서의 대단한 장점에도 불구하고, 투명한 동공에 불투명한 교정 소프트 렌즈는 눈 깜박임 시에 시력 장애와 시야의 감소를 줄 수 있다.

전체 직경이 18.00 mm인 매우 큰 렌즈는 프리즘 밸러스트에 의해 안정화될 수 있다. 탈중심부한 홍채에 색을 입힘으로써 사시 교정에 미용적으로 이용될 수 있다.

Dot matrix 렌즈

다른 성공적인 미용적 접근은 색상이 들어간 dot matrix 패턴(예, CIBA Vision, Durasoft and Freshlook ; CooperVision, Frequency Colours ; and Johnson & Johnson, Acuvue Colours) 렌즈이다. 이것은 안락함이 때때로 문제가 될 수 있을지라도, 불투명한 렌즈를 사용했을 때 발생하는 대부분의 시력장애를 피할 수 있다. 제한된 시야를 극복하기 위한 디자인의 더 섬세함은 동공 영역으로 향한 더 넓은 공간 패턴을 갖기 위한 것이다.

26.2.4 UV 차단제(ultraviolet inhibitor)

소프트 렌즈의 몇 가지 변형은 현재 자외선 차단에서도 가능하다(예, Acuvue, Johnson & Johnson ; Precision UV, CIBA Vision). 이것은 안구 보호와 일부 환자에서 보이는 눈부심을 상당히 돕는다. 그러나 차단제에 포함되는 것은 *Dk* 값에 부정적인 영향을 미친다. 그 예로 Precision UV에서는 UVAM으로 알려진 크로모포어(chromophore)를 사용하는데 재질의 *Dk* 값은 43에서 38×10^{-11} Fatt 단위로 감소했다.

26.2.5 천연 시야를 증강시키기 위한 렌즈(lenses to enhance colour vision)

The X-chrom 렌즈

색의 특별한 적용은 짙은 붉은색 X-chrom 렌즈를 단안에서 사용하는 것이다. 이것의 특별한 투과 특징은 적녹색맹 환자에서 색분별을 증가시키는 것으로 보고되었다. 또한 렌즈는 소프트 렌즈 형태로 가능하다.

chromagen

Chromagen 시스템은 천연색 시야를 증강시키는 것으로 주장되었고 소프트 렌즈 색의 선택에서 이용가능하다. 이것은 독서장애자(dyslexia)의 치료에도 이용된다.

26.3 천공(fenestration)

천공의 사용(uses of fenestration)

PMMA 렌즈에는 각막 부종을 해결하고 과착용 증후군(30.1.2를 참조)의 위험을 감소시키며 spectacle blur를 감소시키고 착용 시간을 늘리고 더위나 통풍이 잘 안 되는 환경 속에서도 착용의 안락함을 개선하며 빠른 적응을 위해 천공을 내었다. 같은 기술이 가끔씩 현대 산소-투과 렌즈에서도 다음과 같은 이유로 여전히 사용되고 있다:

- 렌즈 밑에서의 눈물의 흐름을 개선시킴
- 천공이 거품이 일거나 함입이 되는 것을 악화시킬 수 있을지라도 이것들을 개선시킴
- 부착을 막기 위함. 흔히 각막교정 렌즈에 사용함

천공으로 인한 문제점

- 일부 증례에서 불편함 호소
- 환자의 20%에서 눈깜박임 시의 시야 장애 호소
- 금이 가는 위험이 있는 렌즈로 기계적으로 약해짐
- 눈물의 분비물로 구멍이 막힐 수 있음

Practical advice

- 9.00 mm 이하 작은 렌즈에서는 단일 구멍을 사용한다; 직경이 더 큰 렌즈에는 두 개 이상을 사용한다.
- 크기는 일반적으로 0.25~0.40 mm 이지만 0.10 mm부터 1 mm까지 다양하다.
- 마이너스 렌즈 중심부로부터 1~2 mm 벗어난 천공의 위치는 금이 가는 위험을 감소시키고 눈깜박임 시에 렌즈의 회전으로 각막의 넓은 영역을 덮기 위해서이다.
- 전이 베어링 영역에 주변부 구멍을 내는 것은 피한다.
- 만약 환자가 천공에 대해 어떻게 반응할지 의심이 든다면 한 번에 하나의 렌즈를 변화시킨다.
- 작은 쪽으로 약간 편향되게 하는 것은 환기 구멍이 결과적으로 커질 수 있다.
- 부드러운 boxwood cocktail stick을 주의해서 사용하여 구멍이 막히지 않도록 환자를 교육한다.
- 분명함에도 불구하고 항상 연구실에 'countersunk와 very well polished'를 교육한다.

26.4 외국에서의 처방(overseas prescription)

대부분의 소프트 렌즈 세부사양은 국제 통용이다. 약간의 차이는 하드 산소-투과 렌즈에서 찾을 수 있다. 유럽 대륙으로부터의 처방은 반경(R_0), 굴절력(D), 직경(φ) 순서로 쓰여 진다.

예 : 7.80-3.00 9.40

미국에서의 처방은 각막계측으로부터 유도된 Diopter로 흔히 BOZR(base curve or BCR)을 사용한다. 이것은 $n = 1.3375$를 사용하여 밀리미터로 전환된다. 주변부(중간 또는 2차) 커브는 일반적으로 가로길이를 따르며 전체 직경(OAD)은 밀리미터이다. 최종 후면 주변부 커브는 일반적으로 bevel로 불린다. 볼록한 전면 주변부 커브는 마이너스 렌즈의 가장자리 두께를 감소시키기 위한 것으로 때때로 CN bevel로 불린다.

예 :

BCR 45.00 DO Z 7.80 mm OAD 9.60 mm

SCR 39.25D(0.60 mm)

Bevel 32.12D(0.30 mm)

는 7.50:7.80/8.60:9.00/10.50:9.60과 등가이다.

26.5 콘택트 렌즈와 스포츠(contact lenses and sport)

26.5.1 장점과 단점

콘택트 렌즈는 스포츠에 있어서 안경에 비해 상당한 장점을 가지고 있다.

장점

- 더 넓은 시야
- 나쁜 날씨에 의해 영향을 받지 않음
- 운동선수와 그 상대선수 모두 접촉을 요하는 운동에서 안경테가 없음으로써 더욱 안전함

단점

단점은 주로 하드 렌즈와 연관되어 있다 :

- 분실 또는 탈피
- 광공포증의 증가
- 이물질

이러한 잠재적인 단점들 때문에 어떠한 운동 경기에서는 콘택트 렌즈의 일부 형태를 허락하지 않을 수도 있다(예, 운전 경주, 승마).

26.5.2 렌즈 형태(lens types)

소프트 렌즈(soft lens)

안정성은 스포츠에서 가장 우선하여 고려할 사항이다. 렌즈는 반드시 눈으로부터 분실될 위험이 접촉이 필요한 스포츠에서 조차 실질적으로 없어야만 하며 ; 이물질의 침입을 피해야만 한다. 그리고 재빠른 안구의 움직임에도 불구하고 반드시 일관된 시야를 제공해야 한다. 따라서 소프트 렌즈는 대부분의 경우에 가장 우선시해서 선택된다. 정밀한 시야를 요하는 위험한 스포츠에서는 최적의 시력이 요구되고(예, 크리켓) 약간의 난시를 교정하려할 때조차도 토릭 소프트 렌즈는 흔히 하드 렌즈보다 선호된다. 주된 단점은 렌즈 탈수이다.

하드 산소 - 투과 렌즈(hard gas-permeable lens)

덜 위험한 스포츠에서는 하드 렌즈 착용자들이 기존의 렌즈를 계속해서 사용할 수 있다는 사실을 잘 발견할 수 있을 것이다. 렌즈는 PMMA보다 더 크고 더 잘 조여져 착용될 수 있다. 이 렌즈는 특히 최적의 시력이 요구될 때(예, 사격) 적응이 되고 하늘을 날으는 경우에 소프트 렌즈를 제거할 것에 대해 계속 사용을 주장할 수 있을 것이다.

공막 렌즈(scleral lens)

공막 렌즈(15장 참조)는 분실의 위험 없이 최상의 안정적인 시야를 제공할 수 있다. 이

것들의 단점은 착용이 어렵고 착용 시간이 제한된다는 것이다. 따라서 이 렌즈의 사용은 드물지만 수중 폴로나 카누 같은 머리가 상당히 긴 시간 동안 물 밑에 놓이는 수중 스포츠에 적용될 수 있다.

26.5.3 특수한 적용(specific application)

수영

콘택트 렌즈는 모든 것을 고려하여, 잘 맞는 고글을 착용하지 않는 한 수영에 추천되지 않는다. 작은 안검열에 크고 꽉 조여진 것이 아닌 한 하드렌즈는 일반적으로 분실의 위험이 크기 때문에 금기이다. 조심해서 사용한다면 소프트렌즈는 꽤 성공적으로 사용할 수 있다. 일부 환자들은 렌즈에 의해 흡수되는 염소에 매우 민감하고 노출 후에 수 시간동안 결막 충혈을 보일 수 있다. 이것은 수영하는 동안 렌즈를 뺐을 경우에도 발생할 수 있지만, 눈에서 염소가 제거되어지기 전에 다시 착용했을 경우에도 나타난다.

다른 요인은 바다물의 염류 농도인데 이것은 고장액으로 소프트 렌즈가 더욱 느슨히 착용되기 때문이다. 이것은 수영하기 전에 더 타이트하게 착용하기 위해 저장액으로 헹구는 것으로 처리할 수 있다.

Practical advice

- 수영장과 목욕탕은 염소 살균에 영향을 받지 않는 아칸토아메바(*Acanthamoeba*)같은 미생물에 의해 흔한 안구 감염의 원천이 된다는 것을 기억해야만 한다.
- 단단히 착용된 수영 고글은 감염의 위험을 감소시킬 수 있다.

다이빙

렌즈 이탈의 위험이 거의 없으면서 다양한 수분 함유량을 보이는 소프트 렌즈를 스쿠버 다이빙에 사용할 때 좋은 결과를 가져왔다. 기체방울은 약 150피트(45 m) 깊이에서 렌즈 밑에 형성하는 경향을 보이지만 하드렌즈보다는 소프트 렌즈에서 덜 발생하고 따라서 일반적으로 하드 렌즈에서는 이러한 이유로 다이빙 시에 사용하는 것은 금기이다.

각막 전면에서 공기를 대체하는 물은 약 40.00D까지 굴절력을 감소시킨다. 따라서 공막렌즈는 앞면이 편평한 기체 공간이나 고굴절 유리 전면을 갖도록 설계되어 왔다.

스키

콘택트 렌즈의 대부분은 스키에 매우 성공적임이 증명되었다. 바람이나 추위, 소프트 렌즈 탈수를 막기 위하여 고글이나 큰 선글래스를 착용하는 것이 필수적이다. 렌즈는 자외선 차단제를 가지고 있는 것이 특히 적용된다.

고지대 등산

높은 *Dk* 하드 산소-투과 또는 실리콘 하이드로젤 렌즈는 고지대에서의 대기중 산소가 감소되어있기 때문에 이용된다. 연속 착용은 추위를 피하고 다루는 면이나 용액 문제로 인하여 선호되어 질 수 있다.

사격

사격은 일반적으로 정밀하고 안정적인 하드 렌즈 시력이 요구된다. 양안 입체시가 중요하다.

References

1. Davies, I. and Davies, G. (1994) Tinted soft contact lenses – a review. *Optician,* **208** (5476), 18–28
2. Zeltzer, H. (1982) *X Chrome Manual,* 2nd edn. The X-Chrom Corp., Waltham, USA
3. Harris, D. (1997) Colouring sight – a study of CL fittings with colour-enhancing lenses. *Optician,* **213** (5604), 38–41
4. Hill, R.M. (1985) The swimming eye. *International Contact Lens Clinic,* **12**, 175–179
5. Molinari, J. and Socks. J. (1987) Effect of hyperbaric conditions on corneal physiology with hydrogel lenses. *Journal of the British Contact Lens Association* (Scientific Meetings 1987), 17
6. Douthwaite, W.A. (1995) *Contact Lens Optics and Lens Design,* 2nd edn. Butterworth-Heinemann, Oxford
7. Meyler, J. and Schnider, C. (2002) The role of UV-blocking soft CLs in ocular protection. *Optician,* **223** (5854), 28–32
8. Clarke, C. (1976) Contact lenses at high altitude. *British Journal of Ophthalmology,* **60**, 470–480

CHAPTER 27

렌즈 관리 (care system)

27.1 관리 용액 성분과 살균 (components of solution and disinfection)

27.1.1 관리 용액의 성분

모든 콘택트 렌즈 관리 용액은 공식의 일반적인 원칙과 유효한 생산 방법에 의해 생산된다.

완충액(buffer)

완충액(예, 인산화 나트륨, 붕산염, 트로메타민)은 콘택트 렌즈 착용 시 필수적인 범위인 pH(pH 6~8)를 유지하기 위해 포함된다. CIBA Vsion에 의해 특허를 받은 항균성 완충 시스템(ABS)은 세 가지 붕산염 완충액(붕산, 붕산나트륨염, 과붕산나트륨염)을 병에든 식염수에 섞어 만든 것이다. 세 가지 구성성분은 0.006% 과산화수소를 만들어내며 이것이 항미생물제로서 작용한다. 다른 보존되지(방부제가 들어있지) 않은 식염수는 붕산이나 탄산이온으로 완충되며 인산염은 일부 조제에서만 이용된다.

보존액(preservative)

보존액은 미생물의 증식을 억제하고 관리용액이 담긴 병과 콘택트 렌즈 케이스에서 용액이 멸균상태로 유지되게 한다. 전형적인 예가 아래와 같다.

벤잘코늄 클로라이드(BAK) (benzalkonium chloride)

이것은 PMMA 렌즈에서 흔히 이용된다. 이것은 0.004% 이상의 농도에서 눈물막을 탈안정화시키기 때문에 습윤액이나 재습윤액으로 이 농도를 넘지 않아야 한다. 보관액이나 세척액의 다수는 0.004~0.01% 농도를 사용하고 있고 이는 이 용액이 눈과 닿지 않기 때문이다. 이 용액을 현재의 하드 산소-투과 렌즈에서 이용하는 것은 표면 흡착 때문에 의문시 되어왔다.

클로헥시딘 다이글루코네이트(CHX) (chlorhexidine digluconate)

일반적으로 하드 렌즈 용액에서 0.06% 농도로 다른 보존액 시스템에 포함되고 있다. 만약 단독으로 사용된다면 살균 시간이 느리고 렌즈는 최소한 10시간 보관해야 한다. 소프트 렌즈 용액은 0.002~0.005%의 감소된 농도를 사용한다.

티오머설 (thiomersal)

하드 렌즈와 소프트 렌즈 용액 모두 0.001~0.002% 농도에서 사용되는 수은 유도체로서 후자 쪽에서 더 흔히 쓰인다. 티오머설은 진균에 대해 효과적이지만 독성 반응이 꽤 흔하다. 이것은 보존액으로서 천천히 작용하고 따라서 일반적으로 클로헥시딘이나 EDTA와 같이 쓰인다.

폴리콰트 (polyquats)

소프트 다목적 용액의 현재 쓰이는 것에서 발견되는 두 가지 주요 항균제에 대한 집합적인 이름이다. 폴리콰트는 클로헥시딘과 같은 계통이지만 더 큰 분자 크기와 질량을 가지고 있다. 이것이 의미하는 것은 소프트 렌즈의 기질을 투과할 수 없고 각각의 폴리콰트 분자가 가지는 폴리머릭 특징이 저농도에서 더욱 효과적이기 때문에 미생물에 더 비례적으로 해를 가할 수 있다는 것이다. 모든 폴리콰트는 박테리아의 원형질 막에서 발견되는 음으로 전이된 인지질에 결합한다. 이것의 작용 결과는 다른 항균제처럼 세균 세포 벽에 장애를 일으키는 것보다는 세포질 융해를 일으킨다.

- 폴리헥사나이드(polihexanide(Dymed)). Dymed는 폴릭헥사나이드(폴리아니모프로필 바이구아나이드polyaminopropyl biguanide 또는 폴리헥사메틸렌 바이구아나이드 polyhexamethyl lene biguanide)의 독점적인 이름이다. Dymed는 0.00005~0.0001% (예, ReNu, ReNu MultiPlus, Complete)의 농도로 쓰인다.
- 폴리콰드(polyquad). 폴리콰드(폴리콰테니움 1 polyquaternium 1)은 고분자 질량 보존법에서 사용되던 폴리콰트의 신형이다. 분자량은 클로헥시딘의 14배이고 Dymed의

거의 4배이다. 이것은 세균을 죽일 수 있지만 진균에 대한 작용은 아직 의문적이다. 이것은 최소한의 독성과 함께 뛰어난 미생물 살균 효과를 보여 왔으며 보존액과 0.001% 농도의 살균제로서 사용되어 왔다(예, Opti-Free, Opti-1).

알독스 (aldox)

알독스(미리스타미도프로필 다이메틸라민(myristamidopropyl dimethylamine))은 뛰어난 항균성 완충 시스템을 가지고 있다. 진균과 아칸토아메바 낭 감염에 효과적이며 알독스는 진균의 세포벽 구성성분과 작용하여 투과가 가능하도록 한다(예, Optifree Express). 이것은 0.0005% 농도이다.

수용성 양이온 (water-soluble cationics)

폴리세토니움 클로라이드polyxetonium chloride 0.006%같은 수용성 양이온은 독성이 적고 하드 렌즈 용액(예, Total Care)에 이용되어 왔다.

페닐머큐릭 나이트레이트와 클로부톨 (phenylmercuric nitrate and chlorbutol)

페닐머큐릭 나이트레이트는 0.004% 농도의 몇몇 다목적 하드 렌즈 용액에서 찾을 수 있다. 클로부톨은 CAB에 결합하고 휘발성 성질 때문에 현재 잘 쓰이지 않는다. 0.4% 농도에서 사용된다(예, Sterisoak, Liquifilm Tears).

4차 암모니아 (quaternary ammonia)

알킬 트라이에탄올 암모늄 클로라이드(alkyl triethanol ammonium chloride(ATAC))는 0.013~0.03% 농도로 소프트 렌즈 소킹 용액에 사용된다.

소빅 산 (sorbic acid)

0.1% 농도 용액과 함께 표면 세척제로 사용된다(예, Pliagel).

폴리비닐 알코올(polyvinyl alcohol)

아이소프로필 알코올(isopropyl alcohol)(20%)같은 알코올은 세척액의 보존액으로 사용될 수 있다.

농도조절제(tonicity agent) (대부분 나트륨이나 염화칼륨)

염류 농도를 조절하고 눈물과의 적합성을 확실히 하기 위해 사용한다.

점도조절제(viscosity agent) (예, 하이드록시에틸렌셀룰로스(hydroxyethlcellulose))

침윤 시간과 용액의 안락함을 개선시키기 위해 사용한다. 점도 조절제는 용액의 두께를 증가시켜 부드러운 느낌을 준다.

습윤제(wetting agent) (예, 폴리비닐 알코올, 폴리소베이트 80 polysorbate)

렌즈 표면으로 용액이 퍼지는 것을 돕기 위해 사용한다. 또한 소프트 렌즈 살균 용액에서도 찾을 수 있다. 예, 포비돈(povidone)(폴리비닐 파이롤리돈(polyvinyl pyrrolidone))

윤활제(lubricating agent)

(예, 하이드록시프로필메틸셀룰로스 (hydroxypropylmethylcellulose(HPMC)), Lubricants)

표면 장력을 감소시키고 수분도를 개선시키고 점도를 증가시키고 렌즈 편안함을 개선시키기 위해 몇몇 2세대 소프트 렌즈 용액에 추가한다.

킬레이트제(chelating agent)

(예, 에틸렌다이아민 테트라아세틱산(EDTA), 소듐 이데테이트로 알려져 있음)

0.01~0.2% 농도이다. 보존액, 특히 벤잘코니움의 작용을 크게 하기 위해 사용되고 시너지효과도 가지고 있다. 주 제외물질은 수은 유도체이다.

격리제(sequesting agent) (예, 싸이트레이트(citrate), 하이드라네이트(hydranate))

2세대 MPS에 세척제로 쓰이는 소극적 충전제. 이것은 킬레이트 칼슘에 의한 복합침전물을 부수고 이온성 접합에 의해 단백질을 적극적으로 제거한다. 이것은 렌즈를 밤새 침윤시키는 동안 작용한다.

계면활성제(surfactant) (예, 폴록사민(poloxamine), 미라놀(mironol))

다목적 소프트 렌즈 용액에서 세척 작용을 목적으로 가장 흔하게 계면활성제로 사용되는 것은 폴록사민과 타일록사폴(tyloxapol)이다. 이것들은 비이온 계면활성제(예, Lubricare (Quattro))와 단백질 제거제(예, 하이드라네이트(Renu Multi Plus))와 함께 최근의 상품에서 보조제로 이용된다. 계면활성제를 함유하고 있는 이러한 용액(예, Opti-free)들은 보조 세척제를 필요로 한다. 다른 세척제나 다른 하드 렌즈 다목적 용액은 미라놀(예, Total Care)과 인지질(예, Boston Elite)을 함유하고 있다.

27.1.2 살균 표준

모든 콘택트 렌즈 용액은 반드시 ISO/FDIS 14729 표준(기능 요구사항)을 반드시 충족시켜야 한다. 세균(*Pseudomonas aeruginosa, S. aureus, Serratia marcescens*)과 진균(*Candida albicans, Fusarium solani*)에 대한 시험이 있다.

D -value은 미생물의 밀도를 90%(1로그 단위) 감소시키기 위한 시간이다.

stand alone test

- 1차 표준 : 테스트 세균의 첼린지의 99.9%(3로그 단위)의 감소와 최소한 추천 살균 시간(MRDT)에서 진균이 90%(1로그 단위) 감소에 적응된다.
- 2차 표준 : 어느 단일 세균에 대해 최소한 1로그 단위의 감소와 함께 최소한 5로그 단위의 세 가지 세균에 대해 조합된 로그 감소의 범주를 충족한다면 그리고 MRDT에서 테스트 진균의 성장이 없다면 관리 레지멘의 부분으로서 이용될 수 있는 제품을 위한 것이다.

위생학 테스트(regimen test)

전체 추천 관리 위생학을 따르고 렌즈당 10가지 이상의 다양한 미생물이 있지 않도록 유지해야 한다.

아칸토아메바는 특별히 분류된 정해진 형태가 없기 때문에 이 표준에 포함되지 않으며 발견하거나 살아있는 균의 수를 정량화하는 표준 방법이 없고 표준화된 테스트 방법도 없다.

27.2 하드 산소-투과 렌즈용 용액

하드 산소-투과 렌즈의 표면은 비활성화 PMMA에 비교해서 침착물이 생기기 더 쉽고 몇몇의 공식과 상호작용하기 쉽다.

27.2.1 습윤 용액(wetting solution)

수분 공급 용액은 렌즈와 각막 사이에서 쿠션으로 작용하기 위해 삽입하는데 이용된다. 또한 이것은 효과가 최대 15분, 때때로 5초밖에 지속되지 않을지라도 렌즈 표면을 지나 눈물이 퍼지도록 도와준다.

공식 : 농도조절제 ; 점도조절제 ; 습윤제 ; 보존액 ; 킬레이트제

27.2.2 침윤 용액(soaking solution)

침윤 용액은 미생물이 없고 세균살적인 환경에서 밤사이에 저장되어 있는 동안 렌즈가 수화상태를 유지한다. 렌즈가 표면이 잘 젖도록 촉진하고 침착물이 제거되는 것을 돕는다. 수화는 현대 하드 렌즈 재질과 약 10.00D가 넘는 PMMA에 있어서도 BOZR 교정을 유지하기 위해 중요하다.

공식 : 토니씨티제 ; 습윤제 ; 세제 ; 보존액 ; 킬레이트제

27.2.3 세척 용액(cleaning solution)

세척 용액은 지질과 점액(예, LC65)을 포함하는 표면 잔해물을 제거하고 침윤 용액의 살균작용을 증강시킨다. 플루오로실리콘 아크릴레이트의 출현과 함께 렌즈 표면에 기름끼가 끼는 것은 더욱 흔한 문제가 되어왔다. 따라서 제품 생산자들은 알코올을 기초로 한 용액(예, Boston Advance, Bausch & Lomb Elite, Miraflow) 또는 연화제와 거품 안정화제를 가지고 있는 세척제(예, Total Care)를 개발하였다. 완충에서 현미경적 폴리머릭 거품의 포함은 변성된 단백질을 제거하기 위해 유용한 옅은 표면 광택 효과를 준다(예, Boston, Bausch & Lomb).

공식 : 세제 ; 보존액 ; 킬레이트제

Practical advice

- 렌즈 닦기에서 의도하지 않은 굴절력 변화를 일으키지 않도록 환자에게 잘 충고해야 한다.
- 유기용매만을 포함하고 있는 세척제는 플루오로 폴리머 같은 몇몇의 하드 산소-투과 렌즈 재질의 표면 수분 공급 성질을 뒤엎는 것을 피하기 위해 주의해야 한다.

27.2.4 다목적 용액(multipurpose solution)

이것은 위의 모든 기능을 조합한 것이지만 일반적으로 약간의 효율 감소가 있다.

- 습윤, 침윤 및 세척 기능(예, All-In-One)
- 침윤과 세척 기능(예, Clean-N-Soak)
- 수분 공급과 침윤 기능(예, Bausch & Lomb, Total Care)

일부의 공식화된 습윤 및 침윤 제품은 현재 컨디셔닝 용액이라 불린다(예, Bausch & Lomb Elite, Boston Advance Comfort Formula).

공식 : 습윤제 ; 세제 ; 보존액 ; 킬레이트제

27.2.5 재습윤 용액(Comfort drops)(rewetting solution)

컴포트 드롭은 착용하고 있는 동안에도 건조한 상황이라면 렌즈에 다시 수분을 공급하기 위해서 사용한다(예, Clerz, Bausch & Lomb Rewetting drops).

공식 : 습윤제 ; 보존액 ; 킬레이트제

현재 단위용량 형태로 보존액 없이 생산된 것(예, Refresh Contacts)이나 계속적 동일 용량 분배 시스템으로서 생산된 것(예, Hylo-Prompt)이 있다.

27.2.6 효소 알약(enzyme tablet)

단백질 막은 몇몇 하드 산소-투과 렌즈 재질, 특히 실리콘 아크릴레이트에서 효소 제거가 요구된다. 0.4% sodium hypochlorite 또한 단백질 제거(Progent A)로서, potassium bromide(Progent B)는 중화제로서 사용된다. 침윤 시간은 최대 30분이고 용액은 단위 용량 조제법으로서 공급된다. 이 시스템은 또한 항미생물 작용과 프리온에도 강력한 효능을 가지고 있다.

공식 : 27.4.4 참조

Practical advice

- 활성 성분에 의존하여 환자는 밤사이 렌즈 침윤을 더 쉽게 알 수 있다.
- fluoropolymer에서는 효소가 필요하지 않고 CAB에서는 거의 필요하지 않다.
- 건초열 환자에서는 봄과 초여름에 더 흔히 효소 알약을 사용할 것을 충고한다.

27.2.7 수도물

흐르는 수돗물은 세척 후 하드 산소-투과 렌즈를 헹굼을 위해 사용할 수 있고 살균 용액에 밤사이 저장하기 전에 사용한다. 끓인 물이나 식염수는 렌즈 케이스를 세척할 때 안전하며 세척 후에는 공기 중에서 말려야 한다.

27.3 소프트 렌즈용 용액

소프트 렌즈 용액의 일반적 지침은 하드 렌즈와 유사하지만 재질과의 상호작용의 가능성이 있기 때문에 잠재적으로 더욱 어렵다. 점도 조절제는 일반적으로 사용되지 않으며 사용의 패턴도 흔히 다르다. 왜냐하면 완전한 항미생물 효능을 갖게 하기 위해서는 많은 용액이 반드시 협력자가 되어야 하기 때문이다.

27.4 살균(disinfection)

살균은 화학적(저온) 또는 열에 의해 이루어질 수 있다.

27.4.1 화학적 살균(chemical disinfection)

저온 살균은 보존 화학약품이나 비보존 산화 시스템을 사용한다.

보존 침윤 용액(preserved soaking solution)

밤사이 저장에 이용된다(예, Opti-1, Optifree).

공식 : 토니씨티제 ; 습윤제 ; 보존액 ; 완충액 ; 세제

다목적 용액

- 살균과 세척의 조합
- 헹굼에 습윤 용액을 사용할 수 있음
- 1회용 렌즈(예, Renu Multi Plus, Quattro, Optil, Solocare, Complete, Optifree Express)에 이상적이고 사용하기 쉬우며 가격이 싸지만 보존액에 대한 알레르기 반응이 일어날 가능성이 있다.
- 제품은 유효기간이 개봉 후 3~6개월이다.
- 이따금씩 침윤 용액을 필요로 하는 장기간 착용 환자에게는 'Singles'가 가능하다(CIBA Vision).

공식 : 고분자량 보존액 ; 시퀘스터링 제제 ; 윤활제

식염수(saline)

0.9% 식염수 용액은 등장액으로 일컬어지고 인체 눈물과 동일한 염화나트륨 농도를 가지고 있다. 더 높은 염류농도를 가지고 있는 용액은 고장액이고 낮은 염류 농도를 가지고 있는 것은 저장액이다.

정상(0.9%) 식염수는 완충작용이 있거나 없을 수도 있고 다음의 형식에서 가능하다

- 용량이 다양한 병에서의 보존(예, CIBA Vision)
- 단일 용량 형태에서의 비보존(예, Amidose)
- 에어로졸 형태에서의 비보존-그러나 더 이상 가능하지 않음
- 단일 판막을 가진 Drip-feed bag(몇몇의 병원을 제외하고는 영국에서는 구할 수 없음)

N.B. 정수된 물을 사용하는 집에서 만든 식염수는 1998년 염류 알약의 회수와 함께 영국에서는 중단되었다. 미국에서는 집에서 만든 식염수가 아칸토아메바 감염과 연관되어 왔다.

수도물

과거에는 0.004% 클로헥시딘을 함유하고 있는 OptimEyes 알약이 간단하고 경제적인 살균 용액을 만들기 위하여 수돗물을 받아 물에 녹였었다. 이 시스템은 더 이상 가능하지 않다.

수돗물이 소프트 렌즈 저장과 삽입이나 렌즈 케이스의 세척에 이용되어서는 안되는 이유는 다음과 같다:

- 미생물 오염(예, 아칸토아메바)의 심각한 위험
- 금속과 염류의 흔적
- 저장액의 결과로 인한 렌즈 부착

이상적으로 수도물의 어떤 사용이든 손을 씻는 것을 제외하고는 위생학에서 피해야만 한다.

산화 시스템(oxidative system)

산화 시스템은 일반적으로 비보존이고 과산화수소나 살균제로서 염소 기초의 화합물을 사용한다.

과산화수소(H_2O_2) (hydrogen peroxide)

대부분의 과산화 시스템은 3% 농도를 사용한다. 이것에는 불안정한 H_2O_2의 급속한 탈보상화를 막기 위하여 나트륨이나 인산 안정화제를 포함하고 있다. 이 시스템에서는 과산화를 안전한 중성 용액으로 전환하기 위하여 중화제가 필요하다. 2단계 시스템이 최상의 표준으로 보여졌다. 3% 과산화수소는 넓은 항미생물 효능을 가지고 있다. 10분만해도 효과적이라도 적절한 항진균 및 항원충 작용을 위해서 1시간에서 4시간의 더 긴 침윤 시간이 추천되고 아켄토아메바 낭을 죽이기 위해서는 6시간이 필요하다. 일반적인 방법으로는 밤

새 침윤하는 것이 바람직하다.

효소 세척제의 알약은 과산화 용액에 포함할 수 있다(예, Ultrazyme).

과산화수소의 장점

- 보존액에 반응하지 않는다.
- 살균에 효과적인 방법, 특히 밤사이 사용할 때 더욱 그러하다.
- 세척을 증강시킨다.
- 효소 세척제가 때때로 제외될 수 있다.
- 렌즈 수명을 연장시킨다.
- 장기간 착용시 붉은눈 증후군의 위험이 적다.

과산화수소의 단점

- 과산화는 반드시 중성화되어야 한다.
- 중화되는 시간이 때로 길다.
- 사용법과 이해하기가 복잡하다.
- 고함수 재질은 과산화수소에 오래 저장시 악화시킬 수 있다.
- 때때로 알레르기 반응을 유발한다.
- 과산화는 너무 오래되면 그 효능을 잃을 수 있다(예, 장기간 착용시).
- 1단계 시스템은 간헐적인 착용자에게 계속되는 살균을 제공하지 않는다.
- 1단계 시스템은 빠른 중화 시간 때문에 아칸토아메바로부터 보호하지 못한다.
- 여행시 너무 부피가 크다.
- 비용이 많이 든다.
- 환자가 실수할 가능성이 있다.

세 가지 형태의 중화가 가능하다 :

1 촉매적(Catalytic)

(a) 카탈레이즈catalase 사용. 이것은 자연적으로 발생하는 소의 촉매로서 과산화수소의 빠른 분해에 매우 특효적이다. 용액(예, OxySept Two Step)이나 하드록시프로필 메틸셀룰로즈(예, OxySept One Step)로 코팅된 시간 방출형 알약으로 출시된다. 시간 방출형 알약은 처음 20분간 중화 시간을 지연시킨다. 과산화의 농도는 1% 아래로 떨어지지 않으며, 2시간 만에 거의 완전히 중화된다. 분홍색 색소(vitamin B_{12})는 알약 사용의 순응도를 돕고 렌즈 착용의 안정을 위해 사용된다.

(b) 백금으로 코팅된 디스크를 사용한다(예, AOSept, EasySept). 처음 2분 안에 빠른 중화작용(3%를 0.9%로)이 있으며 카탈레이즈보다 더 느리게 이어지는데 이것은 분자가 용액 전체에 고르게 분포되기 보다는 완충 식염수를 통과해서 디스크 표면으로 이동해야 하기 때문이다. 이것은 느린 단계로 6시간까지 소요될 수 있다. 디스크는 매 3개월마다 교체해야 한다(몇몇 환자에서는 더 일찍 해야 한다). 만약 중화 용액이 높은 pH(예, AOSept)에 완충되었다면 살균 시간은 더 느려진다. 중화는 촉매의 농도에 의존하지 않고 물과 산소를 제외하고는 중간생산물이 발생하지 않는다. 최근의 세척액의 포함은 초기 중화 단계동안 공기방울 디스크에 생기는 것이 최고조에 다다랐을 때 렌즈 세척에 도움을 준다(예, Sauflon Multi, AOSept Plus).

Warning

one-step 과산화수소에서 3% 농도유지 기간이 짧은 것은 렌즈 케이스에서의 세균의 성장과 밀접한 관련이 있다. 따라서 정기적으로 교체하는 것이 필수적이다.

2 반응적(reactive)

소듐 파이루베이트(sodium pyruvate)(예, 10 : 10, MiraSept)나 최근까지 사용되던 소듐 티오설페이트(sodium thiosulphate)(Perform)같은 화학약품은 산화 환원 반응을 시작하여 분해를 위해 과산화수소를 발생시킨다. 중화되는 속도와 정도는 농도와 온도에 의존한다. 소듐 아세테이트, 이산화탄소 및 물(10 : 10) 또는 소듐 테트라티오네이트와 소듐 하이드록사이드(Perform)와 같은 부산물이 있다. 이전의 다른 방법으로는 22 mg 소듐 퍼보레이트 알약(예, FreeSept)을 사용하여 비보존식염수에 녹았을 때 0.1% 과산화수소를 만들어내는 방법이었다. 6시간의 침윤 시간은 효과적인 살균을 위해 필요하며 삽입하기 전에 케이스에서 렌즈를 식염수로 헹구기는 필수적이었다.

3 희석(dilution)

식염수에서 헹구고 침윤하는 것에 의한다(예, the now discontinued Quik-Sept).

염소 시스템(chlorine system)

염소에 기초한 시스템은 저염소 시스템이라 불리는 소듐 다이크로로아이소사이아누레이트(sodium dichloroisocyanurate)(예, Softab)나 고염소 시스템이라 불리는 파라 다이클로로설파모일 벤졸릭 산(para-dichlorosulphamoyl benzoic acid)(예, Aerotab)과 같은 활성 성분을 포함하고 있다.

염소의 장점

- one-step system의 경우 순응도를 돕는다.
- 중화가 필수적이지 않다.
- 비보존 식염수는 알약을 녹이거나 사용하기 전 렌즈를 헹구기 위한 수용액으로만 사용된다.
- 환자의 실수로 인한 자극이 덜하다.
- 이해하기 쉽다.
- 크기를 최소화하고 여행 시 유리하다.
- 과산화보다 가격이 저렴하다.

단점

- 살균제의 잔해물이 렌즈 삽입 시에 존재할 수 있다.
- 살균시간이 느리기 때문에 밤새 살균할 것이 요구된다.
- 효과적인 표면 클리너가 필수적이다.
- 효소 알약과 혼동될 수 있다.
- 환자는 알약을 첨가하는 것을 잊을 수 있다.
- 과산화수소보다 렌즈의 수명이 더 짧다.
- 아칸토아메바, 원충류 및 몇몇의 진균류에 대해 비효과적이다.
- 음영이 든 소프트 렌즈는 색이 바랠 수 있다.
- 유기물에서 비활성화 한다.

27.4.2 가열 살균(heat disinfection)

가열 살균은 일반적으로 70~80℃의 파스퇴르 온도에서 비보존 생리 식염수를 사용함으로 이루어진다. 소듐 에디테이트(sodium edetate)의 추가는 칼슘 제거 성질을 제공한다. 렌즈는 반드시 삽입하기 전에 식혀야만 한다.

가열 살균의 장점

- 사용하기 쉽다.
- 경제적이다.

- 미생물을 죽일 때 효과적이지만 프리온(prion)에는 효과가 없다.
- 일부 1회용 렌즈에 적합하다.

가열 살균의 단점

- 여행 시 사용하기 어렵다.
- 렌즈 표면에 변성된 단백질이 있을 수 있다.
- 렌즈의 노화를 가속화시킨다.
- 일상적인 계면활성제와 효소 세척이 필수적이다.

방법

- 가열 장치로 자동 온도 조절 장치와 시간 조절 장치가 선호된다.
- 진공 플라스크나 소스팬을 사용한다. 렌즈 케이스는 끓는 물에 10분간 담가놓고 후에 렌즈를 식힌다.

극초단파

비압력 극초단파 살균을 이용할 수 있다; MicroClens를 포함하는 과거의 기술이 있다. 시스템은 MicroClens 식염수를 포함하는 살균 장치로 구성되어 있고 콘택트 렌즈 케이스에 위와 같은 식염수가 채워져 있다. 장치는 1~2분간 극초단파에 쏘이도록 한다.

극초단파 조사에 의한 살균은 분자 안에서 고빈도의 진동을 유발함으로써 이루어진다. 이러한 진동은 온도를 급격하게 상승시키고 2분 내에 미생물의 성장을 파괴시킨다. 극초단파에 쏘인 용액의 터뷸런스(turbulence) 또한 지질의 유화작용에 의해 렌즈 표면을 세척한다.

27.4.3 세척액

공식 : 표면 활성제; 보존액

소프트 렌즈에 특화된 공식의 세척제(예, Bausch & Lomb)에 추가로 하드 산소-투과 렌즈 세척제는 벤잘코니움 클로라이드가 함유되지 않은 것을 사용할 수 있다(예, LC65). 알콜에 기초한 세척제는 지질에 대하여 효과적이다(예, Miraflow). 변성된 단백질에 있어서는 계면활성제-폴리머릭 거품세척제(예, OptiClean)가 현미경적, 폴리스틸렌과 같은 거품과 함께 세척제를 조합한 것을 이용한다.

매일 손으로 표면을 세척하는 것은 다음과 같은 이유로 중요하다:

- 지질, 비유기질 침착물, 약간의 단백질과 수작업으로 인한 비수용성 오염물 제거를 위해서
- 표면 활성제로 지방 침착물의 소수성을 극복하기 위해서
- 항세균 작용을 방해할 수 있는 침착물을 제거함으로써 화학 약품의 살균작용을 돕기 위해서
- 세균에 영양분을 공급할 수 있는 오염물을 제거하기 위해서
- 어떤 고분자 크기의 항미생물제가 결합하는 잠재적인 위험을 최소화하기 위한 점액막을 분산시키기 위해서

2세대 다목적 렌즈는 그들의 공식에 흔히 세척제가 포함되므로 물리적 세척을 성취함을 주장한다. 용액에 담그는 것이 잠재적인 세척 작용을 줄 지라도(예, Optifree Express) 수작업으로 문지르는 것은 세균의 양과 침착물이 축적되는 것을 감소시키는 데에 중요하다.

2주 또는 한 달용 1회용 렌즈에서 문지르지 않는다는 개념은 6시간 동안 담그는 것이 필요하고 반면에 모든 다른 렌즈는 문지르는 것과 4시간 동안 담그고 헹구는 단계가 필요하다. 이것은 살균하기 전과 후에 헹구는 단계와 연관되어있고 실제로 소요되는 시간을 명기해야 한다(예, 한 면 당 5초).

다른 세척 방법

- 초음파 기구
- 자외선 기구
- 회전 장치

재습윤 용액(rewetting solution)

수분을 유지하게 하는방부제 없는 윤활제이다(예, Refresh Contacts). 용량이 다양한 용액은 보존제로서 Purite를 함유하고 있는 것을 사용할 수 있다. 연속 착용 실리콘 하이드로젤 렌즈의 표면 단백질을 제거하기 위하여 지질과 잔해물에 효과가 있는 타일로자폴(tyloxapol)을 함유하고 있는 용량이 다양한 용액이나 유화와 단백질 제거를 위하여 트로메타민(tromethamine)이 들어있는 것을 사용할 수 있다(예, complete Blink-N-Clean).

27.4.4 주기적 세척제(periodic cleaner)

효소 알약(enzyme tablet)

효소 알약은 렌즈 표면으로부터 단백질 제거를 위해 사용되었다. 일주일마다 세척하는 것이 제안되지만 과산화소독법을 사용하는 환자는 덜 자주 사용할 수 있다. 알약은 식염수나 실제 살균 용액에 용해된다(예, Oxysept One Step). 일부 2세대 다목적 용액은 격리제와 혼합하여 따로 분리 시스템이 필요하지 않다(예, RenuMultiplus, OptiFree Express). 액체 효소 또한 가능하다. 예, 췌장에 기초한 생산물. 밤에 이용하는 살균 용액과 함께 렌즈 케이스에 한 방울 떨어뜨리면 된다(예, SupraClens).

공식 : 파파인(papain(Hydrocare 또는 Bausch & Lomb)) ; 섭틸리신 A(subtilisin A (Ultrazyme)) ; 판크레아틴(pancreatin(Clenzyme)) ; 라이페이즈(lipase) ; 프로네이즈(pronase) ; 프로테이즈(protease) ; 소듐 이데테이트(sodium edetate(Amiclair))

Practical advice

- 파파인이 부작용을 일으킬 때, 특히 고함수 렌즈에서는 침윤 시간을 15분으로 감소시켜야 한다.
- 과산화수소는 남은 파파인을 파괴하고 효소 세척제 다음에 사용해야 한다.
- 효소 알약을 사용하는 건초열 환자는 봄과 초여름에 더 자주 사용해야 한다고 충고해야 한다.

27.4.5 전문적 세척제

강력한 산화제(예, 소듐 퍼보레이트(sodium perborate))는 집중적인 세척과 회복을 위하여 임상의에 의해 사용되어져 왔다. 이것의 작용은 tonicity의 변화에 의해 증강되어지고 치수 변화 때문에 렌즈에서 1회를 초과해서 사용해서는 안된다. 고함수 렌즈는 더욱 감수성이 높기 때문에 짧은 시간 동안 저온에서 처리되어야 한다(4.4.1 참조).

27.4.6 콘택트 렌즈 케이스

콘택트 렌즈 케이스는 렌즈를 착용하고 있는 동안 공기 중에서 말려야 한다. 이상적으로는 케이스를 한 달에 한 번씩 교체하는 것이 좋다. 끓이지 않는 한 위생학에서 수돗물에 닿는 것을 피해야 한다. 이것은 아칸토아메바에 의한 잠재적인 오염을 피하기 위해서이다.

Warning

전문적 세척제에 극도의 민감 반응을 보이는 환자는 매우 적지만 사용 후 식염수에서 철저히 헹구고 끓인다.

References

1. Franklin, V. and Tighe, B. (1995) Disclosure – the true story of multipurpose solution. *Optician,* **209** (5500), 25–28
2. Hoffman, W.C. (1987) Ending the BAK–RGP controversy. *Optician,* **193** (5095), 31–32
3. Christie, C.L. and Meyler J.G. (1997) Contemporary contact lens care products. *Contact Lens and Anterior Eye,* **20** (suppl.), S11–S17
4. Walker, J. (1997) New developments in RGP lens care. *Optician,* **213** (5583), 16–19
5. Doane, M.G. (1988) In vivo measurement of contact lens wetting. *Transaction of the British Contact Lens Association Annual Clinical Conference,* **5**, 110–111
6. Lowther, G.E. (1987) Effect of some solutions on·HGP contact lens parameters. *Journal of American Optometric Association,* **58**, 188–192
7. Phillips, A.J. (1969) Alterations in curvature of the finished corneal lens. *Ophthalmic Optician,* **9**, 980–1110
8. Stehr–Green, J. (1989) The epidemiology of Acanthamoeba keratitis in the United States. *American Journal of Ophthalmogy,* **107**, 331
9. Amos, C. and Loveridge, R. (2002) No rub, no rinse: a new line in multipurpose solutions. *Optician,* **224** (5858), 37–40
10. Zanetti, S., Fiori, P.L. and Pinna, A. (1995) Susceptibility of *Acanthamoeba castellanii* to contact lens disinfection solution. *Antimicrobial Agents Chemotherapy,* **39**, 1596–1598
11. Houang, E., Lam, D., Fam, D. and Seal, D. (2001) Microbial keratitis in Hong Kong: relationship to climate, environment and contact–lens disinfection. *Transactions of the Royal Society of Tropical Medicine & Hygiene,* **95**, 361–367
12. Hirji, N.K. (1997) A new device for disinfecting hydrogel contact lenses. *Optician,* **214** (5617), 38–39
13. Fowler, S.A. and Allansmith, M.R. (1984) Removal of soft lens deposits with surfactant–polymeric bead cleaner. *Contact Lens Association of Ophthalmologists Journal,* **10**, 229–231
14. Seal. D.V., Dalton, A. and Doris, D. (1999) Disinfection of contact lenses without tap water rinsing: is it effective? *Eye,* **13**, 226–230

CHAPTER 28

렌즈 컬렉션과 환자 교육
(lens collection and patient instruction)

28.1 렌즈 컬렉션(lens collection)

렌즈의 삽입(insertion of lenses)

렌즈는 검증 후에 삽입되고 시력과 착용을 평가하기 전에 정착할 시간을 준다. 기존의 착용자는 오직 수 분만 필요로 하지만 새로운 환자는 렌즈 형태에 따라 10~20분의 시간이 필요하다.

시력의 평가(assessment of vision)

시력 평가는 시력이 초기 착용 동안 얻어진 것과 비교하여 같은지 혹은 더 나아졌는지를 확인해야 한다.

피팅의 평가(assessment of fitting)

다음의 사항이 확인되어야 한다 :

- 피팅이 원래 의도한대로 되었는지
- 렌즈가 정밀히 만들어졌는지. 주 변수와 별개로 임상의는 블렌딩, 렌티큘레이션, 두께 및 가장자리 형태 같은 다른 요인을 고려해야 한다.

- 위의 두 범주가 만족했을 때조차 착용이 만족스럽게 됐는지
- 어떤 불편함이 정상적인지 혹은 지나친 것인지

28.2 삽입과 제거(insertion and removal)

환자는 흔히 렌즈를 다루는 것이 극복하기 위한 장애물인 것을 깨달을 필요가 있지만 편안함, 시력 또는 결과적인 착용 시간에 대해서는 필요가 없다. 삽입은 항상 편평한 면 위나 폐쇄된 싱크위에서 이루어져야 하며 반면에 제거는 하드 렌즈를 위해 받친 손 위에서 할 수 있다. 환자는 처음에는 거울을 가지고 하지만 궁극적으로 거울 없이 하는 것이 더 낫다. 소프트 및 하드 렌즈 삽입은 같은 양식으로 행하나 제거는 다르다.

28.2.1 하드 렌즈

삽입

렌즈는 세척되고 헹구어지고 적셔져야 한다. 위와 아래 눈꺼풀을 벌려 단단히 잡고 환자는 거울에서 눈의 반사상을 쳐다봐야 한다. 머리는 수직이거나 수평이어야 하며 렌즈는 주로 사용하는 손의 첫 째 또는 둘 째 손가락으로 각막위에 올려놓는다.

Practical advice

- 반대편 눈은 벨 현상(Bell's phenomenon)을 막기 위하여 반드시 뜨고 있어야 한다.
- 눈꺼풀은 반사적 눈 깜박임을 막기 위하여 고정되어야 한다.
- 렌즈는 공막에 해를 미치지 않고 눈 뒤로 없어지지 않는다는 사실을 환자에게 안심시킨다.
- 눈꺼풀 가장자리의 간접적인 손가락 누름이나 눈을 감은 상태에서 마사지를 통해 렌즈를 어떻게 다시 가운데로 오게 하는지 보인다.

제거

눈을 크게 뜨고서 렌즈를 꺼낼 수 있기 위하여 긴장된 눈꺼풀에 충분할 정도로 넓게 열려있어야 하며 이것은 눈깜박임과 다음의 방법에 의한다 :

- 한 손가락으로 바깥쪽 눈꼬리를 위로 살짝 잡아당긴다.
- 같은 손의 두 손가락으로 눈꺼풀의 가장자리를 잡아 당긴다.
- 양 손의 한 손가락으로 가위 잡는 모습으로 바깥쪽으로 잡아당긴다.

- 각 손의 두 손가락으로 수직 자세를 취하고 안구에 대하여 눈꺼풀의 가장자리를 서로를 향하여 민다. 이 방법이 배우기 어려울지라도 더욱 일관성 있게 믿음직하고 렌즈가 달라붙었을 때 더욱 잘 빼낼 수 있을 것이다.
- 눈꺼풀을 단단히 잡고 눈을 코쪽으로 돌린다.

이러한 방법으로 잘 안된다면, 적신 suction holder로 렌즈 중앙부에 수직으로 붙여 떼어낼 수 있다.

Practical advice

환자는 렌즈 제거를 잘 할 수 있기까지 집에 가서는 안된다(삽입은 집에서 안전하게 연습할 수 있다).

28.2.2 소프트 렌즈

삽입

일반적인 원리는 하드렌즈와 동일하다. 주된 차이점은 렌즈가 위치를 벗어났을 때 렌즈가 저절로 가운데로 오는 환자는 염려할 필요가 없다는 것이다. 근거리 고정이 잘 안될 때는, 특히 원시환자에서, 원거리의 고정된 목표를 위로 향하여 보고 있는 동안 렌즈가 하방 공막에 삽입될 수 있다.

Practical advice

- 삽입하는 순간에 공기 방울 때문에 렌즈가 뜨는 것을 중단시키기 위해서는 양 손을 떼고 천천히 아래쪽을 보도록 조언한다. 눈은 반드시 살짝 감아야 하며 눈꺼풀은 공기 방울을 제거하기 위하여 같이 조여야 한다.
- 건조한 손가락은 렌즈가 뒤집어 지는 것을 막는데 도움을 준다.
- 매우 얇은 렌즈를 손가락에서 약 20초 동안 건조해지도록 하는 것은 삽입을 돕기 위해서이다.
- 매우 얇은 렌즈에서 렌즈가 눈꺼풀을 감았을 때 렌즈 말림을 막기 위하여 렌즈 위로 윗눈꺼풀을 당기는 것이 필수적일 수 있다.
- 만약 삽입시 렌즈가 불편하다면 측두 공막을 향하여 밀고 재중심화를 하도록 해야 한다. 일반적으로 이것은 이물질, 화장품 성분 또는 매우 작은 공기 방울을 제거한다. 만약 불편함이 계속된다면 렌즈를 빼내어 헹구고 재 삽입하도록 한다.

실리콘 하이드로젤 공기 방울은 흔히 각막으로부터 렌즈를 밀어 제거할 필요가 있고 다시 중심잡기 한다.

제거

하드 렌즈의 당기는 방법은 일반적으로 소프트 렌즈에서 작용하지 않는다. 그 대신 다음의 방법에 의해 제거한다.

- 측두 또는 하방 공막을 향하여 밀고 집어낸다.
- 각막에서 직접 집어낸다(이것은 각막에 손상을 줄 위험 때문에 만족스러운 방법이 아니다).
- 윗눈꺼풀과 아랫눈꺼풀의 가장자리에서 렌즈의 가장자리를 조여서 기체 방울을 만들어 렌즈가 떨어지도록 한다.

i General advice

환자가 다루는 것, 특히 얇은 렌즈에서, 어려움을 경험할 때는 우선 고굴절력 1회용 렌즈를 사용한다. 이것은 삽입하기가 훨씬 쉽고 환자에게 자신감을 주며 복합 또는 전통적인 렌즈의 파손 가능성을 피하도록 해준다. 기술이 숙달되었을 때 정확한 Rx를 사용할 수 있고 착용 스케줄을 시작한다.

28.3 착용 스케줄(suggested wearing schedules)

8~10시간의 하드 산소-투과 렌즈 착용 시간은 약 2주 후 첫 번째 사후 관리 검사에서 이루어진다. 종일 착용자는 종종 더 빨리 시행될지라도 이러한 간격은 소프트 렌즈에서 더 길어질 수도 있다. 추천되는 스케줄은 시작하는 시간, 늘리기, 최대치에 따라 기록된다.

예 :

하드 산소-투과 렌즈	3 + 1	→	8시간
실패한 기왕력	1 + 1/2	→	8시간
PMMA	2 + 1/2	→	8시간
저함수 소프트	3 + 1	→	12시간
고함수 소프트	4 + 2	→	하루 종일
소프트 사용 후 하드 렌즈의 재착용	6 + 2	→	하루 종일
실리콘 하이드로젤	6 + 3	→	하루 종일 (그리고 밤새)

하루 종일 착용은 최초의 사후 관리 방문 시에 금기가 없었다면 시간마다 늘리는 것으로 달성되어야 한다.

Practical advice

- 착용 스케줄은 반드시 이해하기 쉽고 따르기 쉬어야 한다.
- 환자가 과착용의 위험을 피하게 하기 위하여 착용 스케줄은 최대가 되고 목표가 되지 않도록 조언한다.
- 전체 착용 시간은 하루에 다른 시간에 두 기간으로 나누어질 수 있고 일반적으로 4시간 간격으로 나누어진다.
- 계속적인 불편함, 충혈 또는 다른 비일상적 증상이 있을 때는 렌즈를 반드시 제거하고 조언을 구하도록 한다.

28.4 일반 환자 조언(general patient advice)

새로운 환자는 집에서 렌즈를 착용하지 않도록 해야 하는데 이는 초기 분실이나 손상의 위험 때문이다. 떠나기 전에 환자에게 대화와 인쇄물로 다음 사항을 포함하는 더욱 명료한 주의를 주어야 한다.

초기 조언

- 렌즈 확인
- 만약 렌즈가 뒤집어 졌을 때의 처치(편평한 면을 살짝 조여서 뒤집는다)
- 착용 스케줄
- 처음에 시도했을 때의 경험보다 렌즈 불편함이 더 하거나 눈이 과도하게 빨갛거나 아파서는 안된다.
- 최초의 사후 관리 검사 시에 렌즈 케이스와 안경을 가져오도록 한다.
- 편안함이나 시력에 있어서 심각한 문제가 있지 않는 한 가능한 한 오랫동안 렌즈를 착용하고 방문하도록 한다.
- 용액을 담고 있는 렌즈 케이스는 항상 휴대하도록 한다.
- 근처에 안경을 두고 밝은 곳에서 렌즈를 다루도록 한다.
- 순서를 정해 항상 같은 렌즈를 우선적으로 다루고 섞이는 것을 피하기 위해서 한번에 한 렌즈만을 다룬다.

렌즈 관리

- 렌즈 저장(하드)과 살균(소프트) 방법
- 의사의 상담 없이 용액의 상표나 타입을 바꾸지 않도록 한다.
- 용액의 상표가 원래 추천했던 것과 동등한 것이어야 한다.

- 일부 용액은 해외에서 같은 이름으로 시판되나 조성이 다르다.
- 세척과 살균의 차이를 구분한다.
- 렌즈는 매일 눈에서 제거 즉시 세척되어야 한다.
- 소프트 렌즈에 하드 렌즈 용액을 절대로 사용해서는 안되며 역도 마찬가지이다.
- 건조한 상태라면 소프트 렌즈는 매우 약하지만 수분을 다시 공급하면 회복되기 때문에 반드시 못쓰게 된 것은 아니다.
- 케이스의 같은 구획에 두 개의 소프트 렌즈를 두지 않는다. 렌즈가 서로 붙어 뗄 수 없게 될 수 있기 때문이다.
- 렌즈 케이스는 정기적으로 교체해야 한다.

비일상적 증상

- 갑작스런 급성 불편함은 이물질에 의한 가능성이 크다.
- 스펙타클 흐려짐을 경험해서는 안 된다(예외로 PMMA와 몇 가지의 후면 산소-투과 다중초점 렌즈가 있음).
- 처음 며칠 동안 근거리 시야가 어려울 수 있다고 알려준다.
- 약간의 적응적 눈부심은 정상적이다.
- 온도나 습도에 있어서 극한 환경은 편안함이나 시야 모두에 영향을 미칠 수 있다.
- 눈을 건조하게 만드는 어느 것이나 렌즈를 일시적으로 불편하게 만들 수 있다. 포함되는 요인: 에어컨, 중앙 난방, VDU 스크린 사용, 몇 가지의 약품(예, 항히스타민제, HRT 및 알코올).
- 렌즈를 끼고 자는 것이나 극도의 환경에 들어가는 것은 일시적으로 렌즈 부착을 일으킬 수 있는데, 생리 식염수나 눈꺼풀을 부드럽게 압박하여 처치한다.

예방조치

- 응급 상황 시에 해야 하는 것과 어디로 가야 하는지
- 소프트 렌즈는 안구 점안액이나 연고를 어떤 이유로든 사용하고 있는 동안에는 착용해서는 안 된다(점안액 사용 후 1시간, 연고 사용 후 4시간을 기다린다).
- 하드 렌즈는 연고는 안 되지만 점안액 사용 시에는 착용할 수 있다.
- 매연, 화학약품 또는 스프레이를 함유하고 있는 환경에서는 피해야 한다.
- 독성 화학약품이 묻은 것은 렌즈를 만지기 전에 손에서 매우 주의해서 닦는다.

- 만약 소프트 렌즈를 수 일간 착용하지 않고 놓아두었다면 사용하기 전에 다시 한 번 살균해야 한다.
- 눈에 삽입하기 전에 핥아서는 안 된다.
- 렌즈 표면에 손상을 줄 수 있기 때문에 워싱 업 용액 같은 중성세제를 하드 산소-투과 렌즈에 사용해서는 안 된다.
- 바람, 먼지, 탈수로부터 안구를 보호하기 위해서 싸이클이나 스키 같은 운동에 고글이나 광염색 안경을 사용한다.
- 특히 노안 교정 시에 변화된 공간 판단력과 야간의 빛 번짐 때문에 운전 시 주의하도록 한다.
- 여행이나 일광욕 중에는 연속 착용 렌즈가 아닌 한 렌즈를 낀 채 잠들지 않도록 주의한다.
- 비행기에서와 같은 건조한 환경에서 오랜 기간 동안 탑승할 가능성이 있을 때에는 안구 감염의 위험이 있기 때문에 렌즈 착용을 피한다.
- 분실 위험 때문에 하드 렌즈를 끼고 수영하는 것은 어리석은 일이다. 소프트 렌즈는 약간 덜하지만 역시 분실할 수 있으며, 만약 염소가 재질에 흡수된다면 찌르는 듯 한 아픈 통증과 충혈을 유발할 가능이 있다. 또한 렌즈가 그 후에 세척과 살균이 완전히 안되었다면 감염의 위험이 있다. 결론적으로 잘 맞는 도수가 들어간 수경을 사용하는 것이 더 좋다.

CHAPTER 29

추후관리 (aftercare)

29.1 최초 추후관리 방문

최초의 추후관리 검사는 이상적으로 2~3주후에 한다. 만약 이때까지 진행이 좋지 못하면 초기 렌즈의 성공이 어렵고 변화를 줄 필요가 있다. 만약 시기가 너무 이르면 거의 모든 환자가 순전히 여러 적응적 증상만을 불평한다 ; 착용 후 너무 길다면 문제되는 징후가 발생하거나 환자가 적응적인 것이 아닌 문제 때문에 착용을 중단할 수 있다.

사후관리 예약의 시기는 중요하다. 매일 착용하는 환자는 콘택트 렌즈를 사용한 수 시간 후 오후 동안에 검사되어야 하고 반면에 연속 착용자는 밤사이의 영향을 관찰하기 위하여 오전에 진찰해야 한다.

이것과 방문의 결과는 3.3에 요약된 등급체계에 따라 기록되어야 한다.

29.1.1 초기 상담

초기 상담은 검사하는 동안에 추가적인 평가를 필요로 할 수 있는 다음 사항을 포함해야 한다.

- 환자가 느낀 진행은 어떠했는가
- 어떠한 특별한 문제가 있는가

- 환자가 렌즈를 착용한 상태로 내원했는가 – 그렇지 않다면 왜 그러한 것인가?
- 최대 착용 시간
- 검사하는 날의 착용 시간
- 다루는 것이 만족할 만 한가?
- 모든 주의사항을 숙지하고 있는가?
- 주의 사항을 따르고 있는가?
- 1회용 렌즈는 올바른 기간에 따라 교체하고 있는가?
- 용액은 바르게 사용하고 있는가?
- 올바른 눈에 렌즈를 착용하였는가?
- 소프트 렌즈가 뒤집어지지 않았는가?
- 환자가 행복해하고 긍정적인 생각을 가지고 있는가?

29.1.2 시력과 오버리프렉션

스넬렌 시력은 정상적으로 단안과 양안 검사를 한다. 망막경 반사의 수준은 시야와 덧댐 굴절검사 평가 동안 특히 중요하다(29.2 참조).

29.1.3 백광에서의 피팅의 평가(assesement of fitting with white light)

백색광 검사에서 저확대 또는 보조없이 다음과 같은 예비평가를 한다 :

- 제1안위에서 렌즈 중심화
- 눈깜박임 시의 렌즈 움직임
- 측면과 수직 안구 운동에서의 렌즈 위치
- 눈깜박임 속도
- 눈깜박임의 완전한 정도
- 결막 충혈
- 머리 위치
- 안구 운동
- 안검열

이러한 요인 중 몇 가지는 슬릿 램프 검사 동안 머리 위치의 비자연스러움과 빛의 강도가 훨씬 클 경우 달라질 수 있다.

Practical advice

- 시야 증상과 신체적 증상 사이에 주의 깊은 구분이 필요하다. 환자는 실제로 시야와 관계된 불편함을 흔히 호소한다.
- 구결막이나 눈꺼풀의 부종 같은 몇몇 상황은 확대경 없이 또는 슬릿 램프 검사 시의 발산광으로 더 쉽게 보인다.
- 소프트 렌즈에서는 움직임이 손에 든 불빛으로 직접 비추면 잘 보이는데 렌즈 렌티큘러 부분의 접합부가 만드는 고리모양의 빛 상태와 홍채 뒤의 음영을 쉽게 관찰하기에는 전면이 아닌 측면이나 아래에서 비춘다.

29.1.4 형광 평가(assesment of fitting with fluorescein)

형광을 가지고 검사하는 것은 실리콘과 같은 렌즈에 사용할 수도 있으나 주로 하드 렌즈 피팅 시에 직접 시행된다. 자외선은 자외선 차단 하드렌즈(예, Boston 7) 평가에는 유용하지 않다. 고분자량 형광물질은 소프트 렌즈에 이용할 수 있지만 일반적으로 백색광 관찰에 거의 추가하지 않는다. 형광 검사는 다음의 사항을 나타낸다:

- 중심부의 접촉과 틈새
- 주변부 피팅과 가장자리 틈새
- 형광 혼합의 속도는 눈물 흐름의 지표로 작용
- 3시와 9시의 염색
- 전체적인 각막 염색이나 건조의 다른 영역

29.1.5 렌즈 위치 슬릿 램프 검사(slit lamp examination with lenses in situ)

슬릿 램프는 초기 피팅과 모든 추후검사의 주요 진단 도구이다. 다음을 확인하기 위하여 렌즈 위치 검사에 다양한 배율로 이용한다:

- 렌즈 피팅(중앙화와 움직임, 푸쉬 업 테스트 포함)
- 슬릿 빔으로 눈물 렌즈
- 전체 각막 부종의 징후
- 구결막의 혈관 자극 징후
- 렌즈의 상태
- 렌즈 밑에서 공기 방울이 포획되는 것
- 잔해물이나 뮤신 구가 렌즈 밑에서 포획되는 것
- 렌즈 표면의 젖은 정도

29.1.6 렌즈 위치 보조적 절차(supplementary procedures lenses in situ)

각 단계에서 보조적 절차는 렌즈가 그 자리에 있을 때 다음을 포함한다 :

- 사진 또는 디지털 정지 영상
- 대조 색감
- 렌즈 전면 위의 각막계측(소프트 렌즈에서)
- 플라시도 디스크나 클레인 각막경(소프트 렌즈에서)

29.1.7 렌즈 제거했을 때의 슬릿 램프 검사

렌즈는 제거하여 케이스에 저장한다. 그 후 형광물질을 한 방울 눈에 넣고 눈 검사를 시행한다 :

- 넓이와 깊이 둘 다에서 각막 염색의 어떤 징후가 있는가
- 공막산란조명이나 직접조명법 모두로 각막 부종의 어떤 징후가 있는가(예, 중앙부 흐려짐, 미세낭, 선조)
- 각막 만입(하드렌즈 고착으로 인한)
- 공막 만입(조여진 소프트 렌즈로 인한)
- 이물질
- 각막 건조
- 눈물 막의 질적 평가
- 결막 충혈이나 건조
- 윤부 혈관의 충혈
- 눈꺼풀 가장자리의 자극
- 눈꺼풀 부종
- 안검판의 변화(눈꺼풀 외전과 함께 보임)

29.1.8 렌즈 제거와 함께 보조적 테스트

보조적 절차를 제시하는 검사는 조언할 만 하다 :

- 케라토미터
- 눈물 흐름의 정량적 평가(5.6 참조)

- Rose bengal staining
- 사진이나 디지털 정지 영상
- 각막두께측정(pachometry)
- 각막민감도검사(aesthesiometry)

29.1.9 임상적 조정이나 변화(clinical adjustment or change)

임상의는 어떤 증상이 순전히 적응적인 것이고 일시적으로 무시할 만한 것인지 어떠한 조치가 필요한 것인지를 결정할 수 있다. 몇 가지 필수적일 수 있는 가능한 변화가 있다 :

- 굴절력이나 피팅의 변화. 하드 산소-투과 렌즈는 연구실의 원칙에 따라서 수정되거나 교환할 수 있다. 소프트 렌즈는 교체가 요구된다.
- 같은 형태의 렌즈를 재피팅 하는 것. 그 예로 하드 산소-투과 렌즈를 더 높은 *Dk* 재질로 ; 소프트 렌즈를 다른 함수율 렌즈로
- 같은 혹은 다른 교체 간격을 가진 1회용 렌즈로 재피팅 하는 것(예, 매일사용을 매일사용으로, 또는 한 달사용을 매일사용으로)
- 완전히 다른 형태의 렌즈로 재피팅하는 것. 예 : 소프트를 하드 산소-투과 렌즈로, 하드 산소-투과를 소프트 렌즈로 또는 토릭을 구면으로
- 다른 용액. 예 : 알레르기 때문에 완전히 다른 위생학으로 변화하는 것, 여분의 헹구는 용액으로서 식염수를 추가하는 것, 또는 더욱 효과적인 세척제를 사용하는 것
- 피팅 스케줄을 조정하는 것. 적응은 흔히 피팅 스케줄을 더 느리게 하거나 혹은 가끔씩 더 빠르게 할 수 있다(예, 가능한 한 빨리 착용하는 시간을 늘린다). 단일 기간은 두 기간으로 나누거나 역도 가능하다.

29.1.10 환자와의 추가적인 상담

사후관리 검사는 추가적인 상담, 특히 환자의 열정을 유지하도록 끝을 맺어야 한다. 그것으로는 다음과 같은 것이 포함된다 :

- 어떠한 주관적 증상에 대한 염려를 안심시킨다.
- 이유 있는 렌즈의 변화
- 용액 관리의 변화
- 다음 방문 날짜

29.2 시야 문제(vision problem)

29.2.1 일반적 요인

우선 구면 오차를 찾고, 만약 만족할만한 수준이라면 작은 실린더는 무시될 수 있다.

- 원거리 시력은 별개의 독립적인 문제가 발생할 수 있기 때문에 근거리 및 중간 거리 시력과 별도로 측정되어야 한다.
- 스넬렌 시력은 일반적인 방법으로 기록된다. 양안 시력은 특히 다중초점일 때 흔히 기대되는 단안 시력의 결과보다 현저히 더 나은 결과를 보인다. 대조색감의 측정은 시력이 만족스럽게 기록된 시야 문제를 설명해줄 수 있다.
- 망막경(retinoscope) 반사는 중요한 진단적 도움을 준다. 이것은 생산품에서 검증이 어려워도 렌즈의 광학적 수차를 보여줄 수 있다.
- 소프트 렌즈 피팅 시 눈 깜박임 후 망막경 반사의 개선은 타이트 피팅을 알리는 지표이다(18장 참조).
- 검안경 또한 이중초점 분절의 위치와 같은 특별한 특징뿐만 아니라 렌즈 수차를 나타낼 수 있다.
- 스펙터클 흐려짐(spectacle blur)은 하드 산소-투과 렌즈와 소프트 렌즈에서 보여서는 안된다. 이것은 거의 PMMA에서 기대된다.

원거리 시야

적응적 문제

- 다양한 시야. 대부분의 환자들은 적응의 초기 단계에서 어느 정도 영향을 받는다.
- 기름 낀 렌즈 때문에 안개 낀 것 같은 시야. 일반적으로 오후에 더 나빠지고 흔히 잘 깜박거리지 못하는 것과 VDU와 연관되어 있다.
- 안정피로, 작은 굴절 변화나 환자가 다른 형태의 시야를 가지기 때문이다.
- 비뚤어진 시야 및 공간 지각능력. 근시와 원시 각각에서 망막 영상이 크게 보이고 작게 보인다.
- 오버리프렉션에서 명백하게 동등하지 않은 변화, 한 쪽 눈은 더 많은 마이너스를 필요로 하고 반대편 눈은 덜 필요로 하는 것으로서 흔히 우측과 좌측 렌즈가 뒤바뀐 것을 가리킴

비적응적 문제

- 굴절 변화 때문에 흐린 시야. 눈물의 흐름이 정상으로 돌아왔을 때, 0.50D의 굴절 변화가 때때로 발생할 수 있다. 마이너스에서 증가는 또한 각막 부종을 가리키며 따라서 각막 계측과 슬릿 램프 소견이 평가되어야 한다.
- 잔여 난시로 인한 흐린 시야. 이것은 초기 피팅시에 예측 가능한 것이지만 때때로 렌즈가 완전히 피팅되기 전까지 관찰되지 않는다. 환자는 전형적으로 고스팅을 호소한다. 전면 토릭을 고려한다.
- 기름 낀 렌즈로 인한 안개 낀 시야. 삽입 시에 즉각적으로 악화되는 경향을 보이고 이는 수분이 적거나 표면 건조 때문에 하루 중 늦은 시간에 발생한다. 눈꺼풀을 외전하여 CLIPC를 검사한다. 이것은 때때로 렌즈 착용 후 수일 안에 발생할 수 있다. 용액을 바르게 사용하고 있는가 확인하고 변질가능을 확인한다. 하드 렌즈는 재광택과 가장자리를 다시 다듬는 것(때때로 새 렌즈에서 조차 필요하다)이나 완전히 다른 모양의 가장자리로의 변화가 필요할 수 있다. 대안적으로 다른 렌즈 재질을 고려할 수 있다.
- 부종 때문에 흐린 시야. 환자는 전형적으로 안개 낀 또는 구름 낀 시야를 호소한다. 만약 렌즈가 잘 세척되었고 재 삽입 시에 일시적인 시야의 개선이 없다면 지방질이 침착한 것으로 분류될 수 있다. 이것은 천공이 되었거나 재피팅된 PMMA에서 더욱 흔하다. 하드 산소-투과 렌즈와 소프트 렌즈는 더 높은 *Dk* 재질로 재피팅 될 수 있다.
- 안정피로는 잔여 난시 때문이나 과교정, 양안시 불균형 또는 주시안의 변화 때문일 수 있다(예, 주시안에서의 잔여 난시 때문에).

근거리 시야

근거리 시야 문제는 흔히 모든 형태의 렌즈의 초기 적응 시에 자주 접하게 된다(5.4참조).

중간거리 시야

작업 거리, 낮은 조명 상태와 적응하는 동안의 시야의 불안정성 때문에 악보를 읽기 어려운 것은 흔한 문제이다. VDU와 그림그리기는 유사한 어려움을 유발할 수 있다.

29.2.2 하드 산소-투과 렌즈

- 빛 번짐(flare)은 작은 렌즈와 편평한 주변부를 가진 렌즈에서 더욱 악화된다. 가능한 조정은 중간-주변부나 가장자리를 얇게 만들어 중앙화를 개선시키는 것이다. 그렇지

않으면 더 큰 BOZD와 전체직경을 가진 것을 피팅한다; 가장자리가 덜 들어올려진 것을 사용하고 특히 비구면 형태일 때; 또는 소프트 렌즈로 바꾼다.

- 눈깜박임 시에 시력불안정은 지나친 렌즈의 움직임 때문이다.
- 흐리게 보이는 것은 렌즈의 굴곡 때문이다. 더 편평한 것을 피팅할 것과 중앙부의 두께가 더 두터운 것이나 더욱 단단한 재질을 사용할 것을 고려한다.

29.2.3 소프트 렌즈

- 반짝거림은 소프트 렌즈에서 흔하지 않지만 토릭 디자인이나 동공의 편위에서 발생할 수 있다. 환자가 적응하지 못할 시에는 렌즈를 더 큰 FOZD를 가진 것으로 다시 만들거나 다른 디자인으로 재피팅한다.
- 눈깜박임 후를 제외하고 흐리게 보이는 것은 타이트하게 피팅된 것을 의미한다. 이것은 망막경 반사로 확인되어야 한다.
- 눈 깜박임 후에 악화되는 시력변화는 너무 느슨하게 피팅된 것을 의미한다.
- 하루 중 시야의 악화는 렌즈의 탈수 때문일 수 있다.

29.3 피팅 문제

29.3.1 일반적 요인

임상의는 반드시 다음과 같은 상황에서 피팅할 지를 결정해야 한다:

- 초기 피팅시 의도한 대로 보이는지. 이것은 눈이나 렌즈 모두 변화될 가능성이 있다.
- 위치, 움직임, 중앙 피팅, 주변부 피팅 및 중앙화에 있어서 만족스러운지
- 어떠한 주관적 증상에 책임이 있는지. 피팅과 렌즈 제품의 질이 만족스럽지만 문제는 발생할 수 있다.
- 어떠한 비증상적 문제를 유발하는지(예, 움직이지 않는 렌즈에서의 부종)

29.3.2 각막

부종

부종은 하드 산소-투과 및 소프트 렌즈에서 low-riding, sticking 또는 각막이 높은 산소를 요구할 때 상당히 발생할 수 있다. 어두운 방에서 공막산란조명은 중앙부 부종을 가

장 명료하게 보여준다. 이 기술은 부종이 윤부에서 윤부로 퍼져나가는 경향을 보이거나 선조(striae)가 일어나는 곳의 소프트 렌즈에서는 그리 성공적이지 않다. 미세낭과 수포는 각막 부종의 다른 징후이다. 주관적으로 환자는 눈부심, 구름 낀 시야 또는 스펙터클 흐려짐을 호소할 수 있다.

염색

여러 종류의 염색이 임상에서 관찰된다.

궁형 염색

하드 렌즈에서의 궁형 염색은 일반적으로 각막의 상부중간-가장자리에서 발견된다(그림 29.1). 이것은 흔히 비증상적이고 다음에 의해서 유발될 수 있다:

- 날카롭거나 blend가 부족한 전이부
- 날카롭거나 덜 마무리 지어진 가장자리
- 불충분한 가장자리 들림
- 렌즈 고착
- 전체적으로 타이트한 피팅
- 타이트한 눈꺼풀이 눈깜박임 시에 지나친 힘을 가함
- 좋지 않은 마무리나 막혀버린 천공
- 렌즈 후면의 침착물

위궁형 염색(Pseudo-arcuate staining)은 때때로 좁은 가장자리 들림을 가진 것에서 관찰된다. 렌즈의 가장자리는 실제로 형광 염색을 차지하지 않는 궁형 압력 효과를 준다. 이것은 때때로 피셔 슈바이쳐 각막 모자이크(Fischer-Schweitzer corneal mosaic)를 나타내기에 충분하다. 궁형 염색의 치료법은 다음과 같다:

- 모든 전이를 완전히 blending
- 가장자리 처리를 다시 함
- 가장자리 들림을 더 크게 함
- 더 작은 BOZD를 사용함
- 더 편평한 BOZR을 사용함
- 다른 전체 직경으로 변화시킴

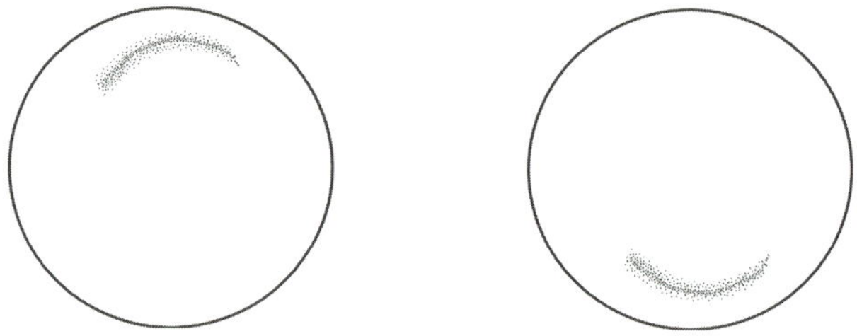

그림 29.1 궁형 염색

궁형 염색은 또한 매일 및 연속 착용 소프트 렌즈에서도 관찰된다. 이것은 각막의 모든 부위에서 발생할 수 있을지라도 상부 윤부에서 더욱 흔하게 발생한다. 이것은 더 두껍고 고함수 렌즈와 실리콘 하이드로젤의 매우 뻣뻣함 때문에 발생한다. 염색은 상부 상피 궁형 병변(SEAL)라고 일컬어졌고 일반적으로 착용 시간의 감소와 함께 불편함, 특히 각막 건조와 연관될 때 이러한 증상을 유발한다. 심각한 경우에는 점진적인 고도의 상부 혈관화가 진행된다. 일반적으로 디자인이나 함수율을 변화시키는 것에 의하여 해결되지만 하드 렌즈로의 재피팅이 때때로 필수적일 수 있다.

각막의 하방 1/3에서의 궁형 염색은 때때로 웃음 염색(smile stain)으로도 일컬어진다. 일반적으로 렌즈 탈수에 의해 유발되고 흔히 덜한 또는 불완전한 눈 깜박임과 연관되어 발생한다. 무증상일 수 있지만 더 흔히 모래가 든 것 같거나 타는 듯한 느낌을 유발한다. 느슨하게 피팅된 렌즈나 다른 탈수 성질을 가진 재질이 요구된다.

3시와 9시 염색

3시와 9시 염색은 각막의 코 쪽과 측두 영역에서 건조에 의해 발생한다(그림 29.2). 이것은 PMMA 보다는 하드 산소-투과 렌즈의 문제로 몇 가지 가능한 원인이 있다. 올바른 치료적 처치가 이루어지기 전에 반드시 인지되어야 한다.

- 깜박거림이 잘 안됨
- 부적절한 눈물 막

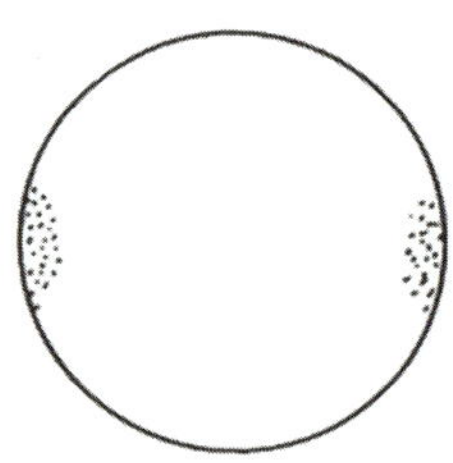

그림 29.2 3시, 9시 방향 염색

- 넓은 눈 구멍
- 주변부가 지나치게 편평하거나 가장자리가 너무 두꺼움(각막 표면으로부터 눈꺼풀이 멀리 떨어져 고정됨 - 눈꺼풀 틈)
- 주변부가 지나치게 조여짐(눈물 막의 물리적 장애)
- 전체 직경이 지나치게 큼(눈물 막의 물리적 장애)
- 전체 직경이 지나치게 작음(적절한 눈 깜박임이 어렵게 함)
- 렌즈 재질(표면 습윤성이 약한 것에 의해 눈물 막이 장애받음)

3시와 9시 염색은 다음에 의해 해결될 수 있다:

- 올바른 눈 깜박임
- 더 얇은 렌즈
- 눈꺼풀 부착 디자인을 가진 것으로 재피팅
- 전체 직경이 다른 것을 사용
- 렌즈 주변부가 다른 것을 사용
- 더 나은 습윤성 재질로 재피팅
- 소프트 렌즈로 재피팅

중심부 염색

중심부 염색은 각막 상피가 각막 부종의 결과로 파괴되어 유발된다(그림 29.3). 이것은 렌즈의 어느 종류에서나 가능하지만 PMMA와 연관된 것이 흔하다.

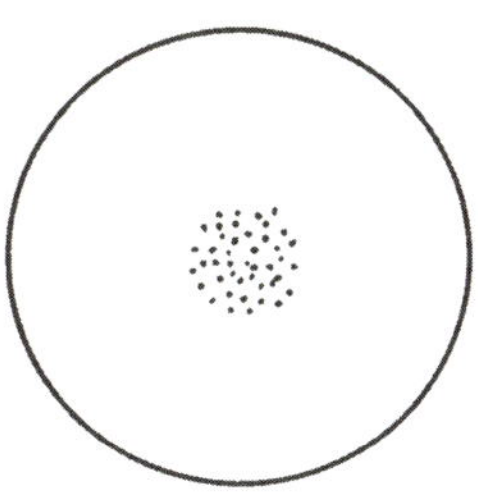

그림 29.3 중심부 염색

점상 염색(각막 점각) (Punctate staining(corneal stippling))

점상 염색은 집중적이거나 전체적으로 퍼져있을 수 있고 다양한 원인을 가지고 있다:

- 눈깜박임 시에 눈꺼풀에 의하여 윤활이 잘 안된 상피의 노출로 인하여 하드 렌즈의 하방 주변부와 윤부 사이의 각막 건조(그림 29.4). 이것은 더욱 표면적이고 3시와 9시

염색 형태에서 더욱 전체적으로 퍼진 것으로 간주될 수 있고 같은 치료적 처치에 반응한다.

- 용액. 점상은 극도로 미세한 것으로부터 분명한 증상이 없는 것에서 육안적 충혈, 눈물흘림 및 불편함을 가지는 넓은 유착 영역을 가지면서 각막 전체를 덮는 것까지 다양하다(그림 29.5).
- 재질에 대한 알레르기
- 독성 반응(예, 오염된 소프트렌즈나 재질 안에서 반응하지 않는 모노머)

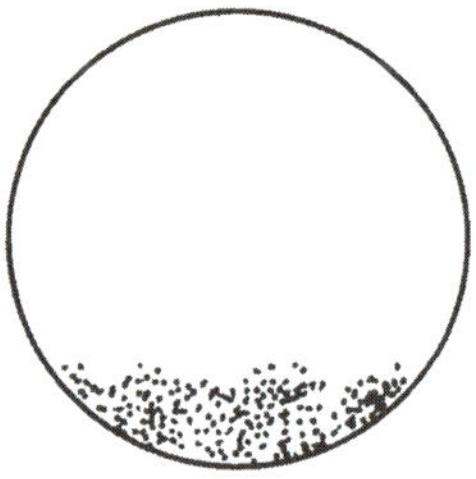

그림 29.4 하방 점상 염색

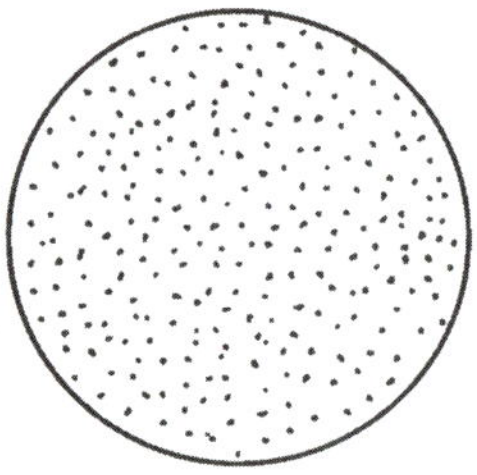

그림 29.5 확산 점상

이물질

염색은 때때로 이물질이 렌즈에 의해서 깊은 곳에서 각막으로 포획될 지라도 전형적으로 표면적인 것과 곡선을 가지거나 지그재그 형을 가지는 선형이다(그림 29.6). 갑작스런 날카로운 통증은 이물질과 연관되어 있는 것으로 하드 산소-투과 렌즈에서 끊임없이 작은 위험이 있으며 각막 민감도는 PMMA와 같은 정도로 억제되지 않기 때문에 흔히 더 큰 문제를 일으킨다.

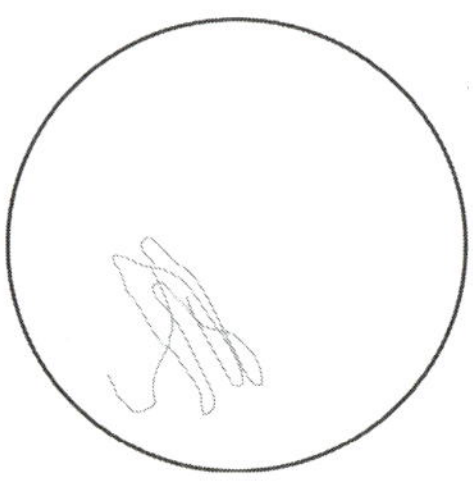

그림 29.6 이물질 흔적

불규칙 염색

불규칙 염색은 다음의 다양한 원인을 가질 수 있다 :

- 잘피팅되지 않은 렌즈
- 손상받은 렌즈
- 렌즈 후면의 침착물
- 마무리가 잘 안되었거나 천공이 막힌 것
- 삽입이나 제거 시 생긴 손톱에 긁힌 자국

공기 방울(움푹 파이는 것) (Air bubble(dimpling))

움푹 파이는 것은 주로 하드렌즈에서 발생하지만 소프트에서도 발생할 수 있다. 작은 공기 방울은 콘택트 렌즈 밑의 눈물이 모인 곳에서 포획되어 이물질로 작용한다. 이것은 형광물질로 보았을 때 꽤 극적으로 보이지만 진짜 염색을 주는 것은 아니다(그림 29.7). 만약 렌즈가 제거되고 눈을 식염수로 씻어준다면 불규칙적인 파임은 각막 표면에서는 보이지만 상피에 의한 형광 물질의 실제 포획이 없이 분명한 염색이 보이지 않는다. 움푹 파이는 것은 불편함을 유발하지는 않지만 만약 이것이 동공 영역 안에서 발생한다면 흐린 시야를 유발시킬 수 있고 이것은 망막경과 검안경으로 쉽게 관찰된다. 공기 방울이 합쳐짐에 따라 거품이나 가끔씩 한 개의 큰 방울을 만들어 각막 건조를 유발할 수 있다. 움푹 파이는 것은 다음에서 발견된다 :

- 가파른 피팅을 한 중심부
- 상부에서 안정한 high-riding 렌즈 안의 편평한 주변부 밑
- 고도 난시 각막
- 원추 각막 및 다른 불규칙 각막

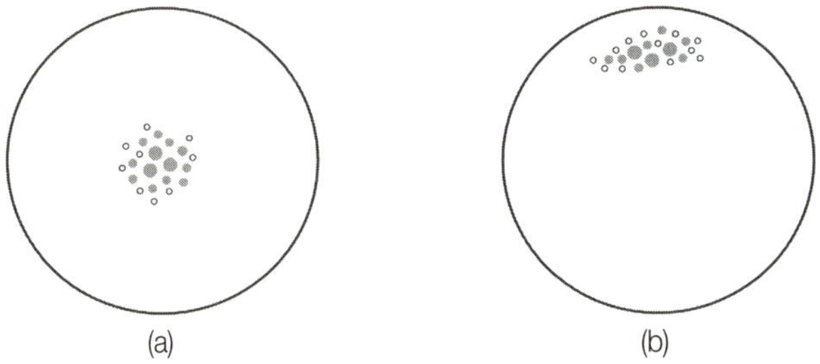

그림 29.7
a) 중심부 Dimpling
b) 상부 Dimpling

이것은 다음에 의해 도움을 받을 수 있다 :

- 눈물이 잘 흐르도록 느슨하게 피팅한다.
- BOZD나 전체 직경을 변화시킨다.
- 더 악화시킬 가능성이 있지만 천공을 시도한다.

뮤신 구(mucin balls)

각막이 움푹 파이는 것은 뮤신 구에서도 보일 수 있는데 이것은 대부분 실리콘 하이드로 젤과 연관된다(20.3 참조).

Practical advice

작고 분산된 영역의 염색(1등급)과 고립되어 반점이 있는 것은 흔히 하드 렌즈에서 틀림없이 무시될 수 있다. 소프트 렌즈에서는 더욱 심각한 각막 합병증의 전구증상이 아닌 것을 확인하기 위하여 더욱 주의 깊은 평가가 필요하다.

29.3.3 윤부(limbus)

혈관

상부 각공막 접합부를 주의깊게 관찰하는 것은 항상 중요한데 이것은 물리적 자극, 불충분한 산소 또는 용액 반응과 같은 어떠한 자극에 의하여 윤부 혈관이 부풀 수 있기 때문이다. 또한 만약 이것과 같은 인자에 의하여 자극을 받는다면 수일 내에 기존의 콘택트 렌즈 피팅시 생긴 고스트 혈관을 채우기 위한 것이 발생할 가능성이 있다.

염색

윤부에서의 염색은 다음과 같은 다양한 원인으로 발생할 수 있다 :

- 용액 반응
- 렌즈 가장자리의 마찰
- 건조(3시 및 9시)
- 일반적으로 하방이 노출될 때
- 소프트 렌즈의 코쪽 또는 측두측으로의 탈중심화
- 윗눈꺼풀 밑의 저산소증

소프트 렌즈에서 염색보다는 형광물질의 축적이 때때로 렌즈가 압박 효과를 만드는 부위인 윤부 주변에서 발생할 수 있다.

델렌(퓨흐의 움푹 파임)(dellen(Fuch's dimple))

하드 산소-투과 및 PMMA 렌즈에서 심각한 3시 및 9시의 건조의 장기간 결과는 델렌 형성이다. 이것은 심각한 결막 충혈과 연관된 윤부에서 각막이 얇아진 것이 특징이다. 그러나 회복은 콘택트 렌즈 피팅을 중단한 지 수일 안에 이루어진다.

림벌 오페시피케이션(limbal opacification)

림벌 오페시케이션이 일반적으로 PMMA 장기착용 후의 반응일지라도 산소-투과 하드 렌즈에서 더욱 급속히 발생할 수 있다. 이것은 각막 건조가 진행된 영역에서 같이 발견되며 드물게 최초 사후관리 검사를 받을 때에 관찰되기도 한다.

Pingueculae

Pingueculae는 콘택트 렌즈를 피팅하는 동안에 충혈될 수 있으며 특히 눈깜박임이 잘 안되고 눈이 건조한 것과 연관될 때 더욱 그러하다. 환자는 흔히 콘택트 렌즈를 사용하기 시작할 때 최초로 그것을 알아낼 수 있으며 환자에게 이것은 양성이고 실제적으로 렌즈에 의해서 생긴 것이 아니라는 사실을 안심시켜야 한다.

29.3.4 구결막(bulbar conjunctiva)

충혈(injection)

충혈의 약간 작은 정도는 흔히 적응적이고 형광물질이나 로즈 벵갈에 의한 염색일 수 있다. 더욱 심각한 결막 충혈은 다음과 같은 이유 때문이다:

- 용액 반응
- 다른 알레르기 반응
- 눈을 잘 깜박이지 못함
- 3시와 9시에서의 염색
- 다른 건조
- 감염
- 물리적 자극

29.3.5 눈꺼풀(lids)

콘택트 렌즈에 의한 유도 결막염(CLIPC)
(contact lens induced papillary conjunctivitis)

CLIPC는 주변부 염증으로, 주로 상부결막에 나타나고 불규칙한 유두형이 특징이다. 이것은 봄철카타르에서 보이는 것과 비슷하나 조직학적 다르며 구별 있는 4단계로 진행한다.

1 잠복기. 점액증가
2 결막지각과 일반적 유두의 발생으로 두꺼워짐. 유두속 혈관이 관찰됨
3 작은 유두가 결합하여 큰 유두를 형성하며, 종종 안각의 안과 밖에서 시작함
4 플루레신 염색 가능한 편평한 끝부분이 올려진 커다란 유두로 형성됨

콘택트 렌즈 착용자에서 보통 1, 2단계가 보여 진다. 증상은 매우 특색 있다 :

- 렌즈 제거 시 가렵다.
- 아침에 통상 노란색 눈곱이 낀다.
- 심한 렌즈 침착물로 시야가 흐리다.
- 렌즈 움직임이 과도하다. 윗눈꺼풀 안쪽의 거친 면으로 렌즈가 당겨진다.
- 점진적으로 편안함이 나빠진다.

상태는 한쪽 눈이나 양쪽 눈에 나타날 수 있고, 전형적인 소프트렌즈 문제라 할 수 있지만 모든 종류의 렌즈에서 나타날 수 있다. 여러 발생 원인이 있으며 독립적이나 합병증으로 발생한다 :

- 렌즈재질에 대한 알레르기 반응
- 렌즈 표면의 단백질 침전에 대한 면역반응 알레르기
- 용액 민감도
- 기계적 자극
- 환경 자극
- 아토픽 환자에서의 경향(건초열)

CLIPC 해결은 여러 처방이 요구될 수 있다 :

- sodium cromoglicate 2%(예, Opticrom) 또는 Predsol-N 같은 스테로이드제로 임상처치를 고려한다.

- 연속 착용 렌즈를 중단한다. 최소한 상태가 호전될 때까지
- 새로운 소프트렌즈를 착용하거나 하드렌즈에서 재광내기(repolish)한다.
- 건초열 시즌 전에 새 소프트렌즈를 처방한다.
- 정기적인 렌즈 교체를 확실히 하거나 일회용 렌즈를 사용한다.
- 보관 용액 모두를 바꾼다.
- 과산화수소법으로 바꾼다.
- 효소 소독을 정기적으로 한다.
- 소프트 렌즈에서는, 다른 재질의 것이나 하드 산소-투과 렌즈로 바꿀 것을 고려한다.
- 하드 렌즈에서는, 실리콘 아크릴레이트는 피하고 플루오로폴리머 또는 CAB를 고려한다.

눈꺼풀 처짐(ptosis)

Ptosis는 하드 산소-투과 렌즈나 PMMA 렌즈를 오래동안 사용해온 환자에서 관찰되며 한눈이나 양안 모두에서 나타날 수 있다. 이것은 어떤 특징 피팅개념이나 산소투과성과는 연관되어 있지 않으며 보통 피팅의 변화로 개선되지 않는다. 신경학적인 요인을 배제하는 한, 어떤 처치요법이 필요하지 않으나 관찰 하에 상태를 유지토록 한다. 만일 눈꺼풀 처짐이 시야를 방해하거나 미용적 외형에 문제가 된다면 다음과 같이 시도해 볼 수 있다:

- 소프트렌즈를 바꾼다. 종종 효과적인 경우가 있다.
- 콘택트 렌즈 사용을 중지한다.
- 외과적 조정, 이것은 항상 성공적이진 못하다.

기타 문제들

눈꺼풀 관련 문제에는 여러 다른 가능성이 있다. 대부분은 콘택트 렌즈와 연결되지 않는 것이나 환자들은 장점에 대한 확신을 요구할지 모른다.

- 결석
- 구결막부의 화장품 포획
- 마이봄샘 막힘과 눈가의 거품
- 다래끼와 낭종
- 안검연 약화
- 눈가의 소낭

- 피부 알레르기, 종종 화장에 의한 것이 흔하나 용액에 의한 것일 수도 있다.
- 눈꺼풀 경련이나 씰룩임

29.3.6 렌즈 고착(lens adhesion)

렌즈 고착은 하드렌즈 연속 착용의 문제로 간주해 왔다(22.5 참조). 그러나 일반적이진 않지만, 매일 착용 렌즈에서 낮의 끝 무렵에, 렌즈를 빼고난 뒤 렌즈가 각막에 있는 인상으로 보여질 수 있다. 환자들은 무증상이나, 문제 가능성으로는 :

- 궁형 염색
- 충혈
- 찌꺼기 포획
- 각막 뒤틀림
- 감염

렌즈 고착은 여러 요인에 의해 일어날 수 있는데 :

- 건안
- 타이트한 안검
- 너무 좁은 주변부
- 렌즈 재질(유연성이 큰 재질에서 다발)
- 렌즈 디자인(구면 렌즈에서 다발)
- 오래되거나 닳은 렌즈에서

렌즈 고착은 영향력 있는 문제일 수 있으나 다음에 의해 때로 도움을 받을 수 있다 :

주변부를 플랫하게 하거나 15.00 mm나 18.00 mm 반경의 특별한 가장자리 커브를 추가한다.

- 중심부 피팅을 가파르게 한다.
- 주변부 폭이 증가하는 디자인으로 바꾼다.
- 두께를 늘린다.
- 좀더 단단한 재질로 바꾼다.
- 눈깜박임을 개선한다.
- 안구 윤활액을 넣는다.

29.3.7 환경 및 일반적 요인

콘택트 렌즈 임상에 있어 가장 어려운 문제점의 어떤 것들은 렌즈에 의해서 발생하는 것이 아니고 임상의가 손쓸 수 없는 외부 요인이나 환경 요인에서 발생한다.

- 중앙 난방
- 에어컨 실내
- 낮은 습도
- 높은 고도
- VDU의 주시
- 오염된 대기
- 낮은 조명

불편한 징후는 다른 요인에 의해 더 심화된다.

- 알코올
- 다이어트
- 약물 복용
- 경구 피임약
- 호르몬 치료제
- 피곤
- 약한 체질
- 임신
- 긴장의 육체적 영향

29.3.8 눈깜박임

횟수가 적거나 불완전한 눈깜박임은 하드 산소-투과 렌즈나 PMMA에서 특별한 어려움이다.

이것은 여러 문제를 야기 시킨다 :

- 3시, 9시 염색
- 각막과 결막 건조
- 결막 충혈

- 부족한 눈물 펌프로 인한 부종
- 불편함
- 렌즈 침착물과 흐린 시야

소프트렌즈에서 불완전한 눈깜박임 또한 탈수의 문제를 야기한다. 이것은 하방이나 중간 아래주변부 염색(smile stain)이 되고 렌즈 침착물을 만든다.

Practical advice

하드 렌즈가 정확한 눈깜박임의 강한 억제물로 여겨지면, 연습은 별로 성공적이지 못하다. 소프트 렌즈로 재피팅하는 것이 나은 해결책이다.

29.4 일년 간격이나 그 이상의 추후관리

12개월 후나 그 이상의 기간 후의 검사는 콘택트 렌즈 장기 착용의 결과와 렌즈 상태와 특별히 연관하여 검사한다. 최초 추후검사와 같은 단계로 검사(29.1.1~29.1.10 참조)하며 몇 가지 주요 추가는 :

- 콘택트 렌즈의 굴절력과 피팅의 재 측정
- 안경굴절처방(30.4 참조)
- 검안경, 안저나 안과검사의 유일한 검사
- 렌즈 상태 평가

29.4.1 안검사(ocular examination)

- 신생혈관
- 부종 반응(미피낭, 수포, 스트라이에)
- 감염 징후
- 각막의 얇음
- 내피폴리메가티즘
- 색 염색

결막(conjunctiva)

- 탈수

- 충혈
- Pingueculae

안검(lids)

- 위치, 하수 포함
- CLIPC
- 결석
- 마이봄샘 개방

눈물(tears)

- 질적 평가
- Break up time

over-refraction

- 예전 기록 시력과 비교
- 근시나 원시의 변화
- 난시 변화

29.4.2 기타 요인

콘택트 렌즈 굴절과 피팅 재평가 (reassessing contact lens refraction and fitting)

오래되고 침착된 렌즈에서는 종종 정밀도 감소가 있다. 하드렌즈는 되풀이 되는 다루기로 인해 뒤틀릴 수 있고 소프트 렌즈에서는 오래되면서 유연성이 떨어지게 된다. 비논리적인 굴절 변화가 1.00D까지 있을 수 있는데, 이때는 굴절검사와 피팅을 다시 평가해 보아야 한다. 일상적으로 소프트 렌즈에서 신뢰할 수 있는 결과를 얻기 위해서는 일회용 시험 렌즈를 사용해야 한다.

콘택트 렌즈 상태 평가(assessing contact lens condition)

눈에 있는 렌즈를 세극등으로, 눈에서 꺼낸 렌즈는 프로젝션 현미경으로 두 번 검사하는 것은 렌즈 상태를 검사하는 중요한 일이다. 이런 기구들은 환자에게 표면이나 가장자리 결점 또는 오래된 징후 등을 보여주기 쉽게 한다(30.5 참조). 세극등의 디지털 영상 캡처나 컴퓨터모니터로 보기 등은 특히 이런 관점에서 유용하다.

용액(solutions)

환자가 정확하게 용액을 사용토록 하는 것은 중요하다.
일반적인 잘못으로는 :

- 임상의와 상의없이 사용 상품을 변경한다.
- 매일 클리너의 사용을 빠뜨린다.
- 세척 용액으로 행하는 부적절한 헹굼
- 효소 알약 사용을 잊는다.
- 비보존 식염수 대신 보존 식염수를 쓴다.
- 식염수를 소독과 보관용액으로 생각한다.
- 염소 소독에 살균 알약 첨부를 잊는다.

References

1. Covey, M. and Munro, F. (1999) Differential diagnosis in contact lens aftercare. *Optician,* **217** (5691), 24–29
2. Young, G. and Mirejovsky D. (1993) A hypothesis for the aetiology of soft contact lens induced superior arcuate keratoparhy. *International Contact Lens Clinic,* **20**, 177–180
3. Allansmith, M.R., Korb, D.R., Freiner, J.V., Henriquez, A.S., Simon, M.A. and Finnemore, V.M. (1977) Giant papillary conjunctivitis in contact lens wearers. *American Journal of Ophthalmology,* **83**, 697–708
4. Bailey, C.S. (1999) Contact lens complications. *Optometry Today* (June 4), 26–33
5. Jupiter, D. and Karesh, J. (1999) Ptosis associated with PMMA/rigid gas-permeable contact lens wear. *CLAO Journal,* **25** (3), 159–162
6. Harvey, W. and Ruston, D (2002) Visual recognition in contact lens practice. Part 1: initial assessment. *Optician,* **233** (5849), 32–35

CHAPTER 30

보조적 추후관리 (supplementary aftercare)

30.1 응급과 감염(emergencies and infections)

감지된 것이든 실제상황이든 응급상황은 콘택트 렌즈 진료시에 일상적으로 발생한다. 이것은 흔히 환자에 의해 가정되는 것으로서 렌즈가 늘 어떠한 안구 문제를 일으키고 콘택트 렌즈와 비콘택트 렌즈 응급 상황 사이에서 분별할 수 있는 의사의 능력이 요구될 수 있는 것이다.

30.1.1 감염과 염증반응(infections and inflammatory responses)

감염은 콘택트 렌즈 착용과 연결될 수도 연결되지 않을 수도 있다. 심각한 경우에는 영구적인 시력 상실의 위험을 최소화하기 위하여 즉각적인 의학적 처치가 요구된다.

미생물 각막염(화농성 각막염)(microbial keratitis(supperative keratitis))

미생물 각막염은 잠재적으로 시력을 위협할 수 있는 상태로서 응급 진단과 전원이 요구된다. 이것은 그램 음성 슈도모나스 아에루지노사(Gram-negative *pseudomonas aeruginosa*)나 그람 양성 *S. aureus* 또는 *S. pyogenes*와 같은 세균에 의해 유발된다. 환자는 전형적으로 편측에 국한되어 증상을 호소한다 :

- 극심한 통증
- 상피 결함
- 직경이 1 mm 이상인 중심부 병변
- 급속히 진행될 수 있는 각막 화농(궤양)
- 포도막염(uveitis)
- 눈꺼풀 부종

만약 환자가 궤양이 발생하기 전의 초기에 발견된다면 상피 장애나 표면 점상 각막염이 유일한 징후일 수 있다. 각막 궤양은 그람 양성 균과 연관되는데 일반적으로 작고 화농성이 덜하다. 특별히 그람 음성 Pseudomonas는 매우 유독하고 특징적으로 진한 전부 실질 침윤과 함께 큰 상피 결함을 만든다. 치료는 일반적으로 특정 원인균이 동정될 때까지 광범위 항생제로 시작한다.

콘택트 렌즈 착용자에서 미생물 각막염은 소프트 렌즈 연속 착용, 저급의 환자 위생상태, 순응도의 저하 및 오염된 렌즈 케이스와 연관된다.

콘택트 렌즈 주변부 궤양(CLPU) (contact lens peripheral ulcer)

CLPU는 주로 편측성이고 연속 착용 렌즈에서 발견된다. 이것은 주변부 각막에 대한 염증반응의 결과로 고려되어진다. 흔히 비원인 미생물이 배양시에 발견되고 이럴 때엔 비세균성 궤양으로 일컬어 졌다. 미생물 각막염과 비교했을 때 환자는 일반적으로 다음을 호소한다 :

- 약한 통증, 때때로 이물질 같이 묘사되기도 함
- 림부스로부터 떨어진 전부 실질의 작은 주변부 병변이 있다. 이것의 일부분에 국한된 침윤은 치밀하고 둥글며 일반적으로 직경이 1.2 mm 미만이다.
- 지나친 상피 결함은 형광물질을 급속히 차지한다.
- 구결막 및 윤부 충혈은 침윤 부위에서 더욱 악화된다.
- 비진행성 각막 화농
- 포도막염이 없음
- 정상 시력

비세균성 각막염은 다른 것이 증명될 때까지는 미생물을 원인으로 생각하고 치료해야 한다. 국소 스테로이드에 대한 반응하지만 흔히 특별한 약물이 필요 없고 렌즈 착용을 중단한지 수일 후에 회복된다. 정상적으로 전부 실질 상흔은 유지되고 사라지기까지 최소한 6개월이 소요된다.

Practical advice

만약 CLPU가 의심되고 환자가 의학적 자문을 구하지 않았다면 이 상태가 미생물 각막염으로 오진되지 않도록 24시간 후에 재검을 해야 한다.

콘택트 렌즈 급성 충혈(CLARE) ; 급성 붉은 눈 반응 (contact lens acute red eye(CLARE) ; acute red eye reaction)

붉은 눈 반응은 급성 염증 반응으로 일반적으로 잠에서 깨어날 때 소프트 연속 착용 렌즈에서 발생한다. 이것은 벌바 결막과 림부스에 육안적인 편측 충혈이 있으며 다양한 정도의 통증과 눈부심,. 눈물흘림 및 림별 침윤을 동반한다. 각막 염색은 특징적으로 없거나 가벼운 작은 반점이 있다. 이것은 다음과 연관되어 왔다 :

- 그람 음성균 오염(Gram-negative bacterial contamination)
- 타이트한 렌즈가 내독소와 잔해물을 포획
- 상기도 감염

콘택트 렌즈는 즉시 제거되어야 하며 일반적으로 의학적 처치 없이 CLARE는 회복된다. 그러나 현저한 재발의 위험이 있기 때문에 이러한 경우에는 연속 착용 렌즈는 중단해야 한다.

침윤성 각막염(IK) (infiltrative keratitis)

침윤성 각막염이라는 용어는 미생물 각막염과 말초 궤양 또는 급성 붉은 눈이 아닌 염증 침윤성 질환의 측면에서 사용되는 경향이 있다. 환자는 약간의 통증과 충혈 및 눈물 흘림의 증상을 갖는다. 이것은 이물질이나 잘 피팅되지 않은 렌즈에 의한 작은 각막 외상의 징후일 수 있다. 작고 넓게 퍼지거나 국소에 국한된 침윤은 일반적으로 각막 말초에서 발견되지만 또한 더욱 중앙부에서 발견될 수 있다. IK는 매일 착용 렌즈나 연속 착용 렌즈 모두에서 발생하고 콘택트 렌즈 밑의 포획된 세균 독소에 의해서 유발될 수 있다.

일부 증례에서는 환자가 이러한 상태에 대해 전혀 인지하지 못하다가 일상 사후 검사에서 우연히 발견된다. 이것은 후에 비증상적 침윤성 각막염(AIK)이라 불린다.

비증상적 침윤이라는 추가적 용어는 각막에 한 개 또는 그 이상이고 크기가 0.2 mm 이거나 그 이하인 작은 국소적 침윤물에 반응하는 경도의 침윤성 반응을 보이는 각막에서 사용된다. 일상 사후 검사시 비증상 환자에서 관찰되기도 한다.

Practical advice

- 각막 궤양은 매우 급속히 진행할 수 있기 때문에 심각한 시력 상실이 12~24시간 이내에 발생할 수 있다. 안과로 즉각적인 전원은 절대적으로 필수이다.
- 최초에 사용할 수 있는 약제로서 클로람페니콜은 현재 검안의가 사용할 수 있는 유일한 항생제로서 *P. aeruginosa*와 같은 그람 음성균에 대해서는 비효과적이다.

아칸토아메바 각막염(*acanthamoeba* keratitis)

아칸토 아메바 각막염은 흔하지 않지만 파괴적인 안구 상태이다. 콘택트 렌즈의 사용과 연관되어 수 건의 보고가 있으며 따라서 의사는 통증이 심한 응급 환자에서 이 질환의 가능성을 항상 열어두어야 한다.

아칸토아메바는 편모가 없는 원충류로서 영양체와 포낭형으로 발생한다. 포낭의 이중벽 성질은 치료에 강력한 저항성의 원인이다. 이 미생물은 공기와 수중에서 널리 분포하기 때문에 수도물은 콘택트 렌즈나 케이스를 헹구는데 이용하도록 추천해서는 안된다. 환자는 렌즈를 착용하고 수영한 후에 세척과 살균에 특별히 주의를 기할 것을 충고해야만 한다. Miraflow는 특별히 아칸토아메바에 효과적이다.

후에 아칸토아메바 각막염의 특징적 소견으로 각막에 극심한 환형 침윤이 있다. 이것은 흔히 hypopyon과 2차 녹내장이 있다. 이 상태는 각막 상흔을 잘 일으키고 각막성형을 필요로 하며 따라서 즉각적인 전원이 필수적이다. 더욱 성공적인 치료를 위해 조기 진단과 전원 노트는 의사의 의심에 포함되어야 한다.

아칸토아메바 감염의 초기 특징은 다음과 같다 :

- 감염이나 염증의 초기 징후가 없는 심각한 안구 통증이나 쑤심
- 붉은 눈
- 시력 감소
- 중심부의 작은 반점이 있는 상피병변은 흔히 미란으로 이어진다. 이 병변은 수지형일 수 있고 따라서 안구 단순 포진으로 오진될 수 있다.
- 각막 신경의 신경주위 침윤은 중심부에서 말초부위로 퍼진다.
- 표면 원형 각막염

다양한 치료법이 개발되었지만 브롤렉 점안액(propammidine)과 연고(dibromopropamide) 모두가 약간의 효능이 있다. 스테로이드는 일반적으로 금기이다.

바이러스 각막염

콘택트 렌즈 임상의는 콘택트 렌즈와 특별히 연관이 없을지라도 두 가지의 주요 형태의 바이러스 각막염과 만날 수 있다. 바이러스 감염은 전형적으로 많은 장액성 분비물을 만들어낸다.

- 단순 포진. 매우 통증이 심하고 전형적으로 수지상 병변이나 disciform 각막염을 보인다. 일반적으로 재발의 위험과 함께 상흔이 남는다. Aciclovir가 치료에 이용된다.
- 아데노바이러스. 약한 통증과 다발성의 상피하 침윤을 보이며 이것은 매우 천천히 없어진다. 이러한 상태는 극도로 감염된 것이지만 시력 상실의 가능성이 매우 적고 저절로 회복된다.

30.1.2 과착용 증후군(급성 상피성 궤사; 3a.m. 증후군) (overwear syndrome(acute epithelial necrosis; 3a.m. syndrome))

이것은 하드 산소-투과 렌즈나 소프트 렌즈에서 없지 않으나 PMMA와 흔히 연관된다. 환자는 전형적으로 극도의 통증('뜨겁고 빨간 바늘'이 일반적으로 묘사됨), 눈부심 및 눈물 흘림과 함께 한 밤중에 깨어난다. 이것은 지나친 콘택트 렌즈 착용의 결과로서 육안적인 각막 부종에 대한 극심한 반응이다. 전형적인 원인은 다음과 같다 :

- 초기 착용 스케줄이 너무 빠름
- 환자가 특정 시간에 렌즈를 제거하는 것을 잊음
- 분실로 인해 렌즈 착용을 하루 종일 함
- 렌즈를 낀 채 잠이 듬
- 덥고 통풍이 잘 안되는 환경에서 정상 착용보다 더 오래 착용한 만성 부종

가능하다면 검사에서 각막 염색의 넓은 영역을 보인다. 치료는 국소 마취제와 이차 감염의 위험을 최소화할 수 있는 항생제를 필요로 할 수 있다. 극도의 경우에는 24시간 동안 암실에서 '패드와 붕대감기'와 함께 의학적 처치가 필수적이다. 일반적으로 콘택트 렌즈 착용이 최소한 1주일 동안 불가능할지라도 상피는 2~3일 안에 회복되며 의사가 각막이 깨끗하다고 확인할 때까지는 착용하지 않는다. 그 후에 매우 늦은 착용 스케줄이 적응된다. 환자는 그들의 눈이 영구적인 손상을 받지 않을 것이라는 상당한 확신을 요구한다.

Practical advice

- 국소 마취제는 상피 회복을 지연시키는 경향을 보이며 극도의 통증에서만 사용해야 한다. 선호되는 진통제는 위스키와 함께 아스피린이다.
- 회복 후에 재발을 방지하기 위해서 환자는 더욱 투과성이 좋은 렌즈로 재 착용해야 한다.

30.1.3 이물질(foreign bodies)

이것은 하드 렌즈에서 더욱 흔하다. 그러나 각막 상피에의 손상은 때때로 소프트 렌즈에서 보다 더 클 수 있으며 이물질이 긴 시간동안 렌즈 뒤에 포획되어있기 때문이다. 환자는 착용하는 동안에 갑작스럽고 급성의 통증을 호소한다. 렌즈는 반드시 제거되어야 하고 슬릿 램프 광학 부를 가지고 염색의 깊이를 평가하기 위해서 플루레신으로 검사한다. 치료는 심한 경우 '패드 및 붕대감기'와 함께 항생제로 구성된다.

30.1.4 각막 마모(corneal abrasions)

심한 마모는 이물질로 인한 것과 유사한 증상을 유발한다. 이것은 렌즈를 잘 다루지 못할 때, 특히 손톱에 의해서 유발될 수 있으며 삽입이나 손상받은 렌즈의 착용, 눈에서의 렌즈 파손 및 착용 문제들로 인해서도 유발될 수 있다.

30.1.5 용액 문제

소프트 렌즈 응급상황의 많은 비율은 용액 반응과 연관된다. 환자의 실수인지 용액에 의한 것인지 밝히기 위해 때때로 주의 깊은 질문이 필수적이다 전형적인 문제는 다음과 같다 :

- 진짜 알레르기 반응
- 콘택트 렌즈 유도로 인한 상부 림부스 각막결막염(CLSLK)으로 알려진 티머로설 각막병변
- 소프트 렌즈에서 하드 렌즈 용액을 사용
- 과산화수소에 저장되었던 렌즈를 중성화하지 않을 때
- 침윤과 세척 용액을 혼동할 때
- 효소 알약 반응
- 적절하지 못한 용액과 함께 효소 알약을 사용
- 집중적인 세척 후의 부작용

- 방부제 없는 위생학에서 방부제 든 윤활 안약 사용
- 보존 치료적 점적액 사용
- 환자가 의사가 원래 추천한 것으로부터 상표를 바꿈
- 다른 용액을 구매
- 해외에서 이름은 같지만 조성이 다른 용액을 구매

Practical advice

몇몇의 예(예, 환자가 비중성화 과산화를 채우거나 소프트 렌즈에 하드 렌즈 용액을 사용)에서 매우 심각한 각막 반응이 관찰된다. 이것은 상당한 불편함과 함께 광범위한 각막 염색이 있을 수 있다. 이러한 경우는 :

- 렌즈의 즉각적인 제거를 확실히 함
- 세척을 충분히 하고 특히 생리 식염수가 선호됨
- 문제가 생긴 상피를 가진 각막에서의 감염의 가능성 때문에 클로람페니콜(chloram phenicol)을 사용
- 심각한 통증을 가진 환자에서만 국소마취제를 고려

30.1.6 부서지고 위치가 바뀐 렌즈

렌즈를 처음 사용하는 환자는 흔히 상부 원개에서 렌즈를 잃는다. 따라서 초기 교육 시에 위치가 바뀐 렌즈 같은 상황에서의 회복을 위한 처치를 설명하는 것은 이것이 경험자에서 발생했을지라도 중요하다. 이러한 문제는 통상 산소-투과 렌즈에서 발생하지만 얇은 소프트 렌즈, 특히 1회용 렌즈에서 때때로 각막에서 접히고 벗겨질 수 있다.

대부분의 1일 1회용 렌즈는 얇고 약하다. 따라서 고함수 종류는 꽤 부서지기 쉽고 이것은 눈으로 삽입하거나 제거할 때 발생하기 쉽다. 불편함에도 불구하고 환자는 공막이나 상부 원개로부터 위치하거나 제거할 수 없는 부위일 때 응급상황을 나타낸다. 눈꺼풀 외전이 흔히 요구되고 렌즈 착용은 일반적으로 파괴된 조각을 제거한 즉시 가능하다.

Practical advice

깨진 1회용 렌즈의 제거를 시도하기 전에 눈에 형광물질을 주입하는 것은 다음의 이유 때문이다 :

- 염색이 된 렌즈를 더 쉽고 빠르게 관찰하기 위해
- 동시에 어떠한 각막 마모를 관찰하기 위해

30.1.7 오염된 렌즈(contaminated lens)

이 문제는 주로 페인트, 광택제, 헤어스프레이 및 화장품과 같은 제품이 직접적인 접촉

이나 손에 의한 간접 접촉에 의해서 오염된 경우에 적응된다. 하드 렌즈는 간혹 영향을 받는다.

30.2 문제되는 경우(중도 탈락)(grief case(drop-outs))

주의 깊게 피팅하였어도 모든 환자가 콘택트 렌즈에 잘 적응하는 것은 아니다. 이것은 의사나 환자 또는 가능한 렌즈 디자인의 제한 때문일 수 있다.

30.2.1 원인

다른 처방자와 상담하기를 바라는 경우의 주 원인은 다음과 같다:

- 부적절한 종류의 렌즈로 피팅이나 재착용으로 인한 불편함 또는 약한 시력
- 올바른 종류의 렌즈를 착용했을지라도 불만족스러운 착용일 때
- 잘못 생산된 렌즈 제품으로 인한 불편함 또는 약한 시력
- 부적절한 용액의 사용
- 침착의 재발이나 기름 낀 렌즈
- 붉은 눈이 지속되거나 눈 깜박거림이 잘 안되어 3시와 9시에 염색의 발생
- 건조안
- 스펙터클 흐려짐
- 재질이나 용액에 대한 알레르기 반응
- 환자가 주의사항을 이해하지 못하거나 따르지 않을 때
- 콘택트 렌즈와 상관이 있든 없든지 간에 안구 감염이 있을 때
- 각막 피로와 건조안 또는 환경적 인자로 인하여 콘택트 렌즈 착용이 더 이상 적합하지 않은 환자
- 환자가 절대로 콘택트 렌즈에 적합해 보이지 않을 때
- 렌즈가 완전하게 만족스러울지라도 기존의 처방자에게서 자신감을 상실할 수도 있음

30.2.2 처치의 순서

새로운 처방자는 기존의 불만족의 주 원인과 성공적인 콘택트 렌즈 착용이 가능한지를 반드시 결정해야 한다.

다음은 처치의 가장 흔한 순서이다:

- 기존의 렌즈를 수정. 이것은 주로 하드 산소-투과 렌즈에 적용된다.
- 같은 일반 형의 렌즈(예, 소프트 렌즈에는 소프트 렌즈, 하드 산소-투과 렌즈에는 하드 산소-투과 렌즈)로 재착용하지만 다른 재질, *Dk* 또는 디자인을 가진 것으로 재착용한다.
- 하드 산소-투과 렌즈의 질량은 모든 다른 변수가 같을지라도 고 또는 저 비중을 가진 재질을 선택하는 것에 의해서 변화될 수 있다. 저 비중은 렌즈 질량에 현저히 영향을 미칠 수 있고 따라서 렌즈 위치의 변화를 가져와 low-riding 렌즈는 중심부에 착용되도록 한다. 유사하게 고 비중은 high-riding 렌즈의 위치를 낮출 수 있다.
- 완전히 다른 종류의 렌즈로 재착용(예, 소프트 렌즈에 하드 산소-투과 렌즈로의 재착용 또는 하드 산소-투과 렌즈에서 소프트 렌즈로의 재착용)
- 용액 또는 살균 시스템의 변화. 이것은 흔히 재착용이 이루어졌을 때조차 도움이 됨
- 올바른 눈깜박임을 조언
- 과민반응 문제가 없을 때조차 올바른 용액 사용법을 명확히 알려줌
- 렌즈를 다루는 것과 유지에 올바른 주의를 줌
- 의학적 견해를 구함
- 환자가 현재 렌즈에 부적합다는 충고를 한다. 환자가 실망할 수 있지만 동시에 환자가 명백하게 주어진 사실을 받아드려야만 한다.

Practical advice

- 중도 탈락한 경우는 일반적으로 콘택트 렌즈에 대한 환상을 깨뜨리는 것이고 그들의 문제에 대하여 신속하고 긍정적인 해결을 추구한다.
- 재착용이 필수적일 때는 가능하다면 재고 렌즈를 이용한다.
- 안전하지만 급속한 착용 스케줄을 준다.
- 실패한 경우를 계속해서 끄는 것을 막기 위해 어떠한 처치든 2–3주의 제한 시간을 둔다.
- 만약 부분 성공만이 가능하다면 환자에게 현실적이고 제한된 착용 시간이나 착용 중단을 받아들이도록 조언한다.
- 새로운 렌즈와 재질이 끊임없이 선보이기 때문에 희망의 가능성을 이어가도록 한다.

30.2.3 중도 탈락의 대비

- 단지 이익을 위해서 렌즈를 재피팅해서는 안된다. 만약 환자가 기존의 렌즈에 전적으로 만족하고 검사에서 이상이 없으며 비증상적 문제(예, 각막 부종이나 혈관화)가 없

다는 것이 밝혀지면 그대로 둔다. 이것은 흔히 하드나 소프트 렌즈 모두에서 구식의 저 *Dk* 렌즈에 적용된다.

- 그럼에도 불구하고 새롭게 발생한 관련성을 설명하고 잘못된 개념(예, 1회용 렌즈는 몇몇 복합 렌즈에서 불가능할 수 있다)을 풀어준다.
- PMMA 착용자는 소프트 렌즈로 재착용하지 않는다(13.3.3 참조).
- 만약 환자가 이론적으로 더 나은 렌즈(예, PMMA 렌즈에서 하드 산소-투과나 저함수 렌즈에서 고함수 소프트 렌즈로의 착용)로의 재착용이 이루어져왔고 환자가 빠르게 정착하지 않는다면 지체 없이 기존의 렌즈로 회귀한다.
- 만약 교체 렌즈가 렌즈 착용 경험자에서 쉽게 정착하지 않는다면 바꾸거나 재착용 한다.
- 가능한 한 최상의 성능을 가진 렌즈만을 사용한다. 부실하게 만들어진 표본은 렌즈의 비용보다는 진료시간을 더욱 허비하게 만들 수 있다.
- 콘택트 렌즈 착용에 있어서 탄력적이고 열린 마음으로의 접근을 도입하고 문제가 발생한다면 한 종류에서 다른 종류로의 전환을 준비한다.

30.3 전신 약물의 부작용(side effects of systemic drugs)

많은 전신 약물은 불편함, 흐린 시야, 건조 및 렌즈 변색과 같은 증상을 야기할 수 있다 (표 30.1)

Practical advice

- 부작용으로 인한 각막의 병리는 심각하고 약물의 양에 따라 진행하는 경향을 보인다.
- 콘택트 렌즈 제품이나 전신 약물에 대한 어떠한 부작용을 보고하도록 옐로우 카드 시스템을 사용한다.

30.4 콘택트 렌즈 착용자를 위한 안경 처방

고려할 사항은 다음을 포함한다:

- 정확한 *Rx*의 측정
- 시각적으로 편안한 교정을 제공
- 검사 시간

표 30.1 전신약물과 그로 인한 부작용

Drug	Side effect
Central nervous system	
Carbamazepine (Tegretol)	Conjunctivitis and photophobia
Maprotiline (Ludiomil)	Intolerance to contact lenses and loss of tear fluid, conj oedema, lid oedema
Diazepam (Valium)	Lowered visual acuity and reduced tear production, decreased CL tolerance, tearing, burning
Amitriptyline (Tryptafen)	Reduced tear flow
Lorazepam (Ativan)	Dry eye
Blood pressure and heart condition	
Atenolo (Tenorimi)	Smarting eyes and diffuse conjunctival
Amiodarone (Cordarone)	Faint striae in both corneas and yellow brown deposits
Oxprenolo (Trasidrex)	Dry eye/conjunctivitis
Cyclopenthiazide	Dry eye/conjunctivitis
Methyldopa (Aldomet)	Keratoconjunctivitis sicca
Musculoskeletal disorders (anti-inflammatory)	
Penicillamine (Distamine)	Dry eye and reduced vision
Urinary anti-infectives	
Nitrofurantoins (Furadantin)	Marked irritation with profuse lacrimation
Anti-allergic	
Sodium cromoglicate (Opticrom)	Reduced tear production
Antibiotics	
Doxycycline (Vibramycin)	Marked photophobia and contact lens sensitivity
Respriatory system	
Salbutamol (Ventolin) }	Increased sensitivity to contact lenses and solutions
Rifampicin (for TB) }	Discolours soft lenses yellow ?Reduced tear production
Oral Contraceptive and oestrogen	
Microval	Decreased CL tolerance
Ovranette	Reduced tolerance to contact lenses
HRT Premique)	Dryness and irritation
Alimentary system	
Sulfasalazine (for Crohn's disease)	Discolours soft lenses
Nasal decongestants	
Brompheniramine }	Reduced toleracne to soft contact lens wear
Phenylephrine }	Discolours soft lens
Adrenaline (epinephrine)	?Corneal pigmentary depostis
Antihistamines	
Piriton }	Dehydration
Clarityn }	Reduced tear production

- 안경이 착용되기 쉬울 때
- 착용한 콘택트 렌즈의 종류

콘택트 렌즈의 종류와 관계없이 잘 참지 못하는 것은 흔한 문제인데 많은 환자에서 렌즈와 다르게 눈 앞에 착용하는 안경의 교정 특성 적응에 많은 어려움을 보인다. 전형적인 문제는 다음과 같다 :

- 시야 왜곡(예, 기울어진 계단 및 휘어진 창틀)
- 다른 공간적 지각
- 다른 상 크기
- 제한된 시야
- 반사, 특히 야간에 심함
- 완전한 교정을 못견딤
- 실린더를 못견딤

전형적인 원인은 다음과 같다 :

- 수년간 안경 굴절이 없었고 교정은 매우 두드러지는 근시의 증가를 보인다.
- 난시는 기존의 교정과 비교했을 때 축과 굴절력이 매우 다르다.
- 환자는 수십 년간 PMMA를 사용하였기에 안경은 만족스런 결과를 줄 수 없다.
- 콘택트 렌즈 단안시(의도적이든 아니든)는 이중초점 안경이나 분리된 원용 및 근용 안경에서 어려움을 나타낸다.

30.4.1 PMMA

장기간의 PMMA 착용자는 도수가 있는 안경 착용을 가장 어려워한다. 그 이유는 다음과 같다 :

- 거의 끊임없는 어느 정도의 각막 뒤틀림이나 몰딩이 있다.
- 흔히 어느 정도의 각막 부종이 있다.
- 굴절검사에서 흔히 부실하고 믿을만하지 못한 끝점을 보인다.
- 시력이 저하될 수 있다.

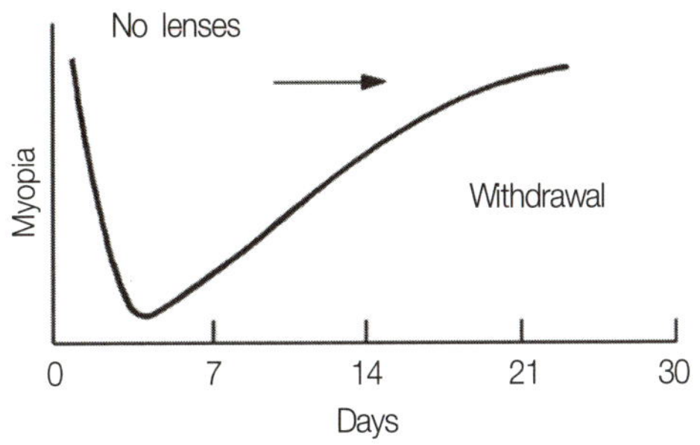

그림 30.1 PMMA 렌즈 벗은 후의 근시

그러나 PMMA 렌즈가 제거된 이후 가장 큰 문제는 각막 곡률이 변화의 주기와 동등하게 진행되는 동안 수 주에 걸쳐 끊임없는 굴절 변화가 있다는 것이다. 넓은 개인차가 있을지라도 처음 3일 동안 1.32D의 근시의 감소가 있고 21일까지 근시의 증가가 뒤 따른다(그림 30.1). 동시에 직난시가 증가하는 강한 경향을 보인다.

따라서 실제적인 면에서 수 일 동안 사용하지 않은 렌즈가 무엇이든지 간에 장점이 없다. 이것은 만약 안경이 현재 없는 고도 근시 환자라면 환자는 극도로 불편할 뿐만 아니라 비정밀한 결과를 줄 가능성이 높다. 굴절검사 전에 2~3일간의 렌즈 제거의 흔한 조언은 사실 변화가 가장 심한 시점에서의 검사 시기가 된다.

검사에 적합한 두 개의 현실적인 시간이 있는데 이것은 교정안경이 사용될 때에 따라서 환자와 상의하여 선택한다 :

1 오후에 : 렌즈를 제거한 직후의 오후는 사용을 위한 교정에 있어서 하루 중 렌즈를 제거한 저녁과 가장 근접하다.

2 오전에 : 렌즈를 삽입하기 전의 오전은 콘택트 렌즈가 착용되지 않았을 때의 상황을 재현한다.

오전의 결과는 일반적으로 0.50~0.75D 작다. 저녁 굴절검사의 저교정은 흔히 만족스러운 절충안을 유발할 수 있다.

30.4.2 하드 산소-투과 렌즈

대부분의 현대 렌즈는 PMMA와 비교했을 때 거의 문제를 일으키지 않으나 어느 정도의 각막 몰딩은 일어날 수 있고 이것은 특히 비구면 디자인이나 후면 동시 다중 초점 렌즈를 사용한 난시 환자에서 심하다. 렌즈 부착의 경우에 명백한 뒤틀림이 발생하면 굴절검사는 연기되어야 한다.

만족스러운 굴절검사는 일반적으로 렌즈를 제거한 즉시 얻어진다. 만약 결과가 콘택트 렌즈, 각막계측 및 기존의 안경과의 연관성이 없다면 다시 오전 굴절검사로 반복되어야 한다.

PMMA가 하드 산소-투과 렌즈로 재착용되었을 때는 안경을 위한 굴절검사를 하기 전에 약 2달을 기다린다. 이것은 이 때가 대부분의 각막 변화가 해결되기 때문이다. 이것은 'K' 값을 모니터하는 것에 의해서 확인된다.

30.4.3 소프트 렌즈

각막 곡률과 굴절 변화는 수직 경선의 가파름이 어느 정도 발생할지라도 소프트 렌즈에서 훨씬 덜하다. 이것은 기계적 몰딩이 거의 없고 부종이 있으면 굴곡이나 물리적 뒤틀림의 국소적 변화없이 일반적으로 림부스에서 림부스로 퍼진다. 소프트 렌즈를 제거했을 때의 굴절검사는 일반적으로 좋은 결과를 주지만 어떤 의문점이 있다면 아침에 다시 반복해야만 한다.

Practical advice

- 환자에게 잠재적인 문제점을 설명한다.
- 오래된 것이라도 콘택트 렌즈 착용 전에 사용하던 안경을 주의한다.
- 가능한 최대한의 양안시 추가를 준다.
- 0.25~0.50D 구면 저교정을 고려한다.
- 저교정 또는 실린더 제거를 고려하고 특히 사난시라면 더욱 고려한다.
- 주시안이 바뀌지 않도록 주의한다.
- 만약 콘택트 렌즈,각막계측 및 기존의 교정과 연관이 없다면 다른 때에 굴절검사를 반복한다.

30.5 렌즈 노화(lens ageing)

30.5.1 소프트 렌즈

밀봉된 물병이나 블리스터 팩에 저장된 소프트 렌즈는 긴 유효기간을 갖고 수 년간 좋은 상태로 유지된다. 그러나 이것을 한 번 정기적으로 착용하게 되면 다양한 방법으로 렌즈의 악화가 일어난다. 하드렌즈와 다르게 노쇠화는 전통적인 렌즈 교체의 원인이 되고 다양한 요인에 의해 영향을 받는다 :

- 렌즈 재질. 고함수 이온성 렌즈는 저함수 렌즈 및 비이온성 렌즈에 비해 더 급속히 렌즈가 악화되고 이것은 침착물과 변색 때문이다(6.3 참조).

- 착용 스케줄. 연속 착용 렌즈는 매일 착용 렌즈에 비해서 침착물에 의해 더 심하게 영향을 받는다.
- 눈물의 화학성분. 어떤 환자의 렌즈는 단지 수 주밖에 지속되지만 다른 환자에서는 수 년 간 만족할 만한 상태로 유지될 수 있다. 건조안은 특별한 문제를 일으킨다.
- 살균 방법. 렌즈는 용액에 비해 가열에 의한 살균이 되었을 때 더 짧은 수명을 갖는다. 과산화수소는 최적의 상태로 렌즈를 보관하는데 특히 유리하다(27.4.1 참조).
- 정기적인 세척과 세척의 방법
- 환자의 관리
- 렌즈가 착용됐을 때의 환경. 건조한 기후는 렌즈 침착을 증가시킨다.
- VDU 사용 많음 또한 렌즈 침착을 악화시킨다.

단백질 막(protein film)

모든 렌즈는 어느 정도 단백질 침착이 있다. 특별히 HEMA 사용 시에 눈물 단백질과 폴리머 하이드록실기 사이에서 화학적 결합이 있다. 가열에 의한 살균은 적절한 방법으로 세척되지 않은 표면 단백질을 변성시켜 이 문제를 더욱 악화시킨다. 어두운 배경에 경사진 빛을 비추어 보면(암시야 광) 청회색 막으로 관찰된다. 이것은 또한 환자가 고정해서 쳐다보고 렌즈 표면이 건조할 수 있다면 슬릿 램프 검사를 하는 동안에도 관찰될 수 있다.

변색(discolouration)

대부분의 고함수 렌즈는 어느 정도 갈색으로 변색을 한다. HEMA 또한 영향을 받을 수 있고 열은 문제를 악화시킨다. 눈물의 아드레날린 화합물, 니코틴 및 화장품 성분은 다른 원인으로 제시되어 왔다. 어떤 렌즈는 자외선으로 형광을 낸다. 이 효과는 재질(새로운 렌즈에서)이나 클로렉시딘이 표면 침착물에 결합해서 발생할 수 있다. 시력은 감소될 수 있고 빛 투과의 현저한 감소가 있다. 호르몬의 문제와 전신 약물 또한 연루되어 왔다(30.3 참조).

백색점(white spot)

백색점은 거의 일정하게 렌즈의 전면에서 발생한다. 초기 단계에서 이것은 미세한 작은 점으로 보이고 점차적으로 분산되고 안검열의 노출되는 부위 안에서 불규칙적으로 분포되는 침착물로 상승한다. 고함수 렌즈와 연속 착용 렌즈는 더욱 많이 영향을 받고 특히 건조안 환자와 눈깜박임을 잘 못하는 환자에서 심하다. 심한 경우에는 백색점이 1 mm 이상일 수 있고 극도로 불편할 수 있다. 이러한 거대 침착물은 뮬베리스(mulberries)와 젤리범프스(jellybumps)로 일컬어져 왔다. 백색점의 구성은 뮤코프로틴(mucoprotein)과 지질, 뮤코폴리사카라이드(mucopolysaccha ride) 및 칼슘 포스페이트(calcium phosphate)와 칼슘 카보네이트(calcium carbonate)의 조합으로 다양하게 알려져 왔다.

녹점(rust spot)

녹 점은 주로 대기 오염에 의한 것이고 공업지역과 기차로 여행을 많이 하는 사람에서 흔히 관찰된다. 녹 점은 양성의 철에 의한 오염의 한 형태이고 모든 종류의 소프트 렌즈에 영향을 미치며 가끔씩 제조과정의 실수로 발견되기도 한다.

표면 및 가장자리 악화(surface and edge deterioration)

렌즈가 노쇠하고 덜 탄력적으로 될수록 표면의 스크래치와 가장자리의 작은 조각 때문에 불편하게 된다. 조판은 금이 가거나 침착물로 덮이게 된다. 렌즈 주변부에서 단백질 막의 고르지 못한 건조는 크레넬레이트 가장자리(톱날같은, crenellated edge)를 일으킬 수 있다.

피팅의 변화(fitting changes)

침착이 있는 렌즈는 윗눈꺼풀에 의해 더욱 영향을 받으며 착용 특징의 현저한 변화가 일어날 수 있다. 일반적으로 착용은 더욱 느슨해지며 각막 직경 렌즈는 심각하게 탈중심화가 될 수 있다. high-riding 렌즈는 흔히 CLIPC와 연관되며 불규칙적인 안검연골근판이 침착물이 있는 렌즈를 위치가 변화도록 끌어당긴다.

굴절 변화(refractive changes)

노쇠하고 덜 탄력적인 렌즈는 흔히 시력의 감소와 오버리프렉션에서 1.00D 정도의 비논리적 변화를 유발한다. 따라서 렌즈의 굴절력은 재피팅이 필수적일 때 반드시 새로운 렌즈로 재확인되어야 한다.

Practical advice

- 전문적인 세척을 받기 전에 환자에게 그 자체의 위험이 생길 수 있음을 알려야 한다. 예측할 수 없고 불규칙적인 변화는 렌즈 치수에 대하여 발생할 수 있다.

- 심한 알레르기 반응을 갖는 환자의 소수에서 전문적으로 세척된 렌즈에 의해 심각한 반응을 유발할 수 있다.
- 고함수 렌즈는 세척시간이 짧고 저온에서 사용해야 한다.
- 단백질 막과 변색은 일반적으로 전문적인 세척에 의해 제거되거나 개선될 수 있다.
- 백색점은 잘 반응하지 않고 렌즈는 집중적인 세척에도 실패할 수 있다.
- 때때로 1주일 동안 과산화수소에 렌즈를 두는 것과 집중적인 세척을 하기 전에 매 2일 또는 3일마다 용액을 변화시키는 것이 유익할 수 있다.
- 금이 있고 작은 조각에 은신한 미생물이 있는 렌즈는 교체해야 한다.
- 환자가 비현실적인 긴 수명을 기대하기 보다는 정기적으로 렌즈를 교체할 수 있도록 격려되어야 한다.

30.5.2 하드 산소 - 투과 렌즈(hard gas-permeable lens)

하드 렌즈는 소프트 렌즈와 같은 양식으로 악화되지 않는다. 하드 렌즈의 수명은 재질에 따라서 약 2~4년이지만 다양한 방법으로 악화될 수 있다. 일반적으로 1년 미만으로 정기적 교체는 별 이득이 없지만 몇몇 의사는 1년 단위의 교체를 추천한다.

침착물(deposits)

실리콘 아클릴레이트 재질(6.1.2 참조)은 눈물로부터 단백질을 끌어당기고 대부분의 환자는 효소 알약 사용으로 제거한다. 일부 환자는 더 빈번한 처리를 요구할지라도 한 달마다 soaking은 일반적으로 충분하다.

플루오로실리콘 아크릴레이트는 단백질로 인한 문제가 덜하고 많은 재질은 효소 알약이 필요하지 않다.

CAB 렌즈는 실리콘을 함유하지 않는다. 단백질 침착은 거의 문제가 되지 않으며 효소 알약은 거의 불필요하다. 그러나 렌즈는 지질을 끌어당기어 때때로 기름이 끼는 것이 문제가 된다.

변색(discoloration)

변색은 대부분의 재질에서 거의 문제가 되지 않는다. 그러나 몇몇 (새 렌즈에서 조차) 렌즈에서 흐리고 광학적 투과성의 결핍을 보인다.

표면 및 가장자리 악화(suface and edge deterioration)

플루오로실리콘 아클릴레이트의 일부에서 부시지기 쉽다는 사실이 증명되었고 가장자리 손상이나 완전한 파괴는 흔하다. 높은 *Dk* 실리콘 아클릴레이트 중 어떤 것은 표면 깨짐을 겪는다. CAB 렌즈는 표면 스크래치가 더 생기기 쉽다.

30.5.3 PMMA

PMMA는 여전히 가장 안정적이고 화학작용이 없는 재질이다. 이것은 영구적인 침착물이 생길 기회를 안주지만, 일부 환자에서는 오래되거나 긁힌 렌즈에 기름기가 끼는 문제를 겪기도 한다. 또 이것은 쉽게 재광택되고 종종 5년 이상의 수명을 갖기도 한다.

30.6 렌즈 변형(lens modification)

렌즈 변형은 초기 적응 기간동안이나 1년마다 사후 검사에서 필수적으로 발견되어야 한다. 일반적으로 조정은 연구실에서 하는 것이 나으며 특별히 현대의 하드 렌즈에서 그렇다. 그러나 때때로 현장에서 렌즈를 변형하는 것이 필수적일 때 최소한 다음의 도구가 있어야 한다:

- 모터가 달린 축을 가진 드럼
- 벨벳이 있는 패드
- 가역적인 흡입 홀더나 선반
- 광택 테이프가 있는 볼록 반경 도구의 선택
- 광택제

30.6.1 하드 산소-투과 및 PMMA 렌즈

다음의 변형이 가능하다:

- 블렌드와 주변부 반경을 편평하게 함
- TD를 감소시킴
- 약간의 BVP 변화
- 가장자리의 재성형과 재광택
- 전면의 재광택
- 천공
- 절단

주변부 커브의 블렌딩과 플랫 (blending and flattening of peripheral curves)

- 렌즈는 흡입 홀더나 음압의 선반이 있는 볼록한 면에 의해서 가운데로 고정된다.

- 요구되는 반경의 테이프로 덮은 볼록한 도구를 선택한다.
- 렌즈는 축이 도는 방향의 반대인 도구에 대하여 회전한다.

BVP의 변화

상의 수준에 혼란없이 굴절력을 플러스하는 것보다는 마이너스를 추가하는 것이 더 쉽다. 성공적인 조절의 한계는 하드 산소-투과 렌즈에 대해서는 약 -0.75 및 +0.50이고 PMMA에 대해서는 -1.00D 및 +0.75D이다.

플러스 굴절력

렌즈는 흡입 홀더나 긴 줄기가 달린 선반이 있는 오목한 면에 의하여 중심부에 위치하게 된다. 렌즈는 벨벳으로 된 패드의 중심부에 대하여 고정되고 광택과 약간의 흔들림과 함께 수분이 공급되며 주변부에서 중심부로 작용한다.

마이너스 굴절력

렌즈는 광택으로 기름이 있는 정지된 패드에 대하여 한 손가락으로 눌려진다. 렌즈는 작은 원에서 시계방향으로 약 10회의 회전을 하며 그 후 시계 반대방향으로 회전하며 중심부에서 주변부로 작용한다. 이것은 약 -0.25D를 추가하며 마이너스의 추가는 반복한다.

가장자리의 광택내기

렌즈는 강력한 흡입 홀더나 선반에 부착되고 가장자리는 기름이 많고 회전하는 패드에 대하여 흔들리며 회전한다.

Practical advice

- 패드나 도구가 항상 젖어있도록 한다.
- 모든 변형은 느슨하게 착용하게 만드는 경향이 있다.
- 변형에 의해서 착용을 더욱 단단히 하는 것은 불가능하다.
- 표면 처리된 렌즈를 변형하려는 시도를 해서는 안된다.
- 현대 하드 렌즈 재질은 PMMA보다 뒤틀림과 훨씬 덜한 압력을 피하기 위해서 더욱 많은 주의를 요한다.

표면에 광택내기

렌즈는 플러스의 굴절력 추가와 같이 고정하지만 패드를 가로질러 끌려진다. 이러한 마이너스의 추가는 굴절력의 변화를 중화한다. 두 번 통과 후 표면과 포시미터 상 모두를 확인한다.

30.6.2 공막 렌즈 (15장 참조)

가능한 변형은 다음과 같다:

- 후면 광학 연마
- 전이부 연마
- 천공
- 채널 만들기
- 후면 공막 크기 감소

References

1. Dart, J.K.G., Stapleton, F. and Minassian, D. (1991) Contact lenses and other risk factors in microbial keratitis. *Lancet,* **338**, 650–653
2. Efron, N. (1997) Contact lens–induced micorbial infiltrative keratitis. *Optician,* **214** (5617), 24–32
3. Schein, O.D., Buehler, P.O., Stamler, J.F. *et al.* (1994) Impact of overnight wear on the risks of contact lens–associated ulcerative keratitis. *Archives of Ophthalmology,* **112**, 186–190
4. Gray, T., Cursons, R., Sherwan, J. and Rose, P. (1995) Aanthamoeba, bacterial and fungal contamination of contact lens storage cases. *British Journal of Ophthalmology,* **79**, 601–605
5. Dumbleton, K. (2002). Adverse events with silicone hydrogel continuous wear. *Contact Lens and Anterior Eye,* **25**, 137–146
6. Efron, N. (1997) Contact lens–induced sterile infiltrative keratitis. *Optician,* **214** (5606), 16–22
7. Holden, B.A., Sankaridurg, P.A. and Jalbert, I. (2000) Adverse events and infections: which ones and how many? In: *Silicone Hydrogels. The rebirth of continuous wear contact lenses,* D. Sweeney (ed.). Butterworth–Heineemann, Oxford, pp. 150–213
8. Radford, C.F., Bacon, A.S., Dart, J.K.G. and Minassian, D.C. (1995) Risk factors for *Acanthamoeba* keratitis in contact lens users: a case–control study study. *British Medical Journal,* **310**, 1567–1570
9. McCully, J.P., Alizadeh, H. and Niederkorn, J.Y. (1995) Acanthamoeba

keratitis. *Journal of the Contact Lens Association of Ophthalmologists,* **21** (1), 73–76

10. Gasson, A.P. (1984) Aftercare – the good, the bad and the ugly. *Transactions of the British Contact Lens Association Annual Clinical Conference,* **7**, 143–145
11. Rengstorff, R.H. (1967) Variations In myopia measurements: an after–effect observed with habitual wearers of contact lenses. *American Journal of Optometry,* **44**, 149–161
12. Port, M.J. (1999) Contact lens surface properties and interactions. *Optometry Today* (July 30), 27–35
13. Gasson, A.P. (1975) Visual considerations with hydrophilic lenses. *Ophthalmic Optician,* **15**, 439–448

CHAPTER 31

콘택트 렌즈와 소아
(contact lenses and children)

31.1 관리

31.1.1 부모 관리

공감적인 관리가 필수적이다. 부모는 자연히 아기가 태어난 지 수 주안에 분명한 눈 문제를 알고 수술치료가 필요한지 단순한 광학적 교정문제인지를 염려하게 된다. 4세 또는 5세의 비정시안 소아는 부모가 안경을 사용하는 것을 받아드릴 수 없기 때문에 아이에게 콘택트 렌즈를 착용시킬 수 있다. 콘택트 렌즈를 시험 착용하는 것은 소아에게 안경을 착용시키기 어려울 때 시야 평가에 도움을 줄 수 있다.

31.1.2 소아 관리

아기들은 대화가 필수적이지 않기 때문에 대하기 쉽지만 영아는 집중을 돕기 위하여 장난감으로 자극하는 것이 필요하다. 5세 및 그 이상의 소아는 초기 착용 시에 확신을 주기 위해서 많은 인내심과 친절함이 필요하다. 모르는 것에 대한 두려움과 별개로 삽입과 제거에 필수적인 조작에 의해 장애를 받고 광학 기구에 두려움이 있을 수 있다. 각막 계측과 슬릿 램프 검사는 협력이 가능한 소아의 나이부터 수행되고 소아는 부모가 붙잡고 걸상 위에 무릎 꿇리거나 기구 위에 세운다. 손으로 잡는 각막측정기는 이러한 경우에 유용할 수 있다.

31.1.3 마취

마취제의 사용은 소아의 반응과 의사가 선호하는 방법에 의한다. 하드 산소-투과 렌즈의 착용은 초기 반응과 착용의 평가에 도움을 준다는 사실에 논쟁이 있다. 소아에서 초기 착용 시에 최악의 반응을 나타나는 것이 더 낫다는 것에 대해서도 논쟁이 있다. 그 후 모든 결과적인 방문은 편안함을 개선시키고 소아가 렌즈에 관하여 긍정적인 느낌을 가지게 한다.

31.2 비치료적 착용

만약 소아가 안경을 착용하는 것을 괜찮아 한다면 부모는 콘택트 렌즈를 단념할 수 있다. 그러나 10~12세가 콘택트 렌즈 착용에 일반적인 나이일지라도 때때로 5세 아이에서도 콘택트 렌즈를 성공적으로 착용할 수 있다. 다음은 적용할 수 있는 범주이다:

- 항상 시력 교정이 요구될 때
- 소아가 렌즈를 원할 때
- 부모가 소아에게 렌즈를 착용하기 원할 때
- 소아가 다루는 것과 유지하는 것을 충분히 이해할 수 있을 때

각막 계측 해석은 성인과 같은 범위이고 따라서 착용 기술도 같다. 사후 관리는 잠재적으로 렌즈를 수 년간 착용할 수 있기 때문에 필수적으로 해야 하고 생리적으로 가장 우수한 재질을 사용해야 한다.

여러 렌즈 종류의 장점과 단점은 5.3에 주로 나와 있지만 하드 산소-투과 렌즈는 근시에 있어서 최상의 선택일 수 있고 고함수 소프트 렌즈는 원시에 있어서 최선일 수 있다. 토릭형은 비용과 분실의 위험 때문에 초기에는 피해야 한다.

31.3 굴절 적용(refractive applications)

31.3.1 근시(myopia)

고도 근시의 교정은 시력과 시야 모두 개선될 수 있다. 근거리 시야는 어떠한 광학적 교정없이 개선된다. 최초의 선택은 흔히 소프트 렌즈이지만 고 마이너스 렌즈의 두꺼운 가장자리는 장기간에서 보았을 때 혈관생성을 이끌 수 있다.

표 31.1 소아의 대략적인 각막치수

	Keratometry (mm)	Corneal diameter (mm)
Baby (2 months old)	6.90	10.0
Infant (4 years old)	7.60	11.0

*Adult dimensions are reached at approximately 10 years of age.

중간 *Dk* 의 하드 산소-투과 재질이 일반적으로 가장 적합하다. 근시 조절은 PMMA와 생리적으로 가장 우수한 하드 산소-투과 렌즈로 넓이가 작은 것으로 가능해왔다. 이러한 렌즈는 소프트 렌즈 착용 후 더욱 적합함이 입증될 수 있다. 각막교정술(orthokeratology)을 사용할 수 있고 또 이것은 꽤나 성공적이지만 그러나 소아의 윤리적 문제라서 영국에서는 아직 각막교정술이 활성적이지는 않다.

31.3.2 원시(hypermetropia)

사시 소아, 특히 조절성 사시를 가진 소아에게 최상의 장점을 줄 수 있다. 정상 원시환자는 안경을 쓰고 더 나은 시야를 찾을 수 있지만 학교에서 말을 듣고 콘택트 렌즈 착용을 시작할 수 있다.

소프트 렌즈는 난시의 정도, 6세 이하의 소아나 그 이상의 어린이, 하드 렌즈의 수용성, 그리고 스포츠와 다른 학교 활동에 있어서 최초의 선택이 될 수 있다.

31.3.3 부동시(anisometropia)

편측 근시나 원시, 축성이든 굴절성이든 간에 콘택트 렌즈 착용과 부분적 폐쇄의 조합으로 도움이 있을 수 있다. 성공은 흔히 렌즈가 더 나은 입체시를 제공하기 때문에 안경보다 더 많다. 그러나 몇몇 증례에서는 렌즈는 단지 약시안이 더 나빠지지 않도록 유지하는 역할을 한다. 만약 장기간 착용을 심한 약시에서 사용한다면 시력회복으로부터 얻는 이득보다 위험이 더 크므로 콘택트 렌즈는 금기이다.

31.3.4 약시 폐쇄(amblyopic occlusion)

소프트 렌즈는 일반적인 폐쇄방법인 패칭(patching)의 대안으로 사용할 수 있다. 이것은 검정 폐쇄 동공(a black occlusive pupil)으로 처방할 수 있는데(26.2를 참조), 완전 불투명렌즈나 더 간단하게 높은 굴절력 렌즈로 운무(fog vision)처방할 수 있다.

31.4 치료적 적용(therapeutic applications)

31.4.1 무수정체안(aphakia)

양측 무수정체안 영아에서는 콘택트 렌즈가 현저하게 장기간의 시력에 도움을 줄 수 있도록 초기 치료와 광학적 교정이 필수적이다. 연속 착용 소프트 렌즈는 사용이 거의 드물고 감염의 위험 때문에 단지 매일 착용의 선도 역할을 한다. 하드 산소-투과 렌즈는 5세 이상의 소아에서 확신을 갖고 착용될 수 있지만 더 어린 아이에게도 시도될 수 있다. 실리콘 고무는 소프트 렌즈 분실이 가장 큰 문제일 때 성공적으로 사용될 수 있다.

전형적 세부 사양

아기 (1~6개월)	75% 수분 함량	7.00/12.00 + 32.00D
	실리콘 고무	7.20/11.20 + 32.00D
영아 (1~4세)	60% 수분 함량	7.60/13.50 + 25.00D
소아 (5~10세)	60% 수분 함량	7.80/14.00 + 15.00D

Practical advice

- 볼 수 있는 시야의 범위가 자신의 팔 길이인 아이는 과교정한다.
- 학교에서 근접한 일을 위해서는 렌즈위에 이중초점 안경을 처방한다.

31.4.2 백반증(albinism)

백반증은 안구진탕(nystagmus), 비정시안(ametropia)(흔히 고도 난시를 동반)과 눈부심(photophobia)과 연관되어 있다. 음영이 든 산소-투과 렌즈가 최선이지만 흔히 안경에 비해 더 나은 시력 개선은 없다. 음영이 든 소프트 렌즈는 더욱 편리하고 미용적으로 적합하다면 영아에게 많은 도움이 될 수 있다. 그러나 소아에서 난시 교정이 필요하면 토릭이든 구면이든 하드 산소-투과 렌즈를 사용해야 한다.

Practical advice

- 하드 렌즈를 착용한 환자에서 안구진탕을 주의 깊게 관찰하는 것은 이것이 적응적 스트레스를 증가시킬 수 있기 때문이다.
- 'K' 리딩은 측정의 속도가 빠른 자동각막계측기를 사용하여 더욱 쉽게 얻을 수 있다.

31.4.3 홍채 결여증과 홍채 콜로보마(aniridia and iris coloboma)

이러한 상태는 시력의 개선이 없을지라도 빛을 차단하는 불투명 홍채 렌즈를 필요로 한다(26.2를 참조). 좋은 눈의 색상은 심리적 이유 때문에 중요하다.

31.4.4 미세안(microphthalmos)

미세안은 일반적으로 시력의 이유보다는 미용적 목적으로 착용된다. 미세안은 고도 원시(예, +10.00D)를 가지면서 가파른 각막 반경(예, 6.80 mm)을 가지는 경향을 보이고 따라서 무수정체안 설계가 사용될 수 있다. 편측 약시의 경우에는 음영이 든 소프트 렌즈를 착용할 수 있고 플러스 굴절력이 눈을 더 크게 보이게 만든다. 이것은 착용하기 더 쉽고 공막덮개(scleral shell)보다 더욱 편하다.

Practical advice

- 미관적으로 보기 싫은 눈을 위한 미용 렌즈는 흔히 아이의 생각이기 보다는 부모의 생각이다.
- 소아는 흔히 렌즈 없이 나가는 것을 거부하기 때문에 장기간의 영향을 주의깊게 고려한다.

References

1. Morris, J. (1996) Paediatric contact lens practice. In: *Paediatric Eye Care,* S. Barnard and D. Edgar (eds). Blackwell Science, Oxford, pp. 312–323
2. Stone, J. (1976) The possible influence of contact lenses on myopia. *British Journal of Physiological Optics,* **31**, 89–114
3. Perrigan, J., Perrigan, D., Quintero, S. and Grosvenor, T. (1990) Silicone-acrylate contact lenses for myopia control: 3 year results. *Optometry & Vision Science,* **67**, 764–769
4. Speedwell, L. (2002) Paediatric contact lenses. *Optician,* **224** (5868), 20–25
5. Winn, B., Ackerley, R.G. and Brown, C.A. *et al.* (1986) The superiority of contact lenses in correction of all anisometropia. *Transaction of the British Contact Lens Association Conference,* 95–100
6. Morris, J. (1979) Contact lenses in infancy and childhood. *Contact Lens Journal,* **8**, 15–18
7. taylor, D., Morris, J., Rogers, J.E. and Warland, J. (1979) Amblyopia in

bilateral infantile and juvenile cataract. *Transactions of the Ophthalmolgical Societry of the United Kingdom,* **99**, 170–176

8. Speedwell, L. (1997) Contact lens fitting in infants and pre-school children. In: *Contact Lenses,* 4th edn, A.J. Phillips and L. Speedwell (eds). Butterworth-Heinemann, Oxfard, pp. 731–742

CHAPTER 32

치료적 피팅
(therapeutic fitting)

콘택트 렌즈는 다음과 같은 이유에서 사용된다.

- 기존의 병변이 있는 안구의 시력 교정
- 매끈한 광학 표면을 제공함으로써 불규칙한 각막 난시의 교정
- 벗겨진 각막을 보호함으로써 치유를 촉진하고 눈꺼풀로부터 새로운 상피 촉진
- 통증을 완화하거나 이물감 감소
- 윤활액을 함께 사용했을 때 각막을 보호하고 습윤한 환경 제공

32.1 고도 근시와 원시(high myopia and hypermetropia)

32.1.1 하드 산소-투과 렌즈(hard gas-permeable lens)

굴절력이 +10.00D가 넘는 렌즈의 주요 문제는 렌즈의 질량이다. 안정성과 포지션은 피

팅에 의해 개선될 수 있다:

- 일반적인 것보다 약 0.50 mm 큰 TD
- 평균 'K'는 형광 패턴에서 apical clearance를 보임
- 눈꺼풀 부착(hitch-up) 렌즈
- 감소된 광학부와 최적화된 carrier로 주문(예, 타이트한 눈꺼풀의 고도마이너스에 평행, 고도 플러스에 네가티브 디자인)

32.1.2 소프트 렌즈(soft lens)

근시에서의 가장 주된 문제는 윤부에 닿는 재질의 질량이다. 광학부가 감소된 것조차 부종과 혈관화와 같은 장기적인 문제가 발생할 수 있다. 광학의 크기도 중요하다. HO3와 HO4 렌즈(Bausch & Lomb)는 큰 광학부와 큰 평균 두께를 가지고 있지만 CSI(CIBA vision)는 작은 광학부와 더 만족스러운 두께를 가지고 있다. 정상적으로 가능한 가장 높은 굴절력은 −30.00D이다.

한편 원시에서는 중심으로 모든 렌즈 질량을 가지고 있다. 이것은 고함수 재질에서 조차 중심부 부종을 일으킬 수 있다. 정상적인 각막은 더 높은 산소 요구량 때문에 무수정체 눈보다 더 높은 스트레스 하에 있다.

정상적인 방법으로 반경은 선택되지만 더 큰 전체 직경은 안정화를 돕기 위해 필수적이다.

32.2 원추 각막(keratoconus)

keratoconus에는 하드 콘택트 렌즈가 불규칙한 각막을 위해 새로운 굴절면을 제공하는 전형적인 예로 안경으로 적절한 개선을 조절할 수 없는 상황에서 좋은 시력을 줄 수 있다. 각막 렌즈는 이 질환의 초기에서 교정을 위해 선호되는 형태이다.

원추의 정점은 일반적으로 동공에 대해서 상대적으로 아래쪽과 코쪽으로 치우쳐있다. 모든 keratoconus 피팅에서 흔한 문제는 렌즈의 BOZD를 만드는 것으로, 원추의 정점에 중심을 두는 경향이 있어 함몰이나 눈물의 정체없이 동공을 충분히 커버할 수 있다. 다른 문제는 모든 구면 렌즈의 중간-가장자리에서 생기는 타이트함인데 이곳은 각막이 가장 플랫한 곳이다. 이것은 과도한 위쪽 렌즈의 부딪힘을 유발할 수 있다.

keratometer 판독은 초기를 제외하고는 전형적으로 가파르고 난시 및 불규칙하다. 원추

가 진행될수록 판독은 보조 플러스 렌즈(2.3.4 참조)로 확장해도 결국 기구의 범위 밖으로 나간다. 현대 자동 각막곡률계는 더 넓은 범위를 가지고 있고 각막 변형에도 불구하고 때때로 4~5 mm 정도로 가파른 판독도 할 수 있다. 각막 지형(corneal topographer)이 이상적이고 첫 번째 렌즈의 선택에 도움을 줄 수 있다.

keratoconus에서의 피팅 주요 문제는:

- 불규칙한 각막에서의 편심
- 눈꺼풀과 각막의 감수성 증가로 인한 불편함
- 눈부심(음영색으로 도움)
- 높은 마이너스 굴절력으로 인한 렌즈 두께
- 천공 또는 주변부 설계의 변화가 필요할 수 있는 함몰
- 렌즈 움직임의 저하 및 감소된 눈물 순환으로 인한 부종

32.2.1 하드 렌즈(hard lens)

keratoconus에서 하드 렌즈 피팅을 위한 3가지 주요 기술:

1 플랫, 또는 두 점 접촉: 렌즈 정각에서 렌즈의 광학부 중심이 닿거나 베어링하여 1차적 렌즈 지지가 정각에서 이루어짐

2 분리된 지지 또는 세 점 접촉: 각막 정각과 각막 중심주변부 사이에서 렌즈 지지와 지탱을 공유

3 가파름: 정점 밖과 중심주변부 각막으로 렌즈지지 및 지탱하거나 각막 정점의 틈새 또는 씌움이 되도록.

두 점 접촉을 주는 구형 렌즈(spherical lenses to give two-point touch)

- 지주로서 원추 정점을 사용
- 하이 라이딩 피팅을 달성하기 위해 윗눈꺼풀에 의한 렌즈의 고정 허용
- 눈꺼풀 부착을 위해 충분히 플랫하게 피팅하는 것이 필요
- 기계적인 압력에 의해서 각막의 영향 받지 않은 부위가 변형 가능함
- 원추 영역 상처의 중요 원인으로 생각

세 점 접촉을 주는 구형 렌즈(spherical lenses to give three-point touch)

- 가장 플랫한 'K'에서 BOZR 선택

- 5.00 mm와 7.00 mm 사이에서 BOZD
- 8.50 mm로부터 9.50 mm까지 TD 범위
- 주변부 커브가 각막의 토포그래피를 따를 수 있도록 급격히 플랫해지는 디자인이어야 함
- 환자가 원추 영역을 사용할 때 가파른 BOZR 때문에 BVP가 일반적으로 기대되는 것보다 더 큰 마이너스이다. 더 진행된 경우 환자는 주변 원추 영역과 굴절력이 덜한 렌즈를 사용할 수 있다.

최적의 세점 접촉 플루레신 피팅(그림 32.1)은 '황소의 눈' 패턴의 전체적인 영향을 준다. 플루레신형광 고리로 둘러싸인 원추에서의 접촉은 차례로 주변부 가장자리 틈새를 가진 중간주변부 베어링환에 의해 둘러싸인다. 만약 중심부 접촉이 지나치면, 렌즈 rocking을 수반하고 각막 마모의 원인이 된다. 이것은 BOZR을 바꾸는 것과 주변부 베어링 정도를 변형함으로써 개선시킬 수 있다.

전형적인 진단적 렌즈	
5.50:5.60/6.50:7.60/8.50:8.60	−11.00
6.50:6.00/7.50:8.00/9.50:9.00	−5.50
7.00:6.00/8.00:8.20/10.00:9.20	−3.00

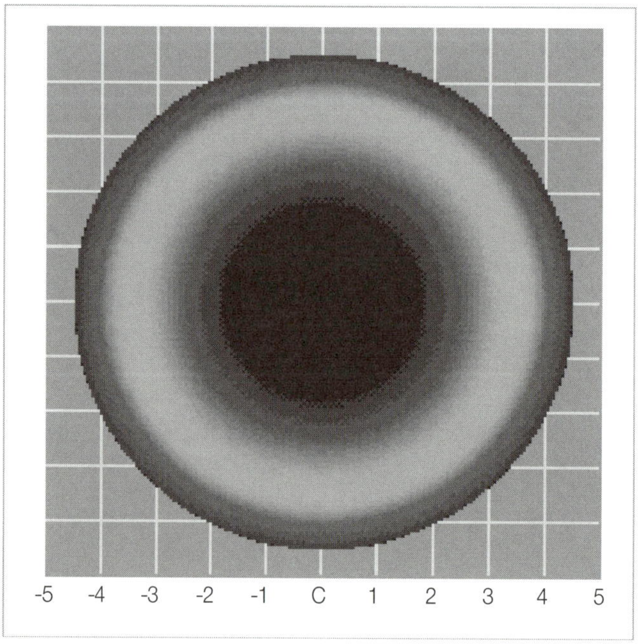

그림 32.1 전형적인 'bull's eye'의 플루레신 패턴(짙은 음영 부분이 각막 접촉을 나타냄) (plate 23)

Rule of thumb

반경 변화 0.05 mm ≡ 0.50D(6.90 mm보다 가파른 렌즈에서)

Rule of thumb

대략 BOZR +2.00 mm와 동등한 최초의 BOZD를 선택
(예, 7.20 mm 반경을 가진 7.40 mm ; 6.00 mm 반경을 가진 6.20 mm)

이 법칙은 0.05 mm의 반경 변화 = 0.25D 법칙이 매우 가파른 커브 때문에 파괴되어짐

정점 틈새 렌즈(apical clearance lens)

- 구형 중심부는 원추정점과 최소한의 틈새를 갖도록 선택한다.
- 구형 또는 비원추형 주변부는 플랫한 상부 각막 표면으로 미끄러질 수 있게 설계되어진다.
- 접합점없는 이행부가 사용된 것은 충분한 가장자리 틈새를 허락할 수 있도록 넓어야 한다.
- 주변부 커브의 신중한 선택이 최상의 피팅 결과를 달성한다.

각막 주변부에 피팅하기 위한 구형 렌즈(spherical lenses to fit the corneal periphery)

아주 초기의 특히 큰 각막을 가지고 있는 keratoconus에서는 렌즈를 상대적으로 변하지 않는 각막 주변부에 일치시킴에 기초하여 피팅할 수 있지만 더 가파른 BOZR의 추가가 있어야 한다. 실제 주변부 커브는 정상 각막에 대하여 설계된 렌즈의 그것과 거의 유사하지만 더 가파른 중심부를 위해 tricurve는 4 또는 가능하면 5커브 렌즈가 된다.

예 :

'K'	6.60 mm along 170°	×6.10 mm along 65°
	중심부 피팅	주변부 피팅
	6.75:7.00/	7.80:7.70/8.60:8.50/10.50:9.50
'K'	6.60 mm along 50°	다른 meridian off the scale
	중심부 피팅	주변부 피팅

	6.90:7.10/7.70:7.60/	8.50:8.20/9.30:9.00/10.50:10.00
'K'	6.25 mm along 65°	다른 meridian off the scale
	중심부 피팅	주변부 피팅
	6.50:6.80/7.20:7.40/	8.20:8.20/9.00:9.00/10.50:9.6012.25:10.00

상쇄 및 비구면 렌즈(offset and aspheric lens)

이러한 디자인은, 만약 각막의 원추 영역이 시축의 전면에 있다면, 작은 직경의 렌즈로 피팅될 수 있다는 장점이 있다.

- BOZR은 플랫한 'K'에서 중심부 접촉 영역에 주기 위해 선택되어 진다.
- BOZD는 약간의 상쇄를 위해 2.00 mm부터 7.70 mm로 다양하다
- TD는 전형적으로 8.00 mm이지만 7.00 mm까지 작을 수 있다.
- 축 가장자리 들림은 0.10~0.15 mm가 표준이고 형광에 의해 측정될 수 있다.
- 천공은 눈물 순환과 거품 감소를 위해 사용될 수 있다.
- 가장자리 플랫함이 0.70 mm인 포물선 커브는 구면 또는 비구면 렌즈에 더 이상 피팅할 수 없을 때 유용하다.
- 전형적인 offset trial lens : 6.00:5.50/AEL (ff) 0.1 at 8.50

타원형 'K'(Persecon keratoconus)(elliptical 'K')

이 디자인은 이중 타원 후면형으로 초기 keratoconus에 알맞은데, 특히 환자의 동공이 클 때 효과적이다.

- 가장 플랫한 'K'에서 BOZR이 선택되어 진다.
- 영역은 8.00~8.50 mm이고, 렌즈 중심부위로 압력 분산 효과도 있다.
- TD는 9.30 mm이거나 9.80 mm일 수 있다.
- 0.39의 편심률은 표준 Persecon E와 동등하다(11.2 참조).
- 주변부 영역 플랫함은 같은 편심률의 타원형 커브를 가지나 더 플랫한 정점 반경(vertex radius)을 갖는다.

이 디자인은 실험실에서 미리 결정된 것이고 따라서 형광패턴이 불만족스럽다면 다른 형태의 피팅을 해야 한다.

비구면 주변부 렌즈(aspheric periphery lens)

비구면 가장자리를 가진 플랫한 가장자리 커브에 구형의 후면디자인(예, Conflex/KE)이거나 최대한의 가장자리 들림을 위한 비구면 형태의 주변부 bevel을 갖는 구형 후면디자인일 수 있다(Aspheri–KD, JacK Allen).

Shephard 시력 렌즈(shephard acuity lens)

구면과 다중커브 디자인이 조합된 진단적 렌즈로 피팅한다. 각 렌즈는 원추 반경에 따라서 카테고리화 되었다.

초기 렌즈는 가장 가파른 'K'에 기초하여 선택. 최종 피팅은 최소의 접촉이 있어야 한다.

가능한 변수 :

반경	5.40 mm~7.60 mm(0.20 mm 단계)
원추 직경	6.20 mm
렌즈 직경	9.60 mm
재질	높은 *DK* 플루오로카본

Shephard 디자인은 진행된 keratoconus의 경우에 유용하며 병원 콘택트 렌즈 임상에서 흔히 볼 수 있다. 소프트 렌즈 버전도 있다.

Rose K 렌즈(rose K lens)

구형 반경을 갖는 다중커브 렌즈는 플랫한 중간주변부와 주변부 각막에 틈새를 갖게 한다. 반경들은 조절된 '비구면' 주변부 렌즈 지형을 형성하기 위해 블렌드되었다. 이 커브들은 느슨한 또는 타이트한 주변부 피팅을 위해 조절될 수 있다.

- BOZR : 4.75 mm~8.00 mm
- TD : 7.90 mm~10.20 mm. 일반적으로 8.70 mm가 사용된다 ; 만약 그렇지 않다면, 그 다음에는 TD가 증가되거나 BOZD가 감소되고 2차적인 커브 폭 역시 고정된 비율 안에서 증가되거나 감소된다.
- 원추의 베이스에서 최소한으로 풀링을 유지하기 위해 후면 광학부는 반드시 베이스 커브 가파름에 따라 감소되어야만 한다. 이것은 직경에 따라 변한다.
- 2차 커브 폭은 직경에 따라 변할 것이다.
- AEL : 표준, 증가 및 감소, 베이스 커브가 가파르게 됨에 따라 증가된다.

- 평균 'K'보다 0.20 mm 가파른 렌즈를 선택하거나 토포그래퍼로 일시적으로 굴절력 축 반경 3.00 mm에 기초하여 BOZR을 선택한다.
- 초기에는 원추 정점에서 가벼운 접촉이 얻어진다. low-riding렌즈는 반경이 너무 가파르거나 광학부가 너무 크다는 것을 의미한다.
- 주변부 피팅을 고려해서 필요에 따라 증가된 또는 감소된 가장자리 들림을 주문한다. 아래쪽 가장자리가 고립(stand-off)되는 것이 가능하고 이것은 적절한 상부 얼라인먼트를 확실히 하기 위해 필요할 수 있다.
- 더 작은 TD는 가파른 각막(8.10~8.30 mm)에서 더 잘 작용한다. 큰 TD는 렌즈가 더 높이 위치하도록 하는 경향이 있다.
- 원추 베이스에서 흔히 얕은 눈물고임은 수용 가능하다.
- 낮은 가장자리는 하부 각막의 가파름 때문에 각막으로부터 약간의 고립을 줄 수 있다. 이것은 수용 가능하고 흔히 적절한 상부 정렬이나 틈새를 위해 필수적이다.

Rose K2

본질적으로 오리지날 Rose K와 같은 디자인이지만 후면 광학부 직경을 조절할 수 있는 구면 수차를 가지고 있다. 이것은 높은 마이너스 굴절력에 있어 시력의 개선을 주고 매우 가파른 반경을 필수적으로 동반하지만 때로 타이트한 피팅을 야기할 수 있다.

'Profile' design

축 프로파일의 개념에 기초한 디자인이다(JacK Allen). 피팅 시스템은 전체 범위의 중심 새그 0.10 mm의 동등한 정점 단면 증가를 주는 디자인이다. '표준'(N)과 '감소된'(R) 축 가장자리 들림(0.10 mm차)의 두 개의 주변부 디자인은 8.70 mm(S), 9.30 mm(N), 9.90 mm (L)의 세 개의 TD로 가능하다. 각 새그(sag)는 1부터 13까지의 숫자를 가지고 있으며 1이 가장 작은 것을 의미하고 TD와 축 가장자리 들림과 연관된 문자가 있다.

'CLEK' 표준화된 피팅 세트('CLEK' standardized fitting set)

하드 렌즈 피팅의 중심부 접촉과 그로 인한 각막 상흔간의 연관가능성에 대해 논란이 있다. CLEK(Collaborative Longitudinal Evaluation of Keratoconus)의 한 부분으로 다양한 연구는 하드 렌즈의 다수는 어느 정도 정점 접촉을 가지고 피팅됨을 보여 왔다. 표준화된 피팅 규약을 정립하기 위해서 이 연구는 apical clearance를 만들 수 있는 방법학을 제시하여 왔다. 모든 렌즈 변수는, 형광물질 평가에 따라 다양한 BOZR과 BPZR을 제외하고는 일정하였다. 첫 번째 렌즈는 평균 'K'에서 선택하고 정점 틈새가 처음으로 보일 때까지 점차 가파른 렌즈를 사용한다.

i keratoconus에 대한 일반적 지침

- 큰 공기 방울을 형성할 수 있으므로 너무 가파르게 피팅하지 않도록 한다.
- 반경이 가파르면, 더 높은 마이너스 굴절력이 된다.
- BOZR의 약간의 변화는 기대했던 것보다 더 큰 굴절을 야기할 수 있다.
- 주변부 커브를 변화시키는 것은 렌즈 위치와 필수 BVP에 영향을 줄 수 있다.
- 첫 번째 진단적 렌즈가 이상적이지 아닐지라도, 알맞은 시력에 관한 아이디어를 얻기 위하여 덧댐굴절검사 한다. 최소한 2개의 시험렌즈로 시력을 평가하는 것이 항상 좋다.
- 렌즈 디자인은 시력의 향상에 의존한다.
- 한쪽 눈마다 최소한 2개의 렌즈를 사용하도록 한다.
- 첫 번째 렌즈는 PMMA로 시작하여 마지막 렌즈는 현대 재질을 사용한다.
- 때때로 낮은 *DK* 재질이 더 나은 편안함을 준다.
- PMMA는 더욱 안정적이고 더 얇게 만들 수 있다.

32.2.2 소프트 렌즈

소프트 렌즈는 각막 뒤틀림 정도에 따라서 keratoconus에 이용될 수 있다. 중심부 두께는 고의적으로 증가되거나 원추형 후면이 사용된다.

원추형 소프트 렌즈

아주 가파름(SS), 가파름(S), 정상(N), 플랫함(F) 그리고 매우 플랫함(XX)을 갖는 이중 커브 주변부가 융합된 5.40 mm에서 7.60 mm까지의 원추 커브는 Shephard Acuity 디자인에 기초한다. TD 14.50 mm로 출시. BVP의 범위는 +20.00에서 −40.00D이다. 주변부 및 원추 맞춤은 별도의 분야지만 결과는 가장 가벼운 눈깜박임에 의해 밀려 빠지는 공기방울을 정각부에 갖게 하는 렌즈이어야 한다. 만약 눈을 깜박일 때까지 남아있는 방울을 도입하는 것이 불가능하다면, 원추에 맞춤이 너무 플랫하기 때문일 것이다.

구(球)형 소프트 렌즈(spherical soft lens)

중심부 최소 두께는 0.35 mm이지만 0.60 mm도 가능하다. 가장자리는 lenticulation 수단에 의해 0.18 mm까지 감소된다. 상대적으로 견고한 +5.00D HEMA 렌즈는 상당한 정도의 각막 뒤틀림을 가릴 수 있으며 적당한 시력은 안경을 추가 착용함으로써 얻을 수 있다.

견고한 정도는 두께의 증가와 전면 및 후면 커브의 독점적인 시리즈의 조합을 통해서 가질 수 있다(Kerasoft, UltraVision International). 4개의 BOZR 값은 시리즈 A, B, C 및 D에서 가능하고 D가 가장 플랫하다. 각각 10.00 mm, 14.50 mm, 15.00 mm의 세 개의 TD에서 가능하다. 최종 렌즈 굴절력은 −11.00DC 만큼 높을 수 있는 원주값을 포함할 수 있다.

Trapezoid 렌즈

트라페조이드 렌즈는 각막의 코니컬(conical) 영역을 둥글게 씌우도록 디자인되었다. 후면은 반경이 11.00 mm과 15.00 mm 사이에서 중심부를 가지고 있다. TD는 15.00 mm이고 가장자리가 너무 타이트할 경우 반경 9.50 mm의 세 번째 커브를 도입한다.

견고성을 위해서 렌즈는 HEMA로 만들고 중심 두께는 0.60 mm이며, 낮은 플러스 굴절력이다. 어느 정도 각막 moulding이 발생할 수 있지만 전통적인 렌즈보다는 못하다. 피팅은 원추의 크기와 가파른 정도에 달려있고 진단적 렌즈로 접근되어야 한다.

예 :

HEMA trapezoid lens :

12.00:8.50/8.00:14.00/9.00:15.00 +5.00D t_c 0.60 mm

공막 소프트 렌즈(scleral soft lens)

23.00 mm 직경을 가진 다중커브 소프트 공막 렌즈는 shadowgraph를 사용하여 눈의 몰드로부터 디자인될 수 있다.

32.3 무수정체안(aphakia)

단안 무수정체안은 감소된 이미지 크기와 뒤틀림의 감소에서 어느 정도의 혼합과 양안시가 성립될 수 있도록 상당한 시력 보완을 유도할 수 있다. 시야 또한 상당히 개선될 수 있다. 그러나 시력은 흔히 안경 확대가 없기 때문에 약 한 줄까지 감소된다.

무수정체 콘택트 렌즈 착용의 주요 문제점은 :

- 망막 이미지 크기의 다름
- 다루기 어려움
- 중심화 문제
- 동공 형태와 flare

무수정체안에서 가장 수월한 케이스로 요구되는 특별한 관리는 안구내 이식물을 받는 것이다.

32.3.1 하드 렌즈

하드 산소-투과 및 PMMA 렌즈는 뛰어난 시력을 주기에 렌즈를 다룰 수 있는 사람에게 이상적인 광학 교정방법이다.

각막 렌즈 피팅

- 평균과 가장 가파른 'K' 사이에서 BOZR이 흔히 피팅되어지고 이것은 안정성과 중심화에 도움을 주고 정점 틈새의 선호되는 형광 패턴을 보인다.
- 7.00 mm와 8.50 mm 사이에서 BOZD가 선택되어지며 동공 크기와 위치에 의존한다.
- TD는 일반적으로 중심화에 도움을 주기 위한 등가 저굴절력 렌즈보다 크다; 이것은 8.80에서 10.50 mm 사이로 다양하다.
- 주변부 커브는 일반적으로 구형이다. 축 가장자리 들림은 정상보다 크며 대략 0.15 mm이다.
- 중량과 두께를 줄이기 위하여 렌즈는 lenticular 형태를 취한다. FOZD는 흔히 BOZD보다 0.50 mm 더 크다. 8.00 mm에서 8.50 mm가 표준이며 동공 모양과 위치 및 렌즈 위치에 의존한다. 감소된 광학 변화는 굴절력과 역의 관계이다.
- 평행 및 양의 형태가 사용될지라도 전면 주변 커브는 흔히 음의 carrier 형태이다.
- 전형적인 중심부 두께는 0.35~0.45 mm이며 이는 고굴절력이 필요하기 때문이다.
- 주변 천공은 흔히 PMMA에서 눈물의 순환을 돕기 위해 사용된다. 중심부 천공은 flare와 시야 장애를 일으킬 수 있다.
- 가장자리 두께는 최소한 0.16 mm이어야 부서지기 쉬운 'Knife edge'를 피하고 제거를 쉽게 할 수 있다.

Practical advice

- 일부 높은 플러스 렌즈는 항상 편심, 상부 측두에 위치하려 하는데 이것은 각막 정점이 수술하는 동안 이 방향으로 왔기 때문이다. 적절한 시야를 위해서 충분히 동공을 커버할 수 있는 TD와 BOZD를 선택한다.
- 만약 렌즈가 아래쪽으로 편심된다면 이는 중력과 렌즈 질량 때문으로 더 큰 것을 피팅하도록 한다.
- 'hitch-up'렌즈를 위하여 네거티브 carrier를 사용한다.
- 중심화가 문제가 되지 않는 한 후면 토릭은 피한다. 토릭 주변부는 때로 고도 난시에서 필수적이다.
- 음영색은 눈부심을 감소시키고 다루기 쉽게 한다; 우측과 좌측 렌즈의 다른 농도 또는 색상은 렌즈확인을 돕는다.
- 만일 각막 봉합의 노출이 주변부 얼룩을 유발하거나 렌즈에 의해 문질러진다면 편안한 피팅을 할 수 있도록 제거되어야만 한다. 이것은 수개월 후까지도 필수적일 수 있다.

정점(각막공막) 렌즈(apex(corneoscleral) lens)

정점은 매우 크고 약 2.00 mm의 공막 테두리를 가진 변형된 각막 렌즈이며 질량을 최소하하기 위해 광학부는 감소되어 있다. 이것은 이중커브 구조이며 주변 커브는 BOZD보다 최소한 0.70 mm 플랫하다. 각막 휘어짐이 한 경선에서 매우 플랫하고 전체적으로 불규칙적이거나 또는 편심동공으로 매우 큰 광학부가 필요할 때 사용된다. 렌즈는 안정된 시력을 제공하며 이는 각막에서 제한된 움직임 때문이고 따라서 단안 무수정체안과 이식된 무수정체안에서 특히 유용하다. 착용시간은 감소된 각막 감수성 때문에 상당히 길 수 있다.

- BOZR은 정점 접촉을 주기 위해 'K'보다 대략 0.50 mm 플랫하게 선택한다.
- BOZD는 8.00 mm에서 9.50 mm까지 다양하여 꽤 큰 중심부 각막 정렬하게 한다.
- TD는 11.50 mm에서 13.00 mm로 다양하고 이것은 각막 직경에 의존한다. 큰 크기는 다루기 쉽다.
- 렌즈 주변은 흔히 6개까지 천공한다.

전형적인 세부사항 : 8.20:8.50/10.50:12.00 BVP +17.00 Tint Blue Reduced Optic

렌즈 주문하기 이전에 환자가 렌즈를 잘 다루도록 확실하게 하는 것은 중요하다. 노인 무수정체안 환자는 흔히 눈꺼풀이 늘어져 있고, 따라서 렌즈 제거가 어렵다. 광원을 동반한 흡입 집기는 더욱 유용하지만, 렌즈 위치와 방향을 정확히 할 수 있는 환자만 사용해야 한다. 양측 무수정체안 환자는 한 쪽에서만 빛나는 안경테를 사용할 수 있다. 친구나 친척의 도움은 별 필요 없다.

양안의 경우 성공률이 더 높지만 젊은이도 한 눈 무수정체안은 흔히 하드 렌즈를 잘 참지 못하는 것을 발견할 수 있다. 무수정체의 원인은 흔히 외상이고 이것으로 양안실명, 약시 및 개산의 잠재적 결과를 평가하는 것은 어렵다. 편안한 친수성 렌즈는 더 높은 성공률을 보인다.

Practical advice

- 피팅 기술 때문에 어느 정도의 각막 얼룩이 보일 수 있다.
- 착용시간은 제한되지만 만일 어떤 것도 호전을 보이지 않았다면 잘 보이는 것이 수 시간만 지속되었더라도 고맙게 여겨야 한다.

32.3.2 소프트 렌즈

대부분의 주요 회사들은 +10.00D에서 +20.00D까지의 굴절력에서 다양한 함수량을 보이는 렌즈를 생산하고 있다. 피팅 범주는 주로 18장에 있다.

저함수 렌즈

크기는 12.50 mm에서 14.50 mm까지 다양하며 BOZR은 8.10 mm에서 9.50 mm까지 이다. 디자인은 일반적으로 이중커브 구조이며 10.00 mm와 13.00 mm 사이의 FOZD를 가지고 있다. 전면 비구면형은 중심부 두께를 최소화하지만 더 다루기 어렵게 만드는 단점이 있다.

BOZR은 각막 렌즈에 있어서 대략 'K'보다 0.50 mm 더 플랫한 것이 선택되고 반공막 렌즈에 있어서는 0.70 mm부터 1.30 mm까지 'K'보다 더 플랫하다.

렌즈 크기는 항상 limbus를 피하고 잘 중심화될 수 있도록 선택 한다. 봉합이나 배출수포와 같은 limbus에서의 불규칙함은 직경의 선택에 영향을 준다. 노출된 봉합은 반드시 제거되어야 하며 반면 limbus에서의 결함은 16.00 mm 크기의 직경으로 덮을 필요가 있다.

중함수 렌즈

13.00 mm에서 14.50 mm 사이의 TD를 가진 렌즈이다. BOZR은 7.80 mm에서 9.30 mm로 다양하며 반공막 디자인으로 'K'보다 0.50~1.00 mm 더 플랫한 것이 선택된다.

고함수 렌즈

렌즈는 주로 반공막 이중커브이며 BOZD는 7.00 mm에서 8.00 mm이고 TD는 13.50 mm에서 14.50 mm 사이 이다.

16.00 mm 직경은 몇몇의 특별한 회사에서 가능하다. BOZR은 7.80 mm에서 9.00 mm까지 다양하고 직경이 14.00 mm까지는 'K'보다 약 0.30 mm 플랫한 것만 선택되어진다. 저함수 렌즈에 비하여 범위가 더 가파른 것은 부드럽게 하는 재질이 안정성을 확보하기 위해 'K'에 더욱 근접한 피팅을 요하기 때문이다.

Practical advice

- 한 가지 이상의 렌즈 디자인을 시도하도록 한다. 제조 회사가 다름에 따라 다른 시력을 줄 수 있기 때문이다.
- 항상 사용할 형태의 렌즈로 오버리프렉션 한다. 다른 디자인간의 BVP가 최소한 1.00D까지 다르기 때문이다.
- 중심화는 다지인과 lenticulation에 따라 다양하다.

계속 착용(continuous wear) (22장 참조)

렌즈를 잘 다룰 수 없는 노인 무수정체안 환자는 계속 착용할 수 있다. 주의 깊은 임상의의 치료와 규칙적인 사후 관리가 대단히 중요한데 이는 대부분의 보고된 감염이 이런 종류의 환자에서 연속 착용과 연관되어 나타나기 때문이다.

렌즈 움직임은 밤사이 탈수가 되고 잔해물을 제거하도록 확립하는 것이 필요하기 때문에 특히 중요하다. 아침과 저녁에 식염수 안구 세척제가 추천될 수 있고 이상적으로는 최소한 사용한다. 침착물은 주요 문제이고 몇몇 환자에서 3~6개월마다 새로운 렌즈를 필요로 한다.

32.4 각막 이식(각막성형)(corneal graft(keratoplasty))

32.4.1 하드 렌즈

주요 고려사항은 다음과 같다 :

- 이식물의 크기. 이식되는 조직의 한계 내에서 TD를 유지하는 것이 더 낫다.
- 이식물의 기울기는 위치와 안정성에 문제를 일으킬 수 있다. 렌즈 탈 중심화는 흔히 일어나지만 이식물이 문제를 일으키지 않는다면 수용할 수 있다.
- 안정성. 때때로 매우 큰 렌즈(〉12.00 mm)가 필요한 데 눈깜박임 시 각막에서 정체하는 것이 필수적이다.
- 이식된 조직의 염색은 정상 각막에 비해서 덜 수용적이고 주의 깊은 관찰을 필요로 한다. 어떤 유착 영역은 수용될 수 없다.

예 :

offset 1　7.60:6.50/AEL (ff) 0.10 at 8.50

Apex　7.80:8.80/10.50:12.50

역기하 렌즈(reverse geometry lens)

다음을 구성하는 역기하 렌즈를 피팅하는 것은 때때로 유용하다 :

- 구면 후면 광학부
- 등가의 표준 역기하 렌즈 중간 커브에 비해 1.00D가 작게 스티프한 비구면 중간 커브 (14.3 참조)

- 표준 역기하 디자인에 사용하는 것에 비해 더 넓은 비구면 주변 커브

Rose K 이식 후 Keratoconus 렌즈

- BOZR의 범위는 6.90 mm부터 9.00 mm까지이다.
- 표준 TD는 10.40 mm이고 범위는 9.00 mm부터 12.00 mm까지이다.
- 표준화 되어 있고, 플랫하고 가파른 주변 시스템이 있다.
- 첫 번째 렌즈는 평균 'K'보다 0.30 mm 가파르게 선택되어야 한다.
- 피팅 증가는 0.20 mm까지 큰 단계로 되어야 한다.
- 만일 렌즈 탈중심화가 각막의 가장 가파른 쪽으로 진행된다면 더 가파르거나 더 큰 피팅을 시도하도록 한다.
- 미약한 중심화로 토릭 렌즈가 반드시 필요하면 양 경선에서 'K' reading보다 0.20 mm에서 0.30 mm 더 가파른 렌즈를 선택한다.
- 천공은 때로 눈물 순환을 돕기 위해 필요하다.

32.4.2 소프트 렌즈

소프트 붕대 렌즈(bandage lens)는 낮은 경도의 이식물을 누르거나 주조할 수 있고 또는 약간 벌어진 이식물을 재조정할 수 있으며 봉합 직후 보호막으로서 사용된다. 소프트 렌즈는 또한 이식 거부를 치료하는 데에도 사용된다. 소프트 'splint'는 흔히 수 주간 그 자리에 유지된다.

32.5 각막 불규칙성(corneal irregularity)

32.5.1 하드 산소-투과 렌즈

최초의 렌즈는 최상의 keratometer 값에 기초하여 선택해야 한다. 정상적인 방법으로 렌즈가 피팅되지만 형광 패턴은 거의 언제나 각막 표면의 불규칙을 보인다. 피팅은 시야 개선 정도에 따라 결정되어야 한다. 일부 약간의 정점 틈새에서 안정성과 좋은 시야를 제공하지만, 반면에 다른 alignment나 touch는 필수적이다. TD는 렌즈 안정성을 위하여 정상보다 더 큰 것이 필요할 수 있다.

불규칙한 영역 위로의 공기방울은 장기간의 각막 건조를 유발할 수 있고 궁극적으로 공막 렌즈가 필요할 수 있다.

32.5.2 소프트 렌즈

소프트 렌즈는 너무 각막에 근접하기에 광학적 효과를 크게 줄 수 없다. 두꺼운 렌즈나 견고한 재질(예, CSI)을 통해서 약간의 개선이 있을 수 있다.

32.6 백색증(albinos)

하드 렌즈는 양쪽 원난시에 대하여 흔히 무겁고 제한적인 시야에도 불구하고 항상 시력 개선을 주는 것은 아니다. 콘택트 렌즈 피팅에 의해서 확대가 소실되고 원주는 불안정한 시야를 준다. 콘택트 렌즈의 주 장점은 음영색을 통해서 눈부심에 도움을 주는 것이며 때때로 소프트 렌즈가 사용될 수 있다(26.2 참조). 적응은 스트레스가 가해지는 시기이고 비록 렌즈가 한 번 정착되면 안정화하는 경향을 보인다 할지라도 어떠한 안구진탕이든 초기에 증가될 수 있다. 안구진탕은 때때로 시야가 개선되는 곳을 감소시킨다.

Practical advice

- 예상 굴절력에 근접해서 진단적 렌즈를 사용하는 것은 BVP와 피팅 모두에 있어서 정밀한 평가를 준다.
- 후면과 전면 디자인을 확실히 하는 것은 시야 및 피팅 문제를 피하기 위하여 렌즈를 교체할 때 항상 이루어져야 한다.

32.7 방사상 각막절개술 및 광-굴절 각막절개술 (radial keratotomy and photo-refractive keratectomy)

방사상 각막제거술(RK)은 방사상 절개를 통해 각막을 플랫하게 하여 근시를 감소시키는 수술적 기법이다. 광-굴절 각막절개술(PRK)은 중심부 각막 표면을 깎아내는 레이져 기술로 근시, 원시 또는 난시를 감소시킨다. 근시에서 더욱 최근에 LASIK 기술과 함께 PRK 시술 후, 주변 남은 각막은 정상 윤곽을 갖지만 중심부와 절개된 영역은 더욱 플랫하다.

RK와 PRK 모두에 있어서 전통적인 디자인을 가진 하드 렌즈의 피팅은 비구면(예, Quantum, Persecon E)을 사용하여 때때로 적절한 피팅이 될 수 있어도 중심부 플루레신 고임을 가져온다. 역기하 렌즈는 흔히 더 나은 각막 정렬과 개선된 안락함(32.4.1 참조)을 준다. 렌즈는 각막 지형 지도로 수많은 시험 렌즈의 사용을 피하도록 최상으로 설계되었다.

소프트 렌즈 디자인은 RK, PRK와 LASIK을 가지고 잘 작용할 수 있지만 적절하고 잘 중심화되며 방울 형성을 피하는 렌즈를 찾기 위하여 시험과 실패가 흔히 필수적이다.

실리콘 하이드로젤 재질 또한 고려될 수 있다.

32.8 조합 렌즈(combination lens)

32.8.1 'piggy-back' lens

소프트 렌즈의 정상부에 있는 하드 렌즈의 조합은 Keratoconus와 이식 케이스에서 다른 모든 시도가 실패한 경우에 안락함의 증가와 함께 좋은 시력을 위해 사용된다.

기초 소프트 렌즈는 안정성과 전형적으로 렌즈 전면 반경이 약 7.60 mm인 것을 감안하여 큰 직경을 갖는다. 이것은 가장 좋은 피팅의 굴절력에 따라 달성되며 이를 위해 6.00 mm와 7.00 mm 사이에서 'K' reading에 알맞은 마이너스 렌즈가 필수적이다. 낮은 플러스 렌즈는 만일 각막이 8.00 mm보다 플랫할 경우에 필요하다.

하드 렌즈의 중심화가 잘 되도록 하기 위하여 9.50 mm 또는 그 이상의 TD를 갖는다. BOZR은 소프트 렌즈의 전면 곡률에 기초하며 케라토미터로 측정된다.

조합 렌즈의 문제는 다음과 같다 :

- 만족스러운 피팅을 찾기 위해서 크고, 가파른 소프트 렌즈가 필요하다.
- 소프트 렌즈위의 하드 렌즈의 안정화는 연습이 필요하다.
- Quattro와 같은 소수의 다목적 용액을 제외하고는 조합된 각각의 부분에 따른 별도의 용액이 필요하다.
- 렌즈는 개별로 제거한다. 몇몇의 경우에 소프트 부분은 연속 착용 렌즈를 사용하고 그 위에 하드 렌즈의 사용은 낮 동안 시야에 도움을 준다. 때로 1회용 일일렌즈가 유용하다.

성공은 실리콘 하이드로젤 렌즈를 사용하는 것에 의해 증가되어질 수 있고 견고함의 개선과 산소 투과도의 향상이 동반될 수 있다.

얇은 소프트 렌즈에 의해 덮여지는 각막 하드 렌즈의 역 조합은 스포츠용으로 사용되어진다. 낮은 굴절력 1회용 일일렌즈는 이런 목적에 이상적이다.

32.8.2 소프트 주변부를 가진 하드 중심(hard centre with soft periphery)

이 조합(예, Softperm)은 소프트의 편안함에 하드 렌즈의 시력을 주도록 디자인 되었다. 하드 중심 부위는 8.00 mm의 직경을 가지고 있고 synergicon A 재질로 만든다. 소프트 주변 이음매테두리(flange)는 14.30 mm의 직경을 갖는다. 기본적 피팅은 반경이 7.10 mm에서 8.10 mm까지 0.10 mm씩 단계로 반경을 구성하고 렌즈의 첫 번째 선택은 가장 플랫한 'K'에 맞춘다. 움직임의 피팅 특징과 중심화는 소프트 렌즈 범주에 해당된다. 고분자량 형광이 사용될 수 있다.

Softperm이 가진 문제는 :

- 하드 중심으로부터 소프트 가장자리의 떨어짐
- 공기방울은 흔히 하드-소프트 전이부에서 형성하며 피팅의 변화에 의해 제거되지 않는다.
- 눈에 대하여 렌즈 피팅이 지나치게 타이트하면 제거하기가 어렵다.
- 용액은 하드와 소프트 렌즈 모두에 적합해야 한다. 현재 과산화수소가 추천된다.
- 낮은 *DK*

Softperm 2는 개선되어 왔고 mid-water HEMA 주변부와 높은 *Dk* 플루오로실리콘 아크릴레이트 중심을 가지고 있다.

32.8.3 탄력 렌즈(flexible lens) (예, Epicon)

Epicon(Ultravision international)은 탄력 렌즈로서 carbosilfocon A 재질로 만들고 주로 원추 각막과 각막성형, PRK, RK 시술 후 사용하기 위해서 고안되었다. 렌즈는 limbal 영역위로 고정시키기 위하여 13.50 mm의 TD를 가지고 있다. 베이스 커브 범위는 6.20 mm에서 7.60 mm까지로 0.20 mm씩이고 중간주변부 정렬 영역은 플랫하거나 평균 혹은 가파른 가장자리 들림 중에 하나로 선택한다. 광학부는 7.00 mm 또는 8.00 mm이고 BVP 범위는 0(plano)에서부터 −18.00D까지이다. 피팅은 정상적으로 형광 확인한다. 에피콘 K는 가벼운 정점 접촉으로 피팅된다. sagittal 깊이와 접촉의 정도는 주변부 정렬을 유지하는 동안 플랫하거나 가파른 베이스 커브의 선택에 의해 조정된다. 렌즈 움직임과 눈물 순환은 각막고착을 피하기 위해 필수적이다.

32.9 실리콘 고무 렌즈(silicon rubber lens)

실리콘 고무 렌즈(6.6 참조)는 다음의 치료적 목적을 가지고 있다:

- 무수정체안
- 건조안, 특히 치료 후에 발생하는 경우
- 눈꺼풀 재성형 후 노출 문제가 있을 때
- 각막 천공
- 각막 궤양

렌즈는 단일커브 디자인이고 변수는 7.00 mm에서 9.20 mm까지 0.10 mm씩 가능하며 TD는 11.20 mm에서 13.70 mm까지 0.50 mm씩이고 ±30.00D(Silflex)의 굴절력 범위가 가능하다. 초기 렌즈는 가장 플랫한 'K'보다 0.20 mm에서 0.40 mm 사이의 더 플랫한 것을 선택하며 HVID보다 1.00 mm 더 큰 것을 선택한다. 약간의 움직임과 눈물 순환은 필수적이다.

장점

- 매우 높은 *Dk*가 연속 착용을 가능하게 한다.
- 시력이 좋다.
- 탈수되지 않아 건성안이나 눈물막 문제가 있는 환자에게 이상적이다.
- 분실이나 상해의 위험이 적다.
- 각막 재성형에 좋다. 렌즈 아래에서 각막이 재형성됨에 따라 반경은 재피팅될 수 있다.
- 세균 이식에 저항성이 강하여 감염우려가 있는 열려있는 눈에 이상적이다.
- 이물질을 흡수하기 않기 때문에 오염될 우려 없이 약물을 사용할 수 있다.
- 최적의 피팅을 확실히 하기 위하여 형광물질을 사용할 수 있다.

단점

- 피팅하기 어렵다.
- 표면 침착물이 흔해 6개월마다 교체하는 것이 권장된다.
- 렌즈를 제거하기 어렵다.
- 너무 가파르거나 너무 플랫하게 피팅되었을 때 렌즈고착이 발생할 수 있다.
- 비싸다.

32.10 붕대 렌즈(bandage lens)

32.10.1 소프트 렌즈

소프트 붕대 렌즈는 보통 연속 착용 렌즈를 기초로 사용하는데 통증을 줄이고 벗겨진 상피가 정상 구조로 될 수 있도록 하기 위해 사용된다. 이것은 고함수 소프트 렌즈 재질이나 실리콘 하이드로젤에서 가능하며 일반적으로 평면굴절력(plano)을 갖는데, 왜냐하면 이것은 시력 개선에 목적을 둔 것이 아니기 때문이다. 렌즈는 일반적으로 환자에 의해서 다루어지지 않으며 침착물 때문에 4~8주 단위로 교체가 필요할 수 있다. 이상적으로는 재고로부터 피팅되며 다음의 경우에 사용된다 :

- 만성 각막염
- 각막성형 후
- 수포성 각막병변
- 노출성 각막염
- 반복적 미란
- 각막 천공

일반적 고려사항

- 눈물막 문제가 있는 경우 탈수를 줄이기 위해 생재질을 첫 번째로 고려한다(예, 노출성 각막염에 대해서는 Proclear 8.60:14.20 plano).
- 수 주 동안 피팅이 필요한 통증이 있는 안구에는 고함수가 더 좋다(예, 수포성 각막병변에 대해서는 Duragel 75 8.50:14.50 plano).
- 상처 치유가 1차 목표일 때는 실리콘 하이드로젤이 이상적이다(예, 연속적 상피 결함에 대해서는 PureVision 8.60:14.00 plano).
- 'K' reading은 일반적으로 불가능하다. 고함수 렌즈의 좋은 출발점은 8.50:14.50이다.
- 7.80 mm에서 9.50 mm까지 반경의 범위, 더 플랫한 렌즈는 흔히 고함수 재질로 만든다.
- 직경은 13.50 mm에서 16.50 mm 사이로 다양하며, 더 큰 렌즈는 고함수 재질로 만든다.
- 중심부 두께는 0.10 mm에서 0.25 mm로 다양하다.

32.10.2 윤부 직경 하드 산소-투과 렌즈 (limbal diameter hard gas-permeable lens)

디자인은 이중커브나 비구면 주변부의 구면 광학부이다. BOZR의 범위는 7.00 mm부터 7.90 mm까지이고 12.50 mm의 TD를 가지고 있다. AEL은 범위에 따라 다양하다. 목적은 넓은 가장자리 틈새와 함께 가벼운 접촉을 위한 정렬을 갖는 것이다. 렌즈는:

- 완전한 각막 보호를 위해 각막 전체를 덮어야 한다.
- 휘어지면 안된다.
- 눈물 저장이 가능하다.
- 고 *DK* 재질로 만들어질 수 있다.
- 심한 건성안, 각막 노출 및 눈썹난생증(trichiasis)에서 사용될 수 있다.
- 상처 치료와 통증 완화를 도울 수 있다.

32.11 추가적인 치료적 사용(additional therapeutic uses)

약물 방출 렌즈(drug-release lens)

소프트 렌즈나 콜라젠 재질의 차폐물이 약물 방출 기전으로 사용될 수 있다.

저시력 도움(low-vision aid)

갈릴레오 망원경은 저시력 환자에게 도움을 줄 수 있지만, 외모의 개선은 eyepiece로 높은 마이너스 콘택트 렌즈를 사용함으로 얻어질 수 있다. 굴절력은 최소한 1.5X의 배율을 달성하기 위해서 콘택트 렌즈에 대해서는 적어도 −25.00D, 안경 렌즈에 대해서는 +20.00D 이어야 한다. 문제는 시야가 굴절력이 증가함에 따라 감소한다는 것과 콘택트 렌즈의 움직임이 시야의 분명한 움직임을 유발한다는 것이다. 그러나 이따금씩 성공을 보이는 기술이 있어왔다.

수의학 렌즈(veterinary lens)

수의학 렌즈(예, Cantor + Nissel)는 각막 치유를 촉진하기 위하여 tarsorrhaphy의 좋은 대안물이다. 이것은 고양이, 개, 말 그리고 사자의 눈에 사용되어 왔고 symblepharon, 수포성 각막병변, 부속기 문제, 무통 궤양 및 표면 각막제거술 후와 같은 다양한 조건에 응용되어 왔다. 렌즈는 일반적으로 74%의 수분 함유량을 갖고 TD는 25 mm까지이다. 눈에서 보이는 것을 위해 색점으로 표시하였다.

References

1. Korb, D.R., Finnemore, V.M. and Herman, J.P. (1982) Apical changes and scarring in keratoconus related to contact lens fitting techniques. *Journal of the American Optometric Association,* **53**, 199–205
2. Woodward, E.G. (1997) Contact lenses in abnormal ocular conditions–keratoconus. In: *Contact Lenses,* A.J. Phillips and L. Speedwell (eds). Butterworth–Heinemarnn, Oxford, pp. 693–706
3. Shephard, A.W. (1989) Keratoconus contact lens fitting. *Journal of the British Contact Lens Association* (Scientific Meetings 1989), 21–25
4. Ruben, M., (1975) *Contact Lens Practice.* Bailli re–Tindall, London, pp. 283–284
5. Astin, C. (1987) Fitting of keratoconus patients with bi–elliptical contact lenses. *The Journal of the British Contact Lens Association,* **10**, 24–28
6. Achatz, M., Eschmann, R., Rockert, H., Wilken, B. and Grant, R. (1985) Keratoconus – a new approach using bi–elliptical contact lenses. *Optometry Today,* **25**, 581–586
7. Hood, A. (1997) Advanced contact lens fitting part three: hospital contact lens practice. *Optician,* **214** (5612), 16–22
8. Caroline, P., Norman, C. and Andre, M. (1997) The latest lens design for keratoconus. *Spectrum,* **8**, 36–41
9. Pullum, K. (2003) A keratoconus fitting system using the axial profile to establish optimum lens parameters. *Contact Lens and Anterior Eye,* **26** (2), 77–84
10. Edrington, T.B., Barr, J.T. and Zadnick, K. *et al.* (1996) Standardized rigid contact lens fitting protocol for keratoconus. *Optometry and Vision Science,* **6** (73), 369–375
11. Ruben, M. (1978) *Soft Contact Lenses.* Bailli re–Tindall. London, pp. 256–260
12. Fraser, J.P. and Gordon, S.P. (1967) The 'apex' lens for uniocular aphakia. *Ophthalmic Optician,* **7**, 1190–1253
13. Bagshaw, J., Gordon, S.A.P. and Stanworth, A. (1966) A modified corneal

contact lens: binocular single vision in unilateral aphakia. *British Orthoptic Journal,* **23**, 19–30

14. Carpel, E. and Parker, P. (1985) Extended wear aphakic contact lens fitting in high risk patients. *Contact Lens Association of Ophthalmologists Journal,* **11**, 231–233
15. Westerhout, D.I. (1973) The combination lens and therapeutic uses of soft lenses. *The Contact Lens Journal,* **4**, 3–22
16. Harsant, R. (2000) Silicone hydrogel piggy–back fitting. *Optician,* **220** (5766), 34–36
17. Astin, C. (1985) Saturn Ⅱ lenses and penetrating keratoplasty. *Transaction of the British Contact Lens Association Annual Clinical Conference,* **2**, 2–5
18. Sturm, B. (1994) Development of the Ultracon and Epicon. *Optical Prism* (january), 25–28
19. Woodward, E.G. (1984) Therapeutic silicone rubber lenses. *Journal of the British Contact Lens Association,* **7**, 39–40
20. Astin, C.L.K. (1991) therapeutic contact lenses – and overview of some lens types. *Journal of the British Contact Lens Association,* **14** (3), 129–133
21. Ehrlic, D. (2001) Therapeutic contact lenses. *Opticain,* **222** (5808), 28–32
22. Weissman, B. and Lee, D. (1988) Oxygen transissibility, thickness and water content of three types of collagen shields. *Archives of Ophthalmology,* **106**, 1706
23. Silver, J.H. and Woddward, E.G. (1978) Driving with a visual disability – case report. *Ophthamic Optican,* **18**, 794–795
24. Speedweel, L. (1986) 'Yet it does move'. A successful and inadvertent Galilen telescopic system. *Optometry Today,* **26**, 109

콘택트 렌즈 관련 용어
(glossary of contact lens-related terms)

▸ ABERRATION CONTROLLED LENS(수차조절 렌즈) :

구면수차의 조절을 통해 기능의 증가를 꾀한 렌즈로서 일반적으로 비구면 전면을 통해 이루어진다. 때때로 초기 노안에서 유용하다.

▸ AESTHESIOMETER(아에스테시오미터) :

각막이나 눈꺼풀 테의 감수성을 측정하기 위한 도구. 가장 흔한 장치는 코쳇보넷 aesthesiometer로서 직경이 일정하지만 길이는 다양한 나일론 필라멘트를 사용한다.

▸ ANOXIA(에넉시아, 무산소증) :

산소가 완전 고갈된 것

▸ ALIGNMENT FITTING(얼라이먼트 피팅) :

각막 표면에 평행하도록 선택된 BOZR로 피팅하는 기술

▸ ALTERNATING VISION(시야의 변화) :

원거리 혹은 근거리용으로 구별된 영역이 있는 이중초점 콘택트 렌즈에서 이루어짐. 렌즈는 거리에 따른 적절한 시력을 위해서 동공영역에 맞추어진 다른 부위로 변환되어야 한다.

▸ APICAL CLEARANCE(어피컬 클리어런스, 정점부 틈새, 어피컬 풀링) :

apical pooling이라고도 한다. 콘택트 렌즈 피팅의 한 방법으로 가파른(steep) 피팅으로 하드 렌즈의 후면과 각막 정점의 전면 사이에 간극이 생겨 눈물로 고여있음. 플루레신 형광으로 관찰된다.

▸ APICAL TOUCH(어피컬 터치, 정점 접촉) :

플랫하게 피팅하는 콘택트 렌즈 피팅의 한 방법으로 각막의 정점에 렌즈의 후면이 위치하는 것이다. 일반적으로 형광으로 관찰된다.

▸ AUTOCLAVE(오토클레이브) :

고압 상태에서 콘택트 렌즈를 가열하여 멸균하는 도구로서 일반적으로 121C에서 15분간 이루어진다.

▸ AXIAL EDGE LIFT(AEL)(축성가장자리 들림) :

특정된 직경에서 렌즈의 후면의 한 점과 후면중심광학부 곡선의 연장선까지의 거리로 렌즈 축에 평행하게 측정된다.

▸ BACK OPTIC ZONE DIAMETER(BOZD)(후면 광학부 직경) :

콘택트 렌즈의 중심광학부 직경. 이전에 광학 직경으로 알려져 있다.

▸ BACK OPTIC ZONE RADIUS(BOZR)(후면 광학부 반경) :

하드 콘택트 렌즈 중심광학부 반경. 이전에 후면 중심광학부 반경, BCOR로 알려져 있다.

▸ BACK PERIPHERAL RADIUS(BPR)(후면 주변부 반경) :

콘택트 렌즈 주변부 커브의 곡률 반경

▸ BACK SURFACE TORIC(후면 토릭) :

부분 또는 후면 모두가 토릭 구조의 렌즈 디자인. 전면은 구면 또는 토릭일 수 있고 전·후면이 토릭인 경우를 양면 토릭, 이중 토릭(bitoric)이라 한다.

▸ BANDAGE LENS(밴디지 렌즈, 붕대렌즈):

각막을 보호하기 위해 사용되는 소프트 콘택트 렌즈로 통증을 줄이고 수포성의 각막병변, 궤양 및 화상 같은 조건에서의 치유를 돕는다.

▸ BASE CURVE(베이스 커브) :

소프트 콘택트 렌즈의 후면 광학부 반경을 표현하는 용어. 하드 렌즈에 있어서는 후면 광학부 반경

▸ BI-ASPHERIC(이중비구면) :

렌즈 디자인의 하나로 후면이 두 개의 다른 비구면 커브로 구성됨

▸ BICURVE(이중커브) :

중심 커브와 한 개의 주변부 커브로 구성되는 렌즈 디자인

▸ BIOCOMPATIBILITY(생융화성) :

생물학적 반응의 유발 없이 자연물체과 상호 작용할 수 있는 물질의 능력

▸ BLENDING(블렌딩) :

렌즈의 두개의 커브가 닿게 되는 경계면인 전이부(transiton)를 매끈하게 하는 것. 블렌딩은 약간(light), 중간(medium) 혹은 많이(heavy)로 구분할 수 있다.

▸ BREAK-UP TIME(BUT)(눈물막 파괴시간) :

깜박이지 않은 눈에서 각막 앞의 눈물막이 없어지는 시간. 일반적으로 플루레신과 슬릿램프를 통해 관찰되어진다. 정상 안구는 15초 이상의 BUT를 가지고 있다. 안구 건조증을 평가하는데 있어서 중용한 진단 테스트이다(non-invasive break-up time 참고).

▸ BULLOUS KERATOPATHY(수포성 각막염) :

흔히 외상 후에 오는 각막의 퇴화로서 심한 통증이나 파열을 유발할 수 있는 소포나 수포를 야기한다. 흔히 붕대 렌즈 사용을 통해 도움이 된다.

▸ BURTON LAMP(버튼램프) :

대략 400 nm의 파장을 갖는 자외선으로 플루레신 패턴 관찰에 사용된다.

▸ CARRIER(BS)(캐리어부, 캐리어주변부) :

렌티큘러 렌즈의 렌티큘레이션된 주변부를 이름

▸ CAST MOULDING(케스트몰딩) :

열과 폐쇄된 몰드를 이용하는 소프트 렌즈 제조의 한 방법

▸ COMBINATION LENS(조합렌즈) :

때때로 'piggy-back'렌즈로 불림. 원추 각막이나 각막 이식술에서 사용된다. 더욱 편안함을 증가시키기 위해 소프트 렌즈의 정점부 위에 하드 렌즈를 얹도록 피팅한다. 하드 렌즈 위에 얇은 소프트 렌즈의 조합은 렌즈 안정성을 증가시키기 위해 사용된다.

▸ COMPRESSION MOULDING(압축몰딩) :

하드 렌즈 제조에서 과립 폴리머와 열과 압력을 이용하는 방법

▸ CONDITIONING SOLUTION(컨디셔닝 용액) :

렌즈관리용액의 한 가지. 렌즈 표면의 생적합성을 증가시키기 위해 사용되는 저장 용액

▸ CONOID(코노이드렌즈) :

천공된 PMMA 렌즈 디자인으로 1960년대에 소개되었고 'K' 값보다 0.3 mm 가파르게 피팅한다. 각막 몰딩의 원인이 된다.

▸ CONSTANT AXIAL EDGE LIFT(CAEL)(일정한 축성가장자리 들림) :

한 시리즈의 렌즈에서 모든 BOZR에서 축성 가장자리 들림이 일정하도록 디자인함을 말한다.

▸ CONTACT LENS INDUCED PAPILLARY CONJUNCTIVITIS(CLIPC) (콘택트렌즈유발거대유두결막염) :

거대 유두 결막염. 거대 유두의 존재를 특징으로 하는 눈꺼풀결막상태. 콘택트 렌즈 피팅자에게 있어서 제시되는 원인은 알레르기, 기계적 및 화학적인 것이다.

▸ CONTINUOUS WEAR(계속 착용 렌즈) :

1달 이상의 기간동안 계속해서 착용할 수 있는 일회용 렌즈

▸ CONVENTIONAL LENS(일반 렌즈) :

1회용이 아닌 반복적인 사용 목적의 소프트 렌즈

▸ CORNEAL EXHAUSTION(각막 고갈) :

장기간의 저산소증이 원인이 되어 콘택트 렌즈에 대한 내성을 상실하여 만성 부종을 야기

▸ CORNEAL LENS(각막 렌즈) :

각막 영역 안에서 피팅되는 산소투과 하드렌즈. 전체 직경 8.50~10.00 mm가 전형적 임

▸ CORNEAL MOULDING(각막몰딩) :

콘택트 렌즈 피팅에 의해 각막 커브가 변화한 것. 주로 PMMA 유도 부종과 연관되지만 산소 투과 렌즈에서도 발견되며 특히 비구면 및 소프트 렌즈 피팅에서도 때때로 발견된다.

▸ DIAGNOSITC LENS(진단 렌즈) :

눈에서의 디자인의 성능을 평가하기 위해서 사용되는 특수 복합 진단적 콘택트 렌즈. 거의 모든 형태가 하드렌즈이다. 이러한 렌즈들의 재사용은 특별한 상황에서만 허락된다.

▸ DIMPING(딤플링, 파임) :

콘택트 렌즈 밑에 정체된 공기방울의 형성. 일반적으로 하드 렌즈에 많지만 소프트 렌즈에서도 발생할 수 있다.

▸ DISINFECTION(소독) :

다양한 미생물의 수를 안구나 콘택트 렌즈 및 악세서리의 상태에 해를 주지 않을 정도의 농도로 감소시키는 과정

▸ DISPOSABLE LENS(일회용 렌즈) :

자주 교체할 수 있도록 고안된 소프트 렌즈로서 일반적으로 매일단위, 1주 단위 또는 1개월 단위가 있다.

▸ *DK* and *DK/t* :

산소 침투성(oxygen permeablility) 및 산소 투과성(oxygen transmissibility) 참조

▸ ECCENTRICITY(편심, 이심률) :

수학적 용어. 원에서 벗어나는 비구면 커브의 정의. 렌즈 형태와 각막 곡률을 설명하는데 사용되며 전형적인 이심률은 0.5이다.

▸ EDGE LIFT(가장자리 들림) :

축 가장자리 들어올림 및 방사상 가장자리 들림 참조

▸ EXPIRY DATE :

유통기간

▸ EXTENDED WEAR(연속 착용 렌즈) :

밤새 또는 자는 동안 제거하지 않고 사용할 수 있는 일회용 콘택트 렌즈. 일반적으로 최대 한 달까지 사용 가능한 렌즈를 이름. flexible wear과 continuous wear 참조

▸ FENESTRATED LENS FOR OPTIC MEASUREMENT(FLOM) 광학부 측정을 위한 천공렌즈 :

전형적으로 전체 크기가 13.50~14.50 mm인 진단적 하드 렌즈로서 광학부 피팅 및 공막렌즈의 굴절력을 측정하기위해 사용된다.

▸ FENESTRATION(천공) :

콘택트 렌즈에 뚫는 환기 구멍. 각막에 추가적인 산소 공급과 공기방울이나 딤플의 분산을 도울 수 있다.

▸ FLARE(플레어) :

주변부 흐려짐으로 콘택트 렌즈의 가장자리의 굴절 혹은 빛 번짐에 따라 흔히 하드 렌즈 착용자에게서 경험된다. 중심에서 벗어나거나 너무 작은 BOZD에 의해 유발되기에 큰 동공일수록 악화된다.

▸ FLEXIBLE WEAR(유연한 착용 렌즈) :

간헐적인 경우로 밤새 착용하거나 혹은 자는 동안 콘택트 렌즈를 계속 착용함

▸ FLEXURE(휘어짐) :

렌즈재질의 유연성으로 인해 휘어지는 것으로 'K'보다 플랫한 혹은 가파르게 피팅되어 각막 커브에 더욱 순응시킨다. 일반적으로 네거티프 굴절력이 적용되는 소프트 렌즈에서 유도되지만 시야 왜곡이 발생할 수 있는 가파르게 피팅하는 하드 렌즈에서도 가능하다.

▸ FLOURESCEIN(sodium fluorescein)(플루레신) :

살아있는 조직을 염색하는 약으로 1% 용액이 사용되고 (1) 각막 또는 결막 상피에 있는 병변을 밝히고 (2) 하드 렌즈 피팅을 평가하고 (3) 눈물 막을 평가한다. 염색약은 백색등 아래서 오렌지색이지만 자외선으로 보면 밝은 형광 녹색을 보인다. 분자량은 330이다.

▸ FLUOROSILICON ACRYLATES(플루오로실리콘 아크릴레이트) :

플루오로모노머와 사일록시 아크릴레이트 모노머로 구성하는 하드 렌즈 중합체. 때때로 플루오로카본(fluorocarbon)으로 불린다.

▸ FOOD AND DRUGS ADMINISTARATION(FDA) :

미국 식품 의약청. 콘택트 렌즈, 용액 및 관련 용품의 생산업체와 공급에 대한 허가를 내주는 곳

▸ FREQUENT REPLACEMENT(자주 교체) :

기결정된 기간에 따라 소프트 렌즈를 규칙적으로 교체하는 것으로 일반적으로 1,3 또는 6개월 단위이다. 1회용 렌즈 참조

▸ FRONT SURFACE TORIC(전면 토릭) :

구형 후면 및 토릭 전면을 가진 렌즈로서 잔여 난시(residual astigmatism)를 교정하는데 사용된다. 축 방향을 조절하기 위한 안정화방법이 필수적이다.

▸ GHOST VESSELS(혈관유령화) :

각막안에 있는 혈관으로 혈관화(vascularization)에 의해 유발되며 자극의 사라짐 후에는 혈액이 비어있다(예, 저산소 또는 화학적).

▸ GIANT PAPILLARY CONJUNCTIVITIS(GPC)(거대유두결막염) :

콘택트 렌즈 유발 유두 결막염(CLIPC)이라 불리기도 한다. 거대 유두를 특징으로 하는 눈꺼풀결막 상태. 제시되어지는 원인은 콘택트 렌즈의 알레르기, 기계적 및 화학적인 것이다.

▸ HARD GAS-PERMEABLES(기체투과 하드렌즈) :

실리콘 아크릴레이트 및 플루오로실리콘 아크릴레이트와 같은 재질로 만들어진 하드 렌즈로 산소나 이산화탄소 같은 기체가 구조를 통해서 흐를 수 있도록 한다.

▸ HYDRATION(수화) :

하이드로젤 재질에 의해서 수분의 흡수

▸ HYDROGEL(하이드로젤) :

하이드로젤 폴리머로 만들어진 재질로 물을 분자구조에 흡수하고 결합한다. 모든 하이드로젤이 특정 렌즈의 수분 함유량을 언급할 때 사용된다. 모든 하이드로젤이 필수적으로 소프트는 아니다.

▸ HYDROPHILIC(water loving)(친수성) :

종종 소프트 렌즈의 동의어로 흔히 사용되지만, 습윤각(wetting angle)과 연관된 재질의 표면 성질을 더욱 적절히 정의할 때 사용된다.

▸ HYDROPHOBIC(water hating)(소수성) :

표면에서 수분을 밀어내는 재질의 표면 성질

▸ HYPERCAPNIA(하이퍼케피니어) :

안구 조직 안에서 이산화탄소의 축적

▸ HYPOXIA(저산소증) :

안구 조직으로의 산소 공급 감소

▸ IMPRESSION LENS(본뜨기 렌즈) :

안구 주조를 통한 공막 렌즈의 피팅

▸ INDUCED ASTIGMATISM(유발 난시) :

토릭 렌즈가 각막에 피팅되었을 때 광학적으로 유발된 난시로서 눈물과 콘택트 렌즈 재질간의 굴절계수 차이 때문이다.

▸ ISOTONIC SOLUTION(등장액) :

0.9% 염화나트륨과 같은 tonicity를 갖는 용액

▸ KERATOMETER(케라토미터, 각막곡률계) :

ophthalmometer 참조

▸ LID ATTACHMENT(눈꺼풀 부착) :

렌즈 주변이 윗눈꺼풀과 눈깜박임 시의 움직임으로 인하여 상부 'hitch-up' 위치에 고정되도록 하는 하드 렌즈 피팅 기술

▸ MEDICAL DEVICES DIRECTIVE(MDD) :

콘택트 렌즈, 용액 및 연관된 과정에 대한 허가를 내주는 영국 관청

▸ MICROCYSTS(미세낭) :

액체와 세포 잔해물을 포함하고 있는 각막 상피 안의 작은 수포. 연속 착용과 같은 각막 스트레스 상황에 대한 전형적인 반응으로 나타난다.

▸ MICRON(마이크론) :

micrometre(㎛) : 길이의 단위(1 mm의 1/1000 또는 10^{-6})로, 예로, 눈물막의 두께를 정의하는데 사용된다.

▸ MONOVISION(단안시) :

비우세안에 근용 콘택트 렌즈를 삽입시키는 노안 교정의 한 기술

▸ MUCIN BALLS(뮤신 구) :

콘택트 렌즈 뒤로 세포 잔해물이 걸려있는 것을 포함하는 반투과성으로 대부분 실리콘 하이드로젤과 연관되어 있고 때때로 지질 플러그 또는 전각막 침착물로서 알려져 있다.

▸ MULTICURVE(다중커브) :

중심 반경과 다중 주변부 커브를 구성하는 렌즈 디자인

▸ MULTIPURPOSE SOLUTION(다목적용액) :

콘택트 렌즈 종합 관리용액으로 세척, 보관 및 습윤의 기능을 겸비하고 있다.

▸ NEOVASCULARIZATION(혈관신생) :

각막 실질 안에서 동공영역을 향하여 혈관이 자라는 것(vascularization 참조)

▸ NEUTRALIZATION(중화) :

콘택트 렌즈 관리 상품에 있는 활성 성분에 대해 불활성화 되고 안구 조직에 대해 비독성이 되도록 하는 과정. 일반적으로 과산화수소를 포함하는 소독시스템에 적용된다.

▸ NON-INVASIVE BREAK-UP TIME(NIBUT)(비침윤적 눈물막파괴시간) :

염색약 없이 눈물막의 안정성을 측정하는 방법으로 냉확산광원 또는 관찰을 위해 망상패턴(grid pattern)을 이용한다.

▸ OPHTHALMOMETER(Keratometer)(옵살모미터) :

각막의 전면곡률을 측정하기 위한 도구. 콘택트 렌즈의 휘어진 반경을 측정하는 데에도 사용할 수 있다.

▸ OPTIC ZONE DIAMETER(광학부 직경) :

특정된 광학부 직경으로 주위 접합부를 측정한다. 만일 후자가 원형이 아니라면 장단직경은 크기를 정의한다. 이것은 '후면중심광학부 직경'과 같이 제한적으로 사용되기도 한다.

▸ ORTHOKERATOLOGY(각막교정치료) :

콘택트 렌즈의 프로그램화된 적용에 의하여 시야 결함의 감소, 수정 또는 제거하는 것. 근시를 감소시키는 기술은 'K'보다 플랫한 하드렌즈의 연속적인 피팅으로 각막의 형태를 변화시키는 것이다.

▸ OVER-REFRACTION(오버리프렉션) :

콘택트 렌즈를 착용한 눈으로 굴절 검사하는 것

▸ OVERWEAR SYNDROME(acute epithelial necrosis; 3 a.m syndrome) (과착용 증후군) :

'급성상피궤사', '새벽 3시 증후군'라고도 하는 과도한 콘택트 렌즈 착용 결과로 육안적 각막부종에 대한 극도의 고통스러운 반응

▸ OXYGEN PERMEABILITY(*DK*)(산소침투성) :

단위 압력의 차이가 있을 때 단위 두께에 대한 콘택트 렌즈 재질의 단위 면적을 통한 특정조건 하에서 산소 흐름의 속도

▸ OXYGEN TRANSMISSIBILITY(*DK/t*)(산소투과성) :

특정 조건에서 측정된 샘플에 대한 두께로 나눈 산소 투과도 값

▸ PACHOMETER(pachymeter)(파코미터) :

각막의 두께를 측정하는 도구

▸ PASTEURIZATION(저온살균법, 페스터리제이션) :

열을 이용하여 미생물을 안정한 정도까지 감소시키는 렌즈 살균 방법. 완전히 살균하는 효과는 조금 떨어진다.

▸ PHOTO-REFRACTIVE KERATECTOMY(영상각막교정술) :

레이져 빔을 이용하여 각막 면을 다듬는 수술 기법. 근시, 원시 및 난시 교정

▸ PLACIDO DISC(플레시도 디스크) :

각막의 균일도를 질적으로 평가하거나 concentoric circle과 확대 렌즈를 이용하여 콘택트렌즈 표면을 평가하는 도구

조명식은 Klein Keratoscope으로 알려져 있고 photokeratoscope로 카메라와 병합한다.

▸ PMMA(polymethyl methacrylate)(피엠엠에이) :

하드 산소-투과렌즈가 도입되기 전의 거의 모든 하드렌즈에 쓰인 플라스틱 재질. perspex 또는 plexiglass로도 알려져 있다.

▸ POLYMEGATHISM(폴리메가티즘) :

각막 내피세포 크기의 비균질함. 연속 착용 렌즈 사용자 및 오랫동안 PMMA 렌즈 사용자에서 관찰된다.

▸ PERFORMED LENS(형성물 렌즈) :

안구의 주조없이 시험 세트로부터 공막 렌즈를 피팅한 것

▸ PRESERVATIVE(보존제) :

관리 상품에서 미생물의 성장을 예방하도록 고안된 제제

▸ PRISM BALLAST(프리즘밸러스트) :

렌즈 안정화의 한 방법. 토릭 또는 이중초점 렌즈에서 안구의 올바른 위치를 돕기 위한 무게조절로 또는 안정화 장치로서의 base down prism을 만드는 것. 보통 1△에서 2△ 사이이고, 3△이 최대 적용치이다.

▸ PROFILE MATCHING(윤곽 일치) :

반경을 알고 있는 커브를 가진 profile shape에 적용하여 콘택트 렌즈의 BOZR을 평가하는 기술. 이것은 광학 투사 또는 물리적 matching calibrated dome에 의해서도 가능하다.

▸ RADIAL EDGE LIFT(REL; 'Z' factor)(방사상 가장자리 들림) :

특정 직경에서 렌즈의 후면과 후면중심 광학부 커브 연속선과의 거리로서 후자의 휘어진 반경에 따라 측정된다.

▸ RADIAL KERATOTOMY(RK)(방사상 각막절제술) :

방사상 절제를 가해 각막을 플랫하게 함으로써 근시를 감소시키는 수술 기법

▸ RADIUSCOPE(곡률반경계) :

Drydale's 방법을 통해 콘택트 렌즈의 휘어진 반경을 측정하는데 이용하는 도구

▸ RESIDUAL ASTIGMATISM(잔여 난시) :

구면 콘택트 렌즈를 착용한 굴절검사에서 발견되는 미교정 난시. 수정체로부터 유래되고 일반적으로 도난시이다.

▸ REVERSE GEOMETRY LENS(역기하렌즈) :

베이스 커브보다 더 2차 커브가 더 가파른 렌즈. 만약 BOZR보다 더 가파른 하나 이상

의 중간 커브가 있다면 렌즈는 이중역기하(double reverse geometry)로 불린다. 이러한 렌즈는 각막교정치료에 주로 사용되지만 각막 이식이나 굴절 수술 후에도 적용 가능하다.

▸ ROSE BENGAL(로즈벵갈염색약) :

각막과 구결막에 있는 죽은 상피세포를 염색하는데 사용하는 진한 붉은 염색약

▸ SCHIRMER TEST(쉬르머 테스트) :

흐르는 눈물 양을 정량적으로 측정하기 위한 진단적 검사법으로 흡수 필터 종이를 하부 원개의 바깥 측두엽 쪽에 위치시켜 측정한다. 정상적인 눈물 양은 최소한 5분 안에 15 mm를 적시게 된다. 흔히 인용되지만 믿음직한 검사법은 아니다.

▸ SCLERAL LENS(공막렌즈) :

각막과 구결막 위에 위치시키는 콘택트 렌즈. 전형적인 전체 크기는 22~24 mm이다.

▸ SEMI-SCLERAL(mini-scleral)(반공막렌즈) :

윤부를 넘어 구결막에까지 이르는 소프트 렌즈. 전형적인 전체 크기는 14.00~15.00 mm이다.

▸ SILICON ACYLATES(siloxanes)(실리콘아크릴레이트) :

아크릴레이트와 실리콘이 다양한 비율로 중합된 하드 렌즈 중합체

▸ SILICON HYDROGELS(실리컨하이드로젤) :

실리콘 고무와 하이드로젤 모노머의 조합으로 만들어진 소프트 렌즈 재질. 이것은 극도의 높은 산소침투성 때문에 연속 착용을 위해 개발되었지만 여러 매일 렌즈에도 적용되고 있다.

▸ SIMULTANEOUS VISION(동시렌즈) :

이중초점 콘택트 렌즈 디자인의 하나로 동공앞에 동시에 원거리부와 근거리부를 위치하게 한다. 렌즈는 하드이거나 소프트일 수 있다.

▸ SOAKING SOLUTION(보관용액) :

눈에 넣지 않았을 때 렌즈의 기능적 조건에서 콘택트 렌즈를 유지 보관시키기 위해 고안된 용액

▸ SPECTACLE BLUR(스펙타클 블러, 안경흐림) :

콘택트 렌즈를 빼고 나서 안경을 썼을 경우 흐려지는 시야 현상으로 부종과 각막 주조 때문에 발생한다. PMMA에 의해 주로 유발되지만 또한 하드 산소-투과 및 소프트 렌즈에서도 발생할 수 있다.

▸ SPIN CASTING(스핀캐스팅) :

소프트 렌즈 제조방법의 한 가지. 원하는 형태의 주조틀에 액체 폴리머를 넣고 회전시켜 만드는 방법

▸ STABILIZATION(안정화) :

콘택트 렌즈의 올바른 방향성을 확실히 하기 위해 사용. 토릭과 이중초점 피팅 시에 중요하다(truncation과 prism ballast 참조).

▸ STAINING(염색) :

일반적으로 각막 상피의 병변에 의해서 형광물질을 섭취하는 것을 의미하지만 흔히 사용되는 조직 염색에도 적용될 수 있다(rose bengal 참조).

▸ STERILIZATION(살균) :

미생물을 죽이는 것(disinfection을 보시오)

▸ STIRAE(스트라이에, 선조) :

각막 실질에서 저산소증으로 인하여 주름으로 관찰되는 수직 실선. 원추 각막에서 기원이 다른 Vogt 선조가 관찰된다.

▸ SURFACTANT(표면활성제) :

콘택트 렌즈 용액의 표면 에너지를 변화시키는 제제

▸ TEAR LAYER THICKNESS(눈물막 두께) :

콘택트 렌즈의 후면과 각막의 전면 사이의 눈물 막 두께. micron으로 표현된다.

▸ THREE AND NINE O'CLOCK STAINING(3시, 9시 방향 염색) :

주변 각막의 비측 및 측두측 염색. 흔히 수평 경선에서 결막 충혈과 연관된다. 건조안, 불완전 눈깜박임, 렌즈 디자인 및 렌즈 재질에 의해 영향을 받는다.

▸ TORIC LENS(토릭 렌즈) :

최소한 한 면의 전체 혹은 부분에서 토릭면을 지닌 렌즈(후면 토릭, 전면 토릭, 양토릭, 토릭 주변 참조)

▸ TORIC PERIPHERY(주변부 토릭) :

하나 이상의 토릭 주변 커브를 지닌 렌즈

▸ TRANSITION(전환부, 전이부) :

콘택트 렌즈의 표면에서 두 개의 연속적인 커브 사이의 접합; 일반적으로 중심 반경(BOZR)과 첫 번째 주변 반경에 적용된다. 전이는 날카롭거나 매끄러울 수 있다.

▸ TRANSLATION(이행) :

이중초점 렌즈에서 안구 초점 변화에 따라 동공 전면으로 원거리부 또는 독서 부위(reading portion)를 위치시키는 움직임

▸ TRNASMISSIBILITY(산소투과성) :

산소 침투성 참조

▸ TRIAL LENS(티라이얼 렌즈, 시험렌즈) :

피팅상태를 평가하기 위해서 사용되는 콘택트 렌즈로서 이후에 버려지거나 환자에게 주어진다.

▸ TRICURVE(삼중커브) :

중심 반경과 두 개의 주변 커브로 구성되는 렌즈 디자인

▸ TRUNCATION(절단, 트렁케이션) :

렌즈 안정화의 한 방법. 렌즈의 모양 형성방법으로 일반적으로 곧은 가장자리를 지니고 토릭 또는 이중초점 렌즈에서 안구의 올바른 방향성을 돕는다. 절단부는 단일절단(주로 베이스부)이나 혹은 이중절단(렌즈의 상부와 바닥 모두)할 수 있다.

▸ VASCULARIZATION(혈관화) :

윤부로부터 각막으로의 얕은 혈관 확장

▸ WATER CONTENT(함수율) :

친수성 렌즈에 의해 흡수되는 물(0.9% 식염수)의 양으로 완전히 수화된 렌즈에서 전체 무게의 퍼센티지로 표현됨

▸ WATER UPTAKE(수분흡수율) :

친수성 렌즈에 의해 흡수되는 물(0.9% 식염수)의 양으로 수화되기 전 렌즈 무게의 퍼센티지로 표현된다.

▸ WETTABILITY(습윤성) :

접촉 각과 특정 조건에서 측정된 것에 의해 정의된 콘택트 렌즈 표면의 성질

▸ WETTING SOLUTION(습윤액) :

하드 렌즈의 표면 wettability를 증가시키기 위해 사용되는 용액

▸ XEROGE(크세로젤) :

수화하기 전의 하이드로젤 렌즈

부 록
(appendix)

Vertex conversion table

Spectacle lens power	Vertex distance (mm)							
	Plus lenses				Minus lenses			
	8	10	12	14	8	10	12	14
4.00	4.12	4.12	4.25	4.25	3.87	3.87	3.87	3.75
4.50	4.62	4.75	4.75	4.75	4.37	4.25	4.25	4.25
5.00	5.25	5.25	5.25	5.37	4.75	4.75	4.75	4.62
5.50	5.75	5.75	5.87	6.00	5.25	5.25	5.12	5.12
6.00	6.25	6.37	6.50	6.50	5.75	5.62	5.62	5.50
6.50	6.87	7.00	7.00	7.12	6.12	6.12	6.00	6.00
7.00	7.37	7.50	7.62	7.75	6.62	6.50	6.50	6.50
7.50	8.00	8.12	8.25	8.37	7.12	7.00	6.87	6.75
8.00	8.50	8.75	8.87	9.00	7.50	7.37	7.25	7.35
8.50	9.12	9.25	9.50	9.62	8.00	7.87	7.75	7.62
9.00	9.75	9.87	10.12	10.37	8.37	8.25	8.12	8.00
9.50	10.25	10.50	11.37	11.0	8.87	8.62	8.50	8.37
10.00	10.87	11.12	12.00	11.62	9.25	9.12	8.87	8.75
10.50	11.50	11.75	12.75	12.25	9.62	9.50	9.37	9.12
11.00	12.00	12.37	13.37	13.00	10.12	9.87	9.75	9.50
11.50	12.62	13.00	14.00	13.75	10.50	10.37	10.12	9.87
12.00	13.25	13.62	14.75	14.50	11.00	10.75	10.50	10.25
12.50	13.87	14.25	15.50	15.25	11.37	11.12	10.87	10.62
13.00	14.50	15.00	16.12	16.00	11.75	11.50	11.25	11.00
13.50	15.12	15.62	16.75	16.62	12.25	11.87	11.62	11.37
14.00	15.75	16.25	17.50	17.50	12.62	12.25	12.00	11.75
14.50	16.50	17.00	18.25	18.25	13.00	12.62	12.37	12.00
15.00	17.00	17.75	19.00	19.00	13.37	13.00	12.75	12.37
15.50	17.75	18.25	19.75	19.75	13.75	13.50	13.00	12.75

Spectacle lens power	Vertex distance (mm)							
	Plus lenses				Minus lenses			
	8	10	12	14	8	10	12	14
16.00	18.25	19.01	19.75	20.50	14.25	13.75	13.50	13.00
16.50	19.00	19.75	20.50	21.50	14.50	14.12	13.75	13.50
17.00	19.75	20.50	21.50	22.25	15.00	14.50	14.12	13.75
17.50	20.50	21.25	22.25	23.25	15.37	14.87	14.50	14.00
18.00	21.00	22.00	23.00	24.00	15.75	15.25	14.74	14.37
18.50	21.75	22.75	23.75	25.00	16.12	15.62	15.12	14.75
19.00	22.50	23.50	24.75	26.00	16.50	16.00	15.50	15.00

Dioptre to millimetre conversion table $n = 1.336$

36.00–9.37	40.12–8.41	44.25–7.63	48.37–6.98	52.50–6.43
36.12–9.34	40.25–8.37	44.37–7.61	48.50–6.96	52.62–6.41
36.25–9.31	40.37–8.36	44.50–7.58	48.62–6.94	52.75–6.40
36.37–9.27	40.50–8.33	44.62–7.56	48.75–6.92	52.87–6.38
36.50–9.24	40.62–8.30	44.75–7.54	48.87–6.91	53.00–6.36
36.62–9.21	40.75–8.28	44.87–7.52	49.00–6.89	53.12–6.35
36.75–9.18	40.87–8.25	45.00–7.50	49.12–6.87	53.25–6.34
36.87–9.15	41.00–8.23	45.12–7.48	49.25–6.85	53.37–6.32
37.00–9.12	41.12–8.20	45.25–7.46	49.37–6.84	53.50–6.31
37.12–9.09	41.25–8.18	45.37–7.44	49.50–6.82	53.62–6.29
37.25–9.06	41.37–8.16	45.50–7.42	49.62–6.80	53.75–6.28
37.37–9.03	41.50–8.13	45.62–7.40	49.75–6.78	53.87–6.26
37.50–9.00	41.62–8.10	45.75–7.38	49.87–6.77	54.00–6.25
37.62–8.97	41.75–8.08	45.87–7.36	50.00–6.75	54.12–6.23
37.75–8.94	41.87–8.06	46.00–7.34	50.12–6.73	54.25–6.22
37.87–8.91	42.00–8.03	46.12–7.32	50.25–6.72	54.37–6.21
38.00–8.88	42.12–8.01	46.25–7.30	50.37–6.70	54.50–6.19
38.12–8.85	42.25–7.99	46.37–7.28	50.50–6.68	54.62–6.18
38.25–8.82	42.37–7.96	46.50–7.26	50.62–6.67	54.75–6.16
38.37–8.79	42.50–7.94	46.62–7.24	50.75–6.65	54.87–6.15
38.50–8.76	42.62–7.92	46.75–7.22	50.87–6.63	55.00–6.13
38.62–8.73	42.75–7.89	46.87–7.20	51.00–6.62	55.12–6.12
38.75–8.70	42.87–7.87	47.00–7.18	51.12–6.60	55.25–6.10
38.87–8.68	43.00–7.85	47.12–7.16	51.25–6.58	55.37–6.09
39.00–8.65	43.12–7.82	47.25–7.14	51.37–6.57	55.50–6.08
39.12–8.62	43.25–7.80	47.37–7.12	51.50–6.55	55.62–6.07
39.25–8.59	43.37–7.78	47.50–7.10	51.62–6.54	55.75–6.05
39.37–8.57	43.50–7.76	47.62–7.08	51.75–6.52	55.87–6.04
39.50–8.54	43.62–7.74	47.75–7.06	51.87–6.50	56.00–6.03
39.62–8.51	43.75–7.71	47.87–7.05	52.00–6.49	
39.75–8.49	43.87–7.69	48.00–7.03	52.12–6.47	
39.87–8.46	44.00–7.67	48.12–7.01	52.25–6.46	
40.00–8.43	44.12–7.65	48.25–6.99	52.37–6.44	

찾아보기

ㅈ

ㅊ

ㅋ

ㅌ

INDEX

콘택트 렌즈 처방

2005년 8월 27일 초판발행
2010년 1월 7일 개정판발행

저 자 · Andrew Gasson · Judith Morris
역 자 · 최경서
발행인 · 윤진영
발행소 · 도서출판 대학서림
110-530 서울특별시 종로구 혜화동 78-2
전 화 · 02) 744-2811~2, 763-1220
팩 스 · 02) 744-1210
등 록 · 1965. 1. 20
번 호 · 1-88

ISBN 978-89-8016-770-8 93510

값 25,000원